의료인문학이란 무엇인가

의료인문학이란 무엇인가
의학과 인문학의 경계 넘기
ⓒ황임경, 2021 Printed in Seoul, Korea

초판 1쇄 펴낸날 2021년 12월 27일
초판 2쇄 펴낸날 2023년 3월 14일

지은이	황임경
펴낸이	한성봉
편집	최창문·이종석·조연주·오시경·이동현·김선형
콘텐츠제작	안상준
디자인	권선우
마케팅	박신용·오주형·강은혜·박민지·이예지
경영지원	국지연·강지선
펴낸곳	도서출판 동아시아
등록	1998년 3월 5일 제1998-000243호
주소	서울시 중구 퇴계로30길 [필동1가 26] 2층
페이스북	www.facebook.com/dongasiabooks
전자우편	dongasiabook@naver.com
블로그	blog.naver.com/dongasiabook
인스타그램	www.instargram.com/dongasiabook
전화	02) 757-9724, 5
팩스	02) 757-9726
ISBN	978-89-6262-403-8 93510

만든 사람들

편집	하명성
크로스교열	안상준
표지 디자인	최세정

MEDICAL

의료인문학이란
무엇인가

HUMANITIES

의학과 인문학의 경계 넘기

황임경 지음

동아시아

책을 펴내며

1.

의료인문학의 길에 접어들면서 가장 많이 받은 질문은 "의료인문학이 뭔가요?"였다. 처음에는 의료인문학이 뭔지도 잘 모르면서 장황하게 설명하느라 애쓰기도 했다. 많은 말을 내뱉었지만 상대방은 잘 이해하지 못한 것처럼 보였고 설명하는 나도 항상 마음 한구석이 찜찜했다. 그리고 같은 질문을 계속 들으며 그 찜찜함이 어디서 왔는지 알게 되었다. 첫째, 설명하는 나도 의료인문학을 분명하게 알지 못했기 때문이다. 둘째, "의료인문학이 뭔가요?"라는 질문에는 사실 "의료인문학이 왜 필요한가요?", "의료인문학은 의사가 되는 데 무슨 도움이 되나요?" 같은 호기심과 미심쩍음이 담겨 있었기 때문이다.

이 책은 그런 질문에 대한 나 자신의 답을 찾아야겠다는 생각으로 쓰게 되었다. 심지어 "의료인문학은 의학 중에서 기초의학과 임상의학에 포함되지 않는 나머지 전부"라는 우스갯소리도 있을 만큼 의료인문학에 대한 이해가 산으로 가는 상황이어서 더 그런 생각이 들기도 했다.

무책임한 대답 같지만, 사실 책이 완성된 지금에도 의료인문학이 뭔지, 왜 필요한지 여전히 잘 모르겠다. 그래서 곰곰이 생각해 본다. 왜 여전히 의료인문학의 정체는 불분명할까? 좋은 의사를 양성하기 위해 의료와 의학 교육에 인문학을 적용하는 것이라고 편하게 정의해 버리면 그만인 것을.

이 책에서 나는 의료인문학의 모호한 정체성을 굳이 부정하지 않았다. 아니 그 모호함이야말로 의료인문학의 정체성이라고 생각한다. 의학과 인문학의 경계에 서 있으면서 어느 한쪽으로도 완전히 포섭되지 않는 모호함과 미결정성, 그에 따르는 무한한 가능성이야말로 내가 찾은 의료인문학의 본 모습이다. 그리고 그것은 병원과 학교를 오가는 나의 정체성이기도 하다. 대학원을 다닐 때, 저녁에 수업하고 뒤풀이로 밤을 지새우고 나서도 아침에 병원으로 출근하는 순간, 나는 두 세계의 경계를 통과한다는 느낌을 받곤 했다. 한쪽은 탄생, 질병, 노쇠, 죽음이 이어지는 극적인 사건으로 가득한 역동적인 세계였고, 한쪽은 말과 글을 통해 사건을 우회해서 성찰하고 토론하는 세계였다. 한쪽에서는 객관성, 실증성, 신속함, 엄격함이 요구되었고, 다른 쪽에서는 주관성, 우연성, 자유로움, 비판이 용인되었다. 두 세계의 언어와 관습에 어느 정도 익숙해진 지금, 의료인문학이야말로 의학과 인문학의 경계를 자유롭게 넘나들 수 있는 통로임을 알게 되었다. 물론 장애물이 곳곳에 놓여 있는 통로이다. 두 세계에 사는 사람들은 여전히 서로의 존재를 잘 인식하지 못하며 자신의 문제를 해결하는 것만도 벅찬 상황이다. 하지만 자신의 세계에 갇혀서는 당면한 문제를 해결할 방도가 도통 보이지 않을 수도 있다. 그럴 때는 이웃 세계 사람들의 지식과 지혜를 빌려보는 것도 좋다.

의사이면서 의철학자이자 생명의료윤리학자이기도 한 에드먼드 펠레그리노는 「의학의 무단결석자를 위한 변명」이라는 글을 썼다. 여기서 말하는 '무단결석자'는 의학을 벗어나 문학, 철학, 예술 등 다른 영역에 한눈을 파는 의사들을 말한다. 의사가 의학을 벗어나서 다른 영역을 기웃거리다가는 본업에 충실하지 않고 분수에 맞지 않는 일을 한다는 비난을 받기 쉽고, 이도 저도 아닌 낙동강 오리알 신세에 빠질 수도 있다. 하지만 펠레그리노는 의학의 무단결석자가 되는 것이 그래도 가치 있는 일이라고 말한다. 그 이유는 무엇보다도 일상적으로 의료에서 벌어지는 일을 새롭고 심오한 방식으로 바라볼 수 있는 즐거움을 주고, 의학의 본질과 목표를 가치 있게 성찰하는 기회와 힘을 의사에게 제공하기 때문이다. 펠레그리노의 말은 의학의 무단결석자 가운데 하나였던 나에게도 큰 위로와 격려가 되었다. 딴짓하는 의사라는 자격지심이 내 안에 감춰져 있었나 보다. 어쨌든 나는 의료인문학을 접하고 조금은 더 나은 의사가 되었다고 느낀다. 또한 병에 걸려 있고 늙고 죽게 될 취약한 한 인간으로서 삶에 대해 조금은 더 겸손해졌다고도 느낀다. 이 책이 누군가에게 그런 작은 변화를 가져올 수 있다면, 그것으로 이 책의 효용은 다한 것일 테다.

2.

이 책은 의료인문학에 관심 있는 의료인이나 의학 교육자, 의과대학생을 염두에 두고 쓴 책이지만, 질병과 의료의 인간적이고 사회적인 의미에 관심 있는 분이라면 누구라도 집어 들 수 있다. 우리 중 그 누구도 질병과 노쇠, 죽음을 피할 수 없으며 그로 인한 고통과 아픔을 함께 나눌 삶의 동반자로서의 의학의 중요성은 점점 더 커지기 때문이다. 첨단의학기술이 아무리 발전을 해도 의학이 본래 지니고 있는 인간학으로서의 의미는 절대 사라지지 않을 것이며, 그 의미를 탐구하는 의료인문학의 역할도 계속될 것이다. 이 책은 의료인문학의 학문적 성격을 설명한 1부와 임상의 각 단계에 내포된 인문사회학적 의미를 다룬 2부로 나누어 구성했다. 의료인문학에 관한 학문적 관심이 있는 독자라면 처음부터 읽어나가는 것이 도움이 될 것이다. 반면 인문학의 시선을 통해 의료를 들여다보는 데 관심이 있는 독자라면 앞부분은 다소 지루하게 여겨질 것이다. 그런 분들은 2부부터 책을 펼쳐도 무방하다. 다만 1부의 2장과 2부는 주제별로 유기적으로 연결되도록 서술하였으니 1부를 참조하면서 2부를 읽으면 보다 풍부한 의미를 발견할 수 있을 것이다.

3.

이 책은 여러 인연과 관계의 그물망을 거쳐 만들어졌다. 먼저 황상익, 김옥주, 강신익 세 분의 선생님께 감사드리고 싶다. 세 분을 통해 의사학, 생명의료윤리, 의철학을 접하고 공부의 기초를 닦을 수 있었던 것은 큰 행운이었다. 또한 세 분의 모습을 보면서 학자로서의 삶을 꿈꿀 수 있었다. 최종덕, 여인석 선생님을 비롯한 한국의철학회의 여러 선생님은 학문적으로 미숙했던 나를 넉넉하게 품어주셨고 의료인문학의 세계에 뿌리내릴 수 있도록 도와주셨다. 의료인문학의 길을 같이 걷고 있는 최은경 선생님은 내가 지치고 의기소침해질 때마다 항상 힘을 북돋아 주었다. 이 책이 작은 보답이 되었으면 좋겠다. 어린 시절부터 친구인 김호연 선생님은 이론과 실천을 아우르는 넓은 시야를 통해 늘 나를 자극하고 격려해 주었다. 제주대학교에서 만나 몇 년째 같은 주제를 놓고 씨름하고 있는 노대원, 이소영 선생님은 함께 공부하는 즐거움을 알려주셨다. 앞으로도 함께하는 공부가 계속 이어지길 바란다. 책을 내는 일은 나와는 무관한 일이라고 여겼는데 이권우 선생님을 통해 그 일이 시작될 수 있었다. 감사드린다. 돌봄의 학문적·실천적 가치를 일깨워 주신 백영경 선생님께도 감사드린다. 최국명, 김봉수 선생님을 비롯한 제주대학교병원 영상의학과의 여러 선생님들은 내가 연구와 교육에 매진할 수 있도록 항상 따뜻하게 배려해 주셨다. 그런 배려 덕분에 이 책이 나올 수 있었다. 초고 형태의 원고를 검토해 준 서울대학교 의과대학 인문의학 교실의 여러 선생님들과 서울대학교 의과대학 김철중 군에게도 감사드린다. 지난 10여 년간 제주대학교 의과대학에서 만났던 많은 학생과의 수업 그리고 대화 덕분에 이 책이 채워질 수 있었다. 이름은 잘 기억나지 않지만 얼굴은 또렷이 기억하는 그 친구들이 모두 좋은 의사가 되기를 기원한다. 상업성이 별로 없는 부담스러운 책을 흔쾌히 맡아서 출판해 주신 한성봉 대표님과 거친 문장을 다듬느라 고생하셨을 하명성 선생님께도 감사드린다.

점점 연로해지시는 부모님께 이 책이 작은 기쁨이 되었으면 좋겠다. 이제 어엿한 성인이 되어가는 인탁과 다원의 앞날에 늘 행복과 기쁨이 가득하길 바란다. 마지막으로 어느 순간부터 늘 내 곁에 있는 아내 지연에게 고마움을 전한다. 이 책이 조금이라도 칭찬받을 구석이 있다면 그것은 온전히 그녀의 몫이다.

2021년 12월
제주에서
황임경

차례

들어가며

　21세기에 들어서면서 의학은 각종 생명과학기술의 발전과 더불어 정밀의학precision medicine의 시대로 접어들어, 인공지능 의사가 출현하면서 의사라는 직업의 종말까지도 예견되고 있다. 20세기 의학은 급성 전염성 질병을 통제하는 데 성공하고 만성 질병의 관리 또한 가능하게 했지만, 환자 개인에게 맞춤형 진단이나 치료를 내리기보다는 질병 중심의 표준화되고 규격화한 의료를 제공하는 데 강점을 지녔다. 하지만 표적 치료처럼 분자생물학 기술을 기반으로 유전자 수준에서 진단과 치료를 하는 것이 가능해지면서 이제 환자 개개인의 유전적 특성에 따른 맞춤형 의료의 시대가 도래했다. 또한 빅데이터와 딥러닝을 기반으로 하는 인공지능 기술이 의학에 도입되면서 인간 의사의 제한적인 임상 경험을 뛰어넘는 인공지능 의사가 등장하여 최적의 의료를 실행하는 모습을 상상하는 것이 어렵지 않게 되었다. 이처럼 끝 모를 과학기술의 발전은 의학의 미래에 장밋빛 청사진을 제시한다.

　하지만 대응할 시간도 없이 전 세계를 강타한 코로나19 사태는 의학의 미래가 밝기만 할 것인지 의문을 품게 한다. 마땅한 치료제나 백신이 없는 신종 감염병과 마주했을 때 현대의학은 무기력하기만 했다. 인류가 취할 수 있는 대응은 중세부터 실시된 거리 두기와 격리,

12

그리고 마스크 쓰기 같은 기본적인 공중보건 대책뿐이었다. 게다가 폭발적으로 증가하는 환자를 보살피고 치료할 의료진과 의료 시설이 부족해지면서, 의료자원의 분배 문제가 전면에 등장하고 누구를 먼저 치료해야 할지 환자의 우선순위를 매겨야 하는 비극적인 일까지 벌어지고 말았다. 신종 감염병은 사회의 취약한 연결 고리를 집중적으로 공격했고 불평등은 심화되었다. 코로나와 백신에 대한 음모론을 주장하면서 현대 보건의료의 권위를 부정하는 집단은 방역의 틈새에서 독버섯처럼 자라나기도 했다.

한편에서는 유전자 중심의 개별 맞춤의학과 인공지능·빅데이터 중심의 첨단 의료가 구현되고, 다른 한편에서는 여전히 감염병으로 인한 고통과 사회적 혼란, 의료 접근성의 불평등이 만연한 혼란스러운 의료 현실에서 아픈 이에게 공감하며 그들을 따뜻하게 보살피려는 인간적인 의료에 대한 요구는 과연 어떤 의미가 있을까? 의료인문학은 고도의 기술 중심 의학과 위기에 처한 의료 현실에서 어떤 역할을 할수 있을까?

지금까지 의학에 인문학적 요소를 접목해야 한다는 요구는 작지만 의미 있는 목소리를 만들었다. 서양의학의 역사를 살펴보면 고대 그리스 시대부터 근대에 이르기까지 의학은 인문학, 특히 철학과 깊은 관련을 맺어왔다. 건강과 질병, 치료에 관한 의학 지식의 많은 부분이 인간에 관한 탐구를 본질로 하는 인문학의 영역과 겹쳐 있던 것이다. 사실 근대 과학이 의학과 차츰 결합하기 시작한 19세기 초중반까지도 의학에 대한 인문학의 영향력은 크게 줄어들지 않았다. 19세기 후반 이후 과학기술의 발전에 힘입어 기초의학과 임상의학에서 여러 가지 혁신이 일어나면서, 특히 과학적 의학의 임상적 실효성이 입증되면서부터 의학은 과학과 전면적으로 결합하고 인문학과는 결별하게 된다. 이때부터 의학의 시선은 질병을 앓는 주체인 '환자'에서 환자와 분리 가능한 '질병'으로 옮겨 가게 되었는데, 이러한 시선의 변화는 현대의학의 눈부신 성공을 가능하게 한 원동력이 되었다.

그렇다면 삶의 의료화medicalization가 전 지구적인 규모로 진행되고 현대의학의 권위가 정점에 도달한 듯 보이지만 한편으로는 신종 감염병이 여전히 맹위를 떨치고 있는 오늘날, 의학과 인문학이 다시 만나야 한다는 요구는 과연 무엇을 뜻하는지 궁금하다. 환자나 비의료인은 물론이고 의료인에게도 생소하게만 느껴질 의료인문학이란 어떤 학문일까? 인문학은 의학의 시선과 실천 방식을 바꿀 수 있을까? 반대로 의학은 인문학에 새로운 통찰을 안겨줄 수 있을까?

이 책은 보통 '의료인문학Medical Humanities'이라 불리는 의학과 인문학의 학제적 분야를 살펴봄으로써 의료인문학과 관련하여 다양하게 제기되는 질문에 대해 나름대로의 답을 제시할 목적으로 쓰였다. 또한 의학의 인문학적 속성을 밝힘으로써 궁극적으로는 인간 중심의 의료를 구현하는 데 마중물이 되고자 한다. 특히 이 책은 의료인문학이 크게 두 차원으로 이루어진다고 본다. 하나는 의학과 의료의 본질에 관한 비판적 성찰이라는 목표를 갖는 '메타의학으로서의 의료인문학Medical Humanities as Metamedicine'이다. 다른 하나는 현대의학에서 주변화되고 있는 환자 및 의료인의 주관성과 주체성을 의학의 중심으로 되돌리고, 이를 통해 취약성vulnerability과 고통에 대한 감수성 및 공감을 회복하려는 실천적 목표를 갖는 '실천으로서의 의료인문학 Medical Humanities in Practice'이다. 이 책은 두 차원이 유기적으로 결합한 혼종적hybrid 분야로서의 의료인문학을 제안하고자 한다.

이 책은 크게 2부로 구성되어 있다.

우선 1부의 1장에서는 의료인문학에 관한 개괄적인 이해가 가능하도록 의료인문학이 왜 등장하게 되었는지, 의료인문학의 개념과 성격은 어떠한지를 살펴본다.

1부의 2장에서는 '메타의학으로서의 의료인문학', 즉 의학과 의료의 본질에 관해 비판적으로 성찰하면서 의료인문학을 다룰 것이다. 구체적으로는 의학과 역사, 의학과 철학, 의학과 윤리, 의학과 문학, 의학과 예술, 의학과 과학기술 및 사회 등 여러 인문·사회과학의 관점에서 다룬 의학의 모습을 살펴봄으로써 의학과 인문·사회과학의 접점을 드러낼 것이다.

2부에서는 '실천으로서의 의료인문학'이라는 틀 속에서 임상의 각 단계를 증상과 징후, 질병, 진단, 치료, 치료 너머로 나누고 주요 주제를 살펴봄으로써, 의료에 내재하고 있는 인문·사회과학적 속성을 파악할 것이다. 이를 통해 비판적이면서 동시에 인간 중심적인 의료의 실현 가능성을 탐색해 본다. 그리고 현대의학에서 소외된 환자와 의료인의 주관성과 주체성을 회복하고, 취약성과 고통에 대한 감수성, 공감 능력을 기르자는 실천적 목표도 제시할 것이다.

1부

의료인문학이란 무엇인가

1장 의학+인문학=의료인문학?

응급의학과 의사이자 작가인 남궁인이 쓴『만약은 없다』에는 이런 구절이 있다.

> 의사는 과학자다. 과학자는 정해진 사실과 축적된 자료를 근거로 이성적
> 인 판단을 내린다. 학문적인 통계와 수없이 쌓인 증거와 사례를 바탕으로
> 가장 합당한 결과를 도출하여 이를 사람에게 적용한다. 셀 수 없이 다양하
> 고, 서로 어떤 점도 같을 수 없는 인간에게. 왜냐하면, 의사는 과학자니
> 까.[1]

하지만 역설적으로 그의 글에는 과학자로서의 의사가 풀어낼 수 없는 우연적이고 모순적인 사례가 가득하다. 원인 모를 심정지로 응급실에 실려 온 환자를 살려내기 위해 의학 지식과 기술을 총동원하며 며칠을 악전고투 하지만, 결국은 환자가 살인 사건의 피해자로 밝혀지는 이야기. 치료를 포기한 담도암 말기 환자가 교통사고를 일으켜 사람을 죽인 가해자로 응급실에 실려 온 이야기. 최대 용량의 진정제를 써도 48시간 이상 경기를 일으키는 할머니의 이야기.

남궁인의 글은 의학은 과학, 의사는 과학자라는 의료계의 오랜 통념에 도전하면서 의학은 과학을 넘어서는 인간학이며, 의사는 과학자를 넘어서는 삶의 목격자이자 기록가라는 사실을 강렬한 목소리로 고백한다.

한국의 의과대학과 의료계에 의료인문학이 등장한 것은 2000년대 초반이다. 그 전에는 의료인문학이라는 용어나 개념 모두 잘 알려지지 않았다. 20여 년이 지난 지금, 한국에서의 의료인문학은 생명의료윤리와 더불어 의과대학의 필수 교육 과정으로 나름대로 자리를 잡은 상태이다. 일부 대학교에서는 의과대학이 아닌 인문대학에 의료인문학과 관련한 융합 전공이나 협동 과정, 연구단도 개설되어 있다. 그리고 대학의 울타리를 벗어나 대중적으로도 조금씩 의료인문학, 인문의학 같은 용어가 알려졌다.

하지만 한국에서의 의료인문학은 여전히 걸음마 단계에 머물러 있다. 수입된 다른 학문 분야와 마찬가지로 의료인문학이 한국에 이식되고 착종되기까지는 여러 형태의 변형을 거쳐야 하고 앞으로 상당 기간 그 과정이 지속될 것이다. 무엇보다도 서구에서 의료인문학이 태동한 맥락과 한국에 의료인문학이 도입된 맥락에는 차이점이 많다. 서구에서는 의학의 비인간화나 의료의 질적 저하 같은 현대의학의 위기 상황을 반성하면서 의료인문학이 탄생했다면, 한국은 의사 파업이라는 미증유의 사태를 겪으면서 의료인문학이 호출되었다. 물론 의사 파업의 배후에는 수십 년 전에 서구에서 이미 벌어졌던 현대의학의 위기와 같은 의학의 내적 모순이 자리 잡고 있지만, 의료보험 제도나 의료 직종 간의 갈등 같은 한국 의료의 사회정치적 조건이 더 큰 역할을 했다고 볼 수 있다. 한국의 의료인문학은 한국 의료가 놓여 있는 사회정치적 맥락과 떼려야 뗄 수 없는 관계에 있는 것이다.

따라서 한국의 의료인문학은 이중의 과제를 부여받았다. 서구의 의료인문학자들이 했던 고민을 이해하고 그들의 이론과 방법을 도입하는 것이 첫 번째이고, 한국의 의료인문학을 새롭게 정립해야 하는 무거운 과제가 두 번째이다. 물론 이 책이 그런 무거운 과제를 감당할 수 있다는 이야기는 아니다. 이 책은 향후 그 과제를 수행하고자 하는 사람들을 위해 한국의 의료인문학이 위치하고 있는 시공간을 파악할 수 있는 하나의 관점을 제시하려고 노력할 뿐이다.

그 관점이란 이를테면 가라타니 고진柄谷行人이나 슬라보이 지제크 Slavoj Zizek가 제시하는 '시차視差적 관점'과 유사하다. 고진이나 지제크는 같은 물체를 서로 다른 지점에서 바라볼 때 나타나는 차이인, '시차'를 태동시키는 관점을 '시차적 관점'이라고 부르고 있다.[2] 거울에 비친 내 모습을 나로 여기던 사람이, 처음으로 사진 속 자신의 모습을 보았을 때 느끼는 낯섦과 불쾌함이 바로 이런 시차에 의해 발생하는 것이다. 시차적 관점은 단순히 자신의 시점을 넘어 타인의 시점에서 바라본다는 의미가 아니다. 오히려 시점이 이동하는 순간에 드러나는 차이에 주목함으로써 각 시점에 매몰되어 있을 때는 보이지 않는 현실이나 진실을 파악할 수 있게 한다.

그런 점에서 의료인문학은 다양한 시차적 관점을 발생시킨다. 무엇보다 현대의학의 관점에서 보는 의료와 인문·사회과학적 관점에서 보는 의료 사이에서 발생한 시차가 있고, 서구의 관점에서 보는 의료인문학과 한국의 관점에서 보는 의료인문학 사이에서 발생하는 시차가 있다. 의료인이 바라보는 의학과 환자 및 비의료인이 바라보는 의학 사이의 시차도 있다. 좀 더 본질적인 차원에서는 인간을 생물학적 존재로 파악하는 입장과 사회문화적 존재로 파악하는 입장 사이에 발생하는 시차도 존재한다. 이 책은 이런 시차들의 발생 과정에서 부단한 횡단과 이동의 운동을 멈추지 않는 것이 의료인문학의 본질적인 임무라고 주장한다. 따라서 의료인문학은 의학과 인문학의 기계적 결합이나 단순한 병치가 될 수 없다. 그렇다고 '융합'이나 '통섭'이라는 말로 온전하게 설명할 수 있는 것도 아니다. 오히려 '차이'에 대한 날카로운 '인식'과 그것을 바탕으로 한 따뜻한 '인정'과 '연대'의 활동이라고 할 수 있을 것이다.

1. 의료인문학은
언제, 왜, 어떻게 탄생했는가?

의료인문학의 전사(前史)

고대부터 의학과 인문학은 밀접한 관계를 맺어왔다. 이를 의학의 휴머니즘[3] 전통이라고 부를 수 있을 것이다. 고대 그리스에서 의학과 철학이 어떤 관계였는지 생각해 보자. 당시 철학은 영혼을 올바르게 이끌기 위한 학문으로, 의학은 신체의 올바른 관리를 목적으로 하는 학문으로 여겨져 서로 독립적인 전통을 유지했다. 하지만 각자 고유 영역과 독자적인 역할이 있음에도 '좋은 삶'을 실현하기 위한 수단으로서 의학과 철학은 지대한 영향을 주고받았다. 히포크라테스 Hippokrátēs는 "철학자이며 의사인 사람은 반신반인과 같다"라고 말했으며, 아리스토텔레스Aristotélēs는 "철학은 의학을 통해 완성된다"라고 보았다. 갈레노스Galenus는 "최고의 의사는 곧 철학자"라고 선언함으로써 의학과 인문학의 친연성을 강조하기도 했다. 실제로 고대 그리스 의사들에게는 진료 능력 못지않게 진단이나 예후를 환자나 대중에게 설명하고 치료법을 설득하는 웅변술rhetoric이 요구되었다. 또한 증상에 관해 환자가 하는 이야기를 귀담아듣고 이를 정리하여 납득할 만한 이야기로 풀어낼 수 있는 서사적narrative 능력도 꼭 필요했다.

이런 의학과 인문학의 밀접한 관계는 중세 대학으로 이어지는데, 9세기에 이탈리아의 살레르노에서 시작된 의학 교육은 파리, 볼로냐, 옥스퍼드, 몽펠리에, 케임브리지, 파도바, 나폴리 등 유럽 각지에 설립된 약 50여 개의 대학으로 전해져 지속되었다. 이 대학들은 신학부, 법학부, 교양학부와 더불어 의학부를 갖추고 있었는데, 의학박사 학위를 받기까지 대략 10년 정도 걸렸고 의학사Bachelor of Medicine 학위를 받는 데도 보통 7년 정도는 걸렸다. 당시에 의학을 공부하기 위해서는 교양 과목을 필수적으로 이수해야 했는데, 이는 예과와 본과로 나누어져 있는 오늘날의 의학 교육 체제에까지 그 기본 정신이 지속되고 있다.[4] 또 의학 교육은 그리스·로마의 의학 고전을 수록하고 재해석한 이슬람 의학 텍스트를 중심으로 이루어졌다. 의학 이론을 배우는 것과 인문학을 공부하는 것은 텍스트 독해를 통해 사변적 이론을 습득하는 활동이라는 측면에서 큰 차이가 없었다. 이처럼 교양 교육을 포함한 고전 중심의 의학 교육 전통은 19세기 초반까지도 계속된다.

하지만 19세기 중반 이후 의학이 과학의 방법론과 성과를 받아들이면서 의학과 인문학은 팽팽한 긴장 관계에 놓인다. 인문학 또한 점점 분과 학문으로 세분화되고 과학적 방법론의 영향을 받게 되면서 인간에 대한 총체적인 시각을 상실해 가고 있었다. 이런 상황에서 19세기 말 캐나다의 저명한 의학자인 윌리엄 오슬러William Osler는 미국 의료가 환원적 사고의 영향을 받아 점점 전문화되고, 상업주의에 물들어 비인간화되는 현상을 개탄하면서 과학과 비즈니스가 의학의 '영혼'을 빼앗아 가게 돼서는 안 된다고 주장하기에 이른다. 오슬러에게 의학은 과학일 뿐 아니라 예술이나 기예art이며, 소명 의식을 바탕으로 한 도덕적 과업이기도 했다. 따라서 의학의 휴머니즘을 회복하는 것이 의학의 비인간화를 막을 수 있는 유일한 길이라고 믿었다. 특히 오슬러는 인간적이고 도덕적인 의학을 부활시키는 데 있어서 의사학History of Medicine의 역할을 강조했다. 위대한 의사들과 그들이 남긴 텍스트를 연구하고 교육함으로써, 올바른 의사의 정체성이 확립되고 의학의 휴머니즘 전통이 이어질 것이라 생각했던 것이다.[5]

하지만 오슬러의 주장이 의학 교육에서 얼마나 힘을 발휘했는지는 미지수이다. 실제로 미국의 의학 교육은 1910년의 「플렉스너 보고서 The Flexner Report」를 기점으로 더욱더 과학적인 의학에 치중하게 되었고, 이런 의학의 흐름은 20세기 중반까지도 지속되었으니 말이다. 「플렉스너 보고서」는 카네기 재단의 의뢰를 받은 교육자 에이브러햄 플렉스너Abraham Flexner가 3년에 걸쳐 미국과 캐나다의 의과대학을 대상으로 교육여건과 교육과정을 평가한 보고서이다. 당시 미국의 의과대학은 재정적으로 열악하고 병원과 유기적인 관계도 이루어지지 않은 상태에서 임상교육과 연구가 매우 취약한 상태였다. 반면에 독일 의학은 19세기 중반 이후부터 실험실을 중심으로 발달하고 있었는데, 이를 접한 미국의 의사들은 과학을 토대로 한 의학 교육의 기틀을 마련하기 위해 많은 애를 썼고 「플렉스너 보고서」는 그 도화선이 되었다. 의과대학 저학년에는 기초의학, 고학년에는 임상의학과 임상실습이라는 순차적인 의학 교육의 틀이 마련된 것도 「플렉스너 보고서」의 결과이다. 하지만 간과하지 말아야 할 것은 「플렉스너 보고서」가 과학을 기반으로 한 의학 교육만을 전적으로 강조한 것은 아니라는 점이다.

「플렉스너 보고서」는 의사가 되려면 과학 중심의 교육 이외에도 문제를 다루는 통찰력과 환자를 다루는 동정심이 필요하다고 보았으며, 병을 치료하는 일에는 과학적 측면뿐 아니라 윤리적인 책임도 관련이 있다는 점을 지적했다. 또한 의사의 역할도 더 이상 개인적이거나 치료적인 측면에 머물지 않고 사회적·예방적 차원으로 매우 빠르게 확산되고 있으므로 의사는 과학 중심의 교육 외에도 문화적 경험까지 포괄하는 제대로 된 교육을 받아야 한다고 주장했다.[6] 따라서 오늘날 과학 중심의 생의학biomedicine으로 인해 벌어지는 여러 문제의 원인을 「플렉스너 보고서」에만 돌린다면 플렉스너 본인은 매우 섭섭할 것이다. 그는 좋은 의사를 길러내기 위해서는 과학 중심의 의학 교육만으로 충분하지 않다고 이미 말했기 때문이다.

하지만 결과적으로 플렉스너의 의도와는 달리 의학 교육에서 인문학은 큰 힘을 발휘하지 못했다. 더구나 다양한 항생제의 개발, 수술법의 향상, 의료영상기술의 발전 등 현대의학은 인문학의 도움을 받지 않아도 꾸준히 진보하는 것처럼 보였다. 영아 사망률은 급속도로 떨어지고 평균 수명은 나날이 증가했다. 2차 세계대전 직후 현대의학의 권위는 최고조에 이르렀고 의학과 인문학이 다시 만날 일은 거의 없어 보였다.

그러나 1960년대에 접어들면서 분위기는 급변했다. 의료기술이 발전하면서 이전에는 경험하지 못했던 도덕적·사회적 문제들이 발생한 것이다. 혈액 투석기와 같은 새로운 의료기술을 누구에게 먼저 배분해야 하는지에 대한 논쟁이 벌어졌으며, 심장 이식이 성공함에 따라 심폐사心肺死 중심의 전통적인 죽음 관념에도 변화가 필요해졌다. 시험관 아기의 탄생과 더불어 생명의 시작을 언제로 볼 것인지 배아의 지위를 어떻게 볼 것인지에 대한 논란이 불거졌고, 인공호흡기를 포함한 연명의료기술이 발전함에 따라 무의미한 치료를 지속해야 할 것인지 첨예한 대립이 시작되었다. 하지만 이런 갈등 상황에 어떻게 대처해야 할지 과학 중심의 생의학은 아무런 준비가 되어 있지 않았다.

게다가 서구를 중심으로 현대 의료를 둘러싼 여러 사회적·정치적·경제적 상황들도 급격히 변화하게 된다. 1960년대 미국에서 벌어진 흑인 민권 운동과 시민권 투쟁은 대중에게 권리의 보편성을 깨닫게 해주었다. 시민들이 권리 의식을 각성한 것은 의료 분야에서도 예외는 아니어서 의료에서의 권리, 즉 건강권과 환자의 자기 결정권이 주목받고 상대적으로 의사의 권위는 약화되었다. 정신의학과 정신병원을 사회적 억압 시스템의 하나로 간주하고 이를 타파하고자 한 반정신의학 운동anti-psychiatry movement은 그 대표적인 예이다.

또한 의료 전문화와 의료 기술의 발전이 임상에 커다란 변화를 안겨주었다. 전통적인 일반의의 개념은 약화되고 전문의가 득세하게 되었으며, 각종 의료기기의 발달로 전통적인 신체검사나 문진問診의 중요성이 점점 줄어들면서 환자와 의사의 인간적인 대면이 어렵게 되었다. 그에 따라 병원은 점점 비대해졌고 더욱더 영리를 추구하게 되었으며 관료적인 체제로 발전했다. 그리고 환자들은 돌봄의 대상보다는 치료의 대상이나 고객으로 바뀌어 갔다.

한편 질병 양상은 급성 전염성 질병에서 만성질환으로 바뀌어 갔고 '예방'이나 '관리'라는 새로운 치료 전략이 나타났다. 이에 더해 만성질환의 관리에 투입되는 의료비는 기하급수적으로 증가했으며 이는 국가의 재정 부담으로 작용하게 되었다. 만성질환을 앓으면서 오래 사는 환자들이 늘어남에 따라 질병 치료에만 중점을 두고 질병을 앓는 환자의 '삶의 질'을 중요하게 여기지 않는 현대의학의 패러다임에 대한 비판이 증가하게 된다. 대중매체의 발달로 인해 의료 정보는 무차별적으로 확산되었고, 이는 의사의 권위를 더욱 약화하는 한편, 환자들이 보완·대체의학이나 자조 치료self-help를 찾는 계기를 만들었다.

이처럼 과학 중심의 생의학이 해결할 수 없는 윤리적 딜레마가 발생하고 의료 상업화와 더불어 의학에 대한 불신, 의료의 비인간화가 심화하면서 현대의학의 질적 위기가 발생했다. 서구 사회는 의료계에 인간적인 의료와 함께 사회적 책임을 다할 것을 요구했다. 그러자 의료계에서는 윤리를 포함한 인문학을 도입하여 의학 교육과 임상 의료를 개혁함으로써 새롭게 제기되는 문제에 대처하고, 의학의 인간적인 면을 보강하여 의료의 질을 향상하자는 주장이 설득력을 얻게 된다. 그 결과 1960~1970년대에 미국을 중심으로 생명의료윤리와 의료인문학이 탄생하게 된다.

의료인문학의 탄생과 전개

의료인문학자인 브라이언 돌런Brian Dolan에 의하면 서구에서 '의료인문학medical humanities'이라는 용어가 처음 등장한 것은 1948년이라고 한다.[7] 당시의 의료인문학은 오늘날 통용되는 의미의 학제적 분야라기보다는 의료나 의학 교육에 필요한 인문학 혹은 인문적 가치 human value를 강조하는 선언적 의미에 더 가까웠지만, 생의학의 질적 위기와 함께 의학에서 인문학의 중요성은 점차 증대되었다. 그 결과 1967년에 펜실베이니아 주립 의과대학에 처음으로 의료인문학 프로그램이 도입되고 인문학 교실이 설립되었다.

미국에서 인문학이 의학에 도입되는 데는 의사이지 철학자인 에드먼드 펠레그리노Edmund D. Pellegrino의 역할이 매우 컸다. 펠레그리노는 의료인문학, 의철학philosophy of medicine, 생명의료윤리 분야 모두에서 선구자인데, 의료인문학에 대한 펠레그리노의 생각은 다음의 말에 가장 잘 드러나 있다. "의학은 가장 인간적인 과학이고, 가장 경험적인 예술이며, 가장 과학적인 인문학이다."[8] 펠레그리노는 20세기 초부터 불거졌던 과학과 인문학의 단절에 대한 가장 훌륭한 대안이자 해법은 의학에 있다고 생각했다. 의학은 인문학적 가치를 담고 있으면서도 과학적 방법론을 바탕으로 수행되는 독특한 학제적 특성을 지니고 있기 때문이다. 펠레그리노는 과학에는 존재하지 않고 의학에서만 찾아볼 수 있는 '임상臨床'의 중요성을 강조하면서, 의학의 본질은 도움이 필요한 환자와 도울 의무가 있는 의사의 임상적 만남 clinical encounter에 있다고 일관되게 주장했다. 따라서 환자에 대한 임상적 의사 결정이란 언제나 절반은 인간적이고 도덕적인 문제이며 절반은 (과학)기술적인 문제이다. 의학은 이미 인문학을 포함하고 있는 것이다.

한편 펠레그리노와 더불어 의료인문학의 기초를 닦은 또 다른 선구자들은 '문학과 의학literature and medicine' 분야의 학자들이다. 현대의학의 기술 중심적인 경향과 비인간화를 겨냥한 의학 교육 개혁의 물결 속에서 1972년 문학 전공자가 최초로 펜실베이니아 주립 의과대학의 교수로 임명되면서 '문학과 의학'은 학제적 분야로 첫발을 내딛는다. 1982년에는 《문학과 의학Literature and Medicine》 잡지가 발간되면서 '문학과 의학'은 본격적으로 자리 잡게 되고 인문학과 의학이 소통하는 주요 통로가 되었다. 이 분야는 계속 성장하여 1990년대 이후에는 '서사의학narrative medicine'이라는 구체적인 프로그램으로 결실을 보게 되는데, 그 영향으로 서사는 의료인문학의 주요 방법론이자 탐구 대상으로 자리매김하게 된다.

또한 의학이 당면한 여러 문제를 해결하기 위해서는 인문학적 성찰이 이루어져야 할 뿐 아니라 사회적 맥락에서 의료를 살펴보는 것도 중요하다는 인식이 퍼지면서, 미국의 여러 의과대학에서 의학 교육에 사회과학을 접목하기 시작했다. 1980년에 하버드 의과대학에서 '사회의학 및 보건정책 교실Department of social medicine and health policy'이 설립되었고, 1980년대 후반에는 많은 의과대학에서 환자·의사·사회Patient Doctor Society, PDS 과정을 정규 과목으로 추가하여 의료와 사회의 관계나 의료계 내부의 각종 사회문화적 편견, 의사소통 기술 등에 관한 교육을 하기 시작했다.

1990년대부터는 전통적으로 심리치료에 주로 활용되던 여러 예술 분야가 의료인문학 및 의학 교육에 도입되기 시작했으며, 특히 영국과 미국을 중심으로 미술, 음악, 연극, 행위예술 등을 의학에 접목한 문화예술교육 프로그램이 개발·활용되고 있다. 1994년 뉴욕 의과대학을 중심으로 구축된 '문학, 예술 및 의학 데이터베이스The Literature, Arts and Medicine Database, LitMed'는 문학과 예술 및 의학의 창의적 만남에 관한 중요한 이정표가 되었다. 이 웹사이트에는 의학과 관련된 다양한 문학 및 예술 작품들이 소개되어 있는데, 이는 의료인문학에 관심 있는 모든 사람에게 좋은 길잡이가 되어주고 있다. 영국의 경우에는 '퍼포먼스 의학performing medicine'이라는 독특한 의료인문학 프로그램이 눈에 띈다. 이 프로그램은 2001년에 런던의 몇몇 의과대학과 지역 사회 극단이 협력하여 탄생했는데, 연극, 행위예술, 미술, 사진, 음악 등 다양한 창의예술의 장르와 방법을 의학적 주제와 결합해서 의료인문학의 새로운 차원을 열었다는 평가를 받고 있으며 지금도 활발히 운영되고 있다.

의료인문학이 탄생하고 전개된 과정을 살펴보면 현대의학이 발전하면서 의학의 휴머니즘 전통이 위기에 처했다는, 일종의 위기 담론이 큰 역할을 했음을 알 수 있다. 과학 중심의 현대의학이 질병 치료에만 관심을 쏟고 과도하게 영리를 추구하면서 역설적으로 의료의 비인간화가 나타났고, 의료를 둘러싼 사회 현실에 의료인이 무관심해졌기 때문에 의료에 질적 위기가 초래되었다는 것이 위기 담론의 핵심이다. 그리고 이에 대한 보완책 가운데 하나로 인문학이 다시 호출되었다.

하지만 의료인문학의 저변이 확대되고 방법론에 대한 관심이 깊어지면서 의학에 인문학을 어떻게 적용하고 잘 활용할 수 있을까라는 실용적인 문제로 의료인문학의 관심이 점점 축소되는 경향도 나타나고 있다. 의학 교육이라는 자동판매기에 인문학이라는 동전을 넣기만 하면 인간적이고 따뜻한 의사가 저절로 튀어나올 것이라고 믿는 것이다. 이런 좁은 문제 설정은 자칫하면 의료인문학이 본래 가진 현대의학에 대한 비판적·성찰적 거리를 상쇄시켜서 인문학의 도구화를 가져오지 않을까 하는 우려를 낳는다. 의료인문학은 권위적인 거대담론으로 기능하는 현대의학을 비판적으로 성찰하면서 탄생했는데, 그 뿌리를 잊고 '의학에 봉사하는 인문학'으로 축소되어서는 안 될 것이다.

그런 점에서 최근 서구 의료인문학계를 이끄는 영국과 미국을 중심으로 두 가지 반성적인 흐름이 나타나고 있다. '비판적 의료인문학

Critical Medical Humanities'과 '건강 인문학Health Humanities'이다.

비판적 의료인문학에서는 기존의 의료인문학이 의학 교육의 보완적 역할로 자신의 영역을 좁힌 나머지 의학에 대한 비판적 시선이 약화되었다고 본다. 기존 의료인문학에서는 환자의 고통에 민감하게 반응하고, 환자와 소통을 잘하는 인간적인 의료인을 양성하는 데 어떤 식으로든 이바지해야 한다는 과제를 세웠다면, 비판적 의료인문학에서는 의료와 의학 교육에 의료인문학이 비판적으로 참여하여 의학의 권위적인 구조를 바꿔야 한다고 주장한다. 이를 위해서는 비판적 사고와 임상적 실천을 연결 짓고, 임상적 상상력을 키우는 교육을 의학 교육에 통합적으로 결합해야 한다. 의학과 예술의 관계를 예로 들면 기존의 의료인문학이 작품을 감상하고 이해하는 법을 배워 의료에 적용하는 수동적인 방식에 머물렀다면, 비판적 의료인문학은 예술 활동에 직접 참여함으로써 타인과 민감하게 소통하고 환자를 면밀하게 살피는 법을 배운다. 또한 비판적 의료인문학은 현대의학의 기본 가정인 건강의 정상성이나 치료의 확실성은 물론이고 기존의 의료인문학이 추구하는 공감 등에도 의문을 제기한다. 무조건 건강을 추구하는 것이 아니라 질병이 부과하는 새로운 규범을 성찰하고 삶에 통합시킬 수 있어야 하며, 치료 과정에서 발생하는 불확실함과 모호함을 견딜 수 있어야 한다는 것이다. 또한 공감이라는 이름으로 환자와 의사 사이의 권력 차나 사회정치적 구조가 은폐되어서도 안 된다고 본다. 이처럼 비판적 의료인문학은 의료인문학의 역할을 단지 보완적인 수준으로 제한하려는 시각을 경계하면서 의학 교육에 생의학에 대한 비판적 시각을 도입해 의학에 미학적·정치적 변화를 불러일으키려 한다.[9]

건강 인문학은 비판적 의료인문학의 문제의식을 공유하면서 기존 의료인문학의 외연을 확장하려는 시도를 하고 있다. 건강을 추구하는 경향이 의료의 전유물만은 아니며, 그런 점에서 기존의 의료인문학은 의과대학과 의료인 중심의 임상 영역에 편중되어 있다고 비판하는 것이다. 의료는 의사의 임상뿐 아니라 간호, 작업치료, 물리치료, 사회사업, 영양, 시설 관리 등 다양한 영역에서 이루어지고, 각 영역에서는 의사 이외에도 환자 진료와 관계되는 많은 전문가 또는 비전문가들이 분업과 협력을 통해 의료라는 큰 우산을 떠받치고 있다. 더구나 의료인뿐 아니라 환자 자신도 의료의 큰 축이다. 그런데 의료인문학에서는 환자나 주변부 의료인들이 주체적으로 목소리를 내기보다는 의사의 시선을 통해 수동적으로만 다뤄지고 있다. 따라서 건강 인문학에서는 의사 중심의 의료인문학에 '민주화'가 필요하다고 본다. 그리고 예술과 인문학 교육을 의사를 포함하여 의료에 직간접적으로 관여하는 모든 의료인, 비의료인에게 확대해야 한다고 주장한다. 환자가 직접 예술 활동이나 인문학 교육에 참여함으로써 건강과 웰빙을 유지하는 데 도움을 받도록 권장하며, 각종 예술치료나 인문치료에 대해서도 개방적인 태도를 보인다. 이에 따라 의과대학뿐 아니라 의료와 관련 있는 병원, 의원, 학교, 감옥, 보호 시설 같은 장소들 역시 예술과 인문학 활동을 펼칠 수 있는 곳이 된다.[10] 또한 환자-의사 관계에 초점을 맞추는 기존 의료인문학은 건강과 질병에 관한 지역 사회나 글로벌한 관점에서의 의료정책, 정의, 불평등 등의 주제를 외면하기 쉽다는 점에서 건강 인문학은 이를 넘어서야 한다고 주장한다.[11] 결국 의료인문학은 건강 인문학에 속한 하위 영역으로 새롭게 자리매김해야 한다는 것이다.

2. 한국의 의료인문학

　'의술은 인술이며, 의업은 사랑과 은혜를 널리 베풀어서 뭇사람을 구제하는 일(醫는 仁術, 醫業은 博施濟衆)'이라는 말에서 알 수 있듯이, 사욕을 부리지 않고 덕을 베풀며 환자를 사랑하고 따뜻하게 돌보는 것을 가치 있게 여기는 의학의 휴머니즘 전통은 우리나라 의학이라고 해서 크게 다르지 않았다. 하지만 근대적 의학 교육이라는 틀에서 보면 한국에서 의학과 인문학의 만남은 비교적 짧은 역사를 갖고 있다. 1950년대부터 의사학이나 행동과학 등의 과목이 도입되었고, 1980년대부터는 의료윤리 과목이 개설되었지만 전체 의학 교육의 규모나 방향에 비하면 이런 인문·사회과학 관련 과목의 비중과 역할은 매우 미미했다고 볼 수 있다.

　하지만 1990년대 들어서 신생 의과대학이 늘어나자 의학 교육에 대한 재평가와 개편이 큰 화두로 떠올랐고, 의료인문학에 대한 관심이 조금씩 높아져 갔다. 서구에서는 환자 중심 의료patient centered medicine를 구현하기 위해 주입식 강의에서 문제 중심 학습problem based learning, PBL으로 의학 교육의 흐름이 크게 바뀐 뒤였다. 우리 역시 의학 교육의 선진화 및 내실화와 더불어 인성과 종합적 판단 능력을 갖춘 의사 양성이라는 새로운 목표를 설정했다. 특히 '인성 교육'이라는 이름 아래 과학적으로 유능한 의사를 양성하는 것만이 목표가 아니라, '좋은 의사'를 어떻게 길러낼 것인지에 관한 고민이 시작되면서 의료인문학에 대한 요구가 늘어났다. 그러나 이런 흐름은 어디까지나 전문가의 지위를 유지하고 자율성을 확보하려는 의도로 의료계나 의학 교육계의 지도층, 즉 위로부터 시작된 개혁이었고, 대부분의 의료인이나 의과대학생들이 의료인문학에 관심을 기울일 만한 저변이나 토대가 마련된 것은 아니었다.

하지만 의료계 내부의 움직임보다 훨씬 강력한 외부의 충격이 다가오고 있었다. 특히 1997년에 일어난 이른바 '보라매병원 사건'은 어쩌면 한국 의료가 관행이라는 이름으로 반성 없이 해오던 일의 사회적 의미를 처음으로 성찰하는 계기가 되었을 것이다. 보호자의 요구로 사망 가능성이 큰 환자를 퇴원시킨 의사가 살인죄로 기소되고 무려 7년의 격렬한 공방 끝에 결국 살인방조죄로 유죄 판결을 받게 되면서 전통적인 인술 이데올로기를 바탕으로 환자를 성심껏 보살피는 것을 최고의 덕목으로 여겼던 한국 의료의 온정주의paternalism는 종말을 고하게 된다. 환자의 자기 결정권, 의사의 설명 의무와 같은 낯선 법률 용어들이 의료계에서도 통용되기 시작했고, 환자와 의사 간의 개인적 계약 관계에 따라 이루어진다고 생각했던 의료 행위가 실은 다양한 사회문화적 관계망 속에서 작동하고 있다는 것을 의사들도 점차 받아들이기 시작했다.

여기에 더해 2000년에 발생한 의약분업 관련 의사들의 파업 사태는, 역설적으로 의료인문학이 의과대학에서 자리 잡는 계기를 마련한다. 2000년 당시 의사들은 일반 대중과는 유리된 채로 고립무원의 투쟁을 전개하는데, 그 과정에서 의료계 내부는 사회와 소통하는 일이 얼마나 중요한가를 실감하게 된다. 의사들 입장에서는 정당성을 담보한 파업이었음에도 일반 대중을 설득할 언어를 갖지 못했다는 것이 큰 약점으로 지적되었다. 그에 따라 의료를 보는 시각을 사회라는 큰 틀 속에서 재정립하지 않으면 안 된다는 자각이 일어난다. 의학 교육학자인 전우택과 양은배는 인문사회의학의 교육적 관점에서 의사 파업 사태가 의료계에 제기한 문제를 다음과 같이 정리하고 있다.[12] 첫째, 의사들은 보건 의료 분야의 주도적인 사회 지도자로서의 의식과 능력을 갖출 만큼 충분한 인문사회학적 교육을 받지 못했다. 둘째, 의사들은 인간과 사회를 바라보는 종합적이고 깊이 있는 사고능력을 갖추도록 교육받지 못했다. 셋째, 의사들은 도덕적·윤리적 혼란이 심한 현대사회 속에서 살아가기 위한 깊이 있는 가치관 수립 훈련을 받지 못했다.

이처럼 의사 파업은 의료가 사회 속에서 실현되는 과정에서 다양한 갈등 상황이 발생할 수 있으며, 그것을 해결하기 위해서는 기존의 과학 중심 의학 교육만으로는 충분치 않다는 것을 분명하게 인식하는 계기가 되었다. 그 결과 의료계나 의학 교육의 지도자들은 물론이고 교수, 개원의, 전공의, 학생에 이르는 각 의료계 주체들에 의해 의료와 사회를 더욱 넓게, 더욱 깊게 들여다볼 수 있는 인문사회의학에 대한 수요가 높아지게 되었다.

그사이 의료계 바깥에서도 의학과 인문학의 만남에 대한 관심이 높아졌다. 의사학이나 의료윤리, 의철학, 의학과 문학 등 의학과 인문학의 주요 학제적 관심사를 연구하는 전문 학회들이 대부분 결성되고 그 활동 반경을 넓혀가게 된다. 그리고 학제 간 융합 연구를 강조하는 시대적 흐름에 발맞추어 일부 인문·사회과학 연구자들도 의료인문학에서 새로운 학제적 탐구의 가능성을 발견하고 인문·사회과학의 틀과 방법론으로 의학을 새롭게 이해하려는 노력을 하기 시작했다.

하지만 20여 년 만에 의사 파업이 다시 벌어진 2020년의 현실에 비추어 보면, 양적인 성장에도 불구하고 의료인문학이 정착될 수 있을지는 여전히 불투명하다. 갈수록 전문화되고 세분된 현대의학에서 넘쳐나는 의과학 지식을 소화하는 것만으로도 벅찬 것이 현실이다. 이렇게 학습해야 할 것이 많은 상황에서 임상 현장이나 국가고시와 큰 관련이 없어 보이는 의료인문학은 쉬어가는 과정으로 여겨지거나, 기초 및 임상 의학의 들러리로 치부되곤 한다. 한국 대학가 전반에 불어닥친 '인문학의 위기' 상황이 의료인문학에도 고스란히 반영되는 것이다.

또한 2000년 이후 정부의 의료 정책에 대한 의사들의 불신과 무력감, 불안감은 더욱 심화하고 있는데, 정부 정책은 한편으로는 의료수가를 통해 의사들을 통제하면서, 다른 한편으로는 의료의 상업적 가치에 방점을 두고 의료계를 일방적인 경쟁 구도로 내몰았다. 의대 정원 증원과 공공의대 설립 등을 반대하며 벌어진 2020년의 의사 파업도 이런 상황과 무관하지 않다.[13] 인력을 포함한 보건의료 전반에 대한 투자는 도외시한 채 의사 개인의 자본과 노동력에만 의존하는 정부 정책이 의사 증원이라는 형태로 구체화되자, 그동안 쌓였던 불안과 분노가 폭발한 것이다. 그런데 파업 과정에서 의료계 일부에서는 마치 의학의 휴머니즘 전통을 부정하는 듯한 과격한 목소리를 내기도 했다.[14] 이런 상황에서 의료의 인문학적 가치를 주장하는 것은 무관심과 냉소적인 반응을 얻기 십상이다.

의료계 바깥의 상황도 크게 다르지 않다. 평균 수명의 상승, 만성질환의 증가, 의료비 급증과 더불어 한국 사회는 점차 심화되는 의료화의 영향력을 피해 갈 수 없게 되었다. TV에서 방영되는 의학 드라마는 시청률 불패의 신화를 이어가고, 각종 영화나 문학, 예술 작품에서도 의학과 관련된 소재와 주제가 자주 등장한다. 하지만 대중은 각종 매체를 통해 표상된 현대의학에 호기심을 보이면서도, 급격하게 상업화한 현실의 의료와 관료화된 병원, 의사의 집단 이기주의에 대해서는 뿌리 깊은 불신과 적개심을 표출한다. 따라서 사회 전반에 걸쳐 진행되고 있는 의료화와 의료 상업화에 포섭된 한국 사회 역시 의학과 인문학을 접목하려는 시도에 대해 필요성을 인정하면서도, 구체적인 실천으로 이어질지 의구심을 보이고 있다.

최근에는 한국 의료계의 문화도 급격히 변화하고 있다. 특히 미투 운동으로 대변되는 탈권위적 사회 변화는 의료계에도 큰 영향을 미치고 있다. 의료계와 의과대학에 여성의 진출이 점점 많아지면서 남성 위주의 위계적인 문화에 익숙한 한국의 의료계도 변화를 요구받고 있다. 또한 전공의 특별법이 제정되어 전공의의 수련이 법적으로 보호받아야 할 '노동'으로 새롭게 인식되면서 수련 환경도 급격히 변화하고 있으며 의료계의 뿌리 깊은 권위 구조에도 조금씩 균열이 일어나고 있다. 외부의 변화는 더 급진적이다. 인공지능과 4차 산업혁명으로 일컬어지는 급격한 산업 구조의 변화는 의료의 틀을 근본적으로 바꿀지도 모른다.

앞으로 한국의 의료인문학은 의학의 휴머니즘 전통을 지켜나가면서 이를 교육과 임상을 통해 구현해야 한다. 동시에 급변하는 의료 현실을 비판적으로 성찰하여 의료의 틀과 구조가 변화할 미래에 대응해야 할 어려운 과제 앞에 놓여 있다.

3. 그렇다면
의료인문학이란 무엇인가?

의료인문학 정의하기

보통 의료인문학으로 불리는 분야를 규정하는 것이 쉬운 일은 아니다. 영미권과는 달리 한국에서는 용어조차 아직 공식적으로 합의된 바가 없어서, 의료인문학, 인문의학, 의인문학, 인문사회의학 등다양한 용어가 쓰이고 있다. '의료인문학'은 'Medical Humanities'를그대로 번역한 것으로 의료계를 포함하여 학계에서 가장 널리 쓰이고친숙한 용어이다. 하지만 '의료에 필요한 인문학'이라는 의미가 포함되어 인문학을 의학의 입장에서 도구적으로 받아들이고 있다는 인상을 준다. '인문의학'의 경우는 의료인문학과는 달리 의학 자체가 인문학적 문제의식과 방법에 기초해야 한다는 의견에서 나온 용어이다.예를 들어 의철학자 강신익은 질병은 자연적·사회적·인간적 측면 모두를 포함하기 때문에 의학 역시 자연의학, 사회의학, 인문의학으로나눌 수 있으며, 따라서 인문의학은 당당히 의학의 한 분야라고 주장한다. 하지만 인문학이 질병 치료라는 구체적·실천적 목표를 갖는 의학의 한 분야가 될 수 있느냐는 반론이 존재한다. '의인문학'은 영어'Medicine'을 의학이 아닌 '의醫'로 번역하자는 입장이다. 'Medicine'은'의(과)학science', '의술art and technology', '의료practice' 및 '의도醫道,

ethics'의 종합으로 규정되므로 의료인문학보다는 의인문학이라는 용어를 써야 한다는 것이다. 이 용어는 의료인문학보다 의학을 포괄적으로 정의하고 있다는 측면에서 의미가 있으나, '의'와 '의학'을 크게 구분하지 않는 관례를 따르지 않는 것이어서 익숙하지 않다는 단점이 있다. '인문사회의학'의 경우는 주로 의과대학을 중심으로 많이 쓰였는데 의학의 인문·사회과학적 차원을 골고루 강조한다는 점에서 의미가 있다. 하지만 전통적으로 인문학으로 여겨지지 않는 분야까지 포괄하는 너무 넓은 개념이라는 단점도 있다. 또한 이미 기초의학 내에 독립된 분과 학문으로 자리 잡은 사회의학social medicine과 용어가 겹쳐서 혼동을 일으키는 측면도 있다.

이처럼 의료인문학을 둘러싼 용어를 잠깐만 살펴보아도 개념을 파악하기가 쉽지 않을뿐더러, 수입된 개념을 정확하게 번역하는 것도 어려운 일임을 알 수 있다. 하지만 서구의 경우 일반적으로 의료인문학은 의학과 관련이 있는 개별 인문학과 사회과학 그리고 예술 분야를 모두 포함하는 다학문적인multidisciplinary 개념으로 시작했으며, 최근에는 개별 인문·사회과학과 예술 영역을 유기적으로 연결하여 학제적interdisciplinary 입장에서 연구하는 분야로 보통 이해되고 있다. 현재 의료인문학의 개념에 대해 비교적 널리 받아들여지는 뉴욕 의과대학의 정의를 참조해 보면 다음과 같다. "의료인문학은 문학, 철학, 윤리, 역사, 신학 등의 인문학과 인류학, 문화연구, 심리학, 사회학 등의 사회과학, 그리고 문학작품, 연극, 영화, 시각예술 등의 예술을 포괄하여 의학 교육과 의료 현장에 적용하고자 하는 학제적 분야이다." 이 정의는 의료인문학을 주로 의학 교육 및 임상에 활용할 수 있는 분야로 바라보고 있는데, 이는 앞에서 살펴본 서구 의료인문학의 탄생 과정을 되돌아보면 쉽게 이해할 수 있다. 의학이 현재 결여하고 있는 것을 보완해 줄 수 있는 영역으로 의료인문학을 호출하고 있는 것이다.

반면에 영국의 의철학자인 마틴 에번스Martin Evans와 데이비드 그리브즈David Greaves는 의료인문학 내에서 인문학이 어떤 역할을 하느냐에 따라 두 가지 개념 정의가 가능하다는 견해를 내놓는다. 즉, 의료인문학은 의료인을 인문학에 노출시켜서 보다 인간적인 의료를 실현하는 데 도움을 줄 수 있는 보완적 측면으로 정의할 수도 있지만, 인문학을 통해 인간의 고통을 탐구함으로써 의학의 본질, 목표, 지식을 재구성하는 더욱 대담하고 통합적인 역할로 정의할 수도 있다는 것이다.[15] 이것은 의료인문학이 의학을 보완한다는 측면을 넘어서, 더 넓은 성찰적·비판적 학문으로서 자리매김할 수 있다는 것을 의미한다.

에번스는 이런 견해를 좀 더 정교하게 다듬어 의료인문학은 의학의 본질에 관한 지적 탐구를 목적으로 하는 학문적 영역과 의학 교육이라는 실용적 영역, 그리고 임상과 관련하여 전인적인 보건의료 humane health care를 구현할 수 있는 도덕적·미적 탐구의 실천 영역이라는 세 영역으로 구분할 수 있다고 주장하기도 한다.[16]

미국의 의료윤리학자인 하워드 브로디Howard Brody 역시 의료인문학에 대한 세 가지 상보적인complementary 개념을 제시하고 있다. 의료인문학은 의학과 인문·사회과학이라는 기존 분과 학문의 학제적 결합이라는 측면, 의료인의 도덕적 성품을 계발하기 위한 실용적 프로그램의 측면, 삶에 대한 지혜와 통찰을 제공하는 교양의 측면을 모두 지니고 있으며 이들이 각기 상보적인 역할을 해야 한다고 주장한다.[17] 에번스나 브로디 모두 의료인문학을 의학과 여러 인문·사회과학 분야가 기계적으로 결합된 분야나 의학 교육을 위한 도구만으로 여기기보다는, 인간적이고 도덕적인 의학이라는 공통 가치를 실현하기 위해 다양한 층위에서 유기적으로 연결된 분야로 바라봄을 알 수 있다. 강신익은 "과학적으로 설명된 생로병사의 경험적 현상을 인문학의 가치와 규범을 통해 이해하는 것"을 인문의학이라 정의하고 있는데, 이 또한 의료인문학이 의학 교육에 국한되는 것이 아니라 사실과 가치의 조화라는 목표를 추구하는 학제적 분야라는 시각을 드러낸다.[18]

미국의 의료인문학자인 토머스 콜Thomas R. Cole 등은 이런 견해를 종합하여 의료인문학이란 '전문가로서의 정체성 형성을 지원하는 동시에, 의학 및 보건의료 분야에서의 맥락, 경험, 그리고 비판적 및 개념적 문제를 탐구하는 학제 간 분야'라고 규정하고 있다. 즉, '비판적 성찰'이라는 인문학의 본질과 '의료인의 품행 계발'이라는 교육적 측면 모두를 의료인문학이 품고 있다는 의미이다.[19]

하지만 여전히 불분명한 점이 있다. 무엇보다도 의료인문학의 정체성과 관련하여 의료인문학을 독립된 분과 학문으로 볼 수 있는지, 의료인문학의 목표와 역할은 무엇인지 의문이 제기될 수 있다. 의료인문학이 주로 의학 교육을 보완하기 위해 시작된 것이라면, 더구나 여러 인문·사회과학과 예술 분야까지 총망라된 것이라면 독립된 방법론을 가진 분과 학문이라고 할 수 있을까? 또한 의학과 관련이 있다면 실천적 함의, 즉 치료적 의미를 지녀야 하는 것 아닐까?

이에 대한 내 생각은 이렇다. 우선 의료인문학의 학제적 성격을 고려하면 독립된 분과 학문보다는 문화연구cultural studies나 여성학

gender studies, 장애학disability studies 같은 새로운 학제적 영역으로 보는 편이 더 설득력 있다. 분과 학문으로 성립하기 위해서는 주요 텍스트와 표준화된 교육 과정, 독립된 방법론 등이 존재해야 하는데, 현재의 의료인문학은 통일적이라기보다는 의학을 중심으로 여러 학문 분야가 느슨하게 결합된 상태에서 다양한 이론적·실천적 방향으로 확장되고 있기 때문이다. 또한 의료인문학은 각종 인문, 철학, 예술 및 문학 치료 분야와도 그 성격이 다르다. 의료인문학은 인문학적 지식이나 예술적 표현 양식을 개인적·사회적 고통을 받는 이들에게 직접 적용하여 구체적인 치료 효과를 추구하기보다는, 의료인이나 환자라는 인간 주체의 감수성과 태도를 변화시키거나 의학과 의료의 본질을 비판적으로 성찰하는 데 주안점을 두고 있기 때문이다.

둘째, 현재의 의료인문학 지형에서는 의료인문학의 주요 탐구 영역이 제도권 의학과 의료에 국한되어 있고, 특히 의사를 중심으로 행해진다는 문제점이 있다. 물론 의료인문학과 의학 교육의 긴밀한 연관성을 고려해볼 때 이는 불가피한 일이다. 하지만 이것은 건강과 질병의 모든 부분이 의료화되어 있는 현대사회에서 환자나 일반 시민에 대해 의학이 가지고 있는 지식/권력의 위계를 그대로 용인할 가능성이 있고, 의학 교육에 주로 집중함으로써 다른 직종의 보건의료인이나 환자들은 의료인문학에 무관심하게 될 가능성을 높인다. 더구나 최근에는 의료인문학의 주제가 '환자-의사 관계'라는 좁은 틀을 벗어나 건강, 질병, 장애, 노화, 죽음, 종교, 여성 등으로 확대되고 있고 분과 학문 간의 유기적 결합 또한 증대되고 있는 상황이므로, 의사 중심으로 의료인문학을 규정하는 데는 일정한 한계가 존재한다. 앞에서 설명했듯이 비판적 의료인문학이나 건강 인문학이라는 새로운 흐름이 나타나는 것도 그 때문이다.

셋째, 의료인문학은 인문학을 의료에 접목시킨 훌륭한 기획임에 틀림없지만, 그 바탕에 깔려 있는 '도구적 이성'에 대해서는 여전히 의문이 남아 있다. 다시 말하면 인문학은 더욱 효과적이고 더욱 인간적인 의학을 성취하기 위한 '도구'로만 기능하는 것이다. 하지만 이런 인문학의 도구화는 그 의도가 긍정적일지라도, 결국 인문학을 의학의 시선으로 포섭하여 재단하려는 부정적 함의를 내포하고 있다. 의철학자인 제프리 비숍Jeffrey P. Bishop은 서사의학을 예로 들면서 인문학을 의학 교육의 만병통치약으로 여기거나 잃어버린 인간성을 되찾아주는 도구로 생각하는 최근의 흐름이 서구의 지배적인 사유 양식인 '도구적 합리성'을 긍정하고, 과학적 사유 양식으로부터 발생하는 모든 문제를 약화하는 수단으로 작용할 수도 있다는 점에서 우려를 표하기도 한다.[20] 의료인문학이 의과대학과 의료인들 사이에 뿌리를 내리기 위해서는 현대의학을 지배하는 생의학 패러다임과 어떤 식으로든 관계 설정을 해야 하는데, 대개 의료인문학이 취한 방식은 생의학의 기본 패러다임을 문제 삼거나 비판적으로 성찰하지 않은 채 생의학과 타협하는 것이었다. 그래서인지 아직도 의료계에는 의료인문학을 의료인의 역량을 기를 수 있는 핵심적인 의학 교육 과정과는 별개인, 일종의 쉬어가는 교양 과정으로 생각하는 경우가 많다. 또 의료인문학 교육을 형식적으로 갖추어 놓으면 인간적인 의사를 양성하는 데 곧바로 가시적인 결과가 나타날 것이라는 오해도 만연해 있다.

의료인문학의 새로운 정의

이처럼 의료인문학의 정의나 개념에 대한 다양한 논의와 비판을 살펴보면 대개 두 가지 특정한 사유의 틀을 발견할 수 있다. 첫째, 의학과 인문학의 이항대립 구도에서 의료인문학에 대한 논의가 이루어진다는 점이다. 둘째, 의료인문학의 개념이 대부분 '인간적인 의료 humanity in healthcare'라는 규범적 관점에서 논의된다는 점이다. 찰스 스노Charles P. Snow가 1950년대 후반에 제시했던 과학과 인문학의 '두 문화'라는 틀이 여전히 작동하고 있는 것이다. 이런 틀에서는 의학과 인문학의 관계를 상보적으로 보느냐 융합적으로 보느냐의 문제는 어떻게 보면 부차적이다. 두 학문이 가진 고유의 정체성을 훼손하지 않는 범위 내에서 논의가 진행되기 때문이다. 하지만 의료인문학의 개념과 성격은 두 문화라는 이항 대립에서 벗어난 지점에서 새롭게 사유되어야 한다. 왜냐하면 의료인문학의 시작이 교육적 목적이건 학문적 목적이건 상관없이, 그것이 전개되고 상호작용 하는 과정에서 의학과 인문학은 모두 일정한 변화 혹은 변형transformation을 겪게 되고, 결국 새로운 정체성을 갖게 되기 때문이다. 의료인문학의 세례를 받은 의학이나 인문학은 현대의학 또는 기존의 인문학과 같은 것이 아니다. 그렇다고 정반합正反合의 변증법적 논리를 따르는 것도 아니다. 그것은 태생적으로 경계에 위치하며 끊임없이 양쪽을 횡단하고 사유와 실천을 진행해야 하는 유동적인 정체성을 가질 수밖에 없다. 따라서 의료인문학의 개념은 기존의 좁은 시각에서 벗어나 매우 느슨하게 파악해야 한다는 것이 내 생각이다. 여기서 좁은 시각이란 인문학을 통해 의학에 인간적인 의료라는 규범적인 역할을 부과하려는 시도를 말한다. 현대의학의 비인간화가 심화되는 시점에서 인간적인 의료라는 가치를 회복하려는 시도는 물론 소중하다. 하지만 그런 규범에 과도하게 의존하다 보면 의학과 인문학 모두 서로의 도구로 전락하거나, 아니면 매우 특화된 전문 분야로만 남게 될 가능성이 농후하다. 의료인문학은 의학과 인문학을 자유롭게 횡단하면서 새로운 사유와 실천의 자리를 만들어 내는 영역이어야 한다. 따라서 의료인문학은 이론과 실천, 객관성과 주관성, 사실과 가치, 글로벌과 로컬local 사이에서 시작하고 또 실천되어야 하는 개념으로 이해해야 한다. 그런 점에서 의료인문학은 이분법을 극복하는 경계 사유border thinking[21]에서 탄생하고, 이론과 실천의 혼종적hybrid 결합을 통해 수행된다고 할 수 있다.

경계 사유로서의 의료인문학

의료인문학은 의학과 인문학 가운데 어느 한쪽에서만 이론적·실천적 자원을 끌어오지 않는다. 그렇다고 인문학의 개념과 이론을 의학적 실천에 적용하는 하향식 접근을 하는 것도 아니다. 의료인문학은 의학과 인문학 사이에서 시작한다.

의료인문학에서의 경계 사유는 다양한 영역에서 출현한다. 무엇보다 의학이 추구하는 객관성과 인문학이 중요하게 생각하는 주관성과 경험 사이, 그리고 그것을 증명하기 위한 설명과 이해의 관계 사이에서 의료인문학적 사유가 시작된다. 예를 들어 객관적 통증pain과 주관적 고통suffering을 구분하는 기존의 통념을 마주했을 때, 의료인문학은 통증의 주관성과 고통의 상호주관성 및 사회성을 강조함으로써 이분법을 극복하고 결국은 경계를 허무는 작업을 할 수 있다.

의학적·생물학적 사실과 그것이 담고 있는 가치도 마찬가지이다. 의사가 환자의 증상이나 징후를 관찰하여 질병이라는 사실을 찾아내는 진단 과정에 실은 얼마나 많은 개인적·사회문화적 가치가 반영되는지 밝힘으로써 사실과 가치의 이분법을 넘어서는 지점을 탐색할 수 있다.

또한 현대 생의학은 전 지구적으로 권위를 인정받고 있는데, 이것이 국지적으로 변형되어 적용되면서 발생하는 한국 의료의 문제들을 새롭게 사유해야 한다. 근대의학이 한국에 도입될 때부터 글로벌과 로컬 사이의 긴장과 대결, 타협은 언제나 존재해 왔으며 그것이 오늘날 한국 의료를 구성하는 주된 요소 중 하나이다. 이런 문제의식은 한국에서 수행되는 의료인문학적 사유와 실천이 제기할 수 있는 중요한 문제일 것이다.

더 나아가서는 의학의 본질에 이미 경계 사유가 내재되어 있다고 볼 수 있다. 개별 인간을 다루는 인간학으로서의 의학과 생물종으로서의 인간을 다루는 과학적 의학은 이미 그 자체가 내부 경계를 지니고 있다. 그 두 영역을 넘나들면서, 그 안에서 발생하는 긴장 속에 의료인문학의 사유가 배태되는 것이다. 따라서 경계 사유로서의 의료인문학은 비판과 성찰, 의미와 주관성, 공감과 상호주관성, 주체성, 윤리와 책임, 정의와 같은 가치들이 현대의학에 결핍되어 있다고 보지 않는다. 이런 가치는 이미 의학에 내재되어 있으며, 의료인문학은 그것을 반복적으로 상기하는 역할을 해야 한다.

결국 의료인문학은 과학적 관점과 문화적 관점을 동시에 수용하여 인간과 사회문화 현상을 이해하고자 하는 생물-문화적bioccultural 관점을 지향한다. 생물-문화적 관점은 인간을 생물학적인 존재인 동시에 사회문화적 존재로서 바라본다.[22] 따라서 인문학은 가치만을 다루고, 과학은 사실만을 다룬다는 이분법은 더 이상 통용되지 않는다. 의과학적 사실은 그것을 둘러싼 역사적·사회문화적·담론적 맥락을 알지 못하면 완전히 이해할 수 없다. 체화된 존재인 인간은 언제나 생물학적 실체이면서 동시에 문화적 구성물이기도 하다. 질병 역시 생물학적 실체인 동시에 문화적·담론적 구성물로 이해해야 한다. 더구나 과학기술은 이제 인간 정체성을 구성하는 한 부분이 되었다. 의학과 생물학은 문화 외부에 존재할 수 없고, 문화는 의학과 생물학 외부에 존재할 수 없다. 의료인문학이 지향하는 생물-문화적 관점은 생의학의 기본 관점인 생명·자연 대 문화라는 배타적 이분법을 해체하여 의학에 관한 새로운 방식의 앎을 추구한다.

이론과 실천의 혼종적 결합으로서의 의료인문학

의료인문학의 탄생 과정을 살펴보면 무엇보다도 임상이나 의학 교육과의 밀접한 관련성을 눈여겨보지 않을 수 없다. 실천을 향한 관심은 의료인문학이 언제나 놓치지 않았던 핵심이다. 하지만 이런 경향이 심화되어 의료인문학을 비인간적인 현대의학에 대한 보완책 정도로 여기거나, 의사소통의 기술적인 문제에 집중하는 흐름이 나타나는 것도 사실이다. 반면에 인간적인 의료를 구현하려는 노력을 매우 냉소적으로 바라보면서 의료인문학의 역할을 일종의 교양 교육 정도로 폄하하기도 한다. 하지만 두 입장은 모두 의료인문학이 지닌 실천성과 비판적 성찰의 결합 가능성을 놓치고 있다. 이론은 언제나 특정한 관점을 배후에 지니고 있다는 점에서 실천적이며, 실천은 언제나 이론의 틀에서 숙고되어야 하고 또 기존의 이론을 변화시킬 가능성이 있다는 점에서 이론적이다.

따라서 의료인문학은 이론과 실천이라는 두 가지 정체성을 모두 지니고 있으면서 그것이 창조적으로 결합한다는 점에서 혼종적이다. 비판과 성찰을 주요 작업으로 하는 '메타의학으로서의 의료인문학'과 임상적 실천의 가능성을 모색하는 '실천으로서의 의료인문학'은 떼려야 뗄 수 없는 관계에 있다. 두 요소는 각기 영역으로 분리된 채 따로 존재하는 것이 아니라 언제나 상호 구성적이다. 임상에서의 진단, 치료, 예후 행위는 비판적 탐구의 대상이자, 인문학적 가치를 실현할 수 있는 통로가 된다. 의료인문학은 '좋은 의료인'의 본질은 무엇인지, 한국 사회에서 '좋은 의료인'이 된다는 것이 과연 무엇을 의미하는지, '좋은 의료인'을 어떻게 길러낼 수 있는지, '좋은 의료인'은 구체적으로 어떤 태도를 지니고 어떻게 행동해야 하는지 모두를 고민하고 탐구할 수 있는 분야이다.

그런 점에서 이 책에서 제시하는 의료인문학은 특정 학문이나 영역이면서, 동시에 '태도'이자 '운동'이며, 또 '방법론'이기도 하다.

4. 의료인문학의 목표와 앎의 방식

　그렇다면 의료인문학을 통해 우리가 얻고자 하는 것은 과연 무엇인가? 의료인문학은 의학과 인문학에 어떤 기여를 할 수 있을까? 의료인문학의 궁극적인 목표는 무엇인가?

　의학이 질병과 노쇠, 죽음 등 생애 전반에 걸쳐 있는 인간의 신체적, 정신적 곤경을 다룬다는 점에서 무엇보다도 의료인문학은 인간의 취약성을 깊이 이해하는 것을 목표로 해야 한다.

　취약성에는 두 가지 차원이 있다. 우선 인간은 완전하지 않은 물질적·신체적 존재로서 질병에 걸리고 늙고 결국은 죽음을 맞이한다는 점에서 근본적으로 취약하다. 이것을 존재론적 취약성이나 태생적 취약성이라고 부를 수 있다. 둘째, 인간은 근본적으로 취약하지만 누군가는 사회문화적·정치적·경제적·환경적 상황에 따라 더 취약하다. 이것은 상황적 취약성이라고 부를 수 있다.[23]

　의료인은 환자와의 만남에서 드러나는 인간의 존재론적 취약성을 이해하고 이에 적절하게 응답할 수 있어야 한다. 또한 의료인은 의료 영역에서 발현되는 인간의 상황적 취약성을 이해함으로써 취약성이 불평등하게 발현되는 사회적 조건을 비판적으로 성찰하고 이를 해소할 수 있도록 실천적으로 노력해야 한다.

　그렇다면 의료인문학은 의학과 관련한 인간의 취약성을 이해함에 있어서 인문학적 앎을 통해 인간과 세상에 대한 이해와 감수성의 폭을 높이고, 그것을 바탕으로 인간과 세상에 대한 삶의 태도와 행동을 변화시켜야 한다. 한마디로 '앎'의 방식ways of knowing을 계발하여 궁극적으로는 '삶'의 방식ways of living과 '함'의 방식ways of doing을 익히고 변화시키는 것이다.

의학을 바라보는 의료인문학의 앎의 방식에는 어떤 것이 있을까? 이 책에서는 '비판적 성찰', '역사적·사회적 맥락의 이해', '인간의 경험과 주관성의 이해'를 의료인문학의 주요한 앎의 방식이라고 본다.

첫째, 인문학은 인간의 삶을 과거, 현재, 미래에 걸쳐 이해하고 해석하는 학문이다. 인간의 삶을 탐구하기 위해서는 그 구체적인 모습은 물론이고 삶의 토대와 조건에 관한 비판적 성찰이 필요하다. 인문학은 본질에 대한 학문이기도 한 것이다. 그런 점에서 현대의학의 토대와 실천 양식에 대한 비판적 성찰은 의료인문학의 가장 중요한 앎의 방식 중 하나이다. 생의학적 세계관에 입각한 현대의학에서 벌어지고 있는 다양한 모순을 이해하고 해결하기 위해서는 무엇보다도 의醫의 본질에 대한 깊은 성찰이 요구된다. 또한 과학기술의 발전이 사회문화적·정치적·경제적 조건과 결합하여 현대의학과 긴밀히 연결되는 상황에 대한 비판적 인식 역시 반드시 필요하다. 하지만 현대의학 내부는 물론이고 외부에도 이런 성찰을 위한 자리가 분명하게 마련되어 있지 않다. 의료인문학은 의학은 물론이고 인문·사회과학과 예술이 한데 모여 의학과 관련된 다양한 쟁점을 비판적으로 성찰할 수 있는 장이 되어야 한다.

둘째, 인간의 모든 활동과 마찬가지로 의학은 고대부터 지금까지 끊임없는 변화의 과정을 거쳐왔다. 심지어 생물학적 실체로 여겨지는 질병마저도 역사적 맥락에 따라 그 의미가 변하기도 한다. 의료인이나 환자의 역할 역시 역사와 사회의 요구에 따라 끊임없이 변화했다. 의학을 제대로 성찰하기 위해서는 이런 역사적 맥락을 깊이 이해해야 한다. 과학적 의학의 가치중립성을 믿는 입장에서는 의학의 역사적 맥락을 강조하는 입장을 상대주의라고 비판하기도 한다. 하지만 모든 의료 행위는 역사적 맥락을 통해서 주조된 것이다. 영국의 의사학자인 로이 포터Roy Porter의 말처럼 고도로 발달한 현대의학은 사실 "지구적 세계화에 성공한 유일한 전통의학"인 것이다.

여기에 더해 병리학자이자 사회의학자였던 루돌프 피르호Rudolf Virchow가 "의학은 하나의 사회과학이며, 정치는 거대한 규모의 의학"이라고 말한 바대로, 의학은 사회정치적 조건과 떼려야 뗄 수 없는 관계에 놓여 있기도 하다. 의학과 관련하여 공적인 영역에서 결정되는 모든 일이 사적인 삶과 직접적인 관련을 맺고 있다. 건강보험제도의 특정한 변화가 당장 개인의 경제적·사회적 삶에 영향을 미친다. 하지만 개별 환자에 대한 치료에 집중하는 현대의학은 종종 의료의 사회적 맥락을 소홀히 여긴다. 인류학자인 백영경에 따르면 의료는 '커먼즈commons(공동 영역)'이다. 그것은 의료의 주체를 국가나 시장, 의료계에만 맡겨두는 것이 아니라 시민과 지역이 함께 주체가 되어 가꾸어 나가는 관계적이고 협력적인 의료를 의미한다. 코로나19 사태에서 잘 드러났듯이, 공중보건 비상사태는 공공의료뿐 아니라 민간의료, 돌봄 노동자, 자원봉사자, 자가 격리하는 환자에 이르기까지 공동체 전체가 나서야 해결할 수 있는 문제이며 이것은 소외되는 이가 없이 사회 전체의 공공화가 이루어졌을 때야 비로소 가능하다.[24] 그런 점에서 의료인문학은 현대의학의 기본 가정인 개인과 사회의 이분법을 해체하여 개인과 사회가 상호 구성되면서 형성되는 커먼즈로서의 의료를 이해해야 하며, 개인의 삶을 사회 전체와 분리하지 않고 인간에 관한 탐구와 사회에 대한 탐구를 구분하지 않는 앎의 방식을 견지해야 한다.[25]

셋째, 현대의학에 대한 가장 강력한 비판 중 하나는 인격체로서의 개별 환자에게 관심을 두지 않고 질병에만 집중한다는 것이다. 병을 앓는 인간이 의학에서 소외되는 것이다. 이것은 단지 의료인 개인의 불친절이나 무관심 같은, 인성과 태도 문제로 축소될 수 있는 성질의 문제가 아니다. 객관성과 과학성을 추구하는 현대의학에는 개별 환자의 주관성과 경험을 존중하는 자리가 존재하지 않기 때문이다. 의과대학에서는 질병의 체험적 측면에 대해서는 거의 가르치지 않는다. 인문학, 특히 문학과 예술은 인간의 경험을 드러내고 그것을 이해하는 데 결정적인 역할을 한다. 과학으로서의 의학이 사실을 바탕으로 일반적인 법칙을 추구하는 반면, 문학과 예술은 개인이 놓여 있는 구체적인 상황과 그곳에서 개인이 느끼는 감정과 경험에 대한 이해를 우선으로 추구하기 때문이다. 문학과 예술을 바탕으로 하는 의료인문학의 앎의 방식은 창의성, 상상력, 상징, 은유, 규범 등을 통해 체계화된다. 현대의학에서 소외된 개별 인간과 연결되기 위해서는 그 주관성을 드러내는 언어와 표상을 읽을 수 있어야 하기 때문이다. 그리고 이런 능력은 병을 앓는 인간을 돌보려는 사려 깊은 목격자이자 증언자라는 새로운 의료인의 역할을 가능케 할 것이며, 앓는 이와 의료인 모두에게 인간의 취약성에 관한 공통 감각을 길러줄 것이다.

2장 인문학으로 본 의학

'메타meta-'라는 말은 '~뒤에', '~을 좇아서', '~에 이어서'라는 뜻의 희랍어에서 기원한다. 이를테면 형이상학metaphysics은 'ta meta ta physica(자연학에 대한 글 이후의 글)'라는 뜻으로 원래는 아리스토텔레스의 글을 분류하는 순서를 가리킨다. 하지만 현재에는 메타를 다음 순서라는 의미로 이해하지 않는다. 오히려 메타는 현상 너머에 있는 본질 혹은 개별 영역을 초월하는 보편 영역을 주로 의미한다. 예를 들어 메타윤리학metaethics이라는 학문은 특정한 사례의 규범적 판단을 다루는 것이 아니라 그러한 개별 도덕 판단의 토대가 되는 추론이나 정당화의 논리, 언어 등을 탐구하는 윤리학의 한 영역을 말한다.

의료인문학이 메타의학으로서의 성격을 지니고 있다는 것은 이런 의미에서이다. 우리는 의료인문학을 통해 의학의 토대를 통시적·공시적으로 살펴볼 수 있다. 왜냐하면 메타의학으로서의 의료인문학을 통해 '질병이란 무엇인가?', '의학의 목표는 무엇인가?', '역사 속에서 의학은 어떻게 변화했는가?', '의사는 어떻게 생각하고 무엇을 느끼는가?', '의학과 과학기술은 사회와 어떤 영향을 주고받는가?'와 같은 질문을 던질 수 있기 때문이다. '의학적인 것the medical은 무엇인가?'라는 질문으로 종합할 수도 있겠다. 그런데 의학의 힘만으로는 이런 질문에 대한 해답을 찾을 수 없다. 그 이유는 의학의 대상과 배경을 이루는 많은 부분이 의학 내부는 물론 외부에도 존재하기 때문이다. 의학을 둘러싼 다양한 인간적·사회문화적 요소를 읽어내기 위해서는 기초 및 임상 의학 같은 내적 문법뿐 아니라, 역사·철학·문학·윤리·예술·과학기술학 같은 의학 외적인 문법이 필요하다. 물론 이것이 의학적인 것과 의학적이지 않은 것의 이분법을 자명한 것으로 간주하자는 말은 아니다. 다시 강조하자면 의학적인 것과 의학적이지 않은 것은 언제나 긴밀히 연결되어 있고 우리는 그것을 통합적으로 볼 수 있어야 한다. 의학 내부의 사실과 가치는 언제나 의학 외부의 거울에 반영되기 마련이며, 의학 외적인 문법을 통한 메타의학적 사유는 언제나 의학 내적인 문법의 프리즘을 통과해야만 한다.

사실 메타의학으로서의 의료인문학이 펼쳐 보일 의학의 본질과 토대는 1장에서 소개한 펠레그리노의 말에 이미 명확하게 드러나 있다. "의학은 가장 인간적인 과학이고, 가장 경험적인 예술이며, 가장 과학적인 인문학이다." 이 책에서는 한 가지를 덧붙이고 싶다. "의학은 가장 인간적인 과학이고, 가장 경험적인 예술이며, 가장 과학적인 인문학이다. 또한 가장 실천적인 사회과학이다."

5. 의과대학생이 역사를 배우는 까닭은?

_의학과 역사

2015년 11월, 당시 박근혜 정부는 중고등학교 역사교과서 국정화 확정 고시를 발표하면서 편향된 역사 교과서를 바로잡겠다고 선언했다. 이에 많은 학자나 시민들은 "역사에 정설定說은 있을 수 있지만 정설正說은 있을 수 없다"라며 반대했다. 특정한 역사관을 국가가 독점하고 국민에게 이를 주입하려는 것은 역사에 대한 다양한 해석을 가로막고 민주주의 사회의 근본을 훼손하는 일이라는 것이다.

과거사를 둘러싼 갈등, 소위 '역사전쟁'은 의학 분야에서도 예외가 아니다. 조선 최초의 서양식 병원인 제중원濟衆院을 두고 벌어진 서울대병원과 연세의료원의 '뿌리논쟁'은 역사적 사실을 어떻게 해석하느냐에 따라 서로 다른 역사적 진실을 갖게 될 수도 있다는 점을 보여준다. 즉, 의학의 역사를 공부하는 것은 단순하게 특정 의학 이론이나 기술의 발전을 연대기로 외우는 것 이상의 의미가 있다.

하지만 여전히 많은 의과대학에서는 고대부터 현대까지 의학의 주요 사건과 인물을 통시적으로 나열하는 방식으로 의학의 역사를 가르치고 있다. 연대기를 통해 역사를 공부하는 것은 역사를 이해하는 데 기초가 될 뿐 전부가 아닌데도 말이다. 더구나 연대기로서의 역사에 항상 덧붙는 두 가지가 있다. 하나는 과거의 의학 지식이나 기술을 현재의 의학이 발전하기 위한 디딤돌로 보는 시각이다. 이것을 보통 '휘그주의Whiggism'라고 한다. 휘그주의의 관점에서 보자면 의학의 역사는 진보의 역사이다. 그리고 진보를 이끌어 낸 영웅들과 그것을 방해한 악당들을 설정한다. 하지만 의학의 역사를 보면 과거의 특정한 의학 이론이나 기술이 꼭 미래의 진보를 담보하지는 않았다. 예를 들어 청진기가 발명되었다고 해서 연이어 결핵균이 발견되거나 약물 치료법이 개발되었던 것은 아니며 여전히 많은 의사는 4체액설에 근거하여 사혈이나 하제下劑 같은 전통적인 치료 방식을 고수했다. 이처럼 휘그주의는 진보의 신화를 주입한다는 점에서 역사를 평가할 때 꼭 염두에 두고 경계해야만 한다.

두 번째는 현재를 잣대로 과거의 사실을 평가하려는 시각이다. 이 것을 '현재주의presentism'라고 한다. 현재의 시각으로 과거를 재단하려는 편견은 과거에 대한 잘못된 이해와 판단으로 우리를 이끈다. 현대의학의 관점에서 보면 중세 서구에 유행했던 점성술 의학astrological medicine은 당연히 원시적이고 미신에 가득 차 있다. 더 나아가서 중세의 치료법은 현대의학의 우수성을 드러내기 위한 도구로 쉽게 평가절하 될 수도 있다. 물론 '모든 역사는 현대사'라는 말도 있듯이 현재의 관점과 해석에 따라 과거에 대한 평가가 달라지기도 하는 것이 역사학의 피할 수 없는 운명이지만, 그것이 역사를 자의적으로 해석할 수 있다는 의미는 아니다. 과거의 사실은 어디까지나 과거의 맥락에서 파악해야 하며, 역사적 상상력은 역사적 엄밀성과 사실성을 바탕으로 추구해야 한다.

의사학인가, 의학사인가?

의학의 역사를 뭐라고 불러야 할까? 정치의 역사는 정치사, 경제의 역사는 경제사, 외교의 역사는 외교사로 보통 불리는 것을 보면 의학의 역사는 의학사가 맞을 것이다. 실제로 김두종 선생이 저술한 최초의 한국의학 통사의 제목은 『한국의학사韓國醫學史』이다. 그런데 의학의 역사를 연구하는 한국의 학자들이 모인 대표적인 학술단체의 명칭은 대한의사학회大韓醫史學會이다. 한의계가 주축이 되어 한의학의 역사를 연구하는 학술단체의 명칭도 한국의사학회韓國醫史學會이다. 왜 대한의학사학회, 한국의학사학회라고 하지 않았을까? 같은 글자가 겹쳐서 발음이 어려워서였을까?

의학의 역사에 대한 명칭이 이렇게 둘로 나뉘는 것은 '의학'을 바라보는 견해차가 있기 때문이다. 의학은 보통 영어의 'medicine'에 해당한다. 'Medicine'은 치료술, 치료법, 의약품 등을 뜻하는 라틴어 'medicina'에서 기원한다. 그런데 현대 영어에서 'medicine'은 원래의 의미를 넘어서 학문으로서의 의학은 물론이고, 의술, 치료법, 약물, 의료업을 포괄하는 매우 넓은 의미로 사용되고 있다. 'Medicine'의 번역 과정에서도 이런 변화가 드러난다. 1871년 일본에서 간행된 사전(『和訳英辞林』)에서 'medicine'은 '약, 약제, 료療, 치治'로만 번역되어 있다. 하지만 1918년에 간행된 사전(『熟語本位英和中辞典(Saito's idiomological English-Japanese dictionary)』)에서 'medicine'은 두 항목으로 설명되어 있는데, 첫째는 '의약, 약제'이고 둘째는 '의학, 의술, 의업'이다. 그렇다면 '의학'이라는 번역어는 'medicine'이 포괄하고 있는 다양한 의미를 담기에는 부족하다고 할 수 있다. 의학은 학문으로서의 의학, 특히 오늘날은 생명과학의 일종인 '의과학medical science'이라는 의미가 강하기 때문이다. 'Medicine'의 의미를 제대로 살리기 위해서는 의학이 아니라 의醫가 더 적절하다는 주장이 제기되는 이유이다. 사실 동아시아 의학에서는 의를 '學, 術, 道(또는 德)'의 측면에서 나누어 보는 것이 낯설지 않다. 이런 관점에서 보면 의학사는 의학이라는 분과 학문의 역사라는 뜻이 되므로 적절치 않다. 포괄적인 의미의 '의'의 역사를 연구하는 학문은 의사학이 되어야 할 것이다.

하지만 의학사라는 용어를 채택하는 학자들이 의학을 의과학의 영역으로만 좁혀서 이해하는 것은 아니다. 오히려 의학사에서의 의학은 포괄적인 의와 크게 다르지 않다. 더구나 의사학이라는 용어는 엉뚱한 오해를 불러일으키기도 한다. 의사학을 의학의 역사를 연구하는 학문이 아니라 의사醫師를 연구하는 학문으로 생각하는 사람들도 있다. 의학사는 이런 오해를 피한다는 점에서 장점이 있다.

결국 의사학이나 의학사 모두 의학을 건강 및 질병과 관련된 인간과 사회의 총체적 이론과 실천 체계로 바라본다는 점을 이해한다면 용어에 따른 혼란을 피할 수 있을 것이다.[1]

전통적인 의사학

의사학은 의학과 관련한 인문학 분야 중에서 가장 긴 역사를 지니고 있으며, 의료인문학이 등장하기 훨씬 전부터 의학의 본질을 탐구하고 의사의 정체성을 형성하는 중요한 역할, 다시 말하면 의료인문학의 역할을 대신하고 있었다. 따라서 의사학은 그 출발부터 다른 역사학 분야와는 조금 다른 특징을 보인다. 대부분의 역사학 분야, 이를테면 정치사나 외교사, 경제사 등은 모두 일반적인 역사학과 구분되지 않은 채 시작하다가 후대에 분과 학문으로 분화한 반면, 의사학은 처음부터 역사학과는 독립적인 지위를 유지한 채 시작되었는데, 그 이유는 의사학이 주로 의사에 의해, 의사를 위해 출발했기 때문이다.

히포크라테스 총서나 갈레노스와 이븐 시나의 저작들은 근대 초까지도 의학 교과서로 사용되었다. 그들의 의학 이론이나 의술은 문자로 화석화된 것이 아니라 실제 의료 현장에서 상당히 오랫동안 활용되었다. 위대한 의학 고전을 중심으로 의학의 역사를 공부하는 것은 의학 자체를 공부하는 것과 크게 다르지 않았던 것이다. 더구나 이런 의학 고전은 의학의 전통과 권위를 전달해 줌으로써 의사로서의 정체성을 형성하는 데도 핵심적인 역할을 수행했다.

의학 고전 중심의 의학의 역사는 중세 대학을 거쳐 근대 초까지도 이어진다. 그리고 계몽주의시기에 이르면 새로운 흐름이 등장하는데, 근대 과학의 발전과 더불어 과학혁명이 서양 문명을 진보의 에스컬레이터에 올려놓았다고 보는 근대 과학사의 시각이 의학의 역사를 서술하는 데도 영향을 끼치기 시작한 것이다. 의학이 진보했다는 서사의 역사가 강조되면서 과거의 낡은 이론과 단절하고 새로운 발견을 이루어 낸 뛰어난 의사들이 역사의 주인공이 되었고, 의학은 과학과 더불어 문명 발전의 핵심적인 요소로 부상했다. 따라서 의사학은 전통적인 의학의 권위를 전달하는 것에 그치지 않고 의사에게 진보의 선두 주자라는 이미지를 부여하면서 당시 활동하던 다양한 유형의 비공식 치유자들과 차별화되는 의사의 권위를 확립하는 데 기여했다.[2]

이처럼 의학 지식과 술기clinical skills의 전달뿐 아니라 의사라는 정체성을 형성하는 데도 큰 역할을 담당했던 의사학은 19세기 말에 이르면 '위대한 의사The Great Doctor' 중심의 고전적인 역사관을 완성하게 된다. 의학사의 위인을 부각시키는 역사관을 대표하는 이는 오슬러이다. 오슬러는 날로 전문화되고 상업화하는 의학의 비인간화에 맞서서 인간적이고 도덕적인 의학을 부활시키는 데 의사학이 핵심적인 교양 교육의 역할을 해야 한다고 주장했다. '위대한 의사' 중심의 의사학은 의학의 혁신가이자 교양 있는 전문직, 즉 '신사로서의 의사gentlemanphysician'라는 정체성을 확립함으로써 과학적이면서도 인본주의적인 의학의 전통을 수호하는 데 그 의의가 있었던 것이다.

한편 비슷한 시기 독일에서는 의과대학에 의학사 교수가 임용되고 의학사연구소가 창설되며 학술 잡지가 창간되고 학회가 결성되는 등 의사학이 분과 학문으로서의 틀을 갖추어 나가고 있었다. 특히 라이프치히대학교 의학사연구소 소장을 지낸 카를 주드호프Karl Sudhoff는 분과 학문으로서의 의사학이 확립되는 데 결정적 역할을 했다. 그는 과학적 방법론과는 구분되는 인문학적·역사학적 방법론, 즉 문헌학적 지식과 그것에 대한 비판적 접근이라는 의사학 고유의 방법론이 의학 일반에도 적용될 수 있다고 보고 의사학의 독자성을 강조했다.[3] 그리고 주드호프의 제자이자 그 후임으로 라이프치히대학교 의학사연구소 소장을 지낸 헨리 지거리스트Henry E. Sigerist는 미국으로 건너가 1929년 신설된 존스홉킨스대학교 의학사연구소의 소장이 된다. 그리하여 독일식 의사학 교육은 미국으로 이어진다. 특히 지거리스트는 의학을 역사적·사회문화적·경제적 맥락 속에서 연구하고 그 결과를 현실에 적용해야 한다는 사회의학적 관점에서 의사학의 중요성을 강조했다. 이는 신사로서의 의사를 양성하는 데 필요한 교양 교육으로 의사학의 중요성을 강조하던 오슬러의 견해와는 구별되는 것으로, 의사학의 또 다른 목표를 세우면서 큰 변화를 예고하는 일이었다.

변화하는 의사학

지거리스트는 의사 출신이면서 역사학 훈련도 받은 의사학자였다. 그는 교양 교육을 강조하고 개인에 국한된 '위대한 의사' 중심의 의학사보다는 공중보건이나 보건의료제도, 건강과 질병의 사회적 결정요인과 같은 '사회적인 것'에 중심을 둔 의학사에 더 많은 관심을 보였다. 고전적인 의사학이 의사를 교양 있는 신사라는 이미지로 낭만화함으로써 의사의 사회적 책임은 오히려 방기하고 말았다는 것이 지거리스트의 생각이었다.[4] 지거리스트는 전 국민 건강보험 운동을 주도하다가 온갖 공격을 받고 결국 미국을 떠나게 되지만, 사회문화적·정치적·경제적 맥락에서 의학의 역사를 바라본 그의 생각은 의사학의 새로운 흐름을 선취한 것이었다.

20세기 초반까지 의사학을 주도한 것은 역사학 훈련을 받은 의사들이었는데, 과거와 비교하면 훨씬 양질의 연구를 했음에도 그들 대부분은 '위대한 의사' 중심의 의사학의 틀을 크게 벗어나지는 못했다. 하지만 의사학 영역에 사회사social history를 전공한 전문 역사학자들이 진입하면서 의사학은 크게 변화한다. 보통 사람들의 역사와 사회구조의 변동 등에 관심을 쏟는 사회사의 영향을 받은 의료사회사 social history of medicine는 1960년대와 1970년대부터 본격적인 모습을 드러냈다. 민권 운동이나 베트남전쟁 등의 영향으로 기존의 권위적인 사회제도에 대한 비판 의식이 최고조에 달하던 시점에서 '위대한 의사' 중심의 의사학이 지니고 있던 진보로서의 의학이라는 시각을 버리고 사회정치적 맥락이 질병과 의료에 어떤 영향을 주는가에 주로 관심을 기울였다. 특히 미셸 푸코Michel Foucault가 정신의학, 병원, 감옥 등을 대상으로 지식과 권력의 관계를 탐구한 일련의 저작들은 이런 흐름에 이론적·실천적 자양분이 되었다. 토머스 자즈Thomas Szasz나 로널드 랭Ronald David Laing 등이 주도한 반정신의학 운동, '병원이 병을 일으킨다'라는 이반 일리치Ivan Illich의 현대의학에 대한 급진적인 비판도 의료사회사에 큰 영향을 끼쳤다. 또한 환경위기에 대한 우려와 더불어 의료사회사는 질병과 의료에 영향을 미치는 환경적 요인에도 관심을 두기 시작했다. 토머스 매큐언Thomas McKeown은 소위 '매큐언 가설'에서, 1700년대 이후 서양의 인구가 증가하고 전염성 질병에 의한 사망률이 감소한 것은 근대 서양의학이 발전했기 때문이 아니라 사회경제적 성장이 영양 상태를 호전시키고 주거 환경이나 상수도 시설 등을 크게 개선했기 때문이라고 주장하여 큰 반향을 불러일으켰다.

　1970년대와 1980년대를 거치면서 의료사회사의 영역은 점점 더 넓어진다. 의사와 의료기관 중심으로 의료체계를 분석하던 시각에서 벗어나 의료를 소비재의 개념으로 파악하여 자본주의 시장 경제하에서 의료가 어떻게 운용되었는지에 대한 연구들이 등장했다. '의료와 시장medicine and markets'이라는 주제는 의사는 물론이고 의료 영역에 참여하고 있었으면서도 잊혔던 다양한 역할의 치유자와 환자를 발견하는 실마리가 되기도 했다. 당시에 역사학 일반에서는 승자 중심의 역사 서술에서 잊혔던 다양한 역사의 행위자에 관한 관심이 '아래로부터의 역사'라는 흐름으로 나타나고 있었다. 이에 영향을 받아 의료사회사에서도 의료인 중심의 시각에서 벗어나 환자나 민간 치료사를 중심으로 의사학을 새롭게 서술하려는 움직임이 일어난다.[5] 특정 시대의 의학과 의료의 모습을 주류 의사의 입장이나 과학적 성취에 초점을 둔 특정한 시각이 아니라 총체적인 관점에서 파악해야 한다는 요구도 이런 움직임을 촉진했다.

1980년대 이후 의사학에서 의료사회사는 부인할 수 없는 대세가 되었다. 의학의 역사를 이해하는 데 있어서 사회정치적 맥락이 의학과 의료를 일정 부분 구성한다는 것을 부인하는 학자는 거의 없다고 해도 과언이 아니다. 하지만 사회사를 지나치게 강조하다 보면 의학의 역사를 온전히 이해하는 데 방해가 된다는 비판도 여전하다. 이런 비판은 크게 두 가지 흐름으로 나타나고 있는데, 첫째는 포스트모더니즘에 영향을 받아 '언어'와 '문화'를 강조하는 입장이다.

대략적으로 말하면 포스트모던 역사학은 역사적 사건이 객관적인 실재라는 실증 역사학의 관념을 거부한다. 역사는 그것을 해석하는 현재의 역사가가 언어를 통해 구성한 것이자 과거에 대한 무수히 많은 담론 가운데 하나일 뿐이라는 것이다. 또한 인간은 특정 시대의 언어적 감옥인 담론의 틀에서 사고하고 행동하게 되며 이런 경험의 총체는 문화를 통해 표출되므로 역사학은 과거의 문화를 통해 역사적 진실을 드러내야 한다고 본다. 이런 흐름을 보통 20세기 역사학의 '언어로의 전환' 혹은 '문화로의 전환'이라고 부르기도 한다.[6]

의료사회사는 진보와 발견 중심인 전통 의사학의 영향에서 벗어났지만, 역사 서술의 객관성이나 구조적 필연성 같은 가치를 부정하지는 않았다. 하지만 '언어'와 '문화'로의 전환에 영향을 받은 의사학자들은 의학의 역사 속에서 창출되는 의미를 중시하고, 구조적 패턴보다는 상호작용과 그 과정을 주로 탐구하며, 질병이나 의료의 문화적 표상을 강조한다.[7] 특히 그들은 권력이나 사회 구조에 방점을 찍고 상대적으로 의료와 그 내부의 행위자들에게 수동적인 역할을 부여하는 사회사의 입장에서 벗어나, 몸이나 질병이 명명되고 구현되는 과정에서 벌어지는 다양한 인적·물질적·문화적 상호작용에 관심을 가졌다. 예를 들어 문화사의 입장에서 질병의 역사를 바라본 선구적인 작업을 한 찰스 로젠버그Charles E. Rosenberg는 질병의 사회적 구성과 사회의 의료화라는 의료사회사의 기본 시각에 동의하면서도 질병이 명명되는 동적인 과정이 개인의 삶, 의학적 실행, 의료제도와 정책의 틀 속에서 어떻게 형성되는지를 구체적으로 파악하는 데는 한계가 있었다고 주장한다.[8] 이처럼 역사적 필연성보다는 우연성, 총체성보다는 개별성을 중요시하는 포스트모던 역사학의 영향은 의료사회사에도 큰 변화를 가져오고 있다.

의료사회사에 대한 두 번째 비판적 흐름은 의학의 내적인 발전을 중요시하고 의학 내에서 의사학이 맡았던 역할을 강조하는 전통 의사학 진영의 지속적인 문제 제기와 맞닿아 있다. 의료사회사가 의사학의 헤게모니를 장악한 이후에 의사 중심의 전통적인 의사학은 비판의 대상이 되었고, 의사학과 의학이 점점 멀어지는 결과를 낳았다는 것이 이들의 생각이다. 혹자는 의학의 내용과 과학적 방법론에 무지한 의료사회사를 '의학이 없는 의학사'라고 혹평하기도 한다.[9] 과학으로서의 의학과 지식 축적을 통한 발전이라는 전통 의사학의 내적 접근법은 배제해야 할 대상이 아니라는 것이다. 이처럼 의사 중심의 전통 의사학과 사회사 중심의 의사학 사이에 긴장 관계가 형성되면서, 의료사회사가 소홀히 하는 의사학의 내적 접근법이 상대적으로 부각되기도 했다. 최근에는 양자의 장점을 접목하여 구체적인 의학의 개념과 내용이 사회적·역사적 맥락과 어떻게 연동되어 있는지를 다양한 측면에서 살펴보려는 수정주의적인 흐름도 나타나고 있다.[10]

한국의 의사학

한국의 의사학은 '김두종'과 '미키 사카에三木榮'라는 두 인물을 빼놓고는 이야기할 수 없다. 경성의학전문학교와 교토부립의과대학에서 수학한 내과 의사 김두종은 1955년에 선사시대부터 고려까지 한국의학의 역사를 총정리한 『한국의학사 상·중세편』을 펴냈고, 1966년에는 조선시대와 대한제국기를 추가한 『한국의학사 전소』을 완성하여 명실상부한 한국의학의 통사를 상재했다. 규슈대학교 의학부를 졸업하고 경성제대의학부 내과를 거쳐 도립 수원의원에 근무한 바 있는 미키 사카에 역시 방대한 자료를 수집하여 1955년에 『조선의학사 및 질병사朝鮮醫學史及疾病史』를 출간함으로써 김두종의 연구에 큰 자극을 주었다.

그런데 한국의 의사학은 서구의 의사학이 의학 교육이나 임상의학과 구분되지 않은 채로 출발했던 것과는 달리, 처음부터 역사학적인 관심을 뿌리에 두고 있다는 점이 특징이다.

의학은 그것이 속한 사회의 일반 문화나 시대사상과 깊은 관련을 맺고 있으므로 의학의 역사를 연구하기 위해서는 의학 지식에 대한 과학적 이해뿐 아니라 사회, 정치, 종교, 철학까지도 고려해야 한다는 것이 김두종의 기본적인 역사 인식이었다. 이는 의학의 역사에 대한 그의 학문적 관심을 잘 보여준다. 게다가 김두종은 민족주의 성향이 팽배했던 당시의 학계 분위기에서는 이례적으로 민족보다는 학문이 우선해야 한다는 역사 의식을 내세웠고,[11] 한반도의 의학을 폐쇄적으로 다루기보다는 중국과 일본, 더 나아가서는 인도, 아랍, 서양과의 교류를 통해 세계사적 맥락에서 작동한 시스템으로 이해했다. 이처럼 김두종은 의학의 역사를 당대의 역사와 떼려야 뗄 수 없는 상호 영향권에 있는 지식과 술기 및 문화 복합체로 인식하고 그것에 학문적으로 접근하는 방식으로 한국 의사학의 문을 열었다.

김두종 이후 한국 의사학은 한동안 쇠퇴기를 겪다가 1990년대에 들어서면서 의료인 출신 의사학자와 전문 역사학자들에 의해 다시 한 번 기지개를 켜게 된다. 또한 한국의 역사학 일반에서도 의사학에 관한 관심이 시작된다. 사회주의의 몰락 같은 세계사적 규모의 사회 변동은 거대 담론에 대한 회의를 불러일으켰고, 이에 발맞추어 정치, 경제사 중심의 전통적인 역사학에서 점차 사회사나 문화사 등 다양한 영역으로 관심을 넓혀간 것이다. 이런 흐름 속에서 인간 삶에서 중요한 의미가 있는 질병과 의료의 역사 또한 역사학의 외연을 넓힐 수 있는 분야로 발견되었다.[12] 이들은 김두종이나 미키 사카에에게서 찾을 수 있는 서양의학 중심의 역사관에서 탈피하여 한국 전 근대의학의 자주성을 찾거나 의료와 사회의 역동적인 관계를 드러내는 데 주력했다.[13] 또한 서양의학이 도입된 개항기와 일제 강점기 등 한국 근대의학사 분야에 한국 의사학의 연구 역량이 집중되기 시작했다. 그러던 중에 제중원을 둘러싸고 벌어진 연세의료원과 서울대병원의 '뿌리논쟁'은 양 기관의 정통성을 주장하려는 정치적 의도와는 별개로 의사학 연구를 촉진하는 계기가 되기도 했다.

한국 근대의학과 관련해 인물, 의학 교육, 병원, 제도, 질병 등 매우 다양한 주제들이 탐구되었으며, 특히 근대 한국에 대한 일반 역사학이나 인접 학문의 성과를 지속적으로 받아들여 '식민지 근대성' 논의와 함께 한국 근대의학사를 서양의학의 수동적 '이식'이 아닌 주체적 '수용'의 관점에서 바라보는 연구가 주를 이루게 되었다. 그리고 의료의 주체 또한 의료인에서 환자까지 범위를 넓히고 있으며, 국가 혹은 식민 권력이 어떻게 의학을 지배의 도구로 활용했는지도 파악할 수 있게 되었다. 하지만 최근에는 민족주의적 접근법에 대한 비판이 일어나고 있으며, 한국 근대의학의 복잡한 내적·외적 요인의 갈등, 경쟁, 적응, 타협을 담아내려는 분화된 연구들이 나타나고 있다.[14] 또한 근대의학사뿐 아니라 전 근대의학, 현대의학, 그리고 동서 비교의학사에 이르기까지 한국 의사학의 연구 범위와 주제 그리고 방법론이 점점 넓고 다양해지고 있다.

의료인문학으로서의 의사학

존스홉킨스 역사 클럽의 회장 유진 코델Eugene Cordell은 1904년에 이미 의사학이 의학 교육에 이바지할 수 있는 지점을 다음 여섯 가지로 정리한 바 있다.[15]

① 의사학은 무엇을 왜 탐구하는지 가르친다.
② 의사학은 자만심, 오류, 낙담에 대항하는 최선의 해독제(antidote)이

다.

③ 의사학은 지식을 증진하고, 자연스럽고도 건전한 호기심을 만족케 하며, 시야를 넓히고 판단력을 강화한다.

④ 의사학은 과거의 가치 있는 발견 중 무시당하거나 간과한 것들을 새롭게 밝혀낼 수 있는 풍부한 광산이다.

⑤ 의사학은 불쌍하고 연약하고 유한한 존재인 우리 인간이 높은 이상을 갖도록 자극한다. 또한 의사학은 학생들에게 선한 것을 공경하고 의학 최고의 전통을 소중히 여기는 법을 가르치며, 전문가로서의 공통적인 유대감을 강화한다.

⑥ 의사학은 의무를 다하는 것이다. 즉, 유산, 덕(virtues), 업적을 소중히 여기며 세상을 이롭게 하고, 그 일원인 것을 자랑스럽게 생각하는 계급의 의무를 다하는 것이다.

의사학의 역할에 대한 코델의 주장은 위대한 의학의 유산을 강조하는 전통 의사학의 이상을 반영하고 있으며, 과학적 의학 지식과 인문학적 교양을 고루 갖춘 의사, 즉 '신사로서의 의사'를 양성하자는 당대 의학 교육의 요구를 충실히 따르고 있다. 물론 20세기 의학 교육에서 실제로 의사학이 그만한 위상과 역할을 갖췄는지는 분명치 않다. 사실 생의학 중심의 교육 과정과 전공자의 희소성 때문에 의학 교육에서 의사학의 비중은 낮은 편이었다. 하지만 코델이 제시한 의사학의 역할, 즉 의학의 전통을 배움으로써 직업 정체성을 확립하고, 과거 의학의 오류를 인식하고 비판적 사고 능력을 키워주는 역할에 대한 공감대는 계속 유지되어 온 편이다.

하지만 최근 들어 의학 교육에서 의사학의 입지는 점점 좁아져 가고 있다. 전통적으로 의사학이 떠맡고 있던 역할이 의료인문학이라는 확장된 분야로 넘어가면서 의사학의 영역이 상대적으로 좁아졌기 때문이다. 더구나 의학에 비판적인 시선을 유지하고 있는 의료사회사가 의사학의 주류로 자리 잡으면서 의사학과 의학 교육은 더 멀어지고 있기도 하다. 하지만 캐나다의 의사학자인 재컬린 더핀Jacalyn Duffin은 의사학이 의학 교육으로부터 멀어진 것은 의료사회사의 영향이라기보다는 현대의학 자체가 과학화의 길로 접어들면서 전통 의학이 갖고 있던 병력病歷 중심의 역사적 방법론을 포기했기 때문이라고 본다. 따라서 더핀은 의사학의 위상을 되찾기 위해서는 '임상에서의 이야기clinical narrative'를 중심으로 역사학과 의학의 접점을 찾아야 한다고 주장한다.[16] 알폰스 래비쉬Alfons Labisch 또한 의학과 역사학의 유사성을 강조하는데, 이론을 개별 환자에게 적용하는 의학에서 시간과 이야기를 통한 역사적 사고는 필수불가결하기 때문이다. 따라서 그는 의사학뿐 아니라 '의학에서의 역사history in medicine'를 활용하는 법에도 관심을 두어야 한다고 주장하면서, 의사나 의과대학생들에게 의사학의 방법론을 가르칠 것을 요구하고 있다.[17]

이처럼 임상교육에 의사학이 적극적으로 개입해야 한다는 흐름에 더해 최근에는 의학 교육의 중심 패러다임인 역량competency 중심의 교육에 의사학도 적극적으로 동참해야 한다는 주장이 제기되고 있다. 역량 중심 교육에서는 의과대학생이나 의료인이 꼭 갖추어야 할 역량을 중심으로 교육 목표와 과정, 평가 방법이 구성되는데, 이러한 역량에는 진료, 연구, 전문 직업성, 의사소통 능력, 리더십 등이 포함된다. 따라서 의사학을 통해서 얻어질 수 있는 다양한 비판적 사고 능력과 직업 정체성의 형성 등 여러 측면을 의학 교육에 필수적인 역량과 결합하는 노력이 필요하다는 것이다.

우리가 역사를 공부하는 것은 과거를 되돌아봄으로써 현재를 파악하고 미래로 나아가는 힘을 얻기 위해서이다. 마찬가지로 우리는 의학의 역사를 공부하면서 의학이 항상 자신을 재구성해 왔고, 과거에 기반을 갖되 낡은 도그마를 깨트리며 발전해 왔다는 사실, 그리고 항상 목표를 재조정해 왔다는 사실을 깨닫게 되고, 이를 바탕으로 의학의 현재와 미래를 그려볼 수 있다. 하지만 그런 당위성을 강조하는 것만으로는 충분하지 않다는 점에서 의료인문학으로서의 의사학은 새로운 도전에 직면해 있다. 의사로 성장하는 데 어떤 방식으로든 가시적으로 기여해야 한다는, 의료인문학 일반에 대한 요구에서 의사학도 자유롭지 못한 것이다. 그런 점에서 지금까지의 의사학이 역사를 왜 배워야 하는가에 초점을 맞추고 있었다면, 앞으로는 역사를 어떻게 가르치고 배워야 하는가라는 문제에도 관심을 가져야 한다. 단순히 교양으로 소비되는 의사학이 아닌, 의과대학생이나 의료인의 직업적 삶에 영향을 끼칠 수 있는 의사학이 되어야만 의료인문학을 이끌어온 의사학의 위상을 되찾을 수 있을 것이다.

덧붙이자면 지금까지 의사학은 의학 내에서는 의학 교육, 의학 밖에서는 역사학이라는 전문가의 영역을 크게 벗어나지 못했다. 대중적으로 의학의 역사를 다룬 책이 꾸준히 출판되고 있지만, 대개는 연대기로서의 역사적 사실을 나열하거나 '위대한 의사' 중심의 역사관에서 크게 벗어나지 못한 채 흥미 위주의 교양 역할에 주로 머물고 있다. 물론 역사가 주는 재미를 무시할 순 없다. 하지만 재미를 넘어서 시민들이 의학의 역사를 비판적으로 성찰할 수 있는 안목을 기르게하는 것도 의사학의 중요한 역할이다. 시민들이 건강과 질병, 의료의 과거를 깊이 있게 들여다봄으로써 현재와 미래의 의료에 주체적으로 참여할 수 있는 발판을 마련하는 방향으로 의사학의 영역은 확장되어야만 한다.

6. 좋은 의사는 또한 철학자이다
_의학과 철학

철학자 한병철의 『피로사회』는 이런 문장으로 시작한다. "시대마다 그 시대에 고유한 주요 질병이 있다."

그는 20세기가 박테리아나 바이러스에 기인한 전염성 질병이 주도한 '면역학의 시대'였다면, 21세기는 우울증, 주의력결핍증후군, 소진증후군 같은 '신경증의 시대'라고 주장한다. 면역학의 시대는 타자를 부정함으로써 자기를 보호한다면, 신경증의 시대는 이질적인 타자마저도 자기화하여 과잉 생산하는 긍정성의 변증법으로 특징지을 수 있다. 그 이유는 후기 근대에 들어서면서 타자성은 더 이상 격렬한 면역 반응을 일으키는 이질성이 아니라, 단지 이국적인 것이자 소비하고 향유할 수 있는 차이로 전락했기 때문이다. 그리고 이런 긍정성의 과잉에 대한 반응은 이물질에 대한 면역학적 방어와 공격이 아닌, 소화신경적 해소나 거부 또는 과다에 따른 소진, 피로, 질식 등으로 나타나게 된다.[18]

코로나19 사태가 발생하면서, 면역학의 시대가 저물고 신경증의 시대가 도래했다는 한병철의 주장이 다소 무색해진 것이 사실이다. 그런데 나의 관심을 끈 것은 그 주장의 적실성이 아니라, 그가 시대의 에토스를 포착하는 방식, 즉 질병을 통해 시대와 문명을 진단하는 방식이었다. 이렇게 건강과 질병을 통해 시대와 문명을 탐구하는 것은 사실 프리드리히 니체Friedrich Nietzsche에게서 두드러진다. 니체는 평생을 여러 질병에 시달리다 말년에는 정신이 붕괴되는 비극적인 삶을 살다 간 것으로 잘 알려져 있다. 그래서 니체의 철학은 질병의 고통에서 탄생했다고 종종 평가받는다. 니체는 이성에 대한 신뢰, 자연과학과 기술의 발전에 따른 문명의 진보와 그로 인한 낙관주의로 설명되는 19세기 서구 근대가 실은 나약함, 불안, 피로함, 고갈, 노이로제 등을 특징으로 하는 허무주의라는 질병에 빠졌다고 진단했다. 그이유는 도구적 합리성에 의해 자연과 인간이 지배당하면서 인간의 삶의 본능이 오히려 퇴화하고 내면은 황폐해졌기 때문이다. '문명 병리학cultural pathology'이라고 일컬어지는 니체의 문명 진단은 건강과 질병이 개인뿐만 아니라 문명 전체와도 관련되어 있다는 확장된 관점이다. 따라서 니체에게 철학자는 단지 논리나 개념만을 다루는 자가 아니라 '민족, 시대, 인종, 인류의 총체적 건강 문제를 추적하는' 철학적의사여야만 했다. 그런데 철학적 의사에게 질병은 단순히 제거해야할 대상이 아니다. 반대로 질병으로 인한 고통을 기꺼이 받아들이고이겨내 그로부터 새로운 생명력을 획득해야만 한다. 그렇게 얻어진건강을 니체는 '위대한 건강'이라고 불렀다.[19]

결국 니체의 철학은 개인의 건강과 질병에 관한 체험이 사회와 문명 전체의 건강과 질병으로 확장된 '시대의 철학적 진단과 치유'의 전범典範이며, 한병철은 그 전통을 충실히 따르고 있는 셈이다. 수신修身과 치세治世의 도구로서 의학과 철학은 그렇게 서로를 끊임없이 요청하고 있는 것이다.

왜 의학에 철학이 필요할까?

의학과 철학은 얼핏 보면 전혀 관계가 없어 보인다. '의철학醫哲學'
이라는 말을 들으면 대부분의 사람들이 고개를 갸웃거릴 것이다. 과
학적 원리와 방법을 응용하여 환자의 질병을 예방하고 치료하는 실제
적인 일을 하는 의학에 관념과 사상을 다루는 철학이 끼어들 틈이 있
기나 할까? 더구나 철학이라고 하면 뭔가 굉장히 어렵게 느껴지기도
하고, 상아탑 안에서 자신만의 세계를 구축하는 철학자의 전유물 아
니던가?

하지만 의사이자 철학자인 카를 야스퍼스Karl Jaspers는 의사가 된
다는 것은 철학적 바탕 위에 놓여 있고, 의사의 실천은 그 자체가 구
체적인 철학적 실천과 다르지 않다고 말한다. 우리가 공기를 느끼지
못하더라도 공기가 생존을 위해 필수적인 것처럼, 철학은 실존이 생
명을 위한 호흡을 하는 데 필수적이며 오직 철학을 통해서만 현실의
깊은 근원을 파악할 수 있기 때문이다. 따라서 의학의 근본 문제에 대
한 통찰은 의업의 본질적 조건이며 의사의 실천은 구체적인 철학이
될 수 있다.[20] 이것을 니체의 '의사로서의 철학자'에 상응하는 '철학자
로서의 의사'라고 할 수도 있겠다.

이처럼 철학이라는 학문의 성격을 살펴보면 '의철학'이 성립할 수
없는 것은 아니라는 점을 쉽게 알 수 있다. 철학을 뜻하는 'philo-
sophy'의 어원인 'philosophia'는 'philo(사랑함)'와 'sophia(지식, 지혜)'
가 결합한 말로서 '지식에 대한 사랑, 지혜의 추구, 체계적인 탐구'라
는 뜻을 갖고 있다. 철학은 삶에 대한 본질적이고 근원적인 질문을 하
는 학문이며, 모든 학문의 토대로 자리매김할 수 있는 학문이다. 또한

철학은 개별 학문이 근거로 삼는 개념과 원리 및 방법론을 비판적으로 성찰하는 학문이기도 하다. 그렇다면 의학이라는 개별 학문의 본질을 탐구하는 토대 학문으로서 '의철학'은 전혀 이상할 것이 없다.

하지만 이미 잘 알려진 이런 정의만으로는 충분하지 않다. 이를테면 프랑스의 철학자인 질 들뢰즈Gilles Deleuze와 펠릭스 가타리Félix Guattari는 철학이 관조contemplation와 반성réflexion에만 의존하지는 않는다고 말한다. 왜냐하면 관조란 기존의 개념 틀 내에서 사물을 바라보는 것이며, 반성은 굳이 철학이 아니어도 학문 일반이 공통으로 가진 자세이기 때문이다. 차라리 들뢰즈와 가타리에게 철학은 '개념을 형성하고 창안하고 만들어 내는' 학문이다.[21] 새로운 개념과 원리를 창출하는 일이야말로 철학의 본질이며, 이를 통해 철학은 자립할 수 있다고 보는 것이다.

그러나 새로운 개념 창출이 단순히 인간과 세계를 바라보는 또 다른 개념 틀을 생산한 데에만 머무른다면 철학의 본질에 대한 질문은 계속될 것이다. 그런 점에서 철학은 새로운 개념을 통해 현실에서 자명한 것으로 받아들여지는 것을 뒤집어 봄으로써 현실을 변혁하는 힘을 제공하는 학문이기도 하다. 카를 마르크스Karl Marx가 철학을 통해 세계를 다양하게 해석하는 일에만 머물지 말고 세계를 변혁하는 일에 참여하라고 독려한 것은 철학이 현실을 변혁하는 힘의 자양분이 될 수 있음을 믿었기 때문이다.

이처럼 철학의 세 가지 본질, 즉 '기존의 것에 대한 비판적 성찰', '새로운 개념의 창출', '현실을 변화시킬 가능성'을 통해 의학을 성찰하는 것은 의학의 현재와 미래를 위해서도 꼭 필요한 일일 것이다. 우선 현대의학의 주요 개념과 원리를 비판적으로 성찰하는 것은 과학적 의학이라는 견고한 성에 둘러싸인 채 자신의 모습을 성찰하지 않는 현대의학에 작지만 의미 있는 균열을 내는 일이 될 것이다. 그리고 현대의학이 근거하고 있는 세계관을 넘어서는 새로운 개념과 원리를 창출하여 이것을 우리가 처한 의료 현실의 부정적인 모습을 극복하고 긍정적인 면을 더욱 강화하는 실천적인 지침으로 삼는다면, 의학과 철학의 만남은 매우 생산적인 사건으로 자리매김할 것이다.

의학과 철학, 그 만남과 헤어짐의 역사

의학과 철학의 만남에는 두 겹의 긴장 관계가 감춰져 있다. 먼저 의학의 본성에 내재한 긴장이 있다. 그것은 일반적인 의학 이론을 구체적인 개별 인간에게 적용할 때 발생할 수밖에 없는 이론과 실천 사이의 긴장을 말한다.[22] 이런 긴장은 필연적으로 가치판단을 요구하고 철학을 요청한다. 하지만 의학과 철학이 만날 때 두 번째 긴장이 발생한다. 그것은 몸이라는 실체를 다루는 의학과, 추상과 개념을 다루는 철학 사이에 벌어지는 긴장이다. 인간의 생물학적 보편성에 근거한 실증적인 의학과 인간 존재의 다양한 의미와 가치를 탐구하는 철학이 맞부딪힐 때 두 학문의 정체성은 첨예하게 대립하게 될 것이다.

실제로 의학이 철학에서 완전히 분리되지 않았던 고대 그리스에서도 이런 긴장의 씨앗을 찾을 수 있다. 보통 히포크라테스 의학은 죄와 벌을 중심으로 하는 초자연적인 질병관을 거부하고 체액의 조화와 균형을 강조하는 4체액설을 통해 합리적이고 자연적인 의학을 펼친 것으로 잘 알려져 있다. 이것은 4원소와 같은 자연의 본질적 요소를 탐구하던 그리스 자연철학이 의학에도 얼마나 강력한 영향을 끼쳤는지 잘 보여주는 예이다. 하지만 히포크라테스 총서 중『고대 의학에 관하여』의 저자는 4원소설과 같은 한두 가지 근본 원리에 의해 인체와 질병을 설명하는 합리적 의학을 철학적 의술이라고 비판하면서, 다양하고 개별적인 경험 지식에 기반을 두고 의술을 시행해야 한다고 주장한다.[23] 철학적 원리가 현실을 온전히 반영하지 못함을 주장하면서 철학과는 차별화된 전통 의학만의 방법론이 있음을 강조하는 것이다. 이처럼 인간을 이해하는 데 의학과 철학의 방식이 다르다는 인식은 의학과 철학의 만남이 처음부터 순조롭지는 않았다는 사실을 보여준다.

물론 일부 히포크라테스학파 의사들이 철학과 거리를 두려고 노력했다고 해서 의학이 철학으로부터 분리되었다고 보는 것은 성급한 견해이다. 실제로 헬레니즘 시대 이후 중세를 거쳐 과학혁명기와 근대에 이르는 동안 철학적 사변과 이론은 의학에 지속적인 영향을 끼쳤기 때문이다.

헬레니즘 시대에 그리스 의학은 방법론자methodist, 독단론자dogmatists, 경험학파empiricists, 기의학파pneumatists 등 다양한 철학적 배경을 가진 의학파들이 각축을 벌이는 장場이었다. 특히 독단론자들은 그리스 자연철학의 방법을 의학에 적용하여 이론적이고 사변적인 의학을 추구했다. 반면에 독단론자의 강력한 경쟁자였던 경험학파는 질병에 관한 이론적 탐구보다는 겉으로 보이는 환자의 증상이나 질병의 원인에 초점을 맞춘 경험적 치료를 강조했다. 철학의 오랜 논쟁거리인 이성과 감각의 관계, 인간의 경험과 자연의 실재와 관련된 문제가 의학에도 깊이 파고들었던 것이다.

한편 갈레노스는 그리스·로마 의학계가 다양한 유파로 혼란스럽던 시기에 의학에 입문하여 고대 서양의학을 집대성하기 위해 차근차근 준비하고 있었다. 특히 히포크라테스 의학이나 헤로필로스Herophilos 및 에라시스트라토스Erasistratus의 해부학과 생리학 같은 의학 관련 공부는 물론이고, 플라톤Plátōn, 아리스토텔레스, 스토아 철학을 두루 섭렵하면서 의학과 철학을 통합하는 데 힘썼다. 갈레노스 의학이 근대 초까지도 서양의학을 지배할 수 있었던 힘은 철학적 방법론을 바탕으로 한 정교한 이론 체계에 있었던 것이다. 또한 플라톤, 아리스토텔레스, 스토아 사상으로부터 영향을 받은 목적론을 자신의 의학 체계에 이식함으로써 중세 기독교 시대에도 큰 사랑을 받을 수 있었다. "최고의 의사는 곧 철학자"라는 갈레노스의 말은 의학과 철학에 대한 그의 생각을 압축적으로 보여준다.

중세에 이르면 서양의학은 그리스·로마 의학이 갖고 있던 이론적이고 철학적인 측면보다는 실용적인 부분에 더 집중하게 된다. 그렇다고 해서 의학이 철학과 결별했다는 뜻은 아니다. 오히려 스콜라 철학과 기독교 신학이 의학 이론과 실천에 큰 영향을 미치게 된다. 철학과 종교, 그리고 세속의학이 만나면서 '자선'과 '박애'로 대표되는 서양의학의 주요한 전통이 형성된 것이다.

고대와 중세의 사변적 의학은 파라셀수스Paracelsus의 실체론적 의학, 르네 데카르트René Descartes의 기계론과 조우하면서 많은 변화를 겪게 된다. 특히 근대 환원주의의 원조라고 할 수 있는 데카르트의 기계론적 철학은 현대 생의학 패러다임에도 여전히 강력한 영향을 끼치고 있다. 즉, 몸과 마음의 이원론을 기반으로 몸을 관찰하고 몸에 대한 개입을 정당화함으로써 몸과 질병에 관한 실증적 탐구를 가능케 한 것이다. 이런 영향을 받아 17세기와 18세기를 거치면서 의기계론 자iatromechanists, 의화학자iatrochemists, 의물리학자iatrophysicists 등 이 등장하게 된다. 이들은 모두 물리학이나 화학 같은 근대 과학의 이론과 방법론을 바탕으로 몸의 기능과 질병의 원인을 설명할 수 있는 보편 법칙을 발견하고자 노력했다. 하지만 의학이 근대 과학의 이상과 방법론을 점점 더 받아들일수록 역설적으로 철학적 사변과 이론으로부터는 멀어지게 된다. 이런 경향은 클로드 베르나르Claude Bernard 의 실험의학과 실증적 생리학이 확립됨에 따라 정점을 찍게 된다. 베르나르는 의학에 철학이 개입하는 것에 특히 심한 거부 반응을 보였는데, 심지어는 과학이 관찰과 실험을 통해 의학에 큰 도움을 주는 반면, 철학은 그것을 결여하고 있기 때문에 아무 쓸모가 없다고도 이야기했다.[24] 물론 이와는 반대되는 경향도 없지 않았다. 특히 독일의 낭만주의는 생기론과 결합하여 철학적 사색에 흠뻑 빠진 의사들을 대량으로 양산했는데, 당시 프랑스 의사들이 환자의 침상에서 증상을 관찰하고 부검실에서 밤을 지새우는 동안, 독일 의사들은 책상머리에 앉아서 질병의 본질과 함께 세계 전체에 관한 철학적 사변에 몰두하고 있었다.

하지만 인문학 일반이 그랬듯이 철학 역시 근대 이후 의학에서 설자리를 잃고 만다. 19세기 중엽부터 20세기 초 중반을 거치는 동안 이루어진 다양한 의료 혁신에 힘입어 여러 질병, 특히 급성 전염성 질병을 통제할 수 있게 되면서 의학은 더는 철학적 사변의 도움을 받을 필요가 없어졌다. 현대의학의 성공에 대한 자신감은 종종 '마법의 탄환'이나 '미생물 사냥꾼'과 같은 은유를 통해 대중에게 퍼져 나갔다. 철학을 배경으로 한 포괄적인 이론에 지배받았던 과거의 의학은 실증적이고 환원적인 생의학에 의해 극복되었다고 대부분의 의사들은 믿게 되었다. 철학 또한 논리실증주의나 분석철학 등의 영향으로 의학이 제기하는 구체적인 문제에서 한 발짝 떨어진 채 고도의 추상적인 주제나 분석적 방법론에 매몰됨으로써 의학과 철학의 결별은 가속화되었다.

물론 의학의 본질을 성찰하려는 철학의 노력이 완전히 사라진 것은 아니었다. 네덜란드의 의철학자인 헹크 텐 하브Henk Ten Have는 19세기 후반 유럽에는 여전히 의학을 철학적 반성의 대상으로 삼고자 하는 흐름이 남아 있었다고 주장한다.[25] 텐 하브에 의하면 대략 1870년경부터 독일, 프랑스, 폴란드 등지에서 과학적 의학이 발전함에 따라 의학 고유의 정체성이 사라질 것을 우려한 일군의 의사-철학자들이 의학 고유의 이론과 실천 간의 종합과 조화를 추구하는 의철학 연구를 시작했다고 한다. 그리고 1930년대부터는 주로 독일과 네덜란드를 중심으로 실존철학과 현상학의 영향을 받은 '의학적 인간학 anthropological medicine'이 시작되는데, 의학적 인간학에서는 환자를 단순히 의과학의 대상으로 환원할 수 없는 '실존적 인간'으로 보고 고통의 의미를 찾고자 했다. 하지만 이런 국지적 흐름과는 무관하게 주류 의학은 더 이상 철학을 찾지 않는 것처럼 보였다.

그러나 20세기 중반을 지나면서 상황은 급변했다. 나치 의사들의 만행을 통해 한 국가의 정치철학이 중립적이라고 믿었던 의학의 성격을 바꾸는 것을 목도한 많은 사람은 철학과는 무관하다고 주장하는 현대의학에 의심의 눈길을 보내기 시작했다. 이어서 1960~1970년대 불어닥친 민권 운동의 영향으로 환자 권리 운동이 벌어지고 현대의학과 의사의 권위는 불신의 대상이 되었다. 한편 의료기술은 급속도로 발전해 과거에는 생각지도 못했던 인간의 탄생이나 죽음과 관련한 윤리적 문제들이 발생하면서 의료계와 대중은 혼란에 빠지게 되었으며, 현대의학의 전문화와 기술화는 질병으로부터 환자를 소외시키는 결과를 낳게 되었다. 또한 만성질환의 증가와 더불어 의료비가 상승하면서 발생한 의료자원의 분배 문제와 환자 관리의 문제 등은 새로운 가치판단을 요구하게 되었다.

이런 변화들은 사실 의료인문학 및 생명의료윤리의 탄생 배경과 거의 일치한다. 위기에 직면한 현대의학을 위한 돌파구 중 하나로 현대 의철학은 의료인문학 및 생명의료윤리의 탄생과 맞물려 대략 1960년대 말에서 1970년대 초에 등장하게 된다.

의철학이란 무엇이고, 어떤 주제를 다루는가?

'의학과 철학philosophy and medicine' 혹은 '의학에서의 철학philosophy in medicine'이 아니라 굳이 '의철학philosophy of medicine'이라는 용어를 사용하는 이유는 무엇일까? 그것은 의철학이 철학적 방법론을 의학에 그냥 적용하는 것과는 다른 독자적인 차원을 가진다는 것을 의미한다. 예를 들어 인간의 마음을 연구하는 철학자가 조현병이나 자폐증 같은 정신질환 사례를 다룬다고 해서 그것을 의철학이라고 할 수는 없을 것이다. 왜냐하면 의학적 사례나 질병은 철학 지식을 얻기 위한 수단이기 때문이다. 예를 하나 더 들어보자. 질병은 의학에서 다루는 가장 중요한 개념 가운데 하나인데, 그것은 보편적 인간이라는 생물종으로서의 차원뿐 아니라 고통을 겪는 개별 인간이라는 차원과도 밀접한 관련을 맺고 있다. 따라서 의학은 생물학 같은 자연과학과는 달리 질병으로 인한 고통을 해결하기 위한 구체적인 수단과 목표, 실행 양식 등을 갖추어야 하며, 이런 점에서 의학을 사유하는 의철학은 생물철학이나 과학철학과는 구별될 수밖에 없다. 이처럼 의학은 환자와 의사가 만나는 임상을 통해 치료라는 가치 지향적인 목적을 지닌다는 점에서 과학이나 인문학, 예술과는 구분되는 독특한 학문이다. 따라서 의학의 고유한 개념과 원리를 철학적으로 규명하는 것이야말로 의철학 고유의 영역이라 할 수 있다.

물론 의학에는 예방, 보건, 연구 등을 포함하는 다양한 영역이 존재하고 여러 사회문화적 요인이 얽혀 있으므로 환자-의사 관계를 중심으로 한 임상의학만을 강조하는 것은 자칫 의학의 폭을 좁히는 우를 범할 수도 있다. 의철학 고유의 영역이 있는 것은 분명하지만 철학을 통해 의학을 사유하는 방식이 의철학만 있는 것은 아니다. 오히려 의철학도 의료인문학과 마찬가지로 의학과 철학의 경계에서 양쪽 모두를 사유하면서도 어느 한쪽에 포섭되지 않는 경계 넘기의 성격을 지녀야 할 것이다. 하지만 방법론적인 측면에서는 의료인문학보다는 훨씬 엄격한 제한이 있어야 한다. 의학과 생명과학의 경험적 사실을 바탕으로 철학이 역사적으로 발전시켜 온 원리와 논증 방식이 유기적으로 결합된 의철학의 방법론은 다른 의료인문학 분야와 구별되는 의철학 고유의 것이기 때문이다.

그렇다면 의철학은 어떤 주제를 다루게 될까?

의철학의 주요 영역과 주제는 존재론/형이상학, 인식론, 가치론, 사회철학·정치철학 등 전통적인 서양철학의 하위분류에 따라 구분하는 것이 가장 잘 알려진 방식이다. 이를테면 의학의 목적은 무엇인가와 같은 주제는 존재론/형이상학(본질과 존재의 탐구)에, 의학 지식은 어떻게 얻어지는가와 같은 주제는 인식론(지식의 문제)의 범주에 두는 것이다. 영리병원을 허용할 것인가 말 것인가는 의료제도와 정책에 관한 문제이면서 동시에 사회철학·정치철학의 탐구 대상이 될 수도 있다. 특정 주제에 관해서도 같은 분류가 적용될 수 있다. 예를 들어 건강과 질병의 개념을 탐구할 때는 건강과 질병의 본질은 무엇인가, 우리는 질병을 어떻게 인식할 수 있을까, 질병을 앓는 환자는 질병에 대해 어떤 느낌과 생각을 가질까, 왜 부유한 사람이 가난한 사람보다 질병에 덜 걸릴까 등등 여러 질문이 제기될 것이다. 이처럼 의철학의 주제는 다양한 철학 이론과 방법론을 요구하고 있다. 그래서 프랑스의 의철학자인 조르주 캉길렘Georges Canguilhem은 다음과 같이 말한다.

> 철학은 하나의 반성인데, 그 반성의 재료는 철학에게는 낯선 것이 좋으며 좋은 반성의 재료는 반드시 철학에게 낯설어야 한다.[26]

캉길렘에게는 구체적인 인간의 문제를 다루는 의학이야말로 철학이 다루어야 할 낯설지만 좋은 재료의 보물 창고였던 것이다.

건강과 질병

건강과 질병이라는 개념은 지난 40년 동안 생명의료윤리 관련 주제를 제외하고 서구 의철학계에서 가장 논의가 많이 된 주제 가운데 하나이다. 특히 질병은 의학의 목적과 직접적인 관계가 있기 때문에 의학뿐 아니라 철학적으로도 많은 탐구가 이루어졌다. 반면에 건강은 상대적으로 논의되는 비중이 작았다. 내 의과대학 시절을 되돌아

봐도 건강에 대해 배웠던 기억은 별로 없다. 이것은 현대의학이 '질병이 없는 상태가 곧 건강'이라는 부정적인 방식으로 건강을 정의하고 있기 때문이다.

하지만 많은 의철학 연구는 건강과 질병의 이분법을 거부하고 있다. 질병이 없는 상태가 건강이 아니라 건강과 질병은 다른 차원에서 논의되어야 하며 건강과 질병이 반드시 양립 불가능한 것도 아니라고 주장한다. 건강과 질병에 대해 의학이 가진 통념을 그대로 받아들이지 않는 것이다. 이런 입장을 대개 규범주의normativism라고 한다. 규범주의는 건강과 질병 개념에는 항상 개인적·사회적 가치판단이 개입되어 있다고 본다. 건강은 단순히 질병이 없는 상태가 아니라 인간이 추구해야 할 그 무엇이며, 질병도 그저 신체의 생리적·생화학적 이상이 아니라 그것을 앓는 사람과 관련된 부정적 상태로 보는 것이다. 그러므로 규범주의에서는 건강과 질병은 가치판단의 대상이다.

이와 반대되는 것이 자연주의naturalism이다. 건강과 질병은 개인이나 사회의 가치와는 무관한 생물학적 현상이며 객관적으로 파악할 수 있다고 보는 것이다. 이런 입장을 대표하는 학자인 크리스토퍼 부어스Christopher Boorse의 생물통계학 이론biostatistical theory을 살펴보면 건강과 질병에 대한 자연주의적 입장을 분명히 알 수 있다. 부어스에 따르면 건강이란 특정 유기체나 장기가 그것이 속한 종의 생존과 번식에 적합하도록 진화한 결과 갖게 된 정상 기능을 말한다.[27] 예를 들어 콩팥이 혈액의 노폐물을 특정 범위 내에서 정상적으로 걸러내고 있다면 건강한 것이고, 이 범위를 벗어난다면 질병 상태가 되는 것이다. 이런 견해에 따르면 건강과 질병은 실증적·통계적 방법으로 측정 가능하며, 여기에 개인적·사회적 가치가 개입될 여지가 없어진다. 건강과 질병은 그것을 앓는 사람과는 별개의 생물학적 실재가 되는 것이다.

건강과 질병에 관한 규범주의와 자연주의적 견해는 많은 논쟁을 벌여왔으며 현재에도 그 논쟁은 계속되고 있다. 대체로 현대의학은 자연주의적 견해에 따라 건강과 질병을 바라보지만 규범주의적 견해도 배제하지는 않고 있다. 건강과 질병에 관하여 철학적으로 어떤 입장에 서느냐 하는 문제는 결국 건강과 질병에 관해 특정한 시각을 갖는다는 것을 의미하며, 이것은 미시적인 환자-의사 관계부터 거시적으로는 국가의 의료제도나 정책에까지 영향을 미칠 수 있는 중요한 주제이다. 그것이 많은 의철학 연구가 건강과 질병 개념에 천착하고 있는 이유이기도 하다.

의학의 본질과 목표

얼핏 보면 의학의 본질과 목표에 대한 질문은 답이 자명해 보인다. 고대로부터 의학의 본질과 목표는 질병을 치료하고 건강을 회복시키는 것 아니던가?

하지만 잘 살펴보면 답이 그리 간단하지 않다는 것을 알 수 있다. 의학이 실질적으로 각종 질병을 효과적으로 제압하게 된 것은 제2차 세계대전 이후의 일이다. 히포크라테스와 갈레노스의 4체액설에 근거하여 사혈과 하제, 섭생법 등을 주요 치료법으로 사용했던 전통 서양의학이 과연 얼마나 많은 질병에 효과가 있었을까? 그런 상황에서 의학의 본질과 목표가 질병의 치료에 있다는 주장은 어딘가 들어맞지 않는다. 만성질환이 계속 증가하는 최근의 상황은 어떤가? 당뇨나 만성 콩팥병 같은 만성질환 역시 완치가 쉽지 않으므로 적절하게 관리하는 것이 더 중요한 목표가 되었다. 더구나 의학기술이 점차 발전하면서 전혀 예상치 못했던 일들도 벌어진다. 미용 성형수술의 경우 환자가 특정한 질병이 있어서 의사를 찾는 것이 아니다. 더 아름다워지기 위해 수술을 받는 것은 전통적인 의학의 본질과 목표에 전혀 부합하지 않는다. 이미 건강한데 더욱 건강해지기 위해 의학의 힘을 빌린다는 최근의 추세는 치료가 아닌 증강enhancement도 의학의 본질과 목표가 될 수 있느냐는 새로운 질문을 던지고 있다.

이처럼 의학의 본질과 목표에 관한 질문은 의학이 변화하면서 새롭게 제기되고 있으며 의철학의 주요 주제가 되고 있다. 의철학에서는 대개 두 가지 입장이 대립하고 있다. 본질주의essentialism와 사회구성주의social constructivism가 그것이다. 본질주의에서는 의학과 의료에 내재하는 본질과 목표가 존재하며, 대개 그것은 환자의 고통을 경감시키려는 도덕적 특성을 지닌다고 본다. 이런 입장의 대표적 학자인 펠레그리노는 의학과 의료의 본질은 치유를 목적으로 하는 환자와 의사의 '임상적 상호작용clinical interaction'에 있으며, 그것은 인간적·도덕적 의무에 바탕을 둔 상호 책임의 관계라고 말한 바 있다.[28] 본질주의의 입장에서 보면 어떤 임상적 상황이든 환자와 의사가 맺는 치유적 관계라는 본질은 큰 차이가 없다. 반면에 사회구성주의는 다양한 사회문화적 가치와 요인에 따라 의학의 본질과 목표가 결정된다고 본다. 전통적으로 환자의 죽음은 의학의 실패로 받아들여졌고 의사는 생명을 지키지 못했다는 자괴감에 빠지곤 했다. 하지만 연명의료기술이 고도로 발전한 현대에는 환자가 고통 없이 편안하게 생을 마감하도록 돕는 것 역시 의사가 할 일이 되었다. 죽음이 꼭 의학의 실패를 뜻하지는 않는다는 말이다. 이처럼 의학기술의 발전을 둘러싼 다양한 사회문화적 맥락 속에서 의학의 본질과 목표도 변해가는 것이다.

하지만 우리가 본질주의나 사회구성주의 중 하나를 꼭 선택할 필요는 없다. 현실에서는 이 둘 사이의 적절한 균형을 찾는 것이 더 중요한 일이다. 의철학의 가치는 의학과 의료의 본질과 목표에 대해 계속 성찰함으로써 적절하고도 인간적인 의료를 구현하는 방법을 찾는 데 있다.

질병 체험의 의미

영미권에서는 질병을 가리키는 용어인 'disease(질병)'와 'illness(질환, 아픔)'를 구분해서 사용한다. 'Disease'가 보통 생물학적 질병을 가리키는 데 반하여 'illness'는 그 질병을 앓는 사람의 주관적 느낌, 체험적 측면 등을 포함한다. 하지만 우리나라에서는 이 둘을 구분하지 않는다. 보통 '병을 앓는다'라고 할 때 신체적 통증이나 정신적 고통뿐 아니라 실존적 아픔까지도 모두 포괄한다. 독일의 저명한 작가인 크리스타 볼프Christa Wolf의 소설 중 『Leibhaftig』란 작품이 있다. 'Leibhaftig'는 '육체를 지닌', '화신化身의', '육체에 합당하게' 정도로 번역할 수 있으며, 소설의 영어 번역자도 『살 속에서In the Flesh』라고 번역했다. 하지만 한국의 번역자는 '몸앓이'라는 번역어를 선택했다. 멋지지 않은가? 몸을 앓는다는 것은 질병으로 인한 온갖 고통과 어려움, 그것을 이겨냈을 때의 기쁨과 환희를 몸을 통해, 몸과 함께 겪어 나간다는 의미일 것이다.

현대의학은 몸을 기계로 간주해서 수리하고 조작할 수 있는 대상으로 파악한다. 그리고 질병은 그것을 앓는 사람과는 분리되는 실재라고 판단한다. 그래서인지 현대의학은 환자의 질병 체험에 그다지 큰 관심을 기울이지 않는다. 하지만 질병을 앓는 사람은 질병을 생물학적 실재로 경험하는 것이 아니라, 개인의 삶과 분리되지 않는 특정한 사건으로 경험하게 된다. 따라서 개인이 질병에 대해 어떤 느낌을 갖게 되고, 질병이 개인의 삶에 어떤 영향을 미치는지 파악하는 것은 환자의 입장에서 질병을 이해하는 열쇠가 된다.

그런 점에서 우리가 사물이나 현상을 지각하는 방식과 그것에 대한 개인의 경험을 주요 탐구 대상으로 삼는 철학의 한 분야인 현상학phenomenology은 몸을 통한 개인의 질병 체험을 이해하는 데 도움이 된다. 현상학은 개인이 외부 세계에 대한 과학적·객관적 앎을 획득하는 것은 불가능하다고 생각하며, 외부 세계에 대한 개인의 의식, 경험, 지각 등을 우선시한다. 이런 현상학적 방법론을 의철학에 적용하면 질병에 관한 생의학 지식을 제쳐두고 질병을 직접 맞닥뜨릴 수 있는 새로운 질병 인식의 길이 열리게 되는 것이다. 특히 의철학자인 케이 툼스S. Kay Toombs는 의학적 현상학phenomenology of medicine 분야의 선구자이다. 그녀는 다발경화증multiple sclerosis을 앓고 있는 환자이기도 한데, 자신의 질병 체험을 이해할 수 있는 길을 철학에서 찾았다.

스웨덴의 의철학자인 프레드리크 스베니우스Fredrik Svenaeus는 마르틴 하이데거Martin Heidegger의 존재론적 해석학에 뿌리를 두고 질병을 '세계 내 안식처가 없는 존재unhomelike being-in-the-world'의 불편함으로, 건강을 '세계 내 안식처가 있는 존재homelike being-in-the-world'의 편안함이라고 보는 독특한 주장을 했다.[29] 영국의 철학자인 해비 카렐Havy Carel은 림프관평활근종lymphangioleiomatosis, LAM이라는 희귀질환을 앓고 있는 본인의 경험을 토대로 서구의 건강과 질병 개념에는 병을 앓는 환자 자신의 1인칭 관점이 빠져 있다고 주장하면서, 현상학을 통해 파악된 1인칭 질병 체험이 건강과 질병 개념에 꼭 포함되어야 한다고 강조한다.[30]

이에 더해 현상학적 접근법은 치료를 담당하는 의료인이나 환자를 간병하는 가족의 경험을 연구하는 데 적용되기도 하고, 환자의 경험을 구조화해서 실제 임상에 활용하는 등 다양한 방향으로 확대되고 있다. 그 이유는 현대의학이 발전할수록 역설적으로 거기에서 소외되는 개인의 경험에 대한 관심 역시 높아지기 때문이다.

의학적 추론과 임상적 의사 결정

질병을 인지하여 진단과 치료에 이르게 되는 의학적 추론과 판단 과정은 일반적인 문제 풀이와는 다른 독특한 성격을 갖고 있으며, 의철학적으로는 인식론의 영역에서 주로 논의가 이루어져 왔다. 특히 질병의 원인을 찾는 데 쓰이는 인과성의 논리는 주요 탐구 주제 중 하나이다. 단일 원인에 의해 단일 질병이 발생한다는 등식은 현대의학에서는 거의 성립하지 않는다. 다양한 생물학적·환경적·심리적 요인들이 질병과 관련되어 있으므로 의학은 대개 단일한 원인보다는 원인 복합체에 더 관심을 둔다. 이러한 원인 복합체를 인식론적으로 분석하다 보면 복잡한 질병 인과와 진단 및 치료 과정을 이해하는 데 도움을 줄 수 있다. 최근에는 임상의학뿐 아니라 역학epidemiology 분야에서도 인과 해석과 인과 추론을 어떻게 이해해야 하는가에 대한 철학적 질문이 제기되고 있다.

또한 의학적 추론 과정에서 활용되는 다양한 논리 구조, 이를테면 통계적 사고나 가설-연역적 방법, 가지치기 논리 구조화branching logic, 또는 가추법abduction 같은 방법을 분석하면 의사들이 어떻게 진단에 이르고 어떤 계획을 실행에 옮기는지 파악할 수 있다. 이런 추론 과정은 특히 최근에 많은 관심을 받는 인공지능이나 컴퓨터 보조진단computer aided diagnosis의 논리적 기반이 되기도 한다.

치료와 관련해서는 현대의학의 중요한 패러다임 중 하나인 증거기반의학evidence based medicine, EBM도 인식론적 분석의 중요한 대상이다. 의료의 본질적 특성 중 하나인 불확실성uncertainty을 다루기 위해 의학이 증거를 어떻게 활용하는지 이해하는 것은 현대의학의 특성을 파악할 수 있는 지름길 중 하나이다. 철학적인 맥락에서 보면 증거기반의학이 제시하는 새로운 패러다임은 근대 합리론과 경험론이 제기한 질문을 바탕으로 경험론에 좀 더 가까우면서도 합리론을 절충하여 이를 현대적으로 변용한 접근법이다.[31] 이런 철학적 분석을 통해 증거기반의학과 더 나아가서는 현대의학의 인식 구조에 대한 이해 수준을 높일 수 있다.

이 외에도 의사들이 개별 환자의 이야기를 어떻게 구조적으로 파악하여 의학 지식을 개별 인간에게 적용하는가를 다루는 서사적 인식론의 예에서 알 수 있듯이 의학적 추론과 판단에 관한 인식론적 탐구는 매우 다양하게 이루어지고 있다. 하지만 안타까운 것은 의철학의 영역과 주제 전체에 비추어 보았을 때 우리나라에서는 의학적 추론과 임상적 의사 결정에 대한 의철학적 논의가 별로 이루어지지 않고 있다는 점이다. 이것은 매우 아쉬운 일인데, 왜냐하면 진단과 치료 과정에서 이루어지는 의학적 추론이나 판단과 관련해서 다양한 철학적인 논의가 이루어진다면, 의사들이 어떻게 생각하고 행동하는가에 대한 앎을 얻는 데 그치지 않고, 그것을 바탕으로 더 나은 환자-의사 관계를 구축하는 토대가 될 수 있기 때문이다.

의료와 권력

의료와 권력은 큰 관련이 없어 보이기도 하고 실제로 의철학 영역에서 크게 다루어지지 않은 주제이다. 의철학 영역에서의 사회·정치철학적 주제들은 대개 의료자원의 분배와 관련하여 '정의'의 문제로 수렴되고 그 외에는 크게 관심을 받지 못하고 있는 실정이다. 하지만 한센병이나 에이즈 같은 질병을 앓는 사람들이 사회나 국가로부터 받은 핍박과 고난을 떠올려 보면, 의료와 권력은 떼려야 뗄 수 없는 관계일 뿐 아니라 현대사회에서의 차별과 불평등에 직접 연결되는 문제라는 것을 쉽게 이해할 수 있다. 그런데 여기서 한 걸음 더 나아가 의료에서의 권력 문제를 본격적으로 사유하는 데 큰 영향을 준 이가 있는데, 그가 바로 푸코이다.

푸코는 할아버지와 아버지가 모두 외과 의사였고 동생도 의사인 집안에서 성장했다. 의사가 되지는 않았지만 푸코가 일찍부터 의학에 관심을 가졌던 것은 어찌 보면 당연한 일이었다. 푸코는 권력에 대한 논의에서 의학을 주요한 사유 대상 중 하나로 삼았다. 『광기의 역사』에서는 정신병과 정신의학을, 『임상의학의 탄생』에서는 파리임상학파를 다루면서 의학에서의 지식/권력 문제에 천착했다. 감옥과 형벌제도의 탄생을 다룬 『감시와 처벌』이나 성담론의 계보를 추적한 『성의 역사』에서도 의학과 관련된 문제는 수시로 등장한다.

푸코의 사유가 독창적인 것은 권력의 서로 모순적인 속성, 즉 한편으로는 억압하고 통제하면서도 한편으로는 관리하고 생산해 나가는 속성을 예리하게 포착했기 때문이다. 그리고 그런 권력의 역할을 분명하게 파악할 수 있는 영역으로 의료를 상정한 점도 의미심장하다. 정상과 비정상을 가르는 의학적 지식이나 술기는 지식/권력으로 작용하여 비정상인들을 사회적으로 낙인찍는 데 동원되었다. 광기는 이를 분명하게 보여주는 예이다. 반면에 18세기 후반 이후 서구의 권력이 '인구'라는 개념을 탄생시키고 그 구성원의 생산력을 증대시키는 데 관심을 두면서부터 보건의료는 구성원의 건강을 유지하는 가장 중요한 수단으로 대두되었다. 이처럼 의료에서 권력의 문제에 눈을 뜨게 해준 푸코의 연구 이후 여성, 인종, 식민지, 환자 등 다양한 소수자의 관점에서 의료에서 권력 문제를 비판적으로 제기하는 주장이 공감대를 얻기 시작했다.

또한 권력에 대한 사유는 환자-의사 관계에 대해서도 새로운 시각을 갖게 한다. 일반적으로 환자-의사 관계는 누가 의사 결정권을 갖고 있느냐에 따라 구분하는 것이 기본적인 틀이었다. 환자-의사 관계를 각각 능동-수동activity-passivity, 지도-협력guidancecooperation, 상호 참여mutual participation형으로 나눈 토머스 자즈와 마크 홀렌더Marc H. Hollender의 모델이 대표적이다. 이런 모델에서는 사회문화적 배경이나 권력관계보다는 행위자 개인의 행동 양식과 가치가 더 중요하게 취급된다. 반면에 푸코의 틀에서는 의사를 통해 행사되는 지식/권력의 작용과 이에 순응하면서도 한편으로는 저항하는 환자의 역동적인 관계를 더 면밀하게 살펴볼 수 있다. 또한 환자-의사 관계를 특정한 방향으로 이끌어 가는 지배적인 권력의 형태와 작용을 파악할 수 있다는 장점도 지니고 있다.

의철학의 실천

우리는 흔히 별생각 없이 시류에 휩쓸려 살아가거나 남의 의견을 지나치게 의식하는 사람을 가리켜 '철학이 없는 사람'이라고 한다. 철학이 없다는 것은 곧 삶을 주체적으로 살아내지 못한다는 의미이다. 그렇다면 의료인들에게 의철학은 어떤 의미여야 하는지 자명하게 다가온다. 의업과 관련된 전문가로서 삶을 주체적으로 살지 못한다면 의철학적인 실천을 제대로 하지 못하는 것이다. 환자를 포함한 비의료인에게는 어떠한가? 역시 건강과 질병에 관련된 삶을 주체적으로 살아내는 것이 의철학을 제대로 실천하는 지름길일 것이다.

한 가지 예를 들어보자. 2016년 3월에 벌어진 구글 인공지능 알파고와 이세돌의 바둑 대결은 큰 충격을 안겨주었다. 언론은 인공지능이 이끌 4차 산업혁명을 예견하면서 미래에 사라질 직업들이 무엇인지 공표하느라 소란스러웠다. 없어질 직업 중에 의사가 높은 순위에 올라간 것을 보고 많은 의사는 놀라움과 함께 불안감을 감추지 못했을 것이다. 인공지능이 가장 빠르게 적용될 것으로 예상되는 영상의학과는 미래가 어둡다는 전망이 나오면서 전공의 지원율이 감소하기도 했다. 이런 상황에서 질문은 하나로 모아진다. "과연 인공지능은 의사를 대체할 수 있을까?"

하지만 여러 철학자가 이미 숙고했듯이, 생물종의 일원으로 태어난 인간이 사회라는 틀 안에서 특정한 주체로 변모해 가는 것이 인간 삶의 공통된 속성이라면, 인공지능 시대에도 인간의 생물학적 한계는 지속될 것이고 이를 해결하려는 사회적 삶 속에서 의사나 환자도 특정한 역할을 계속해야 할 것이다. 물론 환자와 의사의 임상적 만남을 전제로 하는 기존 의학의 모습은 변할 수도 있다. 그러나 고통을 호소하는 환자와 이를 도울 의무가 있는 의사라는 직업의 본질적 특성은 달라질 수 없다. 따라서 의철학의 질문은 인공지능이 보편화되는 의학의 시대에 어떻게 하면 의사로서 살아남을 수 있을까가 아니라, 인공지능과 함께하는 의학은 어떤 모습이어야 하며 그 속에서 의료인과 환자는 어떤 가치를 지향해야 하는가가 되어야 한다.

더구나 외부의 충격에 의해 제기되는 이런 질문은 한국이라는 특수한 맥락에서 새롭게 탈바꿈해야 한다. 서양의학과 한의학이 공존하고, 몸에 대한 전통적 관점과 첨단 의학의 시선이 교차하며, 완전히 자유주의적이지도 완전히 사회주의적이지도 않은 특정한 건강보험 체계 내에서 기능하는 한국의학의 틀을 철학적으로 염두에 두지 않는다면, 서구에서 제기되는 인공지능 의학에 대한 논의는 지금 여기에서 벌어지는 일과는 거리가 멀 수밖에 없다.

20세기 한국의 철학은 수입 담론의 강력한 자장 안에서 변화·발전해 왔다. 하지만 수입 담론의 홍수 속에서 한국철학이 우리만의 상황에 뿌리박지 못한 채 남의 말을 흉내 냈다는 뼈아픈 자성의 목소리도 존재한다.[32] 한국 의철학 역시 이런 상황에서 자유롭지 못하다. 의철학이나 의료인문학이 이미 특정한 서구 담론의 흐름에서 탄생한 이상, 그것을 완전히 벗어나기는 어려울 것이며 굳이 벗어날 이유도 없다. 우리의 의료 현실이 이미 외부와 너무도 긴밀히 연결되어 있기 때문이다. 그렇다면 한국 의철학은 안과 밖, 보편과 특수를 모두 아우르면서도 어느 한쪽에 포섭되지 않는 경계 넘기를 지속해야만 비로소 실천적 의미를 찾게 될 것이다.

7. 누구를 먼저 살릴 것인가?

_의학과 윤리

의료인문학의 길에 들어서면서부터 의료윤리는 늘 애증의 대상이었다. 의료인문학의 많은 주제가 의료윤리와 밀접한 관계가 있으므로 모른 척할 수도 없지만, 가이드라인을 통한 규제를 강조하고 문제 해결에 집중하는 최근의 의료윤리 흐름이 썩 달갑지 않기도 하다. 현대의 의료인문학과 의료윤리는 비슷한 시기에 탄생했지만 지금의 위상은 하늘과 땅 차이다 보니 약간의 시기와 질투도 발동한다. 의료윤리는 학제적 분야로 확고하게 자리 잡아 많은 지원을 받고 있으며 대중적으로도 널리 알려진 반면, 의료인문학은 여전히 의과대학의 좁은 울타리를 벗어나지 못하고 있으니 말이다.

의료인문학과 달리 의료윤리가 오늘날과 같은 위상을 갖게 된 데는 현대의학을 둘러싼 사회적·정치적 배경이 큰 영향을 미쳤다. 의료기술의 발전과 의료자원의 희소성으로 인해 새롭게 제기된 윤리적·법적 문제는 의료윤리를 시급히 요청했고, 이런 시대적 요청에 따라 발전한 현대 의료윤리는 사회적으로도 큰 파급력을 가질 수밖에 없었던 것이다. '보라매병원 사건'에서 시작하여 '세브란스 김 할머니 사건'을 거쳐 연명의료에 관한 법률이 제정되고, 죽음에 관한 한국 사회의 관념이 변화하는 과정만 살펴봐도 의료윤리가 서구는 물론이고 한국 사회에서도 얼마나 적실성을 가지는지 쉽게 이해할 수 있다. 황우석 교수의 비윤리적 난자 채취와 논문 조작 사건 이후 '생명윤리 및 안전에 관한 법률'이 제정된 것도 마찬가지이다. 코로나19 사태로 촉발된 의료자원의 분배 문제와 개인 정보 보호와 관련된 논란은 또 어떠한가?

하지만 의료인문학도 비슷한 시대적 요청에 의해 탄생했기 때문에 외부 조건만을 들어 두 분야의 위상차를 설명하는 데는 한계가 있다. 두 분야의 내적인 특성도 일정하게 영향을 미친 것이다. 이를테면 실천·응용윤리학의 성격을 띤 의료윤리가 현실의 문제를 해결하거나 행동 지침을 세우는 데 큰 역할을 한 반면, 감수성이나 태도, 생각 등을 변화시키는 데 중점을 두는 의료인문학은 급변하는 의료 환경에 재빠르게 대응하기 어려운 측면이 있다.

그렇지만 위상이나 성격의 차이와 관계없이 의료인문학자에게 의료윤리는 결코 손에서 놓을 수 없는 분야이다. 무엇보다도 의료윤리가 지닌 의료 현실에 대한 적실성을 의료인문학이 항상 수혈받아야 하기 때문이다. 더구나 의료윤리가 현대의학과 조화를 이루면서 발전해 나가는 방식도 눈여겨보아야 한다. 일부에서는 의료윤리가 현대의학의 위계적이고 관료적인 특성을 점점 닮아가면서 그것 자체가 권력이 되어간다고 비판하지만, 그럼에도 현대의학의 지형도에서 의료윤리가 지니는 순기능을 간과해서는 안 된다. 그런 점에서 의료윤리 역시 의료인문학의 도움이 필요하다. 새로운 의료기술에 의해 계속해서 제기될 윤리적 문제는 의학은 물론 인간과 생명의 본질에 대해 지속적인 숙고를 요구하기 때문이다. 또한 의료윤리의 위상이 높아질수록 그것을 비판적으로 성찰할 수 있는 의료인문학의 역할도 여전히 요구된다.

의료윤리란 무엇인가?

의료윤리 강의 시간에 빠지지 않고 등장하는 주제 중 하나는 '누구를 먼저 살릴 것인가?'이다. 의학 드라마나 영화에서도 종종 볼 수 있다. 응급실에 동시에 두 명의 위급한 환자가 도착한다. 둘 다 응급수술이 필요하다. 하지만 현재 비어 있는 수술방은 하나밖에 없다. 당신이 담당 의사라면 누구를 먼저 수술방으로 올려 보낼 것인가? 토론을 하면서 학생들은 환자가 처한 의학적 상황과 여러 맥락을 살펴보면서 윤리 원칙에 비추어 나름의 기준을 정하고 우선순위를 결정하게 된다. 그런데 수업 시간에 활용되는 사례는 대개 쟁점이 분명히 드러나도록 구성되다 보니 많은 학생이 실제로 그런 일이 일어날까 반신반의하는 모습이다. 정말 의사가 한 사람을 살리기 위해 다른 한 사람의 생명을 포기하는 일이 벌어질까 궁금해하면서 말이다. 하지만 코로나19 사태를 겪으면서 전 세계 여러 나라의 의사들이 실제로 이런 딜레마에 빠졌다고 한다. 넘쳐나는 환자에 비해 인공호흡기가 절대적으로 부족한 상황에서 의사들은 환자를 선택할 수밖에 없었다. 이런 절박한 상황에서 명시적이든 암묵적이든 의료윤리라는 지도가 없다면 의사들은 과연 그 막중한 도덕적 고뇌와 책임감을 어떻게 견뎌낼 수 있을까? 의료윤리가 의료인에게 꼭 필요하다고 하는 건 바로 이런 의미가 아닌가 싶다. 복잡하고 혼란스러운 의료 현장에서 무언가 결정하고 행동할 수 있는 범위와 경계선이 존재한다는 것. 의료인은 의료윤리라는 틀 안에서야 비로소 자유로울 수 있다.

의료윤리의 개념과 범위

윤리학은 인간의 품성과 행위에 대한 도덕적인 가치판단과 규범을 연구하는 학문이다. 옳은 것과 그른 것, 좋은 것과 나쁜 것에 대한 가치판단과 그에 따르는 행위를 다루는 학문인 것이다. 이에 비추어 보면 의료윤리는 의학과 의료에서 발생하는 윤리적 쟁점에 대한 가치판단과 이를 현실에 적용하려는 학문적·실천적 흐름을 모두 포괄하는 분야라고 할 수 있다. 이것이 의료윤리가 보통 실천·응용 윤리학의 한 분야로 여겨지는 이유이다. 하지만 최근에는 의료윤리가 윤리학의 한 분야라기보다는 윤리, 철학, 법학, 사회과학, 의학, 생명과학 등 다양한 학문 분야가 연계된 학제적 분야라고 보는 견해도 점차 설득력을 얻고 있다. 의료윤리는 특정 쟁점에 대한 윤리적 판단만을 다루는 것이 아니라 그것의 사회적 의미, 관련법과 정책의 문제까지 확장되므로 이를 실천·응용윤리학의 한 분야로만 보는 것은 좁은 시각일 수 있다.

이처럼 학제적 분야로 이해되는 넓은 의미의 의료윤리는 여러 가지 학문적 자원과 영역으로 구성되어 있다. 반면에 좁은 의미의 의료윤리는 고대 히포크라테스 선서 이래 전해 내려오는 전통적인 의사의 윤리를 말한다. 실제로 의료윤리의 역사는 좁은 의미의 의료윤리가 넓은 의미의 의료윤리로 개념이 확장되는 과정이라고 말할 수 있다.

동서양을 막론하고 전통의학에서는 모두 의사의 태도와 예절을 규정하는 의사 윤리를 강조하고 있다. 히포크라테스 총서 가운데『유행병 I』에 등장하는 '환자에게 도움을 주고 해를 끼치지 말아야 한다 Primum non nocere'라는 구절에는 의업의 기본 윤리관이 담겨 있고, 중세 유대인 의사인 마이모니데스Maimonides의 기도문에는 의사가 사적 이익을 추구하는 것에 대한 강한 경고가 담겨 있다. 18세기 스코틀랜드의 의사인 존 그레고리John Gregory나 영국의 토머스 퍼시벌 Thomas Percival은 의사라면 신사의 예절을 지키고 환자에게 동정심을 가져야 한다고 주장했다. 동아시아 전통의학도 크게 다르지 않다. 중국 당나라 때 의사인 손사막孫思邈이 지은 『천금방千金方』1권에는 훌륭한 의사가 갖추어야 할 자질과 태도, 마음가짐 등을 논한 「논대의정성論大醫精誠」이 실려 있으며, 이는 조선 초에 발간된 의학백과사전인 『의방유취醫方類聚』1권에 재수록되어 있다. 조선 세조는 직접 「의약론醫藥論」을 지어 당대의 의사들이 갖추어야 할 윤리적 자질을 논하기도 했다. 허준도 『동의보감』을 통해 훌륭한 의사의 덕목을 제시하고 있다. 이러한 동아시아 의학의 윤리적 전통은 '인술仁術'이라는 개념으로 구체화되었는데, 의사의 인격과 인덕, 즉 의도醫道를 구현하는 데 그 목적이 있었다.[33]

의사들이 이처럼 윤리적 자질과 태도를 강조한 것은 환자-의사 관계가 지닌 도덕적 특성을 오래전부터 인식했기 때문이기도 하지만, 면허 제도가 확립되지 않은 상황에서 윤리 지침을 세우고 그것을 바탕으로 자율규제를 함으로써 자신의 지위를 다른 경쟁자들과 차별화하기 위해서였다. 따라서 전통적인 의료윤리는 오늘날 의사의 전문직 윤리나 전문 직업성의 뿌리가 된다고 볼 수 있다. 하지만 20세기 중반 의료기술의 발전과 더불어 전통적인 의사의 윤리로는 해결하기 어려운 각종 윤리적 스캔들과 난제들이 발생하면서 이에 대응하기 위해 철학, 윤리학, 신학, 법학 등 다양한 분야의 전문가들이 참여하는 생명윤리bioethics라는 새로운 분야가 태동하기 시작하고, 전통적인 의료윤리의 개념이 넓은 의미의 의료윤리로 전환되기에 이른다.

따라서 넓은 의미의 의료윤리에는 생명윤리뿐 아니라 전통적인 의사 윤리와 맞닿아 있는 전문직 윤리, 환자와 의료인의 관계를 포함하여 임상 의료에서 주로 발생하는 윤리적 쟁점을 다루는 임상윤리, 의학 연구의 수행과 출판에 관련된 윤리적 쟁점을 다루는 연구출판윤리, 거시적인 차원에서 인구 집단의 질병이나 보건의료자원의 분배 문제 혹은 보건의료정책의 결정 과정과 관련된 윤리적 쟁점을 주로 다루는 보건윤리 등 다양한 영역이 포함된다.

의료윤리의 문제 해결 과정

의료윤리는 의료 상황에서 발생하는 다양한 윤리적 쟁점에 대하여 숙고하고 올바른 해결책을 제시하려고 한다. 의철학이 원리나 개념의 분석을 목적으로 한다면, 의료윤리는 올바른 의사 결정을 위한 구체적인 지침을 제공하는 것을 목적으로 한다. 일부에서는 이런 의료윤리의 특성을 '문제 풀이 중심의 윤리'라고 비판하기도 하지만, 의료윤리에 실천적 속성이 있다는 점은 누구도 부인하기 힘들다. 특히 의료윤리의 쟁점은 의학적 사실뿐 아니라 개인적 특성, 의료문화, 사회경제적 배경 등이 매우 복잡하게 얽혀 있으므로 이를 해결하기 위해서는 지식과 더불어 분석, 추론, 의사 결정 능력 등이 필요하다. 또한 문제 해결에 이르는 과정에 대한 이해와 이를 현실에 적용하려는 실천 의지도 요구된다.[34]

보통 의료윤리의 쟁점에 맞닥뜨리면 우선 그것이 의료윤리의 측면에서 문제가 되는 사안이라는 사실을 인식해야 한다. 예를 들어 과거 30~40년 전만 해도 한국 의료계에 '연구 참여자 보호'라는 연구윤리의 원칙은 거의 알려지지 않은 상태였다. 간혹 의과대학에서 의과대학생을 대상으로 임상시험이 이뤄지기도 했는데, 당시만 해도 교수나 선배의 부탁에 당연히 응해야 하는 통과의례 정도로 생각하는 경우가 많았다. 설사 부작용이 발생하더라도 그것은 영광의 상처이거나 개인적인 불행 정도로 치부되었을 뿐이지 의료윤리의 쟁점으로 인식되지 않았다. 이것은 윤리적 감수성이나 지식이 부족하면 의료윤리 문제 해결 과정에 진입조차 할 수 없다는 사실을 잘 보여준다.

특정 상황이 의료윤리 문제로 인식되면 그다음에는 그것을 명료화하고 분석할 수 있어야 한다. 의료윤리의 여러 방법론이 활용되는 것이 주로 이 단계이다. 여기에는 다양한 윤리 이론이나 의료윤리의 4원칙과 같은 윤리 원칙이 동원되며, 결의론casuistry과 같은 사례 분석 방법도 활용된다. 이 과정에서 특정 상황이 제기하는 윤리적 문제들을 보다 명확하게 구분·정리하고 여기에 적용되는 윤리 이론이나 원칙을 판별해 내며, 서로 충돌하는 이론이나 원칙은 무엇인지, 어떤 이론이나 원칙이 좀 더 부합하는지 등을 결정하게 된다.

예를 들어 종교적 신념을 이유로 부모가 아이의 수혈을 거부하는 경우가 발생한다면, 자율성 존중의 원칙이라는 입장에서 법적 대리인인 부모의 의사를 존중해야 하는지, 아니면 미성년자의 자율성은 어떻게 보장해야 하는지 등을 따져볼 수 있다. 또한 선행의 원칙이라는 입장에서 아이의 최선의 이익을 위한 선택은 무엇인지를 숙고해볼 수 있다. 그리고 아이의 이익을 우선하는 선행의 원칙과 부모의 대리 판단을 존중하려는 자율성 존중의 원칙이 충돌을 일으키고 있음을 명확히 할 수 있다.

문제를 명료화하고 나면 그것을 둘러싼 다양한 개인적·사회적 요인을 고려한다. 환자가 무엇을 선호하는지, 왜 그것을 선호하는지를 파악하여 혹시나 불필요한 오해 때문에 불합리한 결정이 내려지지는 않는지 확인해야 한다. 특히 경제적 요인은 의학적 의사 결정 과정에서 매우 중요한 변수가 된다. 환자에게 의학적인 최선을 다하라는 의무에 충실하고 싶어도 환자의 경제 상황이 그것을 감당할 수 없다면, 의료인은 대안을 선택해야 할 것이다. 이 과정은 환자와 의료인 간의 긴밀한 의사소통은 물론 의료인의 경험과 지혜가 필요하다. 또한 다양한 요인을 고려하다 보면 윤리적 의사 결정 범위를 넘어서는 경우가 많으므로, 정부나 의사 집단의 공식적인 지침이 중요한 역할을 하기도 한다.

예를 들어 보험 혜택을 위해 진단에 꼭 필요하지 않은 검사를 환자가 요구한다면, 충분한 의사소통을 통해 그 이유를 파악하고 혹시나 심리적인 문제가 개입되어 있을 경우 이를 완화하기 위해 노력하는 것이 바람직하다. 또한 환자의 의견을 무조건 따르기보다는 각종 진료지침이나 윤리지침이 제시하는 범위를 벗어나지 않는 선에서 환자를 설득하고 의견을 조율하는 과정이 필요한 경우도 많다.

물론 문제를 명료화하고 여러 요인을 고려하여 의사 결정을 하는 과정은 적절한 논증과 올바른 추론에 의해 이루어져야 한다. 임상적 의사 결정을 하기 위해서는 과학적 증거에 토대를 두어야 하는 것처럼, 윤리적 의사 결정 역시 정연한 논증에 의해 제시되어야 하며 제기되는 반론에 응답할 수 있어야 한다.[35]

문제 해결 과정의 마지막은 윤리적 결정을 행동으로 실행에 옮기는 것이다. 실제 의료 현실에서는 윤리적 행동과 비윤리적 행동의 경계가 모호한 경우가 많고, 설사 비윤리적 행동이라고 판단했어도 상업적 이득 때문에 무시되는 경우가 종종 있다. 따라서 윤리적 행동을 실행에 옮길 때는 도덕적 실천 의지가 필요하다. 이런 실천 의지는 태도라고도 할 수 있는데, 개인의 역량뿐 아니라 공동체의 문화, 사회제도에도 많은 영향을 받게 된다. 의료윤리 지식이 많다고 해서 의지나 태도가 한순간에 길러지지는 않는다. 의료윤리와 관련된 다양하고 지속적인 경험과 제도적 틀이 뒷받침되어야 비로소 의료윤리 문제 해결을 위한 구체적인 행동이 가능해질 것이다.

특히 잊지 말아야 할 것은, 도덕적으로는 분명히 옳지만 실천적인 측면에서는 딜레마를 초래하는 경우가 현실에서는 매우 많다는 점이다. 이해충돌Conflict of Interest과 관련하여 그런 문제들이 많이 존재하는데, 예를 들어 의과대학 교수가 의학 논문에 자신의 자녀를 부정하게 저자로 등재하여 입시에서 혜택을 보았다면 이는 도덕적으로 옳지 않음이 분명하다. 그런데도 이런 일이 끊이지 않는 것은 개인적인 이익과 도덕적인 이유가 충돌할 때 여전히 전자를 선택하는 사람이 있기 때문이다. 결국 의료윤리의 문제 해결 과정은 옳은 결정을 실행으로 옮길 수 있는 도덕적 실천 의지에 의해 마무리되는 것이다.

의료윤리의 방법론: 이론인가, 사례인가?

보통 의료윤리에는 통일된 방법론이 없다고 하는데 그 이유는 아마 의료윤리의 학제적 성격에서 기인할 것이다. 물론 현대 의료윤리의 태동기에는 기존의 윤리 이론을 현실의 윤리적 쟁점에 적용하여 문제를 해결하는 연역적·하향적top-down 방식이 주요한 방법론으로 여겨졌다. 의료윤리의 문제는 의무론이나 공리주의와 같이 이미 확립된 윤리 이론을 출발점으로 삼아서 충분히 해결할 수 있다고 본 것이다. 현대 의료윤리의 탄생에 관여한 철학자나 윤리학자, 신학자들은 추상적 이론에 정통한 사람들이었기 때문에 어찌 보면 당연한 생각이었다. 실제로 많은 의료윤리 교과서의 첫머리에는 전통적인 윤리 이론을 설명하는 장이 빠지지 않고 등장한다. 이처럼 의료윤리 영역에서 이론에 의존하는 데는 여러 가지 장점이 있다. 무엇보다도 이론은 오늘날과 같은 도덕적 다원주의 사회에서 서로 충돌하는 윤리 원칙이나 규칙을 중재하고 판단하는 근거가 된다. 또한 윤리 이론을 통해서 도덕 판단부터 도덕적인 행위나 삶에 이르는 과정까지의 일관성을 보장받고 체계적인 관점을 얻을 수도 있다.[36]

하지만 문제는 정작 이론들 간의 일관성을 보장할 수 없다는 사실이다. 서로 다른 윤리 이론을 적용했을 때 서로 다른 결과가 나올 수도 있고, 특정한 윤리 이론을 선택하는 것에 대해 합의가 어려울 수 있기 때문이다. 더구나 특정한 윤리 이론 내부에도 다양한 견해차가 존재한다는 사실이 이론의 역할에 대한 의구심을 가중시킨다. 이런 방법론적인 모호함은 윤리 이론을 구체적인 사례에 연역적으로 적용하여 해결책을 찾으려는 실천·응용윤리의 원리를 약화시키는 주요한 요인이다.

따라서 의료윤리에서 이론의 역할에 대해 반대하는 학자들은 구체적인 사례로부터 시작하여 의료윤리를 정초하는 상향적bottom-up 방식을 선호한다. 이들은 우리가 현실에서 도덕적인 판단을 내릴 때 이론을 통한 연역적이고 분석적인 방법을 활용하기보다는 개인의 품성이나 공동체의 규칙, 유사한 사례를 통해 구체적인 사례에 대한 해결책을 찾는다고 본다. 이들은 우리의 도덕적 삶이 추상적이기보다는

매우 구체적이고, 항상 질서 정연하게 진행되지 않으며, 사회문화적
영향도 강하게 받는다는 사실을 전제하고 윤리적 탐구를 시작한다.
그리고 사례가 발 딛고 있는 구체적인 현실이나 맥락과 사례가 발화
되는 수사적 표현의 설득력 등을 잘 살피려고 노력한다.[37]

특히 결의론은 의료윤리의 반이론적 방법론 중 가장 대표적인 것
이다. 결의론에서는 윤리 이론이나 원칙보다는 구체적인 사례 자체
가 윤리적 판단과 행위의 근거가 된다. 따라서 사례에 대한 상세한 기
술description을 통해 사례가 담고 있는 다양한 문제와 상황을 파악한
후, 패러다임 사례paradigm case라고 불리는 유사 사례와 비교하고 유
추하는 과정을 거친다. 각 패러다임 사례는 도덕적 판단에 이견이 없
는 전형적인 사례이며 우리에게 직관을 통한 도덕적 확신을 불러일으
키는 특정한 준칙을 제공한다. 예를 들어 평소 연명 의료에 부정적이
던 할머니가 연명 의료를 받을 상황이 되자 가족들이 인공호흡기 제
거청구 소송을 낸 세브란스 김 할머니 사건의 경우, 우리나라에서 연
명의료의 중단과 관련한 패러다임 사례가 될 수 있을 것이다. 결의론
은 이런 패러다임 사례와의 유비 추론을 통해 현재 사례에 대한 도덕
적 판단을 내린다. 하지만 결의론을 행하는 과정에서 전적으로 이론
을 거부할 수 있을지는 의문이다. 특정 사례를 패러다임 사례로 규정
하는 과정에 이미 특정한 윤리이론이나 원칙이 작용하며, 패러다임
사례를 바탕으로 특정 사례를 판단할 때도 이론이나 원칙의 도움이
필요하기 때문이다. 사례에 대한 구체적인 사실을 많이 알고 있다고
해서 도덕 판단이 저절로 내려지는 것은 아닐 것이다.

이처럼 이론과 사례의 이분법은 의료윤리 영역에서의 판단과 행위
를 위한 적절한 방법론을 제시하는 데 한계를 드러낸다. 추상적 이론

과 구체적인 사례를 연결하는 스펙트럼의 어딘가에 위치하면서 양자 모두를 절충하는 통합적integrative 방식이 필요한 것이다. 실제로 의료윤리 영역에서 가장 널리 활용되는 톰 비첨Tom L. Beauchamp과 제임스 칠드러스James F. Childress의 '의료윤리의 4원칙' 또는 '원칙주의principlism'는 이런 입장에 서 있다.

비첨과 칠드러스는 높은 수준의 단일한 윤리 이론에 의해 의료윤리 문제를 해결할 수 없음을 인정하고 그보다 낮은 중간 수준middle level의 이론을 통해 이를 해결하고자 했다. 중간 수준의 이론이란 한두 가지 규범을 핵심으로 모든 것을 설명하려는 포괄적인 이론이 아니라, 서로 다른 규범 이론의 지지자들도 충분히 동의할 만한 여러 가지 조건부prima facie 의무들로 이루어진 원칙을 말한다. 이런 조건부 의무들은 역사와 문화적 차이를 넘어서 인간이 보편적으로 받아들일 수 있는 공통 도덕common morality을 바탕으로 하고 있다. 예를 들어 '살인하지 말라'와 같은 원칙이 여기에 해당한다. 비첨과 칠드러스는 공통 도덕과 조건부 의무를 바탕으로 여러 윤리 이론과 전통적인 의료윤리를 참조하여 보통 의료윤리의 4원칙이라고 불리는 '자율성 존중Respect for Autonomy', '해악금지Nonmaleficence', '선행Beneficence', '정의Justice'의 원칙을 추출했다.

하지만 이것을 구체적인 현실에 적용하기 위해선 적절한 과정이 필요하다. 비첨과 칠드러스는 이런 과정을 '구체화하기specification', '비중 주기weighing'와 '균형 잡기balancing'로 개념화한다. 구체화하기란 "추상적 규범들이 갖는 비결정적인 성격을 줄여서 더 구체적이고 행위를 인도하는 내용을 만들어내는 과정"을 말한다. 예를 들어 자율성 존중의 원칙을 적용하려고 할 때 의료 영역에서 그것에 해당하는 상황은 구체적으로 무엇인지 규범을 좁히거나 내용을 더하는 과정이 필요한데, 이것은 구체화를 통해 이루어진다. 또한 각각의 규범이 충돌하는 경우에는 상이한 규범들의 상대적인 비중과 중요도를 판단하여 어떤 규범이 우선해야 하는지를 결정하게 되는데, 이 과정은 비중 주기와 균형 잡기를 통해 이루어진다.[38]

  이처럼 원칙주의에서는 원칙을 사례에 무조건 적용하는 것이 아니라 사례와의 상호작용을 통해 해결책을 찾아나가는 방식을 활용하고 있다. 원칙은 사례들에 비추어 구체화할 필요가 있고, 사례 분석은 일반적인 원칙에 의해 인도되어야 한다고 보는 것이다. 비첨과 칠드러스는 이런 통합적인 모형의 원형을 존 롤스John Rawls와 노먼 대니얼스Norman Daniels를 통해 널리 알려진 반성적 평형reflective equilibrium에서 찾는다. 숙고된 판단considered judgments과 도덕 원칙, 그리고 관련된 배경 이론 간의 상호작용으로 이루어지는 반성적 평형은 숙고된 판단과 그것의 구체적인 내용이 가장 일반적인 도덕적 다짐commitment의 전제들과 정합성을 갖추어야 한다는 목표를 가지며, 그것을 위해 숙고된 판단과 그것의 구체적인 내용을 맞추어 보고 다듬고 조정하는 과정을 거친다.[39]

  반성적 평형은 이론과 사례 가운데 어느 한쪽에 우선권을 주는 것이 아니라, 양쪽이 상호 의존적이라는 사실을 전제로 한다는 점에서 의료윤리가 채택하기에 적합한 방법론 중 하나이다. 특히 개별 판단이나 도덕 원칙, 배경 이론 중 어느 곳에서라도 정합적이지 않게 되면 평형 상태가 깨지면서 다시 조정 과정을 거쳐 새로운 평형 상태를 추구해야 하기 때문에 변화하는 현실에 유연하게 대처를 할 수 있는 방법론이기도 하다.

의료윤리에 의료인문학이 필요한가?

'생명윤리bioethics'라는 용어를 처음 만든 이는 독일의 목사이자 철학자인 프리츠 야흐Fritz Jahr로 알려져 있다. 그는 1927년에 「생명-윤리: 동물과 식물에 대한 인간의 윤리적 관계에 관한 고찰Bio-Ethics: A Review of the Ethical Relationships of Humans to Animals and Plants」이라는 논문을 발표하면서 이매뉴얼 칸트Immanuel Kant의 정언명령을 확장하여 모든 형태의 생명에 대한 '생명윤리적 명령Bioethical Imperative'을 제안하고 지구상의 모든 생명체에 대한 인간의 도덕적 의무를 강조한 바 있다.[40]

하지만 세계대전의 혼란기를 거치면서 야흐의 제안은 곧 잊혔고, 40여 년이 지난 후에야 미국의 생화학자인 반 렌슬러 포터Van Rensselaer Potter가 독자적으로 생명윤리라는 용어를 부활시켰다. 그는 1970년에 「생명윤리, 생존의 과학Bioethics, the Science of Survival」이라는 논문을 발표했으며, 그다음 해에 『생명윤리, 미래로의 다리 Bioethics: Bridge to the Future』라는 저서를 출간하여 생명윤리를 본격적으로 알리기 시작했다. 포터가 정의한 생명윤리는 "생물학 및 생명과학 일반으로부터 발생하는, 그리고 인간 복지와 직간접적으로 연관된 도덕적·사회적·정치적 물음들을 탐구하는 학문"이며, 그 목적은 "각 개인의 삶을 풍요롭게 하고 나아가 사회가 수용할 수 있는 형태로 인간종의 생존을 연장하는 것"이다. 한마디로 생명윤리는 '인간 생존의 과학'인 것이다. 그런데 야흐나 포터의 생명윤리는 조금 생경하게 느껴진다. 야흐의 생명윤리는 인간을 포함한 지구상의 모든 생명체를 대상으로 하고 포터의 생명윤리는 인간 중심적이라는 차이가 있긴

하지만, 두 사람이 주장하는 생명윤리는 생물권 보전이나 환경보호와도 연결된 규모가 큰 개념으로 보이기 때문이다. 이처럼 두 사람이 제안한 생명윤리와 오늘날 우리가 이해하는 의료윤리의 개념이 차이가 나는 데는 이유가 있다.

포터의 책이 출간된 지 6개월 후에 미국 조지타운대학에서 '인간 생식 및 생명윤리에 관한 케네디 연구소The Joseph and Rose Kennedy Institute for the Study of Human Reproduction and Bioethics'가 설립되는데, 초대 연구소 소장이 된 산부인과 의사 안드레이 헬러거스André Hellergers를 비롯한 관련 학자들은 생명윤리에 관한 생각이 조금 달랐다. 그들은 생명윤리를 의학과 생명과학 연구에서 발생하는 윤리적 문제를 도덕적 가치나 원리에 비춰서 탐구하는 학제적인 분야로 여겼던 것이다. 이러한 생명윤리 개념은 급속히 발전하던 최신 의료 기술 때문에 제기되는 각종 도덕적·사회적 현안에 대처하고 이를 규제하는 데 훨씬 효과적이었다. 이들은 연구소라는 탄탄한 조직을 갖추고 현실 문제에 발 빠르게 대응할 수 있었기 때문에 윤리 지침을 필요로 하는 정부나 병원 쪽에서 각종 재정 지원을 받기에도 유리한 실정이었다.[41] 게다가 터스키기 매독 연구Tuskegee Syphilis Study와 같은 비인도적인 인간 대상 연구가 발각되면서 의학 연구에 대한 윤리적 규제는 사회적 쟁점이 되었다. 그 결과 생명과학과 의학의 영역에 국한된 생명윤리가 학계와 대중에게 주도적인 개념으로 각인되고 오늘날의 의료윤리 개념으로 인정받게 된 것이다.

하지만 의료인문학의 입장에서는 조금 아쉬움도 남는다. 야흐나 포터가 생명윤리라는 우산 아래 의학 및 생명과학과 생태학, 인문학 등을 포괄한 종합 학문을 구상한 반면, 조지타운 계열의 학자들은 생명윤리를 의사 결정을 위한 응용윤리학의 한 분야로 한정 지으면서 그 영역을 좁혔기 때문이다. 의료윤리를 대표하는 이론이자 방법론인 비첨과 칠드러스의 원칙주의 역시 조지타운 계열의 생명윤리로부터 큰 영향을 받았다.

원칙주의는 무엇보다도 절차중심주의이다. 도덕적 다원주의 시대에 윤리적인 갈등 상황에서 합의를 이룰 수 있는 가장 좋은 방법은 결론에 이르는 절차를 보편적이면서도 공정하게 하는 일이라고 본다. 또한 원칙주의는 의료윤리 4원칙을 표준적으로 적용해 문제를 해결할 수 있다는 점에서 일종의 공학 모델이라고도 할 수 있다. 하지만 원칙주의는 갈등 상황에 담겨 있는 구체적 정황이나 환자와 의사의 도덕적 감수성과 판단 능력, 감정, 고통에 대한 태도 등을 충분히 고려하지 못하고 있다. 객관적 절차를 중시하다 보니 주관적인 요소들이 배제되고 있는 것이다. 그리고 이것은 현대의학의 본질적인 문제이기도 하다. 현대의학이 발생시킨 윤리적 문제를 해결하기 위해 탄생한 현대 의료윤리가 현대의학처럼 비판받는 모습을 되풀이하고 있다는 사실은 매우 아이러니한 일이기도 하다. 실제로 의료윤리가 현대의학에서 오늘날의 지위를 차지하게 된 주요 배경 가운데 하나는, 그것이 현대의학이 해결하기 어려운 문제를 대신 떠맡으면서도 현대의학과 크게 불화를 일으키지 않는 방법론을 택했다는 데 있을 것이다.

그런 점에서 현대 의료윤리의 또 다른 출발점인 야흐와 포터의 생명윤리가 담고 있는 문제의식은 여전히 유효하다. 의학과 인문학이 '두 문화'로 갈라져서 서로의 영역만을 고수한다면 인류나 생명 전체가 지구적으로 직면하고 있는 생존의 위기 상황을 헤쳐나가기 어렵다는 그들의 문제의식은 윤리적 딜레마에 관한 의사 결정과 문제 풀이에만 집중하고 있는 현대 의료윤리의 좁은 시야에 좋은 완충재로 작용하기 때문이다. 그리고 바로 이 지점에 의료인문학의 역할이 있을 것이다.

비판과 대안으로서의 의료인문학

의료인문학은 현대 의료윤리의 지형을 비판함으로써 의료윤리가 가진 실천·응용윤리로서의 정체성을 재검토할 수 있다. 그것은 의료윤리의 본질을 비판적으로 성찰하는 작업일 수도 있고, 의료윤리를 둘러싼 사회문화적 맥락을 비판적으로 분석하는 작업일 수도 있다. 앞 절의 의료윤리의 문제 해결 과정과 접근법 및 방법론에 대한 논의는 모두 의료윤리의 성격을 실천·응용윤리의 한 분야로 설정한 채로 진행한 것이다. 특히 원칙주의는 이런 성격을 대표한다. 따라서 원칙주의의 내용과 의의를 비판적으로 살펴보는 것이 의료인문학의 중요한 역할이 될 수 있다.

원칙주의는 현대의학에 비교적 쉽게 받아들여졌다. 여기에는 여러 가지 이유가 있겠지만 무엇보다도 복잡한 의료윤리의 쟁점을 쉽게 정리하고 판단할 수 있는 개념 틀을 제공하고, 명확한 행동 지침을 알려주는 장점이 있기 때문이다. 또한 특정 원칙을 중심으로 결론에 이르는 절차를 보편적이면서도 공정하게 하는 일에 집중함으로써 신속하고 정확한 판단을 해야 하는 현대의학의 요구에 잘 부응한 측면이 있다. 더구나 원칙주의는 의료윤리를 교육할 때도 많은 장점이 있다. 도덕적으로 의견 일치를 보기 어려운 이론들을 가르치는 것보다 의료 현장에 비교적 명확한 행위 지침을 제공하는 주요 원칙을 가르치는 것이 훨씬 효과적이기 때문이다. 그리고 문제 해결을 위한 적절한 방

법론을 제공하기 때문에 일관성 있는 의료윤리 교육을 하는 데에도 적절하다.[42]

하지만 원칙주의는 의료윤리를 문제 풀이의 윤리학으로만 이해할 우려가 있다. 의료윤리의 쟁점들은 충분한 설명에 의한 동의informed consent, 사생활 보호, 비용 효과 분석과 같은 법률 및 정책 용어로 축소되었다. 구체적인 의료 상황에서 환자와 보호자, 의료인이 느끼는 감정이나 고통, 환자-의사 관계의 실존적 측면, 의료의 도덕적 본질에 대한 성찰 등은 모두 뒷전으로 밀려나게 되었다. 예를 들어 원칙주의가 가장 중요하게 생각하는 원칙 중 하나인 '자율성 존중'은 질병의 고통 속에서 의학적 결정을 내려야 하는 환자의 외로움을 이해할 수 있는 틀을 제공하지 못한다. 의사이자 철학자인 알프레드 토버Alfred I. Tauber의 말대로 오늘날 자율성은 '병든 자율성sick autonomy'인 것이다.[43] 따라서 의료윤리는 현실의 문제를 해결해야 한다거나 구체적인 행위 지침을 제공해야 한다는 강박에서 벗어나 의료의 도덕적 본질이나 도덕적 현실의 주관성에 관한 탐구를 같이 해야 하며, 의료인문학이 이바지할 수 있는 부분도 바로 그것이다.

같은 맥락에서 토버는 자율성에 기반한 윤리의 대안으로 프랑스 철학자인 에마뉘엘 레비나스Emmanuel Levinas를 전유하여 환자-의사 관계에 대한 새로운 윤리적 시각을 제시한다.[44] 레비나스는 서양철학의 존재론적 전통을 부정하고 윤리학을 제일 철학으로 격상시켜야 한다고 요구하면서 주체와 타자와의 관계에서 타자의 절대적 우위를 주장한 철학자이다. 내 앞에 헐벗은 얼굴로 다가오는 타자의 타자성이 나에게 절대적인 도덕적 의무를 부과한다고 보는 것이다. 토버는 이런 레비나스의 철학을 통해 의사에게 치유라는 도덕적 의무를 부과하는 환자의 벌거벗은 얼굴을 본다. 이런 철학은 현대 의료윤리의 틀에서는 너무나 생경한 것이다. 환자-의사 관계의 본질을 일종의 계약으로 보는 현대 의료윤리에서 헐벗은 환자의 얼굴이라니? 하지만 이런 성찰은 의료윤리가 미처 보지 못하는 의료의 도덕적 본질에 대하여 곱씹어 볼 수 있는 기회를 제공한다.

원칙주의를 둘러싼 사회문화적 맥락도 마찬가지이다. 미국의 사회학자인 존 에번스John H. Evans는 원칙주의의 관료적이고 규제적인 경향은 미국의 정치적 특수성과 관련되어 있다고 주장한다. 현대 의료윤리가 탄생하던 시기에 미국에서는 베트남전쟁과 민권 운동 등의 여파로 정부의 권위에 대한 불신이 만연해 있었는데, 이것은 윤리적 의사 결정을 할 때 행위자의 주관성과 판단 능력보다는 의사 결정 과정 자체의 공정성과 객관성을 더욱 중요하게 여기는 배경이 되었다는 것이다.[45] 또한 정치적 자유주의와 개인주의에 기초하고 있는 미국 사회는 책임이나 의무보다는 권리 중심의 의료윤리를 정초했고, 이는 자율성 존중의 원칙에 우선순위를 두는 결과를 낳게 되었다. 따라서 의료윤리 쟁점을 둘러싼 사회문화적 배경으로부터 탈맥락화하면서 윤리적 의사 결정에 대한 정치적 중립성과 관료적 접근을 강조하는 것이 현대 의료윤리의 큰 특징이 된 것이다.[46]

하지만 현대 의료윤리가 전문가 위주의 관료적 접근을 선호할수록 행위자 개인의 구체적 특수성이나 사회문화적 배경이 배제되는 위험이 발생하며, 이는 결국 윤리 문제 해결이 삶의 문제 해결과는 별개가 되는 분열적인 결과로 이어질 수도 있다.[47] 더구나 황우석 사태에서도 알 수 있듯이 현대 의료윤리 문제는 자본, 권력과 떼려야 뗄 수 없는 정치적 문제가 되었음에도 정치적 중립성만을 고집하는 것은 일종의 신화를 추종하는 것이라고 할 수 있다. 그런 점에서 푸코의 논의를 시작으로 현대의 생명과학과 의료의 문제를 정치경제학의 관점에서 접근하는 과학기술학과 비판적 의료인문학의 논의들은 의료윤리를 보는 새로운 시각을 제공할 수 있다. 생명과학기술과 의료가 전 지구적인 자본과 결합하여 생명, 건강, 질병에 대한 새로운 개념과 실천을 탄생시키고 있는 현재의 국면은 의료윤리 쟁점을 해결 가능한 문제로 환원시켜 분석하는 현대 의료윤리의 틀로는 설명할 수 없는 다양한 이론적·실천적 문제를 내포하고 있기 때문이다.[48]

보완과 보충으로서의 의료인문학

실천·응용윤리로서의 의료윤리를 비판적으로 성찰하는 것 외에도 의료인문학은 의료윤리에 다양한 경험적·실천적 자원을 제공할 수 있다. 특히 '문학과 의학', '예술과 의학' 분야는 의료윤리 사례를 분석할 때 꼭 필요한 개별 사건의 특수성을 이해하는 데 중요한 역할을 할 수 있다.

의료윤리 쟁점이 되는 사례는 매우 복잡하고 우연적인 사건으로 이루어져 있으며, 그 안의 행위자들은 추상적인 개인이 아닌 매우 구체적이고 주관적인 존재이자 한편으로는 이해하기 어려운 모순되는 행동을 하는 존재이기도 하다. 따라서 사례를 이해하기 위해서는 먼저 그것이 뿌리박고 있는 삶을 이해하는 힘이 필요한데, 문학이나 예술 작품에는 개인의 실존적·심리적 모습과 각종 인간관계, 그/그녀가 사는 시공간과 사회문화적·경제적·정치적 배경에 대한 두터운 묘사가 가득하므로 인간과 삶에 대한 이해력을 키우는 데 큰 도움이 된다. 그리고 문학과 예술작품을 통해 우리는 도덕적 상상력과 지각 능력,

감수성을 고양시키고, 더 나아가 윤리적 갈등 상황에 대한 분석 능력을 향상시킬 수도 있다.

또한 문학과 예술 작품은 의료윤리 문제에 관해 숙고할 수 있는 좋은 기회를 제공하기 때문에 의료윤리 교육에도 적절히 활용될 수 있다. 예를 들어 연명의료에 관한 윤리적 의사 결정과 관련하여 레프 톨스토이Lev Nikolayevich Tolstoy의『이반 일리치의 죽음』이나 시몬 드 보부아르Simone de Beauvoir의『아주 편안한 죽음』같은 문학 작품은 임종을 앞둔 환자와 가족의 심리 상태나 죽음과 관련한 결정을 내려야 할 때 발생하는 내적 갈등과 고통을 생생하게 알려줄 수 있다. 또한 〈잠수종과 나비〉나 〈씨인사이드〉, 〈아무르〉 같은 영화를 통해 죽음과 관련한 결정을 내릴 때는 의학적인 조건뿐 아니라 다양한 개인적·사회문화적 조건들이 관여한다는 것을 배울 수도 있다.

여기에 더해 문학 비평을 활용해 의료윤리의 사례를 분석할 수도 있다. 의료윤리에서 사례는 매우 중요한 위치를 차지하고 있다. 원칙주의자들도 의료윤리의 원칙을 효과적으로 제시하고 전달하는 과정에서 다양한 사례를 활용하곤 한다. 문학 비평을 활용하여 이런 사례를 플롯, 시점, 시간, 인물, 화자 등의 관점에서 서사적으로 분석하는 법을 배우고 훈련한다면 환자의 이야기나 사례의 맥락을 깊이 있게 이해하는 데 도움이 될 것이다. 문학비평을 활용한다는 것은 구체적으로 다음과 같은 질문을 할 수 있다는 것이다. "이 사례의 화자는 누구인가?" "화자는 믿을 만한가?" "화자는 어떤 시점에서 이야기를 이끌고 있는가?", "이 사례에서 화자 이외에 숨겨진 목소리는 무엇인가?" "환자가 쓰는 언어와 이미지의 특징은 무엇인가?" 물론 이런 질문을 하기 위해서는 문학 작품을 깊게 읽는 훈련을 거쳐야 한다.[49]

또 서사 분석을 하다 보면 의료윤리의 전형적인 사례가 재현되는 특징적인 방식을 파악하고 이를 비판적으로 들여다볼 수 있게 된다. 보통 의료윤리 교과서에 실린 사례는 삶의 구체적 맥락이 드러나지 않는 추상적이고 정형화된 서사들이 대부분이다. 예를 들면 이렇다.

> 초음파 검사에서 간 내 종괴가 발견되어 조직검사를 시행한 C 씨(55세 남자)의 병리검사에서 간암이 확인되었다. 환자와 그 가족은 내일 검사 결과를 확인하기 위해 외래에 내원하기로 예약되어 있는데 아내가 당신을 찾아왔다. 아내는 이미 다른 병원에서 간암 말기라는 이야기를 들었다면서 어차피 죽을 것이면 사는 동안만이라도 맘 편히 지내시도록 진단을 숨겨 달라고 했다. 주치의로서 당신은 어떻게 할 것인가?[50]

이 사례에 등장하는 환자와 아내는 구체적인 개인이 아니라 숨겨진 화자인 의료윤리학자가 창조해 낸 추상적인 인물이다. 핵심 쟁점을 쉽게 파악하여 문제 해결에 쉽게 이르게 하도록 인물의 감정이나 그들이 처한 상황 등은 모두 생략되었다. 그리고 화자는 사례에 전혀 등장하지 않음으로써 이 사례의 중립성과 객관성을 강화하고 있다. 그런데 중립적인 것처럼 보이는 이런 사례들은 사실 그것을 제시하는 저자가 선호하는 방법론에 따라 알게 모르게 재구성된 서사들이다. 하지만 독자들이나 심지어 의료윤리학자 자신도 사례가 그런 식으로 구성되어 있다는 사실을 알아채지 못할 때가 많으며, 서술된 방식과 사례 자체를 쉽게 동일시하는 경향이 있다.[51] 실제 의료윤리 문제는 복잡다단한 삶과 분리될 수 없으며, 해결할 수 없는 상황에서 결정을 내려야 하는 경우도 비일비재하다. 그리고 그런 복합적인 상황을 겪으면서 도덕적으로 어떻게 성장할 수 있는지도 함께 고민해야 한다. 하지만 맥락이 거세된 사례를 중심으로 의료윤리에 접근하다 보면 문제 풀이식의 의료윤리에만 익숙해지게 된다. 그런 점에서 문학 비평에 바탕을 둔 사례 분석은 사례 안에 숨겨져 있는 저자의 의도나 권력 관계를 포착하고 이를 다른 관점에서 바라볼 수 있는 비판적 시선을 기르는 데 도움이 될 것이다.

8. 질병은 이야기를 낳는다
_의학과 문학

　문학과 의학은 인간의 육체적 또는 정신적 고통을 대상으로 하고, 그것을 치유하는 것을 목적으로 한다는 공통점을 지니고 있다고 말한다. 하지만 실제로 두 분야의 인식 방법이나 실천 방향은 큰 차이를 보인다. 문학이 인간에 대한 총체적인 이해를 바탕으로 영혼의 치유를 꿈꾼다면, 의학은 몸과 정신의 개별적인 작동 원리를 설명함으로써 치료를 기획한다. 따라서 '문학을 한다는 것'과 '의학을 한다는 것'의 구체적인 모습을 들여다보면, 문학과 의학이 만날 가능성은 별로 없어 보인다. 그러나 역사적으로 볼 때 문학과 의학은 생각보다 가까운 관계를 유지하고 있었고, 특히 문학 쪽이 그러하다고 볼 수 있다. 프랑수아 라블레François Rabelais, 안톤 체호프Anton Pavlovich Chekhov, 미하일 불가코프Mikhail Afanasyevich Bulgakov, 고트프리트 벤Gottfried Benn, 한스 카로사Hans Carrosa, 윌리엄 카를로스 윌리엄스 William Carlos Williams, 마종기, 허만하 같은 의사 출신의 문학가들을 굳이 거명하지 않더라도, 질병과 환자, 의사와 병원 등은 문학의 주요한 소재나 주제로 종종 등장했다. 토마스 만Thomas Mann의 『마의 산』에서 '결핵'은 작가의 세계관을 드러내는 중심적인 모티프로 자리매김하고 있으며, 켄 키지Ken Kesey의 『뻐꾸기 둥지 위로 날아간 새』에서 '정신병원'은 감시권력이 곳곳에 스며든 사회를 표상하고 있다.

이렇듯 문학은 의학의 여러 모습을 비판적으로 차용하고 성찰하면서 인간의 실존적 모습이나 부조리, 당대의 사회 모순에 대해 적극적인 발언을 해왔다. 이것을 우리는 '문학 속의 의학'이라 부를 수 있을 것이다.

그렇다면 '의학 속의 문학'은 어떠한가? 환자가 증상에 관해 호소하는 이야기를 듣는 과정, 즉 병력 청취history taking는 고대 히포크라테스 의학 이래로 의료 행위의 중심에 서 있었다. 의사는 환자의 이야기를 귀담아듣고 그것을 소상히 기록으로 남김으로써 시간의 흐름에 따라 변해가는 환자의 질병 양상을 파악하고자 했다. 문학에서 이야기가 갖는 중요성을 생각해 본다면 의학에서도 서사를 바탕으로 한 최소한의 문학적 전통이 존재했다고 볼 수 있다. 하지만 과학의 도움을 받은 현대의학이 눈부신 성공을 거두면서 의학 내부에 미미하게나마 존재하던 문학적 자취는 거의 사라지고 말았다. 환자의 상태에 대한 객관적 기술description과 구조화된 서술 양식이 의료 차트에 도입되면서 질병을 앓는 과정에서 생겨나는 다양한 감정과 그에 따르는 환자의 주관적인 이야기는 대부분 자취를 감추게 되었다. 그나마 의료 차트에서 찾아볼 수 있는 환자의 이야기는 의사라는 서술자에 의해 의학적으로 가공·변형된 채로 남게 되고, 그마저도 의료기술이 고도로 발달해 감에 따라 이제는 쓸모없는 부산물로 여겨지는 실정이다. 그렇다면 '의학 속의 문학'은 이제 과거의 유산인 것일까? 꼭 그렇지는 않다. '문학과 의학'이라는 학제적 분야를 통해 의료인문학은 현대의학에서 사라진 이야기 전통을 되살리려는 시도를 지속적으로 해왔으며, 최근에는 '서사의학'이라는 구체적인 성과를 내놓고 있기 때문이다.

문학 속의 질병과 의학

평론가인 수전 손택Susan Sontag은『은유로서의 질병Illness as Meta-phor』을 통해 질병에 덧씌워진 각종 은유의 정체를 밝히면서 질병에 대한 은유가 환자에게 개인적 절망과 사회적 낙인을 찍는 도구로 이용되고 있음을 폭로한 바 있다. 그녀는 결핵, 암, 에이즈와 같은 질병이 부정적인 함의를 지닌 은유로 둘러싸여 있어서 우리가 질병을 있는 그대로 바라보지 못한다고 개탄하면서 질병의 은유로부터 자유로워지자고 제안한다. 그 자신이 암에 의해 고통받았기 때문에 손택의 주장은 매우 적실하다. 하지만 그녀의 바람대로 질병에 대한 나쁜 은유는 사라질 수 있을까? 손택의 텍스트가 수용되는 양상을 보면 꼭 그렇지는 않은 것 같다. 질병에 대한 은유를 없애자는 그녀의 의도와는 달리, 오늘날『은유로서의 질병』은 역사적·사회문화적으로 질병에 대한 은유가 얼마나 만연해 있었으며, 질병과 의학이 문학적 소재로 얼마나 다양하게 차용되었는지를 풍부하게 보여주는 텍스트로 자리매김하고 있으니 말이다.

이처럼 문학은 개인과 사회를 바라보는 프리즘으로 질병과 의학을 자주 활용해 왔다. 특히 현대 문학에서는 질병을 앓는 인물이나 질병이 전개되는 공간, 질병을 둘러싼 사회적 조건 등이 자주 등장한다. 국문학자 이재선은 문학이 보여주는 질병 혹은 병리성과의 친근성을 '병리 애호의 미학'이라고 부르면서 이를 현대 문학의 가장 큰 특징으로 꼽고 있다. 문학적 근대성은 의학적 근대성과 그 궤도를 같이하고 있다는 것이다.[52] 예를 들어 한국 문학사를 들여다보면 대개 1910년 무렵부터 질병이 문학적으로 수용되기 시작했으며, 1910년대와 1920

년대에는 주로 예술가로서의 작가의 내면을 고양하거나 연출하는 도구로 질병을 활용했다고 한다. 그러다가 1930년대에 이르면 특히 모더니즘 문학을 중심으로 질병이 당대의 시대상을 반영하는 주요한 모티브로 자리매김하게 된다.[53] 이에 따라 천연두, 결핵, 성병, 암, 나병, 콜레라, 정신병 등의 다양한 질병이 이상, 김동리, 박태원, 채만식, 최명익, 이청준, 박경리 등의 한국 근현대소설에서 발견된다. 이런 질병들은 전통과 결별한 근대적 개인을 표상하거나, 한국 근현대사의 질곡을 살아가는 민중의 삶을 대표하기도 하고, 한국 사회의 병리 현상을 드러내 보이는 등 다양한 의미로 변주되었다.[54] 또한 질병뿐 아니라 의사도 주요 인물로 여러 작품에 등장했는데, 이기적이거나 상업적인 이익에 치중하는 의사의 부정적인 모습부터 자기희생적이고 부조리한 현실을 극복하려는 긍정적인 의사의 모습까지 다양하게 묘사되었다.[55]

이와 같은 의학과 문학의 친연성은 서구 문학에서 더욱 두드러진다. 일일이 거론하기 힘들 정도로 많은 의사 출신 문인이 있으며, 질병과 의학이 작품의 주요 소재나 주제로 자주 등장했다. 중세와 근대 유럽을 여러 차례 휩쓸었던 페스트의 강력한 영향력 때문에 조반니 보카치오Giovanni Boccaccio의 『데카메론』이나 대니얼 디포Daniel Defoe의 『전염병 연대기』와 같은, 질병을 통해 삶과 죽음의 의미를 묻고 성찰하는 문학적 성취가 이루어졌다. 소위 '페스트 문학'이라고 부를 수 있는 이런 전통은 알베르 카뮈Albert Camus의 『페스트』로 이어진다. 『페스트』에서 질병은 인간의 한계 상황이자 실존적 조건인 동시에, 저항하는 존재인 인간의 본질을 드러내는 주요한 역할을 맡고 있다.

톨스토이는 『이반 일리치의 죽음』을 통해 질병에 걸려 죽음을 앞
둔 환자의 심리를 정밀하게 묘사하여 부정, 분노, 타협, 우울, 수용으
로 이어지는 엘리자베스 퀴블러 로스Elisabeth Kübler-Ross의 죽음 수용
의 5단계를 이미 선취했다. 뇌전증을 앓았던 표도르 도스토옙스키
Fyodor Mikhailovich Dostoyevsky의 여러 작품은 정신병리학 문헌의 교
본과 같다고 일컬어지기도 한다. 아버지가 의사였던 어니스트 헤밍
웨이Ernest M. Hemingway는 『인디언 부락』에서 인디언 여인의 출산을
목격하는 어린아이의 시선으로 가부장적인 현대의학의 모습을 꼬집
기도 했다. 평생을 독일 시골의 개업의로 지냈던 카로사는 의과대학
시절과 의사로서의 삶을 바탕으로 인간에 대한 깊은 애정과 삶의 신
비로움을 담은 여러 자전소설을 발표했다. 알렉산드르 솔제니친
Aleksandr Isayevich Solzhenitsyn의 『암병동』은 암을 둘러싼 환자와 의
사의 권력 관계와 병원의 관료적 모습을 통해 소비에트 사회와 체제
자체를 비판하고 있다. 이처럼 동서양을 막론하고 시대의 공기를 예
민하게 호흡하는 문학가들은 질병의 은유를 통해 삶의 의미와 인간의
본질을 성찰했으며, 당대의 의료를 통해 사회의 모순을 비판적으로
그려냈다.

의료인문학 분야로서의 '문학과 의학'의 탄생

문학이 질병과 의학을 매우 다양하게 그려냈으며, 이를 통해 질병
을 앓는 환자나 그를 치료하는 의사의 내면까지 포착할 수 있다는 점
을 인식하게 되면서 대략 1960년대 후반부터 미국을 중심으로 의학

교육에 문학을 도입하려는 움직임이 나타났다. 그리고 1972년, 펜실베이니아 주립 의과대학에 문학을 담당하는 전공 교수가 임명되면서 '문학과 의학'은 제도화된 학제적 분야로서 첫발을 내딛게 된다. 특히 1982년에 텍사스 주립 의과대학 의료인문학 연구소Institute for the Medical Humanities of the University of Texas Medical Branch at Galveston 의 후원으로 존스홉킨스대학교 출판부에서 《문학과 의학literature and medicine》 잡지가 창간된 것을 계기로 의학 교육에 문학 작품을 활용하는 수준을 넘어 '문학과 의학'이라는 학제적 분야가 탄생하기에 이르렀으며, 이는 인문학과 자연과학이 창조적으로 결합한 대표적인 예로 꼽힌다.[56] 또한 의학 교육과 관련한 문학, 예술 작품의 데이터베이스도 속속 구축되고 있는데, 뉴욕 의과대학의 '문학, 예술 및 의학 데이터베이스'가 대표적이다.[57] 그렇다면 '문학과 의학'은 구체적으로 의학과 의료 영역에서 어떤 역할을 할 수 있을까?

서사의학을 창안한 리타 샤론Rita Charon을 비롯한 '문학과 의학' 분야의 여러 학자는 임상 의료와 의학 교육에 문학이 기여할 수 있는 측면을 다음과 같이 다섯 가지로 정리한 바 있다.[58] 첫째, 질병에 대한 문학적 이야기를 통해 아픈 사람들의 실제 삶의 모습을 배울 수 있다. 둘째, 의학에 관한 위대한 문학 작품들을 통해 의업이 가지고 있는 힘과 그 의미에 대해 인식할 수 있다. 셋째, 서사 지식을 습득함으로써 환자들의 질병 이야기와 그들의 개인적인 이해관계를 더욱 잘 이해할 수 있다. 넷째, 이야기를 통해 의료윤리에 대한 지식과 감수성을 높일 수 있다. 다섯째, 문학이론을 통해 의학의 작업과 유형에 대한 새로운 시각을 가질 수 있다. 즉, 문학은 질병을 앓는 사람의 심리 상태나 사회적 관계 등을 매우 두텁게 묘사해 주고, 질병이 개인이나 집단의 삶에 미치는 영향과 그 의미를 성찰할 기회를 제공하기 때문에 가치가 있다. 그리고 이는 현대의학의 생의학 중심 교육에서는 쉽게 다룰 수 없는 부분이므로 문학을 의학 교육에 도입하자는 근거가 되기도 한다.

국내 여러 의과대학에서도 의학 교육에 문학 작품을 활용하는 다양한 수업이 현재 진행되고 있다. 2010년에는 뜻있는 문학가와 의료인들이 힘을 합하여 '문학의학학회'가 창립되었으며《문학과 의학》이라는 문예지도 출간했다. 의사와 의과대학생을 대상으로 한 수필문학 공모전도 꾸준히 이어지고 있다. 하지만 한국 의료계 전체를 보았을 때 문학에 대한 체계적인 관심은 여전히 미미한 상태이다. 의학 교육의 측면에서도 미국과는 달리 문학과 의학이 유기적으로 결합된 단계까지는 아직 도달하지 못한 상태이며, 대개는 문학 속에 형상화된 의학의 여러 모습을 수업의 도구로 활용하는 수준에 머무르고 있다. 하지만 우리나라에서 '문학과 의학'은 더욱 발전할 소지가 많다. 문학 작품이 가진 특유의 감수성은 생의학 교육에 찌들어 있는 의료인이나 의과대학생들에게 흥미를 일으킬 만한 요소이기 때문이다. 또한 의사들에게도 점점 강조되고 있는 글쓰기 교육과 관련하여 문학이 활용될 여지도 무궁무진하다.

질병과 이야기

'문학과 의학'이 의료인문학에 가장 크게 기여한 것은 이야기 또는 서사, 내러티브를 의료인문학의 중요한 방법론이자 토대로 제공한 것이다. 이야기는 질병을 앓는 환자나 질병을 치료하는 의사의 내면으로 들어갈 수 있는 가장 효과적인 방법이자 의료 행위가 이루어지는 주요 매개체이기 때문이다.

소설가 김훈은 질병은 "나 자신의 생명 속에서 발생한 실존적이고도 사적인 현상"이며, 따라서 "나는 나의 병을 나 자신의 몸으로부터 분리"하거나 "객관화하지 못하고 대상화"하지도 못한다고 말한다.[59] 질병은 몸, 공간, 시간에 영향을 미치면서 결국 질병에 걸린 사람에게 '환자'라는 새로운 정체성을 부여한다. 환자라는 정체성은 개인의 자존감을 훼손하여 절망과 고통의 나락에 빠지게도 하고, 반대로 투병 과정을 통해 생명의 소중함을 깨닫고 삶의 의지를 되살리는 기회를 제공하기도 한다. 질병과 삶은 떼려야 뗄 수 없는 관계를 맺는 것이다. 그리고 이런 질병 체험은 이야기를 통해 드러난다. 왜냐하면 인간은 이야기, 즉 서사를 통해 삶의 경험을 이해하고 구성하며 기억하고 전달하기 때문이다. 달리 말하면 질병에 맞닥뜨렸을 때 우리 안에 숨겨져 있던 이야기 본능이 자연스럽게 발휘된다고 볼 수도 있다. 그리고 이런 이야기를 우리는 질병 서사illness narrative[60]라고 부른다. 질병 서사란 질병을 앓고 있는 환자나 그/그녀를 보살피는 이가 투병 과정에서 겪게 되는 경험을 말이나 글로 풀어낸 것이다. 그 속에는 질병에 대한 환자의 설명, 해석, 이해 등이 모두 포함되고, 환자와 주변인물 간의 관계, 질병에 영향을 주는 사회문화적·역사적 맥락 등이 드러난다. 질병 서사의 종류는 실제 환자의 이야기나 글부터 시, 소설, 희곡 같은 가공의 문학 작품까지 그 범위가 매우 광범위한데, 그중에서도 환자들의 투병기pathography[61]에 주목해보자.

'투병기'라는 용어는 1899년 독일의 정신과 의사인 파울 뫼비우스

Paul Julius Möbius에 의해 만들어졌는데, 본래는 광기에 빠진 예술가나 정치가 같은 위인들을 대상으로, 심리학적·정신의학적 관점에서 작성한 일종의 전기를 의미했다.[62] 하지만 '문학과 의학' 분야의 학자인 앤 호킨스Anne H. Hawkins는 "질병과 치료, 그리고 죽음에 관한 개인적인 경험을 기술한 자서전 또는 전기의 한 형태"로 투병기의 의미를 확장했다.[63] 환자의 질병 서사라는 측면에서 보면 호킨스가 제안한 투병기의 개념이 좀 더 광범위하면서도 적절하다.

호킨스에 따르면 투병기는 질병이 소재의 일부로만 등장하는 일기나 에세이, 문학 작품과는 구분되는 고유한 장르이다. 투병기는 작품 전체가 오로지 질병에 대한 개인적 체험만으로 구성되는 경우에 국한되기 때문이다. 특히 그녀가 주목한 것은 투병기라는 장르의 근대성이다. 미국에서 질병 체험에 대한 글이 책 한 권의 분량으로 쓰이기 시작한 것은 대개 1950년대 이후의 일이며, 1900년 이전에는 거의 찾아볼 수 없는 현상이었다고 한다. 이렇게 투병기가 근대 이후에 나타나는 이유로 크게 두 가지를 생각해 볼 수 있다. 첫째, 근대 이전에는 질병이 삶 또는 죽음과 분리되는 대상이 아니라 삶과 죽음에 통합되는 한 부분으로 여겨졌기 때문이다. 20세기에 들어서야 질병은 병원을 매개로 하여 삶과 분리되었고 교정해야 할 대상으로 인식되었으므로, 근대 이전에는 질병 체험만을 따로 구분해서 글을 남겨야 할 필요를 느끼지 못했다는 것이다. 둘째, 현대의학에 대한 일종의 반작용으로 투병기가 번성한 점을 들 수 있다. 현대의학의 관료적 체계에 대해 절망하거나 비판적 시각을 가진 환자들의 목소리를 담을 수 있는 장르로서 투병기가 발견된 것이다. 미국의 투병기를 살펴보면 같은 질병을 앓는 환자들을 위한 일종의 길잡이 목적으로 쓰인 것부터, 현대

의학의 비인간적인 속성에 대한 분노와 좌절을 담은 것, 대안적 치료를 옹호하는 내용을 담은 것, 질병 체험을 환경적·정치적·문화적 문제와 연결시키면서 서구 문명을 비판하는 수단으로 활용하는 것까지 매우 다양한 내용을 담고 있다.[64]

국내에서도 건강과 질병, 특히 웰빙에 대한 관심이 늘어나면서 건강 관련 서적이 큰 인기를 끌고 있고, 환자들의 다양한 질병 체험 수기도 점점 많이 출판되고 있으며, 외국의 투병기도 꽤 번역되고 있다. 하지만 투병기라는 장르에 대한 관심은 여전히 부족하다. 실제로 지금까지의 국내 투병기의 출판 현황을 살펴보는 것은 상당히 어려운 일인데, 투병기라는 독립된 장르 개념이 확립되지 않아서 아카이브 자체가 구축되어 있지 않기 때문이다. 그러나 최근에 출간되는 국내 투병기를 살펴보면 환자들의 질병 체험이 절절히 녹아 있음을 확인할 수 있고 특정 질병에 대한 한국 사회의 인식을 들여다볼 수 있다.

투병기의 내용을 살펴보면 몇 가지 특징을 발견할 수 있다. 우선 투병기는 자신의 질병 경험을 타인과 나누고 소통하려는 욕구의 발현이자, 환자 자신이 질병 체험을 기록하고 재구성하여 삶의 한 사건으로 그것을 관조하여 바라볼 수 있도록 도움을 준다. 또한 자신과 같은 질병을 앓고 있는 동료 환자들에게 도움을 주려는 이타적인 의도에서 쓰이는 경우가 대부분이다. 물론 질병의 경험을 회상한다는 것은 매우 고통스러운 일이다. 투병기에는 보통 '항암'이라고 불리는 항암제 치료를 통해 육신이 피폐해져 가는 환자의 고통이나 병원이라는 위압적이고 낯선 공간에서 인간으로서의 자존감이 훼손되는 경험, 믿고 의지하는 대상이지만 나날이 소진되어 가는 가족을 바라보는 양가감정, 순간순간 몰려오는 죽음에 대한 공포, 질병을 대하는 사회의 편견과 차별 같은 인간적 한계 상황을 육화한 글이 넘쳐난다. 이야기와 몸은 분리되지 않은 채 한 덩어리를 이루면서 그 자체가 고통을 웅변하고 있다. 따라서 투병기를 쓰는 것은 너무나도 고통스러운 일일 것이다. 하지만 그럼에도 투병기를 쓰는 것은 고통스러운 경험을 회고함으로써 몸 마디마디에 새겨져 있는 질병의 흔적을 의미 있는 상처로 승화시키고, 자신의 경험이 다른 이에게 용기와 희망의 증거가 되길 바라기 때문이다. 더구나 질병이 고통만 안겨주는 것은 아니다. 투병기에는 질병을 겪으면서 새롭게 알게 된 일상의 고마움이나 삶의 자세에 대한 깨달음과 같은 새로운 자아를 발견해낸 희망의 육성도 담겨 있다.

이처럼 질병 서사를 통해 의료인문학이 발견할 수 있는 가장 중요한 점은 환자의 주관적 체험을 고백할 수 있는 장場이 현대의학 내부에 마련되어 있지 않다는 사실이다. 의료 차트나 증례보고case report와 같은 의료 서사medical narrative에는 주관성이 철저히 배제되어 있으며, 그 결과 환자는 의료의 한 주체로서 인정받지 못한 채 목소리를 상실한 대상으로 남겨진다. 의료사회학자인 아서 프랭크Arthur W. Frank는 이런 현상을 '서사의 양도narrative surrender'라고 부르면서 근대의학의 특징은 아픈 사람이 자신의 이야기보다는 권위적인 의학의 이야기를 따르게 하는 데 있다고 주장한 바 있다.[65] 이에 더해 환자의 목소리 못지않게 의료인의 목소리 역시 소외되고 있다는 것도 발견된다. 객관성을 중시하는 의료 서사는 행위자보다는 행위 중심으로 서술되기 때문이다. 예를 들어 의료 차트에 "나는 환자에게 이러이러한 시술을 했다"라고 쓰는 의사는 거의 없을 것이다. 대개는 "이러이러한 시술이 환자에게 행해졌다"라고 기술한다. 의료의 주체 가운데 하나인 의료인은 사라지고, 또 다른 주체인 환자는 수동적인 역할에만 머무는 것이 의료 서사의 특징이다.

따라서 현대의학에서 소외되고 있는 개별 인간의 목소리를 되살리는 통로로서 서사에 대해 꾸준한 관심이 이어지는 것은 어찌 보면 당연한 일이다.

의학 속의 문학: 서사의학

의학에 문학 이론과 방법론을 도입한 것 중 지금까지 가장 성공을 거둔 것이 바로 서사의학이다. 서사의학은 서사를 의료의 본질적 특성으로 보고 이를 바탕으로 의료 또는 의학 교육에 서사를 적용하려는 학문적·실천적 흐름을 포괄하여 지칭하는데, 이는 문학과 의학의 실천적 결합을 고민하는 모든 이에게 좋은 시사점을 제공해 준다. 물론 서사의학 내에도 다양한 입장과 방법론이 존재한다. 이를테면 앞절에서 소개한 투병기나 문학 작품을 의과대학에서 읽고 가르치는 것조차 넓은 범위의 서사의학에 포함될 수 있다. 하지만 임상적 실천과 효과라는 측면에서 본다면 임상 의료와 교육에서 더욱 구체적으로 실현 가능한 방법이 필요하다. 그런 점에서 이 책에서는 샤론의 서사의학과 로널드 슐라이퍼Ronald Schleifer와 제리 버내타Jerry B. Vannatta가 주장하는 '스키마기반의학schema based medicine'을 소개하고자 한다. 양자 모두 문학 이론과 방법론을 기존의 임상 의료와 교육에 함께 녹여내려는 구체적인 노력을 하고 있기 때문이다.

1990년대 후반 미국 컬럼비아대학교 의과대학의 내과 의사이자 문학가인 샤론은 임상 의료와 의학 교육에 문학 방법론을 전면적으로 도입해야 한다고 주장하면서 서사의학을 제안했다.[66] 그녀에 따르면 서사의학이란 "질병 서사를 인식하고, 흡수하고, 해석하고, 감동할 수 있는 서사적 기술과 함께 수행되는 의학"을 말한다. 그리고 서사적 기술이란 "타인의 질병 서사를 듣고, 그 의미를 이해하여, 환자가 처해 있는 곤경을 깊고도 정확하게 이해하는 기술"을 의미한다. 그런데 이런 서사적 기술은 태어날 때부터 누구나 가지고 있는 것이 아니라 훈련과 연습을 통해 갖춰나가야 하는데, 이런 과정을 통해 갖추게 되는 능력을 서사적 역량narrative competence이라고 부른다. 서사적 역량이란 "이야기를 인식할 수 있는 능력, 이야기의 감추어진 부분을 찾아내는 능력, 이야기를 배열 또는 재배열하여 하나의 가설을 만들어 내는 능력, 이야기 때문에 감동할 수 있는 능력, 개별 환자의 입장에 부합하는 행위를 할 수 있는 능력"을 말한다. 다시 말하면 서사의학은 이야기를 듣고 말하고 찾아내며 이를 활용할 수 있는 서사적 역량이 바탕이 되었을 때야 비로소 임상적 효과를 발휘할 수 있는 것이다.

따라서 서사의학을 수행하기 위해서는 읽기와 글쓰기를 통한 서사 훈련이 전제되어야 하는데, 이를 위해 의사, 문학가, 정신분석가 등으로 이루어진 교수진은 꼼꼼하게 읽기close reading, 창의적 글쓰기 creative writing로 구성된 핵심적인 서사 훈련법을 통해 서사적 역량을 기를 수 있도록 유도한다. 샤론은 "의학도나 의사들이 문학 방법론을 습득함으로써 방법론적으로 그들의 선배들이 가지지 못했고 임상 진료에 적용하고자 생각지도 못했던 능력"을 가질 수 있다고 주장하는데, 이런 과정은 의사들이 "환자들의 이야기를 정확하게 해석하고 용기 있게 수용할 수 있는 능력을 키워 결과적으로 인간의 고통을 덜어

주는 데 도움"을 주게 된다.[67]

샤론에 의하면 서사적 기술과 역량은 보통 집중attention, 재현re-presentation, 연합affiliation이라는 세 단계를 거치면서 의료 현장에서 발휘된다. 의료인은 환자의 질병 이야기를 듣는 것으로 일을 시작한다. 환자의 이야기를 듣는 것은 단지 의학적 정보를 캐내는 일에 그치는 것이 아니라 반복된 서사 훈련을 통해 이야기가 담고 있는 시간성, 개별성, 플롯, 시점, 갈등, 욕망 등의 서사적 요소에 집중한다는 것을 의미한다. 그리고 이것은 의사의 의료 서사로 재현된다. 샤론은 의료 현장에서 통용되는 관습적이고 도식화된 방식으로 재현되는 의료 서사가 아니라 일상 언어를 활용한 성찰적 글쓰기를 통해 환자의 질병 서사를 목격하고 공감하는 또 다른 재현을 강조한다. 이렇게 해서 타인의 삶을 상상하고 공감하는 태도를 익히고 의료인과 환자 사이의 상호주관적이고 윤리적인 관계가 형성된다. 그리고 집중과 재현이 상보적으로 얽히면서 서사를 통해 환자와 의료인이 연결되는 계기가 만들어지며, 이는 다시 보호자, 동료 의료인, 그리고 시민들을 포괄하는 공동체 전체로 퍼져나가면서 인간적인 의료에 대한 공감대와 협력, 그리고 정의로운 보건의료체제를 실현하려는 노력으로 이어지는 것이다.[68]

그렇다면 서사적 역량을 구체적으로는 어떻게 키울 것인가? 샤론은 여러 가지 방법을 제안하는데 그중 대표적인 것은 '평행차트 Parallel Chart'라는 방법이다. 평행차트는 환자를 진료하거나 환자의 투병을 지켜보면서 느낀 점을 병원에서 통용되는 공식적인 의료차트가 아니라 일상 언어로 기록한 또 다른 차트를 말한다. 나 역시 2015년부터 임상실습을 경험한 의학전문대학원 4학년 학생들을 대상으로 평행차트 훈련을 시행하고 있다. 시행 첫해에는 의료차트 쓰는 법에만 익숙해 있던 학생들이 일상적인 글을 쓰는 것을 낯설고 혼란스러워했다. 하지만 서사의학에 관해 조금 더 깊이 있게 이해하고부터는 학생들이 비교적 진솔하게 평행차트를 쓰고 있다. 평행차트에는 임상 실습에서 느꼈던 아쉬움, 환자와의 인간적 만남에 대한 기쁨과 상처, 관료적인 병원과 선배 의료진에 대한 실망, 예비의사로서의 진로에 대한 고민 등이 담겨 있었으며, 일부 학생은 상당히 문학적 틀과 내용을 갖춘 평행차트를 쓰기도 했다.

이렇게 평행차트를 쓰는 이유는 환자들이 질병을 겪어나가는 방식을 관찰하고 내면을 성찰해 봄으로써 환자의 처지를 이해하는 경험을 하고, 환자의 이야기 속에 담겨 있는 서사적 틀과 내용을 인식함으로써 환자와 의사소통을 쉽게 하기 위해서이다. 또한 임상을 접하면서 겪게 되는 여러 가지 감정을 정리하여 객관화·외재화함으로써 자기 성찰의 계기를 마련할 수 있다. 자기 성찰을 통해 자신의 감정을 더욱 잘 이해하고 받아들일 수 있다면 이는 곧 환자와의 소통에 긍정적인 효과로 이어지고 전문가로 성장하는 과정에도 도움이 될 것이기 때문이다.

두 번째로 스키마기반의학에 관해 살펴보자.[69] 스키마기반의학은 서사의학에서 강조하는 서사적 역량을 좀 더 실제로 발휘할 수 있도록 구조화된 틀을 사용한다는 점이 특징이다. 환자의 이야기는 진단과 치료를 향해 가는 첫 관문이자 가장 중요한 자료이기도 하다. 의료차트는 이런 환자의 이야기를 의학적으로 구조화된 방식에 따라 기술한 한편의 서사물이다. 스키마기반의학에서는 이런 의료 서사의 틀을 거부하지 않는다. 그 대신 문학을 통해 얻을 수 있는 서사 지식과 해석 능력을 의료 서사의 틀 안에 통합시키려 한다. 그 대표적인 방법은 두 가지인데, 첫째는 주요호소증상chief complaint, 현재력history of present illness, 과거력past medical history, 가족력familiy history 등의 여러 항목으로 이루어지는 기존의 의료차트에 '주요 염려chief concern'라는 새로운 항목을 추가하자는 것이다. '주요 염려'는 환자의 증상이 나타내는 객관적인 정보가 아니라 발생한 증상으로 인해 환자가 느낀 두려움이나 걱정, 공포 등의 감정을 위주로 기술한다. 이런 항목을 넣음으로써 의료인은 환자에게 단순히 증상뿐 아니라 그 증상이 환자에게 어떤 의미가 있는지도 관심을 두고 있다는 사실을 보여줄 수 있고, 이는 환자와의 공감을 형성하는 데 크게 이바지할 것이라고 기대한다. 또한 의료 서사의 형식을 바꿈으로써 의료 관행까지 바꿀 수 있는 가능성을 제시한다.

두 번째 방법은 '주요 염려'를 포함하여 의료인과 환자의 상호작용에 의해 구성되는 서사를 일종의 구조화된 스키마schema를 통해 파악하고 적절한 방식으로 반응하는 것이다. 원래 '스키마'는 인지심리학이나 교육심리학에서 주로 사용되는 개념으로 '과거의 경험을 조직화하고 새로운 상황을 해석하는 고차원적인 개념 구조 또는 틀'이자, 우리의 기억 속에 저장된 수많은 경험 지식을 말한다.[70] 스키마기반의학에서는 의료인과 환자의 진료 과정에서 서사적으로 구성되고 밝혀지는 지식의 역할을 강조하며, 이런 서사적 지식의 획득 과정을 의료차트의 형식을 빌려 스키마로 구성하고자 한다.

환자의 이야기를 구조화한 스키마는 크게 세 가지 범주로 나뉜다. 환자의 이야기를 서사적으로 분석한 스키마, 환자와 의사의 상호작용을 파악할 수 있는 스키마, 그리고 의사의 행위 및 윤리와 관련된 스키마가 그것이다. 환자의 이야기를 서사적으로 분석한 스키마에는 서사 구조, 등장인물의 역할, 이야기의 장르(비극, 희극, 풍자극, 영웅물…) 등이 포함된다. 환자와 의사의 상호작용을 파악할 수 있는 스키마에는 환자의 감정, 환자의 사회문화적 배경, 의사의 공감 표현, 환자가 사용하는 은유나 완곡어법에 대한 의사의 반응, 대화 분석 등이 포함된다. 마지막으로 의사의 행위 및 윤리와 관련된 스키마에는 의료 과오와 관련된 내용, 환자 권리 장전, 의사 윤리 지침 등 의료윤리와 관련된 내용이 포함된다.

물론 환자의 이야기를 분석해서 이런 스키마를 결정하기 위해서는 각종 서사 훈련을 받아서 환자의 이야기 속에 들어 있는 서사 구조와 인물, 감정, 플롯 등을 파악할 수 있는 서사적 역량이 먼저 갖춰져야 한다. 그리고 한 걸음 더 나아가서 서사적으로 풀어낸 환자의 이야기를 통해 윤리적 딜레마를 인지하고 분석하며 그것을 해결하기 위한 행동을 실행에 옮길 수 있는 도덕적 품성과 덕, 공감 능력도 지니고 있어야 한다. 어렵지만 스키마를 통해 이런 내용을 반복적으로 습득하여 서사적으로 사고하는 습관이 들면 의료 현장에서 자연스럽게 환자 중심의 의료가 구현될 수 있다는 것이 스키마기반의학의 바람인 것이다.

이처럼 스키마기반의학은 샤론의 서사의학에 비해 훨씬 구조화된 것이 특징이다. 또한 의료차트에 문학 기반의 서사 형식과 내용을 삽입하거나, 체크리스트처럼 의료인에게 친숙한 방식을 사용함으로써 의학에 문학을 도입하는 실제적이고 임상적인 효과를 발휘하고자 노력한다.

문학과 의학의 지속적인 만남을 위하여

문학은 질병에 대한 구체적인 이야기를 형상화하여 질병을 앓고 있는 사람의 삶과 그를 둘러싼 주변 인물의 삶, 그리고 사회문화적· 역사적 배경들을 알게 해준다. 의학은 이런 질병 이야기를 통해 환자의 주관성과 주체성이 발현되는 장을 발견할 수 있고, 이를 통해 환자라는 타자에게 공감하고 윤리적으로 개입할 길에 들어설 수 있다. 또한 질병과 환자를 둘러싼 사회적 조건을 깨닫고 이를 해결하기 위한 의학적 노력이 무엇인가를 성찰할 수도 있다. 그리고 문학적인 개념과 도구를 이용하여 현대의학의 지배적인 의료 서사, 즉 객관성을 강조하면서 주관성을 철저히 배제하는 관습적인 서사 틀을 바꾸기 위한 실천적 노력이 가능하다는 점을 배워왔다. 결국 문학과 의학의 만남은 '문학 속의 의학'에서 '의학 속의 문학'으로 그 관심 영역을 계속 넓혀왔음을 알 수 있다. 그리고 이런 만남이 지속해서 이루어질 때 의학과 문학 모두 자신의 틀에서는 보지 못한 새로운 지평을 열 수 있을 것이다.

따라서 짧은 의과대학 교육 기간에 문학을 도입하기만 하면 인간적이고 환자와 소통을 잘하는 의사가 저절로 길러질 수 있으리라 성과 중심적으로 생각하기보다는, 문학을 통해 의학의 가능성과 한계를 끊임없이 성찰하고 이를 의업을 마치는 날까지 매일매일 고민하고 실천할 수 있는 감수성과 태도를 익히도록 유도하는 것이 더 중요하다. 문학도 일회적인 개입에 그칠 것이 아니라 의료인이나 환자의 일생에 걸쳐 지속적으로 영향을 끼칠 방법을 찾아야 할 것이다. 그런 점에서 문학은 즉각적인 효과를 보이는 맛 좋은 약은 아니다. 오히려 너무 써서 먹기는 힘들면서 눈에 띄는 효과도 별로 없는 약에 더 가깝다. 그렇지만 그 쓰디쓴 약을 삼킬 때마다 정신이 번쩍 드는 경험을 반복하다 보면 어느 순간에 우리는 건강해져 있을 것이다.

9. 병든 몸이 아름다울 수 있을까?
_의학과 예술

우리가 어릴 때부터 자주 듣던 명언 중에 "인생은 짧고 예술은 길다"라는 말이 있다. 이 명언이 히포크라테스 총서의 하나인 『경구 aphorism』의 첫 구절이라는 것을 알게 된 건 훨씬 뒤의 일이었다. 더구나 예술이라고 알고 있던 것이 실제는 의술에 가까운 것이었다. 원문을 한번 살펴보자.

> 인생은 짧고 의술은 길다. 기회는 쏜살같이 지나가고 실험은 믿을 수 없으며, 판단은 어렵다. 의사는 스스로 자신의 의무를 다하는 것뿐만 아니라, 환자나 조수, 외부인의 협조를 이끌어 낼 준비가 되어 있어야 한다.[71]

의업의 어려움과 의사의 책무를 논하는 이 경구에서 예술 또는 의술에 해당하는 그리스어는 테크네technē이다. 테크네는 보통 기예技藝로 번역되는데, '솜씨, 손재주, 방책' 등과 같은 일반적 의미뿐 아니라 '특정한 전문 분야와 관련된 체계적인 방법'을 일컫는 말이기도 하다. 의술이나 통치술, 변증술과 같은 예에서 알 수 있듯이 어떤 분야와 관련된 '무슨무슨 술術'에 해당하는 용어인 것이다. 원래 테크네에는 기술과 예술이라는 의미가 모두 포함되어 있었는데, 근대 이후에 둘이 분리되어 기술은 'technic', 'technique', 'technology' 등으로, 예술은

'art'로 쓰이게 된다. 'Art'는 라틴어인 'Ars'에서 유래하는데, 테크네가 라틴어로는 'Ars'에 해당했으므로 후대에 오해가 발생한 것이다. 실제로 고대 그리스에서 테크네는 주로 직업적인 영역에서 사용되는 말이었다고 한다. 아리스토텔레스는 지식을 3단계로 나누고 가장 상위의 지식을 에피스테메epistēmē, 중간 단계를 테크네, 가장 하위의 단계를 엠페이리아empeiria라고 불렀다. 이 중 테크네는 원인적·이론적 지식이면서도 한편으로는 관찰과 경험을 통해 얻어지는 실천적·실용적 지식이기도 했으며, 학습되고 전수되는 전문적인 지식이자 기술을 뜻했다. 따라서 의술은 건강의 회복이라는 실용적인 목적을 지닌 전문 지식이자 기술인 테크네의 일종으로 간주했던 것이다.[72]

그렇다면 우리는 '예술art'이라는 단어의 의미를 잘 살펴봐야 한다. 왜냐하면 예술을 정의하는 방식은 시대에 따라 매우 달랐으며, 의학과 예술의 관계를 살펴볼 때도 이런 예술의 다양한 의미가 반영되어야 하기 때문이다. 이를테면 의학과 예술의 관계는 (의학과 인문학의 관계를 서술할 때와 비슷하게) 다음과 같은 이야기 구조를 통해 서술되곤 한다. "인류의 시작과 더불어 의학과 예술은 매우 밀접한 관계를 맺어왔다. 하지만 근대 이후 의학이 과학과 결합하여 발전하면서 예술과 멀어지고, 현대의학에는 예술과의 접점이 거의 사라졌다. 다만 최근에는 학문 간의 융합이 강조되면서 의학과 예술이 다시 만나려는 시도가 이루어지고 있다."

그러나 고대 예술과 현대 예술의 개념이 다르다면 이런 이야기는 수정되어야 한다. 실제로 18세기 전까지 예술은 대개 기술과 고상함으로 수행되는 인간의 모든 활동을 지칭하는 것으로 자연nature과 반대되는 개념이었다. 오늘날에 통용되는 예술 개념, 즉 다양한 미적 표현 양식의 집합체로서의 예술은 대개 18세기에 이르러서 탄생했다고 본다. 근대 이후에야 예술은 공예와 분리되어 오늘날의 순수예술fine arts이 된 것이다.[73] 따라서 '의학과 예술'에서의 '예술'은 기술, 공예, 의술, 예술 등이 분화하지 않았던 고대 그리스·로마의 예술 개념을 포괄해야 하며, 그렇게 본다면 히포크라테스의 금언을 후대에 혼동한 것이 그저 무지에서 비롯된 것이라 치부할 수만은 없다. 오히려 의술에 담겨 있는 예술적 성격을 버릴 수 없었기 때문이 아닐까?

의학과 예술의 만남

의학과 예술의 만남은 인류 역사의 시원으로 거슬러 올라간다. 인류 역사에서 의醫라는 활동을 처음으로 담당했던 사람은 대개 주술사들이었다. 중앙아시아나 시베리아의 샤먼shaman이 대표적이다. 질병을 신의 노여움이나 악귀의 침입과 같은 초자연적 현상으로 여겼던 인류의 조상들은 악귀를 물리치고 신의 분노를 달래는 힘을 발휘하는 주술사의 권능에 복종했을 것이다. 그런데 질병에 대항하는 주술사의 무기는 대개 춤, 노래, 주문 등이었다. 주술사는 춤을 추고 노래를 부르면서 황홀경에 빠지고, 몸을 벗어난 환자의 영혼을 찾아 이승과 저승을 여행하면서 환자의 영혼을 되찾아 오는 역할을 수행했다. 그리고 이런 의식은 선사시대의 동굴벽화에 고스란히 남아 원시적인 의술과 예술이 분리되지 않았음을 증명해 주고 있다. 또한 인간의 감정을 다스리는 데 음악이나 연극이 유용하게 활용된 예도 등장한다. 아리스토텔레스의 『시학』에 나오는 '카타르시스Katharsis' 개념이 대표적이다. "연민이나 공포를 일으키는 비극이나 사람의 정신을 도취시키는 음악을 통해" 카타르시스를 경험함으로써 부정적인 감정을 해소하거나 배설하게 되고, 이는 곧 마음의 치유에 이르는 길이 되었다.[74]

의학의 발전과 더불어 예술이 갖는 '치유'의 기능과 의학이 갖는 '치료'의 기능은 분리되었지만, '미의 추구'라는 예술의 또 다른 본질은 인간의 몸을 바라보는 시선을 통해 의학에 영향을 끼치기 시작했다. 그 대표적인 예는 안드레아스 베살리우스Andreas Vesalius의 해부도에서 찾아볼 수 있다. 이탈리아 파도바대학교의 외과 및 해부학 교수로 있던 베살리우스는『인체의 구조에 대하여De humani corporis fabrica』라는 해부서를 1543년에 펴낸다. 보통 베살리우스는 금기시되던 인체 해부를 자신의 손으로 직접 수행하면서 갈레노스 해부학의 여러 오류를 밝혀내어 근대 해부학을 정초했다는 평가를 받고 있다. 그리고『인체의 구조에 대하여』에 관한 후대의 평가도 그 과학적 사실성에 집중되는 경향이 있다. 하지만『인체의 구조에 대하여』는 과학뿐 아니라 미학적·예술적으로도 정교하게 계획된 작품이며, 특히 서양 미술의 다양한 흔적을 찾아볼 수 있다.

우선 누가 해부도를 그렸을까? 논란의 여지가 있지만 당대 일급 화가인 티치아노Tiziano의 화실에 속해 있던 얀 스테판 칼카르Jan Stefan van Kalkar가 책임자로 알려져 있다.『인체의 구조에 대하여』를 보면 가장 눈에 띄는 것 가운데 하나가 해부된 인체가 어떤 풍경 속에 놓여 있다는 점인데, 이 풍경은 당시 베네치아에서 유행하던 파노라마식 풍경화에 자주 등장하던 것으로 티치아노의 영향을 강하게 받은 것이다.[75] 해부된 인체를 특정한 풍경 속에 놓아둔 것은 몸을 환경 및 우주와 연결된 존재로 파악하는 전통적 시선과 몸을 개체로 구획 짓고 객관적인 탐구의 대상으로 보는 근대적 시선을 교차시킴으로써 베살리우스 해부도의 역사적 의미를 더욱 강화하는 효과를 낳고 있다.

또한 해부도에서 내장 기관을 담고 있는 몸은 헬레니즘 시대에 제작된 〈벨베드레의 토루소Belvedere Toros〉를 차용했는데, 이 토루소는 미켈란젤로Michelangelo di Lodovico Buonarroti Simoni나 라파엘로 Raffaello Sanzio da Urbino 같은 르네상스 화가들은 물론 루벤스Peter Paul Rubens 같은 후대의 화가들도 즐겨 그렸던 작품이다.[76] 이 토루소를 통해 베살리우스의 해부도가 고대 미술의 유산을 공유하고 있음을 알 수 있다. 이런 베살리우스 해부도의 예술적 특성이 가장 분명하게 드러나는 작품이 『인체의 구조에 대하여』의 표지이다. 베살리우스가 직접 해부학 강의를 하는 광경을 묘사한 표지는 16세기 목판화 중에서도 기교가 뛰어난 작품으로 평가받는다. 특히 이 작품은 대담한 원근법과 명암법을 통해 해부를 하는 베살리우스와 다양한 인물을 정밀하게 묘사하면서 베살리우스 해부학의 혁명적 성격을 효과적으로 표현해 내고 있다.

이처럼 베살리우스의 해부도에서 보이는 의학과 예술의 협업은 의학이 점점 기술과학의 길을 걸어갈 때도 계속되었다. 예를 들어 현미경을 통해 바라본 미생물은 육안으로는 관찰할 수 없는 미시세계에 대한 상상력을 불러일으켰고 이것은 예술적 상상력으로 이어지기도 했다. 추상화의 대가인 바실리 칸딘스키Wassily Kandinsky는 현미경을 통해 관찰할 수 있는 다양한 미생물이나 유충, 곤충의 이미지를 추상화로 표현하기도 했는데, 그는 현미경을 사물에 내재된 영혼을 볼 수 있는 '내면의 눈'이라고 부르기도 했다.[77]

엑스선은 또 어떤가? 엑스선의 발견은 몸 안을 들여다보고자 하는 서양의학의 시각적 욕망이 도구를 만나 극적으로 실현된 사건이었다. 몸을 절개하지 않고도 엑스선을 통해 몸 안을 들여다볼 수 있다는 사실은 '투명한 몸'이라는 표상에 힘입어 의료계를 넘어 예술 영역으로 퍼져나갔으며, 문학, 연극, 영화 등 다양한 영역에서 인간의 비밀스러움이나 위선을 폭로하는 주요 소재로 등장했다. 엑스선이 보여주는 몸 이미지 역시 다양한 시각예술 작품에서 차용되었다.

회화와 같은 시각예술뿐 아니라 공연 예술에서도 의학과 예술의 협업이 나타났다. 예를 들어 프랑스의 행위예술가인 오를랑Orlan은 성형수술을 주제로 삼은 일련의 작품을 선보인 것으로 유명하다. 그녀는 1990년부터 1993년까지 무려 아홉 차례의 성형수술을 하면서 그 과정을 전 세계에 생중계하는 행위예술을 선보였고, 1993년부터는 자신의 얼굴에 여러 이미지를 합성하여 마치 디지털 성형수술을 한 것 같은 작품들을 발표하고 있다.[78] 오를랑은 몸에 대한 전통적인 기준을 거부하고 새로운 몸을 창조하는 데 현대 의료기술을 적극적으로 활용하고 있는 것이다.

최근에 의학과 예술의 협업을 잘 보여주는 예로서는 '메디컬 아트'가 있다. 20세기 후반부터 CT나 MRI, 내시경 같은 의료영상기기들이 발전하면서 인체의 숨겨진 영역이 가시화되기 시작했고 여러 예술가가 그런 이미지들을 예술의 영역으로 끌어왔는데, 이것을 메디컬 아트라고 한다.[79] 이를테면 연세대학교 의과대학 영상의학과 교수인 정태섭은 엑스선이나 MRI 이미지를 이용하여 작품 활동을 하고 있다. 그는 엑스선을 통해 피부 아래에 숨겨진 뼈와 근육 등을 보여줌으로써 인체의 신비로움을 가시화하고 내면의 아름다움을 부각한다. 또한 꽃이나 과일, 악기 등을 엑스선을 통해 촬영함으로써 차가운 의료 영상에 자연과 인간이 갖는 따뜻함을 불어넣고 있다.

또 다른 예로는 '그래픽 의학Graphic Medicine'을 들 수 있다. 그래픽 의학은 서사의학과 같은 의료인문학에 만화를 결합한 것이다.[80] 만화의 시각적 차원과 서사적 차원을 통해 몸이나 질병, 의학과 관련한 새로운 담론을 만들고자 하는 것이다.

이처럼 의학을 통해 몸과 인간, 자연을 바라보는 새로운 시각을 획득한 예술은 이를 다양한 표현 양식으로 형상화하고 있고, 이것은 의학과 예술이 융합하여 새로운 상상력과 창조성을 발휘하는 사례로 평가할 만하다. 하지만 의학과 예술의 만남이 언제나 우호적인 것은 아니다. 사실은 그 반대로 예술은 의학에 언제나 의혹의 눈초리를 보냈고 풍자와 비판을 통해 의학의 허위를 폭로하는 데 힘을 쏟기도 했다.

고대부터 현대까지 각종 회화와 만화 및 공연 예술 속에서 의사는 돈만 밝히면서 환자의 고통은 외면하고 오히려 해를 끼치는 존재로 묘사되고 있다. 17세기 프랑스의 극작가인 몰리에르Molière는 여러 희극 작품을 통해 의사와 그들이 펼치는 의술에 대하여 희화적인 풍자를 한 것으로 유명하다. 몰리에르는 의사들을 현학주의에 빠져 있거나 직업적으로 무능력하고 돈을 향한 욕심만 가득한 인물로 묘사하고 있다. 이런 의사에 대한 조롱은 몰리에르 개인의 성향이 반영된 것이기도 하지만, 의사에 대한 당대의 부정적인 관념이 문학과 연극에 상당히 강한 영향을 끼쳤고 이것이 하나의 예술적 전통으로 자리 잡았음을 보여주는 것이기도 하다.[81]

최근의 작품들은 의사 개인에 대한 조롱을 넘어 현대 의료체계의 비인간적이고 관료적인 성격을 폭로하고 비판하기도 한다. 대표적인 예로는 마거릿 에드슨Margaret Edson의 연극 〈위트W;t〉를 들 수 있다. 〈위트〉는 난소암을 앓고 있는 문학교수 비비안 베어링Vivian Bearing 을 주인공으로 등장시켜 질병으로 인한 고통과 죽음에 대한 두려움으로 무너져 가는 환자의 모습과 고통에는 무관심하고 질병 치료에만 집중하는 의료인을 대비시키면서 병원이라는 공간과 현대 의료의 비인간성을 부각하고 있다. 또한 현대의학을 비판하는 데 그치지 않고, 고통을 겪으며 얻은 영혼의 구원과 삶의 아름다움을 긍정하는 위트의 힘을 강조하고 있기도 하다.

이처럼 의학과 예술은 때로는 협력하고 때로는 긴장 관계를 이루면서 서로의 영역과 얽혀 있다. 하지만 의학이 과학과 거의 동의어가 되면서 예술은 의학과는 뚜렷이 구분되는 영역이자 활동으로 인식되고 있다.

그렇다면 의학과 예술의 시원적 만남에서는 분명하게 드러났던 예술의 치유적 기능은 어떻게 이어졌을까? 예술은 삶의 고통을 형상화하여 외재화함으로써 그것을 치유하는 기능을 꾸준히 수행하고 있었다. 정신의학자인 이부영은 동양미술과 서양미술이 각기 다른 방식으로 치유 기능을 수행해 왔음을 강조한다. 동양화의 경우에는 그림을 그리거나 감상하는 행위 자체가 마음을 수행하고 자연과의 합일을 이루는 수단이었으며, 이를 통해 고통과 좌절, 배신과 원한 같은 모든 인간적인 감정을 건너뛰고 인간의 전체성을 회복함으로써 결국 치유에 도달할 수 있었다. 반면에 서양화의 경우는 표현 방식에 무제한적인 자유를 부여함으로써 무한한 이미지를 통해 인간의 집단적 무의식을 자극하고 경험할 수 있게 했고 인간의 전체성을 체험할 수 있는 길을 열어주었다.[82] 예술의 치유적 기능은 동서양이 크게 다르지 않았던 것이다. 그리고 최근에는 이런 치유적 기능을 임상이나 공공 영역에서 구체적으로 실천하려는 움직임이 일어나고 있는데, 대표적인 예가 '예술치료art therapy'이다. 예술치료는 심리치료의 연장선으로서 주로 미술, 음악, 춤, 동작, 드라마, 연극 등을 활용하는데, 최근에는 개인의 특성에 맞게 여러 장르를 혼합한 통합 예술치료 방식이 증가하고 있다. 예술치료는 기존의 언어 중심 치료가 가진 한계, 이를테면 방어 기제의 발현이나 언어 및 문자 사용의 한계 등을 극복할 수 있는 장점이 있다. 다양한 예술 활동을 통해 자유롭게 내면을 표현함으로써 무의식을 탐색하고 카타르시스를 경험하여 마음의 안정을 찾도록 도와주는 것이다. 또한 예술치료는 심리적 안정 효과뿐 아니라 다양한 생리적·신체적 기능을 향상시키는 효과도 갖는 것으로 알려져 있다.[83]

결국 의학과 예술은 미적 탐구나 고통 치유 양쪽 측면에서 서로에게 강한 영향을 주고받는 쌍생아일지도 모른다.

의료의 예술적 성격

예술에 '기예'와 '미학aesthetics'이라는 두 차원이 있다면, 의료의 예술적 성격도 이 두 차원에서 살펴볼 수 있을 것이다. 의료의 기예적 성격은 의술로 표현될 수 있다. 의술은 임상 추론, 임상적 의사 결정, 술기 등의 진단과 치료 영역을 포괄한다. 그리고 의술이 환자를 치료하는 데 있어서 완벽함을 추구하는 한, 의술은 기예를 통해 미적인 것을 추구한다고 말할 수도 있다. 더구나 질병은 언제나 미적 탐구의 대상이자, 몸과 자아에 관한 미적 표현의 수단이기도 했다.

기예로서의 의료, 장인으로서의 의사

과학 중심의 현대의학이 기예의 속성을 갖는다는 주장은 한편으로 의아하게 느껴진다. 각종 첨단 의료기기를 통해 진단이 이루어지고 대규모 임상 시험에서 효능이 입증된 치료약이나 수술법이 적용되는 현대의학에서 뭔가 주관적이고 불확실해 보이는 기예의 속성을 찾을 수 있을까?

외과 의사이자 저널리스트인 아툴 가완디Atul Gawande가 외과 전공의 시절에 중심정맥관central venous catheter 삽입술을 익히던 과정을 들여다보자. 가완디는 외과 전공의를 시작한 지 한 달쯤 지났을 때 처음으로 중심정맥관 삽입을 직접 시행한다. 선임자들이 그 시술을 어떻게 하는지 충분히 보았고 해부학을 비롯하여 필요한 지식은 머릿속으로 완벽히 숙지하고 있었지만 결과는 실패였다. 그리고 두 번째, 세 번째 환자에게도 계속 실패하자 자신감은 바닥으로 떨어진다. 연습도 계속하고 주변의 조언에 따라 이 방법 저 방법 다 시도해 보지만 결과는 좋지 않았고 결국은 시술을 요리조리 피하게 된다. 그러다가 어쩔 수 없이 중심정맥관 삽입을 해야 할 환자를 만났다. 몸무게가 135킬로그램도 더 나가는 고도 비만 환자였다. 쇄골하 정맥에 중심정맥관을 넣기 위해서는 쇄골을 찾아야 하는데 보이기는커녕 만져지지도 않았다. 그런데 포기하고 싶은 마음을 억누르며 가완디가 바늘을 찔러 넣자 신기하게도 피가 차올랐다. 제대로 들어간 것이다.

나는 아직도 그날 내가 뭘 다르게 했는지 모른다. 하지만 그때 이후로 중심정맥관은 잘 들어갔다. … 몇 날 며칠이고 부분부분, 조각조각만 잡히다가 어느 날 갑자기 전체가 잡히는 것이다. 의식적 학습이 무의식적 지식이 되기까지 정확하게 어떤 과정을 거치는지는 알 수 없다. … 때로는 모든게 너무나 완벽하게 돌아갈 때도 있다. 생각하지도 않고 정신 집중도 안 해도 뭐든지 쉽게 착착 된다. 바늘을 들어서 가슴을 찌르면 바늘이 지방층을 미끄러지듯 지나 뻑뻑한 근육층에 막혀 좀 고전하다가 다음 순간 미세하게 튕기는 듯하며 정맥의 벽을 뚫고 들어가는 것이 느껴진다. 이건 단순히 쉬운 정도가 아니라 예술이다.[84]

가완디는 이런 과정이 외과 수련의 핵심이라고 말한다. "실패를 거듭하며 헤매다가 한 조각 한 조각 알아가게 되고, 그러다 어느 순간 전체가 파악되고, 그러다 때때로 우아한 예술의 경지를 체험하게 되는 일련의 과정"이 외과 의사의 일생을 거쳐 반복된다는 것이다. 이런 손기술과 교과서를 통해서는 배울 수 없는 암묵적 지식은 비단 외과 영역에만 해당하는 것이 아니라 의학 수련의 전반에 걸쳐 있다. 의사가 교과서를 통해 배운 지식을 환자에게 적용할 때는 '해석'과 '판단'이라는 과정을 거쳐야 하는데, 해석과 판단은 전적으로 객관적일 수없다. 경험에서 쌓인 지혜가 중요하게 관여하기 때문이다. 현대의학은 진단과 치료 과정을 표준화하고 알고리즘을 만들어 이런 주관적요소를 배제하려고 노력하지만, 의학의 불확실성이 사라지지 않는 한 경험과 지혜는 능력 있는 의사의 중요한 무기가 될 것이다.

그렇다면 경험은 어떻게 실력이 되는가? 가완디가 말했듯이 반복적인 훈련과 연습을 통해서이다. 실기와 판단 능력은 체계적인 훈련과 연습을 통해 향상된다. 그런데 의사의 경우 환자와 분리된 독립된 장소에서 훈련이 이루어진다기보다는 환자 곁에서, 환자를 대상으로 훈련이 이루어지는 것이 대부분이다. 그래서 의사의 경험과 지혜에는 환자의 몸과 이야기, 질병이 필요조건이며, 이것이 기예로서의 의료가 '윤리성'을 담고 있는 이유이기도 하다.

이처럼 의료에 기예의 속성이 담겨 있다면 그것을 행하는 의사의 모습을 기존과는 다른 측면에서 바라볼 수 있을 것이다. 이 책에서는 의사가 하는 일의 본질에 대한 새로운 개념 틀을 제안하고자 하는데, 바로 '장인匠人, craftsman'이라는 개념이다. 요새 장인은 낡고 고루한 존재로 여겨진다. 세상과 담을 쌓은 채 어두운 골방에 틀어박혀 하루 종일 물건을 매만지고 다듬어 내는 노인의 모습, 그것이 우리가 상상하는 장인이다. 반면에 의사는 보통 '전문가'로 불린다. 의학 지식을 바탕으로 손이 아닌 머리로 일하는 직업이라는 말이다. 전문가는 체계적인 교육을 통해 지식을 독점함으로써 권위를 행사하는 대신 그에 따른 사회적·윤리적 책임을 진다. 또한 단순히 지식을 적용하는 것이 아니라 다양한 상황에서 창의적인 능력을 발휘할 것을 요구받는다. 반면에 장인은 도제식의 반복적인 교육과 훈련을 통해 숙련자가 되며 암묵적인 지식을 획득하게 된다. 장인은 일에 몰입하는 것을 중요하게 여기지만, 특별히 창조성을 발휘하거나 맡은 일에 대한 윤리적인 책임이 크게 강조되지는 않는다. 이런 차이는 예술가와 장인의 차이에 대한 통념에도 그대로 반복된다. 예술가는 미를 추구하는 순수예술의 창조자이지만 장인은 뭔가 단순하거나 그저 실용적인 물건의 제작자로 치부되는 것이다. 하지만 사회학자인 리처드 세넷 Richard Senett은 이런 이분법을 거부한다. 장인정신은 '일 자체를 위해 일을 잘해내려는 욕구'인데, 이것은 일하는 인간의 기본적인 충동이며 숙련 육체노동을 넘어서 의사, 예술가, 컴퓨터 프로그래머 등의 전문가에게도 해당된다는 것이다. 특히 세넷은 뛰어난 장인이 되기 위한 조건으로 구체적인 작업과 생각 사이의 대화, 즉 손과 머리의 상호작용이 습관화되는 과정을 중요하게 여기는데, 이것을 '생각하는 손'으로 개념화하고 있다.[85] 장인은 물리적인 행동을 통해 몸의 기능을 개발하고 자신을 둘러싼 물질세계를 변형시킨다. '생각하는 손'은 물질문화(유물론이 아닌)의 관점에서, 물건 자체에 대한 호기심과 이런 물건이 만들어 내는 다양한 사회문화적·정치적 가치에 관심을 갖는 장인의 존재를 표상한다. 그리고 '생각하는 손'을 통해 습득한 기능과 그 노력에 대한 보상과 보람으로 장인은 자기 일에 대한 자부심을 얻게 된다.

교육학자인 장원섭도 후기 산업사회에서 다품종 소량생산이나 맞춤형 생산이 증대됨에 따라 산업사회에서 폐기되었던 장인의 중요성이 다시 등장하고 있다고 진단하면서, 장인을 일하는 사람의 전범典範, archetype으로 규정하고 있다. 그리고 세넷의 논의를 발전시켜 장인의 본질은 정신적인 능력을 강조한 '장인정신'보다는 사회물질적인 관점의 '장인성'에서 찾아야 한다고 주장한다. 그에 따르면 '장인성'은 "장인들의 삶의 과정에서 스스로에게 내면화되고 체화되어 일하는 삶의 전 과정에서 드러나는 일종의 행동 습성"이자 "몸에 밴 실천 양식"이다. 현대의 장인은 한 명의 스승에게 도제식으로 배운다기보다는 성장하려는 의지를 바탕으로 스스로 배움의 길을 찾는 사람이며, 일 자체에 재미와 보람을 느끼면서 일과 함께 성장하고 배움을 넓혀 간다. 또한 일의 전통을 고수하기보다는 일의 지평을 넓히고 창조하는 것에 더 매달리고, 이렇게 습득한 노하우를 공동체와 후속 세대를

위해 기꺼이 내놓음으로써 사회적 책무를 다한다.[86]

이처럼 확대된 현대의 장인 개념은 숙련과 창조성, 윤리성을 모두 포괄한다는 점에서 기예로서의 의료를 실현하는 의사의 특성에 부합한다고 할 수 있다. 더구나 표준적인 지식을 무비판적으로 적용하는 것이 아니라 경험적이고 암묵적인 지식을 바탕으로 실제 업무의 지속적인 개선과 변화를 추구하고, 그 과정에서 보람을 느끼며 때로는 사회적 책무도 다한다는 점에서 의료의 속성을 잘 반영한다.

그런데 이런 장인정신이나 장인성은 개별 사례에 따라 유연한 맞춤식 대응을 통해 특성화와 다양화를 추구할 수밖에 없는데, 그것이 현대의학의 표준화·전문화 흐름과 갈등을 빚지는 않을까? 세넷은 영국 국립의료서비스National Health Service, NHS의 개혁을 예로 들며 이런 갈등을 보여준다. 분업화와 기계화를 특징으로 하는 포드주의를 바탕으로 한 NHS의 개혁이 추진되면서 코드화된 질병명과 그에 따른 업무 표준, 그리고 경쟁과 성과 위주의 시스템이 도입되었다. 그러자 의료 시스템은 점차 표준화되었지만 의료인의 재량권이 현저히 줄어들었다. 표준의료지침이 의료인의 암묵적 지식을 대체하게 된 것이다. 어떤 일에 숙련된다는 것은 암묵적 지식과 스스로 자신을 비춰보는 자기의식 사이에 끊임없는 상호작용이 생긴다는 의미이다. 의료 시스템이 표준화되고 관료화될수록 의료인은 스스로 판단을 내리는 경험과 기회를 잃게 되고 그 일을 서류가 대신하게 되었다. 세넷은 이런 상황을 현대 의료제도가 봉착한 난관으로 바라본다. 전문가의 명시적 지식과 장인의 암묵적 지식, 혹은 정확성과 실무적 경험이 충돌하는 상황인 것이다.[87]

따라서 중요한 것은 결국 일을 잘해내고자 하는 동기를 부여할 수 있는 제도를 만드는 일이다. 장인이 지닌 일에 대한 열망과 실전에서 벌어지는 다양한 상황에 대한 유연하고도 경험적인 대처 방식을 무시하는 표준적·관료적 시스템은 결국 일에 대한 동기와 흥미를 떨어뜨릴 것이라는 점은 분명하다. 일터에서의 행복은 일하는 사람이 자신이 하고 있는 일의 가치를 이해하고 의미를 부여할 수 있을 때 비로소 느낄 수 있기 때문이다. 장인으로서의 의사가 지닌 실기 경험과 지혜, 일에 대한 자부심을 꺾지 않으면서도 효율적이고 체계적으로 작동하는 의료 제도야말로 우리가 그려야 할 의료 체계의 미래이다.

질병의 미학

이제 와서 돌이켜 보면 의과대학 시절 중에는 병원에서 한 임상 실습이 가장 기억에 많이 남아 있다. 아마 책만 보던 공부에서 벗어나 예비 의사로서 다양한 임상 경험을 하게 되었기 때문이 아닌가 싶은데, 특히 기억에 남는 경험 가운데 하나가 성형외과 의사들이 시행하는 피부 봉합술suture이다. 여러 분야의 외과 의사들이 다양한 방법으로 피부 봉합술을 시행했지만 성형외과 의사의 봉합술은 뭔가 달랐다. 무엇이 달랐을까? 콕 집어 이야기하기 어렵지만 다른 의사들에 비해 성형외과 의사의 피부 봉합은 더 정교하고 세밀했다. 그것은 분명 미적인 측면에서 완성도가 높았다. 한마디로 더 아름다웠던 것이다. 그런데 살을 꿰매어 놓은 상처가 아름답다니, 이게 가능한 이야기일까? 질병을 앓는 몸이 미학적 경험의 대상이 될 수 있을까?

우리말인 '아름다움'의 어원에 대해서는 몇 가지 견해가 있다.[88] 우선 '안다'의 동명사형인 '아름'과 '다움'이라는 형용사가 결합했다는 견해가 있는데, 이는 미美의 인식론적 성격을 반영한다고 할 수 있다. 반면에 '아름'이 모든 열매의 낱알이라는 뜻의 '아람'에서 왔다는 견해도 있는데, 이것은 미가 일상 속의 풍요와 생산을 상징한다고 보는 것이다. 또한 '아름다움'이 '나와 같다', '나답다'의 고어인 '아람답다'에서 유래했다는 견해도 있는데, 이것은 미의 주관적인 측면을 강조한 것으로 보인다. 한자어인 '美'는 '羊'과 '大'가 결합한 회의문자로서 '크고 살진 양'이라는 뜻이다. 양이 고대사회에서 주로 제물로 쓰였던 것으로 미루어 보아 인간과 신을 연결하고 화해시킨다는 무속적 의미를 상징하는 것으로 보인다. 또한 제물로서의 가치뿐 아니라 먹을거리로도 손색없는 살진 양은 실용적인 가치도 있었으므로 미는 일상의 삶과 분리되지 않았다는 의미도 엿볼 수 있다. 고대 그리스어에서는 '칼로스καλός'가 아름답다는 뜻의 형용사였는데, 아름다운 사물, 색채, 형상, 소리를 뜻하는 것을 넘어 아름다운 생각, 관습에까지 폭넓게 적용되었다. 고대 그리스 철학에서 심미적 경험은 아름다움은 물론 선, 탁월함 같은 도덕적 경험과도 깊이 관련되어 있었다.

이처럼 동서양을 막론하고 전통적으로 아름다움은 오늘날과 같은 미적 표현과 감상의 대상을 넘어 인간이 자연과 사회라는 무대 위에서 삶을 영위해 나가면서 이해하고 느끼고 따라야 하는 규범이나 가치를 포괄하는 개념에 가까웠다. 하지만 18~19세기 서구에서 미에 대한 체계적 고찰을 시작하면서 변화가 나타난다. 독일의 철학자인 알렉산더 바움가르텐Alexander Gottlieb Baumgarten은 『미학Aesthetica』에서 미를 "지각할 수 있는 사물의 완전성"이라고 정의하면서 전통적인 미의 개념을 탈피했다. 추상적 개념으로서의 아름다움보다는 오감을 통해 인식할 수 있는 지각 가능한 사물의 영역으로 미를 이동시킴으로써 미의 물질성, 감각 활동의 주관성, 예술적 창조력의 특수성을 강조한 것이다.[89] '미학aesthetics'이라는 용어는 이렇게 탄생했다. 근대에 들어 심미적 경험은 예술과 철학이라는 전문화된 영역으로 귀속되었던 것이다. 그렇다면 '상처가 아름다울 수 있을까?'라는 질문이 어색하게 느껴졌던 이유를 알 것 같다. 미를 탐구하는 예술의 눈으로 볼 때는 상처가 아름다울 수 없었던 것이다.

하지만 내과 의사이자 의료인문학자인 에릭 카셀Eric J. Cassell은 '아름다움'을 그저 '조화'나 '질서'로 이해한다면 의료에서도 미에 대해 충분히 논할 수 있다고 말한다. 외과 의사들이 흉한 상처 안에서 아름다움을 볼 수 있는 것은 의학 지식이 상처를 인식하는 방식을 바꾸기 때문이다. 치유가 잘 이루어지고 있는 상처는 그렇지 않은 상처에 비해 질서 있게 보이며 몸 전체와도 더 조화롭게 인식됨으로써 미적인 만족감을 준다.[90] 이처럼 상처가 몸과 질서와 조화를 이룬다는 관점에서 보는 시각은 근대 이후 형성된 미의 개념을 탈피하여 본래의 미 개념을 회복하거나, 근대적 미의 개념을 확장하여 새로운 인식의 가능성을 탐구하려는 흐름의 연장선에 있다. 즉, 미적 경험의 본래적 과정은 지각을 통한 감각 경험이 심미적인 반응을 일으키고, 그런 반응은 언제나 가치판단을 수반하게 된다는 것이다.[91] 따라서 심미적 경험을 단지 예술 작품에만 국한시키게 되면 일상에서 우리가 대상을 지각할 때 미적 요소가 얼마나 중요한 역할을 하는지 간과하게 된다.

이를 분명하게 드러내는 것이 실용주의 철학자인 리처드 슈스터만Richard Shusterman의 프래그머티즘 미학pragmatic aesthetics이다.[92] 슈스터만이 주장하는 프래그머티즘 미학은 순수예술의 영역을 넘어서 일상에서 발견되는 미적 경험의 중요성을 인식하고, 이를 통해 예술과 삶을 통합하는 것을 목표로 한다. 이것은 삶이 심미적으로 향유될 수 있는 일종의 퍼포먼스이고, 삶 자체가 예술적으로 가꾸어져야 한다는 의미를 내포하고 있다. 따라서 '예술로서의 삶'은 미를 추구함과 동시에 품성과 덕을 고양해 가는 과정이기도 하다. 고대 그리스 철학과 마찬가지로 심미적 경험은 선, 탁월함 같은 도덕적 경험이기도 한 것이다. 특히 슈스터만은 몸에 관심을 집중한다. 근대 이후 서양철학은 몸을 지식과 판단의 근거로 삼기엔 불완전하고 불확실한 존재라고 규정하면서 이를 극복할 수 있는 이성의 도야에만 집중했다. 근대 예술 또한 대상으로서의 몸에만 관심을 가졌을 뿐, 몸을 통한 직접적인 경험은 도외시했다. 하지만 몸이야말로 심미적 경험의 통로이자 근원이다. 슈스터만의 몸 미학somaesthetics은 단순히 몸의 외양이나 몸을 재현하는 데만 관심 있는 것이 아니라 몸의 경험과 창조를 통해 심미적 경험이 우리의 삶에 끼치는 영향, 특히 자기에 대한 앎을 깨우치고 올바른 행동을 일깨우며 훌륭한 삶을 살아가는 데 관심을 둔다. 따라서 슈스터만의 몸 미학에서는 기존의 미학이 관심을 두지 않았던 다양한 몸적 실천, 이를테면 다이어트, 의복 형식, 춤과 무술, 화장술, 피어싱, 요가, 마사지, 에어로빅, 보디빌딩, 성형수술 등도 심미적 경험의 대상이자 방법이 될 수 있다. 반성과 훈련을 통한 몸의 실천은 몸의 배려에 해당하고 이것은 몸에 대한 내적 경험과 재현 그리고 수행으로 이어지는 몸 미학의 범주를 완성하게 된다.

비록 슈스터만의 몸 미학에서는 질병을 앓는 몸에 관해서 별로 논의하지 않지만 그의 논의를 확장하면 질병과 의료, 미학의 연결점이 드러난다. 몸은 의학의 대상이지만 미학적 경험과 판단의 대상이기도 하다. 질병을 앓는 몸은 일상과는 다른 낯선 지각 경험을 불러일으킨다. 질병은 몸의 다양한 부위에서 다양한 양상으로 발현하며, 이를 지각함으로써 우리는 몸에 관한 인식을 확장하게 된다. 그리고 아픈 몸은 특정한 심미적 판단을 요구한다. 대개 우리는 아픈 몸을 대할 때 추함, 낯섦, 고통스러움, 기괴함 같은 부정적인 가치를 부여한다. 하지만 소중함, 살아 있음, 생생함, 고마움 같은 긍정적 가치 또한 발견하게 된다. 생명을 느끼고 아픈 몸을 배려하며 질병과 함께하는 삶을 가꾸어 나갈 수 있다는 새로운 인식도 가능한 것이다.

물론 아픈 몸을 미학적으로 판단할 때는 개인적 특성 이외에도 다양한 사회문화적 맥락이 작용하며, 특히 질병에 대한 편견이 강한 영향을 준다. 손택이 『은유로서의 질병』을 통해 그토록 강조했던 바도 그것이다. 질병에 대해 사회가 부여하는 부정적인 은유가 환자에게 낙인을 찍고 고통을 안겨주기만 하므로 은유로부터 질병을 해방시키자는 것이다. 손택이 말하는 은유는 심미적 경험과 판단의 다른 이름이기도 하다. 질병에 대한 미적 경험과 판단은 양날을 지니고 있다. 그리고 이는 미적 경험과 판단이 정치적, 윤리적 경험 및 가치판단과 떼려야 뗄 수 없는 관계에 있음을 알려준다.

의학 교육에서의 예술의 활용

예술 활동은 의학 교육의 실천적 목표와 관련하여 다양하게 활용될 수 있는 특징을 지니고 있다. 특히 공감 능력, 자아 성찰과 자존감, 의사소통 능력, 관찰과 진단 능력의 향상 등에 효과적인 수단이라는 보고가 속속 추가되고 있다. 예술은 임상 술기와 의사소통 능력을 향상시킬 수 있는데, 아픈 사람을 그린 미술 작품을 감상하고 토론함으로써 환자를 관찰하고 기술하고 해석하는 방법을 간접적으로 훈련하는 사례가 대표적이다. 또한 예술 작품이나 영화는 질병으로 인한 고통이나 죽음에 대한 두려움 같은 환자의 심리를 잘 드러내기 때문에 공감 능력을 향상시키는 데 자주 활용되기도 하고, 의료를 둘러싼 다양한 사회문화적·정치적 맥락을 비판적으로 이해하는 데도 도움을 준다. 실제로 예술이 의학 교육에 도입되던 초창기에는 이런 활용 방식이 두드러졌다. 하지만 최근에는 수동적인 감상을 넘어 직접 예술 활동에 참여하는 방식, 즉 창의 예술creative arts이 더욱 많은 관심을 받고 있다. 그 이유는 창작 활동에 직접 참여하는 것이 적극적인 자기 성찰을 유발하여 전문가로서나 한 인간으로서 성장해 나가는 데 큰 도움이 된다고 믿기 때문이다. 과거에는 주로 예술 활동의 결과물을 감상하고 해석하는 방식으로 예술과 의학 교육이 연계했다면, 최근에는 예술 활동을 직접 수행하는 과정 속에서 얻게 되는 다양한 체험적 가치에 주목하는 것이다. 다양한 예술 활동이 의학 교육에 활용되었던 국내외 사례를 몇 가지 소개한다.

연극

연극이 교육에 활용되기 시작한 것은 100년이 넘었는데, 보통 교육연극Theater Education, 응용연극Applied Theater, 응용드라마Applied Drama라는 이름으로 다양한 학습 모형이 개발되어 있다. 연극은 특히 의사소통 기술을 연마하는 데 매우 효과적인 수단으로 알려져 있으며 응용연극의 유형 중 하나인 역할극role play은 국내외 많은 의과대학의 교육 과정에서 가장 많이 활용되는 창의 예술 분야 가운데 하나이다.

의학 교육에 연극적 기법이 활용되는 이유는 여러 가지를 들 수 있는데, 무엇보다도 의사소통 훈련, 창의성과 공감 능력의 향상, 신체 훈련을 통한 스트레스 조절 등을 통해 의과대학생이나 의료인의 자신감을 향상시키는 데 도움이 되기 때문이다. 또한 의료 현장에서 발생하는 다양한 갈등이나 쟁점을 비판적으로 이해하거나 관련 당사자들의 관점을 이해하고 수용하는 능력을 키워줌으로써 임상적 지혜와 상황 대처 능력을 향상시켜 주기도 한다. 하지만 학생이 능동적으로 참여하지 않고 참여자들 사이의 상호작용이 활발하지 않으면 역할극의 효과는 반감되고 만다. 행위자들의 능동적인 참여를 이끌어 낼 수 있는 역할극 모델이 필요한 것이다.

나의 경우 2012년부터 본과 1학년 의료인문학 시간에 두 주에 걸쳐서 연극을 공연하고 있다. 질병과 의료를 주제로 하는 문학 작품을 조별로 선정하여 학생들 스스로 대본 작성, 연기, 무대 연출 등의 작업을 한 후 동료들 앞에서 공연한다. 의과대학생들에게는 낯선 작업이지만 동료들과의 협업을 통해 서로를 이해하고 자신을 표현할 수 있는 흔치 않은 기회를 제공하기 때문에 학생들의 호응도가 높은 편이다. 이 외에도 많은 국내 의과 대학에서 역할극은 의사소통, 의료윤리, 의료인문학과 관련하여 환자-의사 관계를 간접 체험해 볼 수 있는 중요한 통로로 활용되고 있다.

서구의 경우는 국내보다 훨씬 다양한 방법이 시도되고 있다. 러시아 문학자인 조유선은 노르웨이 베르겐 의과대학에서 개발된 '제4의 벽'이라는 역할극 프로그램을 소개한 바 있다.[93] 제4의 벽이란 3면으로 구성되는 극장에서 무대와 객석을 구분 짓는 가상의 네 번째 면을 말하는데, 일반적으로 제4의 벽이 고정되는 것과 달리 이 프로그램은 역할극이 진행되는 동안 제4의 벽이 움직이는 것이 특징이다. 즉, 환자 역할의 배우와 의사 역할의 학생이 역할극을 진행하다가 갈등 상황이 발생하면 중재자가 등장하여 역할극을 중지시키고 객석을 향해 문제 해결을 위한 토론을 요구함으로써 다른 학생들의 참여를 유도한다. 토론 후에는 객석에서 다른 학생이 나와 의사의 역할을 하면서 토론에서 제시되었던 대안에 따라 다시 연기를 한다. 그리고 처음과는 달리 의사, 중재자, 객석 모두가 환자와 대화할 수 있도록 함으로써 무대와 객석의 경계를 허물어 버리게 된다. 이처럼 '제4의 벽' 프로그램은 관객을 역할극의 공동저자로 끌어들임으로써 관객의 능동적 참여를 이끌어 내는데, 이것은 환자-의사 관계를 다루는 기존의 역할극이 실제 상황을 간접적으로 경험해 보는 것에 중점을 두는 것과는 달리, 환자와의 상호작용 속에서 대안을 제시하고 다시 적용하는 피드백 과정을 거치면서 환자의 상태와 요구를 여러 가지 측면에서 관찰할 수 있는 기회를 제공한다.

미국의 예로는 연극 〈위트〉를 활용한 「위트 교육 선도 프로그램 The W;t Educational Initiative」을 들 수 있다.[94] 「위트 교육 선도 프로그램」은 캘리포니아주립대학UCLA 병원을 시작으로 2000년부터 2002년까지 미국과 캐나다의 54개 병원에서 시행된 프로그램이다. 이 프로그램은 〈위트〉를 통해 의과대학생, 전공의, 교수, 병원 직원들에게 인간적인 임종기 의료에 대한 고민을 촉발하려는 목적으로 기획되었는데, 지역 극단이 병원에 와서 공연을 하고 관객들이 토론을 하는 방식으로 진행되었다. 소그룹 토론은 관람객들에게 연극에 담긴 주요 주제들에 관하여 성찰하고 말기 환자들의 상태와 요구에 어떻게 반응해야 할지 파악할 수 있도록 한다. 또한 자신이 일하는 병원에서 실제 이루어지는 임종기 의료를 비판적으로 평가할 수 있는 기회를 제공한다. 그리고 일부 장면들을 발췌해서 관객들이 직접 역할극을 해보거나 희곡을 같이 읽어봄으로써 교육적인 효과를 더욱 극대화시키기도 한다. 공연 후 설문에 응했던 참가자들의 상당수는 작품의 호소력이나 감정적인 충격의 측면에서 〈위트〉가 임종기 의료와 관련된 교육에 충분히 활용될 수 있다는 반응을 보였다고 한다.

국내에도 〈위트〉를 활용한 의료인문학 교육 사례가 있는데, 연극학자 이혜경은 의과대학생을 대상으로 영화 〈위트〉를 활용한 5일짜리 워크숍 프로그램을 개발한 바 있다. 그녀는 워크숍 과정에서 학생들이 질병과 죽음의 고통을 간접적으로 체험할 수 있는 시간을 갖게된 것은 물론이고 미국과는 다른 한국의 의료 현실에서 의료인이 겪게 되는 갈등과 어려움을 성찰할 수 있는 계기를 마련했다고 평가하면서, 의료인문학 교육을 돕는 창의적인 실천 기회로서 연극의 역할을 강조하고 있다.[95]

퍼포먼스 의학[96]

영국에서 시작된 퍼포먼스 의학은 공연예술과 시각예술을 기반으로 한 세미나 및 워크숍 프로그램으로 의과대학생, 보건의료인, 일반 대중 모두를 대상으로 하는 다양한 프로젝트를 수행해 오고 있다. 창의 극단인 클로드 앙상블Clod Ensemble과 런던 소재 의과대학 및 치과대학의 연합으로 구성된 이 프로젝트는 의사소통 기술의 향상, 몸과 마음의 통합적 단련을 통한 스트레스 관리, 창의성과 공감 능력의 계발, 비판적 사고의 배양 등을 목적으로 연극, 무용, 음악, 미술, 사진, 애니메이션 등 다양한 장르에서 활동 중인 예술가들과의 협업을 통해 진행되었다. 2001년부터 지금까지 약 20여 개의 프로젝트가 의과대학, 각종 전시 공간, 학술대회 등에서 수행되었는데 그 가운데 몇 가지를 소개한다.

① 의학과 보건의료의 예술(The Art of Medicine and Healthcare)

이 프로그램은 의과대학생을 대상으로 하는 약 열흘간의 집중 워크숍으로, 연극 연출가와의 일대일 수업을 통해 환자와 동료를 대하는 법을 배우기, 조각과 요가 수업을 통해 뇌와 해부학에 관해 학습하기, 하루 종일 사진가와 시간을 보내면서 이미지를 해석하고 사람을 바라보는 방식을 성찰해 보기 등 다양한 과정으로 이루어져 있다. 이 프로그램을 통해 학생들은 대인관계에서 겪는 어려움과 자의식을 극복하는 기술을 익히고 환자의 입장을 상상해 보는 훈련을 하게 된다.

② 표현하는 몸(The Expressive Body)

이 프로그램은 의과대학생이나 의료인들을 대상으로 하는 비언어 의사소통 기술 워크숍이다. 이 프로그램은 '타인의 몸을 다루는 의료인이 자신의 몸에 대해서는 얼마나 주의를 기울이고 있을까'라는 의문에서 시작되었다. 참가자들은 응용연극, 동작게임, 체조 등을 통해서 몸의 미묘한 변화를 인식하는 법을 배우게 되는데, 이러한 활동은 의료 현장에서 환자나 동료들을 대할 때 자신의 몸에 나타나는 변화를 스스로 인식함으로써 스트레스를 관리하고 관계를 개선하는 데 도움을 준다. 또한 환자의 몸 경험을 이해함으로써 환자를 대하는 방식에도 긍정적인 영향을 끼치게 된다.

③ 의학과 사진(Medicine and Photography)

이 프로그램은 영국의 바츠 앤드 런던 의과대학 및 치과대학Barts and the London School of Medicine and Dentistry의 2학년생들을 대상으로 하여 사진가와 시각예술가들의 협업을 통해 이루어졌다. 학생들은 사진을 통해 의학에서 몸이 어떻게 재현되는지 탐색하고 그런 재현과 관련이 있는 문화적 배경을 이해하게 된다. 또한 의학적 관점 이외에도 자신의 몸과 질병을 바라보는 다양한 관점이 있다는 것을 배우게 된다. 학생들은 자신이 직접 작업한 사진을 이용하여 포트폴리오를 작성해야 하는데, 의료윤리, 몸 이미지, 기억 상실, 통증, 우울증, 건강염려증, 파킨슨병과 같은 다양한 주제를 이용한 사진 작품을 선보였다.

이처럼 퍼포먼스 의학은 다양한 예술 체험 프로그램을 갖추고 있으며 연극이나 몸짓, 시각예술을 활용하여 자신을 살피고 표현하는 법을 익힘으로써 스트레스를 관리하고 자아 성찰과 직업적 성장을 이루는 것을 목표로 하는 것이 큰 특징이다. 또한 역할극과 마찬가지로 환자나 동료와의 소통 기술을 향상하고 공감 능력을 키우는 것도 중요한 목표이다. 이에 더해 현대의 의료문화를 비판적으로 표현하는 여러 행위 예술가들의 작품을 감상하고 토론함으로써 비판적으로 질문하고 성찰할 수 있는 기회를 갖는 것도 장점이다. 그리고 무엇보다도 창의 예술 전문가들과 의료인이 협업함으로써 융합적인 프로그램을 탄생시킬 수 있었다는 것이 퍼포먼스 의학의 가장 큰 의의이다.

2016년 런던에서 열린 영국의료인문학회Association for Medical Humanities, AMH의 정기학술대회에서는 예년과 마찬가지로 퍼포먼스

의학을 창안한 수지 윌슨Suzy Willson이 주재하는 워크숍이 열렸는데, 여기에 나도 참여해 보았다. 다양한 몸짓을 활용하여 자신의 몸을 들여다보고 타인과의 관계를 성찰해보는 훈련이었다. 프로그램에 참여하면서 국내 창의 예술 분야에도 이런 방식의 몸 훈련이 이미 보편적일 것이라는 생각이 들었다. 그렇다면 우리에게 남은 과제는 국내의 창의 예술 전문가들과 의료인, 의과대학이 효과적으로 협업할 수 있는 여건을 조성하는 일일 것이다.

예술 기반 탐구

예술 기반 탐구arts-based inquiry는 학생들을 예술 활동에 직접 참여시켜 성찰적이고 경험적인 학습이 가능하도록 활용하는 교육을 말한다. 의학 교육 분야에서는 영국의 의사인 루이즈 유니Louise Younie가 주도하고 있다.[97] 유니는 2004년부터 의과대학생을 위한 예술 기반 탐구 과정을 운영하고 있다. 대개 과정은 여덟 차례의 워크숍으로 구성되어 있다. 의과대학 2학년생 중 과정을 선택한 7~13명의 소규모 그룹을 대상으로 음악 치료, 예술치료, 창의적 글쓰기, 드라마, 사진, 영화 등을 활용한 교육을 진행한다. 특히 이 과정은 예술의 치유적 측면을 강조하는 것이 특징이어서 의사뿐 아니라 예술치료 분야의 전문가들이 같이 참여하고 있다. 학생들은 성찰 일지를 작성하는데, 흥미로운 것은 에세이를 적는 것에 그치는 것이 아니라 미술, 사진, 영화, 시, 음악, 심지어는 제빵baking과 같이 자신만의 고유하면서도 창의적이고 성찰적인 텍스트를 만들어 낸다는 점이다. 이 외에도 임상실습 경험을 바탕으로 환자들의 질병 체험이나 환자를 만났던 경험을 창의적이고 성찰적인 방식으로 표현하는 과정도 운영하고 있다.

이처럼 예술 기반 탐구는 수동적인 작품 감상이 아니라 직접 예술 활동에 참여해 변화를 꾀하는 일종의 전환 학습transformative learning 방법을 취하고 있다. 그래서 유니는 이 과정을 '성찰적 여행reflexive journey'이라고 종종 말한다. 예술을 통한 자기 성찰이 시민으로 혹은 의료인으로 성장해 나가는 데 긍정적인 경험이 되었을 때 의학 교육에서 예술의 역할이 의미 있기 때문이다.

그래픽 의학[98]

앞에서 짧게 언급했듯이 그래픽 의학은 만화라는 표현 양식을 통해 의료인문학을 구체화한 분야로, 국내에는 별로 알려지지 않았지만 영미권에서는 최근 많은 관심을 받고 있다. 그래픽 의학은 의사이자 코믹스 작가인 이언 윌리엄스Ian Williams를 중심으로 의료인 출신의 코믹스 작가와 의료인문학자, 의료윤리학자, 인문·사회과학자들의 협업을 통해 탄생했으며 2010년에 처음으로 관련 학회가 개최되었다. 윌리엄스에 따르면 의료인문학, 특히 '문학과 의학'이나 '서사의학'에 다양한 문학 작품이 활용되는 것에 착안하여 당시 인기를 끌던 그래픽 노블을 비롯한 만화 작품을 도입하여 보건의료인 교육이나 학제적 연구를 시도하고자 그래픽 의학을 시작했다고 한다. 서사라는 자원을 공유하되 만화라는 새로운 표현 양식을 도입한 것이다. 그래픽 의학의 홈페이지에서는 한 컷짜리 카툰부터 코믹스, 그래픽 노블, 그림책은 물론 한국 만화나 일본 망가에 이르기까지 다양한 하위 장르에 대한 비평을 볼 수 있다. 또한 내용 면에서도 의학 지식의 전달뿐 아니라 질병 체험이나 장애, 죽음, 돌봄 등 의료인문학의 전 주제를 다루고 있는 것은 물론이고 최근에는 코로나19와 관련한 이슈까지 다양한 목소리를 담으려고 노력하고 있다. 한국에서도 웹툰을 비롯한 각종 만화의 인기가 대단히 높은 것을 볼 때, 특히 그래픽 의학은 젊은 세대에게 의료인문학을 전달할 수 있는 좋은 통로가 될 수 있을 것이다.

비판적 의료인문학의 일부로서 예술이 해야 할 일

지금까지 살펴본 것처럼 의학 교육과 의료인문학 영역에서 예술은 다양한 방식으로 활용되고 있다. 하지만 일부에서는 의학 교육에 예술이 도구적으로만 활용되는 것에 경계의 눈초리를 보내기도 한다. 좋은 의사를 양성하려는 교육적인 목적을 가지고 예술에 접근하면서 예술의 다양한 본질과 역할이 무시될 수도 있기 때문이다. 현대의학과 예술은 앎의 방식이 상당히 다르다. 현대의학이 생의학 모델을 통해 환원적이고 자연주의적인 방식으로 앎을 구성하는 반면, 예술은 상징과 상상력, 창의성 등을 바탕으로 한 즉흥적 이해와 해석의 방식으로 앎을 구성한다. 하지만 예술을 의료인문학 교육에 도입할 때 이런 차이를 성찰하거나 상호 이해에 바탕을 두기보다 이를 무시하고 도구적 역할에만 치중한다면, 그것은 예술이 아니라 '의학에 필요한 예술'에 그칠 뿐이다. 실제로 예술은 현대의학에 도움을 주기도 하지만 반대로 현대의학의 본질과 관행을 비판적으로 성찰함으로써 현대의학을 도발할 수도 있다. 앞에서 예를 들었던 오를랑의 성형수술 퍼포먼스를 다시 생각해 보자.

오를랑의 성형수술 퍼포먼스는 수술장을 한 편의 예술 무대로 만듦으로써 현대의학에 대한 기존 관념을 부수어 버린다. 전형적인 가운 대신 환자나 의료진 모두 반짝거리는 의상을 입고, 수술장 벽에는 오를랑의 누드 사진이 걸려 있다. 수술 중에도 환자는 시를 낭독하거나 책을 읽고, 주변에서는 노랫소리가 들려온다. 수술의 모든 과정은 의사가 아닌 오를랑 자신이 주도하고, 위성을 통해 전 세계에 생중계된다. 매우 기괴하게 느껴지는 이런 퍼포먼스를 통해 오를랑은 몸과 의학에 대한 기존의 관념과 관행을 전복하는 효과를 노린다. 몸을 태어날 때부터 고정된 자연으로 대하고, 그것을 일종의 수리 가능한 기계로 취급하는 현대의학의 관념을 조롱하고 도발함으로써 몸을 둘러싼 의학의 정치성을 극적으로 드러내는 것이다.[99] 이런 적나라한 퍼포먼스가 불러일으키는 불쾌함과 낯설음은 그 자체가 현대의학의 지배적 관념에 대한 도전이다. 따라서 의료인문학이 현대의학에 대한 비판적 기능을 수행하기 위해서는 현대의학에 순응하는 예술이 아니라 그 관행에 도전하고 본질을 도발하는 예술의 특성에 관해서 충분히 숙고해야 할 것이다.

10. 탈모는 질병이다!?

_의학과 과학기술학

    조선 전기의 역관이자 학자인 최세진이 1527년에 쓴 어린이용 한자 자습서인 『훈몽자회訓蒙字會』에서는 「신체」편과 「질병」편을 구분하여 설명하고 있다. 그런데 대머리禿는 「질병」이 아닌 「신체」편에 분류되어 있다고 한다.[100] 요즘 대머리를 '탈모'라는 질병으로 생각하지 않는 사람은 별로 없을 것이다. 그렇다면 16세기 이후 어느 시점엔가 우리는 대머리를 신체의 여러 특징 중 하나에서 질병으로 바꿔 인식하게 되었다는 말이다. 왜 이런 일이 벌어진 걸까?

    제2차 세계대전 이후의 의학을 보통 기술의학technomedicine이라고도 부른다. 의료영상기술, 유전공학, 면역학과 장기이식, 신약기술 등 각종 생명과학기술의 발전이 의학과 의료의 방향을 결정짓는 것이 기술의학의 가장 큰 특징이다. 그런데 의학과 과학기술의 결합은 사회적 맥락과 독립적으로 벌어지는 현상이 아니다. 기술의학은 국가나 기업자본의 강력한 개입에 의해 추동되기도 하고 정치적·경제적·제도적·문화적 환경에 따라 다양한 양상으로 분화하고 있기 때문이다. 물론 이것이 현대의학만의 특징이라고 할 수는 없다. 의학의 역사 전체를 보더라도 의학과 과학기술 및 사회는 언제나 상호 영향을 주고받았다. 의사의 상징인 청진기는 해부병리학이라는 의학 이론과 병원 의학이라는 의료적 실천 양상, 소리를 매개하는 도구, 프랑스혁명이라는 사회정치적 조건이 상호작용 하여 탄생시킨 것이다. 현대 의학에서는 이런 상호작용이 더욱 복잡하고 정교한 방식으로 일어나고 있다.

그런 측면에서 과학기술과 사회의 상호작용을 연구하는 학제적 분야인 과학기술학science and technology studies, STS은 의료인문학에도 많은 시사점을 던져준다. 예를 들어 영국의 과학사학자인 존 픽스톤 John Pickstone은 과학기술학의 문제의식을 바탕으로 과학기술의학사 history of science, technology & medicine, STM의 중요성을 강조한다. 그는 자연사natural history, 분석analysis, 실험주의experimentalism라는 세 가지 앎의 방식과 기술과학technoscience이라는 생산 방식ways of production을 통해 르네상스 이후 서구의 과학, 기술, 의학을 통합적으로 서술하면서 이런 앎과 생산 방식이 자연과 인간을 바라보는 시각을 어떻게 변화시키고 반대로 그 방식에 어떻게 영향을 받았는지 분석했다. 그리고 과학, 기술, 의학이 인식과 생산 양식의 변화를 통해 상호작용 하면서도 동시에 정치, 경제, 문화라는 큰 배경의 한 부분으로 기능한다는 점을 강조하고 있다.[101] 의학과 과학기술 및 사회를 통합적으로 바라보는 시각이 요구된다는 이야기이다.

그렇다면 대머리가 탈모로 전환되어 질병으로 인식되는 과정에도 의학과 과학기술 그리고 사회의 복잡한 관계와 상호작용이 녹아 있을 것이다. 이 장에서는 의료화, 생의료화 및 생명정치 등의 개념을 통해 현대의학과 과학기술 및 사회의 관계 양상을 설명한다. 그리고 의료인문학이 참조할 만한 과학기술학의 문제의식과 성과에는 어떤 것이 있는지 살펴볼 것이다.

의료화, 생의료화 및 생명정치

의료화

의료화 이론은 의료와 사회의 관계를 설명하는 개념 틀 가운데 가장 널리 알려진 것 중 하나이다. 대략 1960년대 후반에 의료사회학 또는 건강과 질병의 사회학sociology of health and illness 영역에서 출현한 이 개념은 과학 중심의 생의학이 사회와 어떤 영향을 주고받으면서 변모해 왔는지 잘 설명해준다.

의료화란 처음에는 의학과 무관하게 여겨졌던 삶의 문제들이 의학의 관점에서 질병으로 정의되고 치료의 대상으로 인식되는 일련의 과정을 말한다. 의학의 역사를 살펴보면 의료화의 틀로 설명할 수 있는 예들이 많이 존재한다. 이를테면 근대 이전의 유럽에서는 대부분 가정에서 산파의 도움으로 아이를 낳았으나, 근대 이후 점점 산과의사에 의해 병원으로 출산의 장소가 옮겨 간 것이 의료화에 해당할 것이다. 공중보건이나 정신의학의 경우에도 사회적 통제 양식의 일환으로 전염병이나 광기 등을 의학의 영역으로 포섭했다는 점에서 역시 의료화의 틀로 그 역사를 설명할 수 있다. 이처럼 '사회의 의료화'는 근대 이후 사회 변화의 여러 가지 특징 중에서도 두드러진다. 그렇다면 의료화가 일어나게 된 역사적·사회적 배경은 무엇일까?

의료화 이론의 선구자 중 한 명인 사회학자 어빙 케네스 졸라Irving Kenneth Zola는 서구에서 종교와 법에 뒤이어 의학이 사회의 지배적 가치를 형성해 가는 과정을 통해 의료화의 역사적 동인을 설명한 바 있다.[102]

중세 이래로 기독교는 서구 사회의 구조와 질서를 결정짓는 주된 이념이었으며 삶의 은총을 가져다주는 진리의 담지자로 여겨졌다. 개인과 공동체는 모두 기독교의 가르침에 따라 삶을 영위했다. 그러나 프랑스혁명과 산업혁명을 거치면서 사회는 급속히 세속화했고 종교의 영향력도 감소했다. 그때 종교의 자리를 대체한 것이 법이다. 인간 본성과 사회의 기원에 관한 계약적 관점이 대두되고 권리, 의무, 자유, 참정권 같은 법적 관념들이 널리 퍼지면서 법은 세속적 삶을 관장하게 되었고 종교는 개인의 내면으로 침잠해 들어갔다. 하지만 제2차 세계대전을 겪으면서 법은 위기를 맞게 된다. 뉘른베르크 재판에서 나치의 부역자들은 실정법을 충실히 따랐기 때문에 자신들은 죄가 없다는 논리를 펴면서 법의 권위를 무력화시키려 했다. 또한 전후 서구 사회는 법의 지배 아래에 있었음에도 여전히 부정의와 불평등이 만연했고 이것은 법의 정당성에 의문을 품게 했다. 이처럼 종교나 법이 내세웠던 진리 주장과 권위 모두가 훼손된 상황에서 진리와 권위의 새로운 공급자가 나타났는데 그것이 바로 '의학'이라는 것이다.

그렇다면 의학이 어떻게 그런 위치에 올라갔을까? 먼저 의료화가 다른 나라보다도 미국에서 두드러졌던 배경에 주목해야 한다. 건국 이래로 미국은 자연과 맞서 싸우고 정복하는 개척자 정신을 중요하게 여겼고, 실용적이고 도구적인 사고와 직접적인 행동을 강조해 왔다. 이런 국가적 분위기가 의학의 실용적 성격과 잘 부합한 것이다. 시대정신의 변화도 큰 영향을 끼쳤다. 특히 진화론의 영향 때문에 진보에 대한 믿음이 확산되었는데, 과학과 의학의 발전은 이런 믿음을 확신으로 바꿔주기에 충분했다. 의학 내부의 변화 또한 이런 흐름을 추동했다. 플렉스너 보고서 이래로 미국 의학 교육이 대대적으로 개편되면서 커리큘럼 안에 과학 이외에도 다양한 인문·사회과학 분야가 도입되고 이에 따라 의학이 인간 삶의 여러 가지 측면을 모두 다룰 수 있다는 주장이 강화된 것이다. 여기에 질병 패턴의 변화도 한몫하게 된다. 암, 당뇨, 심장질환 같은 만성질환이 많아지고 그와 함께 살아야 할 날들도 늘어나면서 의학에 대한 사회의 관심이 높아져 갔고 덩달아 의학의 권위도 올라갔다.

그렇다면 의료화는 어떻게 전개되었을까? 이에 답하기 위해서는 의료화를 누가 이끌었는지, 즉 의료화의 주체는 누구였는지를 먼저 살펴봐야 한다.

우선 초기 의료화 이론가들은 의학 지식을 이용하여 진단과 치료를 하는 의사를 의료화의 주체로 파악하면서 의료화를 '전문가의 지배'와 '사회적 통제'라는 관점에서 설명하려고 했다. 이를테면 졸라는 전문가 집단이 두 가지 주요한 특징을 지니고 있다고 했는데, 하나는 "자신들의 일에 대한 통제권"을 취하려는 것이고, 다른 하나는 "자신들의 전문 지식을 기술적 사안을 넘어 일반화"하려는 경향을 보인다는 것이다.[103] 즉, 의료전문가는 자신의 지식을 삶의 여러 영역에 적용함으로써 권위를 높이고 대중을 의료전문가들에게 의존하도록 만든다. 실제로 출산, 폐경, 아동학대, 흡연 등 다양한 문제들이 의학적으로 재정의되고 치료와 예방의 대상이 되는 데는 의학 지식을 바탕에 둔 의료인이 결정적인 역할을 했다.

하지만 의사의 지식/권력에 환자나 소비자들이 수동적으로 의존하는 것이 의료화의 전부가 아니라는 점이 점점 밝혀진다. 예를 들어 알코올 중독의 경우 의사들은 그 문제에 큰 관심이 없었거나 알코올 중독을 의학의 대상으로 보는 데 부정적이었다. 알코올 중독이 의학적 문제로 인식되는 데는 알코올 중독 자조집단Alcoholics Anonymous, AA

의 역할이 결정적이었다.[104] 의료전문가보다는 환자 집단이 사회로부터 자신의 질병을 인정받고, 사회적 지원을 받기 위해 의료화의 주체로 나서게 된 것이다.

이처럼 의료화는 의사와 환자의 비대칭적 권력 관계만으로 전부 설명할 수 없다. 더구나 최근에는 의료화의 새로운 주체들이 등장하고 있는데, 특히 제약회사나 의료기기회사와 같은 기업 자본의 영향력이 커지고 있다. 예를 들어 미국의 경우 소비자 직접 의뢰 방식 direct to consumer, DTC의 의약품 판매가 늘어나면서 월경 전 불쾌장애premenstrual dysphoric disorder, PMDD와 같은 소위 '브랜드 질병 branded disease'이 새롭게 탄생하고 있다. 단순한 증상에 질병이라는 상표를 붙여 광고함으로써 새로운 시장을 만들어 내는 것이다. 제약회사는 대중에게 이런 '브랜드 질병'의 자가 진단법을 알리기 위해 홍보 캠페인을 후원하면서 '브랜드 질병'의 대중화에 앞장서고 있다.[105] 결국 의료화는 전문가의 지배와 통제라는 한 가지 방향의 흐름이기보다는 여러 이해 관계자들의 협력과 경쟁, 타협 등이 이루어 낸 복합적 산물인 것이다.

의료화의 대상도 비슷한 변화 과정을 거쳤다. 초기의 의료화 이론은 삶의 문제가 일탈로 인식되면서 질병화하는 과정에 초점을 맞추었다. 질병으로 진단되어야 치료의 대상이 되고 사회적인 지지와 지원을 받을 수 있기 때문이다. 의사는 물론, 환자 단체나 시민 활동가, 그리고 정부 입장에서도 이것은 중요한 문제였다. 많은 학자가 의료화를 정상과 비정상을 구분하고 비정상을 질병으로 규정하는 과정이라고 본 이유이다. 하지만 유전학이나 제약기술 같은 각종 생명의료기술이 발전하면서 새로운 양상이 벌어진다. 이제는 질병을 치료하는 것이 문제가 아니라 질병이 발생하기 전에 미리 예방하는 기술이 가능해진 것이다. 더구나 의학적 증강 기술도 점점 발전하고 있다. 예를 들어 미용성형이나 항노화 의학anti-aging medicine 같은 의료 기술은 건강한 사람을 더욱 건강하게 만들고자 하는 의도를 담고 있다. 이제 질병이 아니라 건강 자체가 문제가 되었으며, 그 결과 질병을 앓는 환자뿐 아니라 건강한 소비자들이 의료화의 대상이자 주체로 등장하게 되었다.

물론 현대사회에 무조건적인 의료화의 흐름만 나타난 것은 아니다. 그 반대 흐름인 탈의료화demedicalization 역시 일어났다. 19세기까지만 해도 자위masturbation는 심각한 질병으로 여겨졌지만, 오늘날 자위행위를 질병으로 생각하는 사람은 거의 없다. 정신질환으로 간주되었던 동성애 역시 1974년에 정신 장애 진단 및 통계 편람(DSM-II)에서 제외되었다. 하지만 탈의료화보다는 의료화가 규모나 범위에서 압도적으로 빈번하게 나타나는 것은 부인하기 어렵다.

이렇게 의료화가 심화되면서 현대사회에는 어떤 일이 벌어졌을까? 사회학자 피터 콘래드Peter Conrad는 의료화의 사회적 결과를 다음과 같이 정리하고 있다.[106]

첫째, 인간의 다양한 특성과 차이를 병리적으로 바꿔놓았으며, 그 결과 다양성에 대한 존중과 관용이 약화되었다.

둘째, 정상에 관한 의학적 규범이 사회 규범을 형성하게 되었다. 다시 말하면 사회에서 무엇이 정상이고 무엇이 비정상인지 가를 때 의학의 판단이 결정적인 역할을 하게 되었다.

셋째, 다양한 약물이나 수술적 개입, 감시 등을 통해 의학의 사회적 통제가 강화되었다.

넷째, 우리 사회의 여러 문제에 대하여 개인화된 접근이 만연해졌다. 사회 구조를 바꾸기보다는 의학을 통해 개인에게 직접 개입하는 기술적 방식을 선호하게 되었다.

다섯째, 의료 소비자와 의료 시장이 등장했고 그 영향력이 점점 확대되었다. 의료 전문가 중심에서 소비자, 제약 회사, 보험 회사 등이 복잡하게 얽혀 있는 의료 시장 중심으로 의료화의 주체들이 다양해졌다.

이처럼 의료화는 삶의 다양한 문제를 의학적 해법으로 해결하려는 경향을 띤다는 점에서 많은 이에게 비판의 대상이 되고 있다. 물론 의료화에 부정적인 측면만 있는 것은 아니다. 의료화는 여러 문제를 겪고 있는 사람들에게 환자의 지위를 부여함으로써 그들을 사회적 비난으로부터 보호하고, 특정 질병에 대한 부정적 인식을 감소시키며, 일정한 사회적 역할을 수행할 수 있도록 도움을 주기도 한다. 하지만 콘래드의 지적처럼 의료화는 의학의 시선에서 일상의 문제를 질병화하고, 정상과 비정상의 규범을 가르는 척도를 세운다는 점에서 여전히 우려의 대상이다. 게다가 생명공학기술의 발전과 더불어 의학적 증강이라는 이름 아래 이전에는 의학의 시선에 전혀 포섭되지 않던 건강한 상태마저도 점점 의료화되고 있는 작금의 상황에서는 그 부정적 함의에 대한 비판적 성찰을 게을리하지 말아야 할 것이다.

생의료화와 생명정치

의료화 이론은 의료와 현대사회의 상호작용을 설명하는 데 큰 영향을 끼쳤다. 하지만 의학적 지식이나 범주가 생산되는 사회적 과정을 파악하는 데 중점을 두면서 의학 지식이나 실행 자체의 변화는 상대적으로 소홀히 하는 경향도 나타났다. 특히 최근에 생명과학기술과 결합하면서 급속도로 변모하고 있는 현대의학의 모습을 충분히 담지 못한다는 비판이 늘어가고 있다. 그런 비판적 흐름을 대표하는 것 중에 '생의료화' 이론이 있다.

생의료화 이론은 1980년대 중반 이후부터 생의학 연구와 실행 양상에서 의료화 이론으로는 설명하기 어려운 변화가 나타나고 있다고 주장하면서 등장했다. 의학에서 생명과학기술이 차지하는 비중이 과거와는 비교할 수 없을 정도로 커졌기 때문이다.

생의료화 이론은 다양한 이론적 배경을 갖고 있는데 특히 세 가지 주요한 이론적 논의를 바탕으로 하고 있다.[107] 첫째는 푸코에서 시작된 생명권력과 생명정치에 관한 논의이다. 푸코는 18~19세기에 서양 의학이 개별 인간의 몸과 인구 집단에 관한 지식을 동시에 산출하고 권력과 결합하는 과정을 분석함으로써 생명권력과 생명정치라는 개념을 탄생시켰다. 생의료화 이론에서는 생명과 권력의 관계 양상에 관한 푸코의 견해를 따르면서 푸코가 근대의학의 이정표로 제시한 임상적 시선clinical gaze이 생명과학기술의 발전과 더불어 분자적 시선molecular gaze으로 바뀌고 있다고 주장한다. 둘째는 페미니즘 이론가이자 과학기술철학자인 도나 해러웨이Donna Haraway나 사회학자 니콜라스 로즈Nikolas Rose로 대표되는 생명이라는 개념 자체에 대한 최근의 비판적 논의들이다. 이들은 전통적으로 자연의 영역으로 여겨지던 생명이 생명과학기술의 발전과 더불어 사회와 문화의 영역으로 옮겨 오고 있다고 주장하면서 '자연 대 문화'라는 이분법을 거부하고 있다. 생의료화 이론은 생명에 대한 본질주의적 관점을 거부하고 생명과학기술에 의해 변화하고 구성되는 생명 개념을 바탕에 깔고 있다. 마지막으로 생명경제bioeconomy 및 생명자본biocapital에 관한 논의를 들 수 있다. 후기 자본주의 사회에서 생명 자체와 그 부산물들이 생산·유통·교환 가능한 일종의 상품으로 치환되어 지구적 자본주의 경제에 편입되어 있다는 것이다. 생명은 이제 이윤을 창출할 수 있는 핵심 자본으로 평가받고 있고 생명 관련 연구는 다양한 사회적 자원이 투입되는 주요 산업으로 발전하고 있다. 생의료화 이론은 이처럼 생명이 자본화하는 최근의 다양한 양상을 분석하고자 한다.

이렇게 다양한 이론적 배경을 바탕으로 생의료화 이론은 최근에 벌어지는 생의학 연구와 실행의 변화 양상이 기존의 의료화와는 다른 다섯 가지 핵심적인 과정을 통해 공동으로 구성된다고 주장하고 있는데, 그 과정은 다음과 같다.[108] ①주요한 정치경제적 변화 ②위험 관리와 감시 의학을 통한 건강에 관한 새로운 관심 ③생의학의 기술과학화technoscientization ④생의학 지식의 생산과 유통 및 소비의 전환 ⑤ 몸과 정체성의 전환.

첫째, 주요한 정치경제적 변화란 생의학 지식과 기술, 서비스, 자본 등이 집약되고 정교화함으로써 의학, 건강, 질병, 삶, 죽음과 관련한 새로운 생명정치적 경제로의 이행이 발생하는 것을 의미한다. 1970년대 미국 연방정부의 주도로 시작된 의산복합체medical industrial complex와 달리 최근의 생의료화 시대에는 대학과 기업의 협업을 통해 더욱 기업화하고 민영화된 의학 연구와 제품 및 서비스가 탄생하고 있으며, 이로 인해 미시적인 수준의 의료 관행부터 전 지구적인 규모의 의료 실천이 모두 영향을 받으면서 새로운 정치경제가 탄생하고 있다는 것이다. 이런 정치경제적 변화는 기업화와 상품화, 시설의 집중화와 합리화, 권한 이양, 그리고 자원 분배의 계층화 등을 특징으로 하는데, 결국 의료의 핵심 목표는 생명자본을 창출해 내는 것으로 전환되고 있다.

둘째, 질병이나 손상보다는 건강에 대한 관심이 더 높아지고 이것은 생명과학기술에 의해 강화되며 개인이나 집단 모두를 대상으로 위험 관리와 감시가 정교화된다. 생의료화 시대에는 건강관리의 책임이 개인에게 부과되고 건강을 유지하는 것이 일종의 도덕적인 의무로 변형된다. 그리고 의료의 대상이 질병에서 건강 자체로 옮겨 가면서 질병으로 발현될 가능성이 있는 위험 인자risk factor를 미리 발견하고 평가·감시하거나 심지어는 위험 인자를 사전에 없애는 것이 의학의 주 임무가 된다.

셋째, 생의학이 기술과학과 더욱 밀접한 관계를 맺게 되는데, 특히 빅데이터와 관련된 컴퓨터와 정보 기술의 혁신과 더불어 각종 의료데이터가 저장되고 처리되는 방식에 급격한 변화가 일어나고, 진단과 치료 같은 미시적 의료 실천뿐 아니라 거시적인 의료 조직도 그에 맞게 재편되고 있다. 또한 분자생물학의 혁신으로 의학의 분자화molecularization, 유전화geneticization가 진행되면서 환자 맞춤형 약물 치료나 유전자 치료 등이 시도되고 있다. 그리고 의료 기술과 기기의 디지털화, 소형화, 하이브리드화와 더불어 인공장기, 인체조직 가공, 생체시계같이 이전에는 생각지 못했던 다양한 의료 혁신이 일어나고 있다. 이처럼 생의학의 기술과학화는 진단 및 치료 혁신뿐 아니라 더 나아가서 인간 증강을 위한 노력으로 이어지고 있다.

넷째, 생의료화에서는 의학 정보와 지식의 생산, 유통, 소비에 변형이 일어난다. 과거와는 달리 건강과 질병에 관한 정보와 지식이 여러 상이한 주체들에 의해 생산되고 다양한 온라인, 오프라인 경로를 통해 유통되고 소비된다. 또한 의료 실천도 의료인뿐 아니라 소비자 단체, 여성단체, 환자 단체, 장애인 단체와 같은 활동가들, 제약회사, 광고회사, 불특정 인터넷 사용자에 이르기까지 매우 다양하면서도 이질적인 주체들의 개입과 협력을 통해 이루어진다.

마지막으로 생의학 기술에 의해 몸의 변형이 일어나고, 이를 바탕으로 개인이나 집단 또는 인구 전체 수준에서 새로운 정체성이 탄생한다. 생의료화 시대에는 의료 상업화와 신자유주의적 소비 담론에 편승하여 미용성형, 항노화, 생활습관 개선 같은 새로운 의료 시장이 열리게 되었다. 과거의 의료가 질병의 진단과 치료를 통해 질병을 제어하는 데 중점을 두었다면, 생의료화는 건강한 몸 자체를 더 나은 방향으로 변형시키는 데 관심을 갖는다. 거기에 더하여 위험인자, 유전학, 역학 등을 배경으로 한 새로운 의료 관행은 새로운 사회적 정체성을 형성하기도 하는데, 이것을 '기술과학적 정체성technoscientific identity'이라고 일컫는다. 생의학 기술의 발전과 더불어 과거에는 드러나지 않던 새로운 개인적·집단적 정체성이 형성되는 것이다. 예를들어 특정한 진단 기술이 개발되어 특정 질병을 유발할 수 있는 위험인자나 유전자가 발견되었다면, 그 인자나 유전자의 보유 여부에 따라 인구 집단은 낮은 위험군과 높은 위험군으로 나뉘고 각기 서로 다른 정체성을 부여받는다. 그리하여 높은 위험군의 정체성을 가진 개인과 집단은 의학적 감시의 대상이 되고 사회적 낙인이 찍힐 위험에 노출된다. 이런 새로운 정체성의 출현은 생의료화 시대의 두드러진 특징 가운데 하나이다.

이처럼 생의료화는 의료화 이론으로는 포괄할 수 없는 최근의 생의학 발전 양상을 비교적 잘 설명해 주고 있다. 물론 의료화와 생의료화가 뚜렷이 구분될 만큼 질적인 차이가 있느냐는 의문이 제기된다. 생의료화는 새로운 현상이라기보다는 의료화가 심화되거나 변형되는 양상일 수도 있기 때문이다.[109] 게다가 미국의 의료 상황을 배경으로 탄생한 이론이므로 다른 문화권과 다른 의료 현실을 갖고 있는 나라에 그대로 적용할 수 없다는 한계도 있다. 하지만 여러 단점에도 불구하고 생의료화는 최근의 의료 현실을 설명하는 데서 의료화에 비해 뚜렷한 장점을 갖고 있는데, 무엇보다도 질병의 진단과 치료라는 전통적인 의학의 영역이 생명과학기술과 결합하여 현저하게 확대되고 성격이 변하는 양상을 잘 포착할 뿐만 아니라, 그것이 전 지구적이거나 국지적인 정치경제와 밀접한 관련을 맺으면서 이른바 '생명정치 biopolitics'의 한 양상을 띤다는 것을 분명히 한다는 점이다.

생명정치는 푸코에 의해 널리 알려진 개념이다. 푸코는 『성의 역사 1 — 앎의 의지』를 통해 17~18세기를 거치면서 생명에 대한 권력이 '인체에 대한 해부-정치anatomo-politique du corps humain'와 '인구에 대한 생명-정치bio-politique de la population'라는 두 가지 주요한 형태로 전개되었다고 밝힌 바 있다.[110] 인체에 대한 해부 정치는 육체를 조련하고 단련시켜 체력을 강화하고 육체적 능력을 신장시킴으로써 육체를 효율적이고 경제적인 통치체제로 통합시키려는 권력, 즉 '규율 권력'이 행사되는 것을 의미한다. 규율 권력은 개인의 신체를 대상으로 일종의 생산력을 증대시키기 위해 행사되는 권력인 것이다. 푸코의 대표작인 『감시와 처벌』은 바로 이 규율 권력을 구체적으로 분석한 책이다.

반면에 생명정치는 개인의 신체가 아니라 종種으로서의 신체, 개인이 아니라 개인들의 집합체인 인구 전체가 대상이 된다. 따라서 생명정치의 관점에서는 출생률과 사망률, 건강 수준, 평균 수명, 유병률과 같이 인구 집단 전체의 건강 상태를 알려주고 인구 집단을 통제할 수 있는 변수와 조건이 중요하다. 푸코는 규율 권력과 생명정치가 유기적으로 결합하여 행사되는 권력을 '생명권력biopouvoir, biopower'이라고 칭하는데, 근대 서구가 생명권력의 시대에 접어들면서 육체를 제압하고 인구를 통제하는 다양한 기법이 창안되며 실행되었다고 본다. 그렇다면 개인과 인구 전체의 건강과 질병을 담당하는 의학은 당연히 생명권력의 가장 중요한 수단 중 하나일 것이다.

이처럼 푸코에 의해 촉발된 생명정치와 생명권력에 관한 논의는 푸코 사후에 몇 가지 방향으로 확대되었는데, 특히 의학과 관련해서는 새로운 의학 지식과 생명공학의 발전이 생명에 대한 통제를 어떻게 강화하고 생명에 대한 개념을 어떻게 변화시키는지에 초점을 맞춘 논의로 이어졌다. 또한 자본주의 체제 아래에서 의학과 생명 공학이 발전함으로써 생명과 그 부산물들이 교환 가능한 상품으로 취급되고 지구적으로 유통·소비되는 양상을 생명경제라는 개념으로 분석한 논의들도 대표적이다.[111] 앞에서 설명했듯이 이런 논의들은 생의료화 이론의 주요한 이론적 근거로 활용되기도 했다.

결국 생명정치에 관한 논의는 과학기술의 발전과 더불어 인류의 질병을 퇴치하고 건강을 증진할 것이라는 의학의 휴머니즘이 일종의 초월적 가상일 수 있다는 비판적 평가를 가능케 한다. 현실에서 의학이 과학기술과 결합하는 양상은 자본주의의 정치경제 및 권력의 동학動學과 밀접한 관련을 맺고 있기 때문이다. 현대의학과 과학기술 및 사회는 결코 분리해서 파악될 수 없으며, 그런 점에서 생명정치는 이제 '생의료정치biomedical politics'라고 해도 과언이 아닐 것이다.

의료인문학은 과학기술학으로부터 무엇을 배울 수 있을까?

과학기술학은 과학기술에 대한 인문·사회과학적 접근을 통칭하는 용어이자 학문 분야를 뜻한다.[112] 특히 과학기술학은 과학기술사회학을 중심으로 형성되었기 때문에 과학기술과 사회의 관계를 탐구하는 분야가 주요한 영역을 담당한다. 그 외에도 과학기술사, 과학기술철학, 과학기술정책, 과학기술인류학, 과학기술문화, 과학기술윤리 등 과학기술과 사회의 상호작용을 여러 측면에서 살펴볼 수 있는 다양한 분야가 과학기술학에 포함된다. 그런 점에서 과학기술학은 의료인문학과 같은 학제적 분야의 선구자라고 할 수 있을 것이다. 물론 과학기술학이 과학기술에 대한 모든 인문·사회과학적 접근을 포괄하는 것은 아니다. 최근에 관심을 끄는 과학기술과 문학, 과학기술과 예술 같은 학제적 연구 분야도 얼마든지 가능하기 때문이다. 과학기술학은 그중에서도 과학기술의 사회적 성격을 주로 탐구하는 분야라고 생각하면 될 것이다.

20세기 초에 시작된 과학기술학은 대략 세 번의 전환기를 거치면서 발전해 왔다. 1920년대에 시작된 제1세대 과학기술학은 과학사, 과학철학, 과학사회학, 과학기술정책 등이 통합되지 않은 채 각자의 입장에서 과학기술의 사회적 성격을 탐구했다. 하지만 대체로 과학은 보편적이고 합리적이며 사회로부터 분리된 자율적인 영역이라는 가정, 즉 '표준적 과학관standard view of science' 또는 '계몽적 합리주의'라는 입장을 공유하고 있었다.

하지만 1960년대에 들어서면서 이런 과학기술관에 대한 비판이 제기되었는데, 특히 토머스 쿤Thomas S. Kuhn의 『과학혁명의 구조』는

'패러다임'이라는 개념을 제시함으로써 표준적 과학관에 큰 타격을 가했다. 이는 과학 활동의 범위와 내용이 특정한 패러다임에 의해 규정된다는 상당히 파격적인 주장이었는데, 과학의 가치중립성을 내세우던 기존의 과학기술관과는 달리 과학지식의 형성에 사회적인 요소가 강하게 영향을 미친다는 생각을 가능하게 했다.

한편 레이철 카슨Rachel L. Carson의 『침묵의 봄』이 제기한 환경오염의 심각성이나, 베트남전쟁을 계기로 과학기술이 전쟁에 동원되는 일을 비판한 반전운동 등은 과학기술과 정치, 사회의 관계를 성찰해야 한다는 사회적 공감대를 일으키기에 충분했다. 이런 지적, 사회문화적 배경 아래에서 과학지식사회학sociology of scientific knowledge이 중심이 된 2세대 과학기술학이 모습을 드러낸다. 2세대 과학기술학은 주로 과학지식의 생산에 초점을 맞추었는데, 특히 과학지식이 사회적으로 구성된다는 사회구성주의를 강하게 표방했다. 사회구성주의자들은 다양한 경험적 연구를 통해 과학기술은 여러 행위자와 사회집단 간의 갈등과 타협을 수반하는 매우 복잡한 사회적·제도적 과정을 거쳐 탄생하고 변화한다는 것을 보여주었다. 그리고 과학기술은 인간 행위자뿐 아니라 제도나 지식, 사물 같은 다양한 비인간 행위자들과의 연결망을 통해 구성되며 과학지식은 과학기술과 사회의 공동 생산의 결과라는 점을 강조했다.

최근의 3세대 과학기술학은 과학기술과 사회의 상호작용을 설명하는 이론을 창출하는 것을 넘어 구체적으로 과학기술의 영향력을 평가하고 사회를 변화시킬 수 있는 실천 방안을 모색하는 데 관심을 쏟고 있다. 따라서 과학기술정책과 민주주의, 과학기술과 사회운동, 과학의 상업화, 과학기술과 위험, 과학기술의 윤리적 쟁점 등과 같은 실천적 영역들이 새롭게 과학기술학 내에서 부상하고 있다.

이처럼 과학기술학은 '사회 속의 과학기술'과 '과학기술 속의 사회'를 중심으로 인문·사회과학과 과학기술의 융합을 추구해 왔다. 특히 과학기술학은 특정한 과학기술과 관련된 과학기술계 또는 사회 전체의 논쟁에 주목해 왔다. 이러한 논쟁의 원인, 전개 과정, 결과, 영향 등을 탐구함으로써 과학기술의 불확실성과 사회적 영향, 관련된 행위자들의 전략, 과학기술정책과 제도의 특성 및 방향 등 과학기술과 사회의 다양한 측면을 드러낼 수 있기 때문이다. 광우병 파동, 황우석 사태, 삼성백혈병 문제, 천안함 사건, 4대강 사업, 가습기 살균제 사건, 세월호 사건 등 2000년 이후 한국 사회를 뒤흔들었던 여러 대형 사건은 한결같이 과학기술의 문제와 복잡하게 얽혀 있다. 이것이 과학기술의 사회적 의미를 제대로 알아야 하는 이유이다.

그렇다면 의료인문학은 과학기술학과 어떤 관련을 맺을 수 있을까? 또 의료인문학은 과학기술학으로부터 무엇을 배울 수 있을까?

미국 케이스웨스턴리저브 의과대학에서 의료인문학과 과학기술학의 통합 프로그램을 운영하고 있는 줄리아 놉스Julia Knopes는 과학기술학이 의료인문학에 기여할 수 있는 측면을 다음과 같이 네 가지로 정리하고 있다.[113]

첫째, 과학기술학은 과학으로서의 생의학이 사회와는 관련 없이 항상 선형적으로 진보해 왔다는 통념을 깨뜨리는 데 도움을 준다. 과학기술학에서는 의료기술의 발전이 사회의 진보로 항상 귀결되지는 않았으며, 의료기술이 사회정치적 배경과 밀접한 관계가 있다는 경험적 사실을 이미 충분히 제시해 왔기 때문이다.

둘째, 과학기술학은 과학기술이 환자나 의료인의 건강과 질병에 관한 인식에 어떤 영향을 주는지, 역으로 건강과 질병에 관한 사회문화적 가치 체계가 과학기술에 어떤 영향을 주는지 파악하는 데 도움이 된다.

셋째, 과학기술학은 생의학 지식 체계가 일관되고 정합적이라기보다는 다양한 인식 체계로 구성되어 있다는 점을 이해하는 데 도움이 된다. 과학기술학에서는 과학 중심의 생의학 내부에도 다양한 층위의 앎과 실행 방식이 존재하며, 의료인이나 환자들도 각자의 입장에 따라 다양한 건강과 질병 인식 행태를 보인다는 경험적 사실을 이미 제시한 바 있다.

넷째, 과학기술학은 현대의학의 권위적인 담론이 형성되는 과정에서 소외되는 집단 및 계층의 목소리를 파악하는 데 도움이 된다. 특히 여성의 주변화, 인종주의적이거나 식민주의적 편견 등을 비판적으로 평가할 수 있다. 터스키기 매독 연구에서 알 수 있듯이 생의학 지식이 권위를 획득하는 과정에서 사회적 약자나 소수자들의 희생이 뒤따른 사례가 많은데, 과학기술학은 현대의학에 내재된 각종 편견을 비판적으로 바라볼 수 있게 해준다는 것이다.

결국 과학기술학의 사회 지향적 관점은 의료인문학이 지향하는 현대의학에 대한 비판적 성찰에 주요한 자원이자 도구가 될 수 있다는 의미이다.

게다가 과학기술학과 의료인문학은 공통의 사회문화적 배경에서 출발했다는 점에도 주목해야 한다. 과학기술학의 핵심을 차지하는 과학기술사회학은 1960년대 서구를 뒤흔들었던 반전운동, 민권운동, 환경보호 운동 등의 사회운동과 깊은 관련을 맺고 있다. 의료인문학 역시 같은 배경 아래에서 생겨난 환자 권리 운동, 현대 생의학에 대한 비판 등의 영향을 받아 탄생했다. 하지만 현재의 의료인문학은 환자와 의사라는 개별 행위자에 주로 관심을 쏟으면서 현대의학의 문제점을 해결하는 데 초점을 맞추고 있고 의료의 사회문화적 맥락, 의료와 사회의 상호작용 등 과학기술학적인 의미의 문제의식은 상대적으로 빈약한 편이다. 의료의 미시적 측면뿐 아니라 거시적인 측면을 함께 살펴야 의료에 관한 총체적 이해가 가능할 텐데, 의료인문학은 거시적인 측면에 상대적으로 무관심하다. 최근에 의료인문학 내부에서 논의되고 있는 비판적 의료인문학이나 건강 인문학은 의료인문학의 이런 좁은 의제 설정을 비판하면서 등장했다. 그런 점에서 의료인문학은 과학기술학의 문제의식과 탐구 방향 등을 참조할 필요가 있다. 현대의학은 더는 환자와 의사의 임상적 만남으로만 환원될 수 없다. 현대의학에는 다양한 층위의 국지적 혹은 전 지구적 맥락에서 행사되는 예방, 연구, 진단, 치료, 정책과 제도의 영역이 복잡하게 얽혀 있기 때문이다. 이미 과학기술학에서는 생명정치, 생명경제, 생의료화 등의 관점에서 현대의학의 사회정치적 맥락과 상호작용을 분석하고 있다. 비판적 의료인문학은 이런 성과들을 통해 기존의 의료인문학에 대한 비판적 시각을 제시하고 의료인문학의 외연을 확대할 수 있을 것이다.

또한 과학기술학에서는 이미 존재하는 이론적·실험적·기술적·물질적·문화적 자산들을 이용해서 새로운 네트워크를 만들어 가는 역사적·사회적 과정으로 과학기술을 파악하기도 하는데,[114] 의료인문학은 이런 시각을 참조할 필요가 있다. 인간과 비인간 사물의 네트워크로 과학기술의 성격을 파악하는 포스트휴먼의 관점은 휴머니즘을 견지하는 기존의 의료인문학 입장에서는 매우 낯선 접근이다. 하지만 이제 생명 대 물질, 인간 대 비인간, 자연 대 문화의 이분법으로는 설명할 수 없는 다양한 현상이 벌어지고 있다. 후성유전학이나 인지 신경과학 등은 인간이 단지 자연적 존재가 아니라 생물-사회적biosocial 존재이자 생물-문화적biocultural 존재임을 증명하고 있다. 의료화나 생의료화 이론에서 살펴봤듯이 현대사회에서 의학과 의료는 생물-사회적 존재이자 생물-문화적 존재인 인간을 생산하는 데 이미 핵심적인 역할을 담당하고 있다. 의료인문학은 과학기술학을 참조하여 이런 변화를 사유의 대상으로 삼아야 한다. 환자와 의사라는 좁은 틀에 갇혀서는 포스트휴먼 시대로 진입하고 있는 현대사회에서 의료가 다양한 인간, 비인간 행위자들의 연결망 속에서 비균질적으로 생산되고 분배되는 현상임을 파악하기 어려우며, 그 바탕에 다양한 정치경제적 맥락이 존재한다는 사실을 간과하기도 쉽다.[115] 현대의학에 대한 이런 비판적 시각을 공유함으로써 과학기술학과 의료인문학의 협력은 가능해질 것이다.

2부

의학 속의
인문학

환자를 위해 의사가 하는 일에는 진단과 치료, 질병 예방이나 건강 증진 활동 그리고 치료 후 추적 관리 등이 포함된다. 전부는 아니지만 이런 의사의 일은 '임상臨床'이라는 말로 포괄할 수 있을 것이다. 임상은 '환자의 질병 치료와 의학 연구를 위하여 직접 병상病床에 임함'을 뜻한다. 또한 '환자의 치료를 목적으로 하는 의학으로 내과, 외과, 소아청소년과 같은 세부 진료 과목'을 뜻하기도 한다. 임상은 'clinic'을 번역한 것으로 일본어에서 유래하였는데 원래 일본어 '臨床, りんしょう'는 '임상강의臨床講義'를 뜻하는 것이었다. 오늘날의 용례와 달리 상당히 제한된 뜻인데, 그 이유는 'clinic'이라는 말의 의미에 숨겨져 있다.

오늘날에는 임상, 임상 강의, 임상 실습, 진료소, 진찰실, 의원, 병원 등의 다양한 뜻으로 쓰이는 'clinic'은 본래 '침상의 환자를 방문하는 의사'라는 뜻의 라틴어 'clinicus'에서 유래했는데, 이는 다시 '침대'를 뜻하는 그리스어 'kline'와 '병자의 침상에서 행하는 행위'를 뜻하는 'klinke'로 거슬러 올라간다. 반면에 'clinic'에 진료소 혹은 병원이라는 의미가 덧붙여진 것은 19세기 후반인데, 이는 병상에서 행해지는 임상 교육 혹은 임상 강의bedside teaching라는 의미의 프랑스어인 'clinique'에서 기원한다. 파리임상학파에 의해 탄생한 임상의학은 부검실에서의 해부병리학과 병상에서의 신체 진찰이 결합된 것이었으므로 환자의 머리맡에서 이루어지는 임상 강의는 의학 교육의 주요한 통로였으며, 'clinic'이 일본어로 번역될 때에도 이런 의미가 강하게 반영되었던 것이다.

결국 임상에는 진료, 교육, 연구 및 그것이 수행되는 장소라는 의미가 모두 담겨 있다. 임상은 환자와 의사의 만남은 물론이고, 의학의 실행과 관련된 추상적이면서도 구체적인 시공간을 포괄한다. 따라서 의학은 언제나 과학을 넘어서는데, 그 이유는 과학에는 존재하지 않는 임상이라는 독특한 영역이 있기 때문이다. 물론 임상에서도 과학처럼 일반적인 지식이 생산되거나 축적되기도 한다. 하지만 그런 지식은 무엇보다도 개별 환자를 위해 의학을 실행하기 위해서만 존재한다. 더구나 임상은 전문가로서의 의사와 비용을 지불한 환자의 계약 관계가 성립하는 곳이자, 의학적인 도움이 필요한 환자와 치료의 의무를 지닌 의사의 인격적 만남이 일어나는 곳이기도 하다. 그런 점에서 임상은 윤리적인 요청이 제기되는 곳이기도 하다.

임상의 인문학적 의미에 주목한 철학자 들뢰즈는 『비평과 임상 Critique et Clinique』이라는 저서를 통해 문학의 본질과 특성을 임상에 빗대어 철학적으로 해명하고자 했다.[1] 그에 따르면 문학은 세계가 앓고 있는 질병에 대항하여 언어를 통해 건강을 회복하려는 노력이며, 작가는 이런 세계의 질병을 진단하고 치유하는 일종의 의사이다. 그렇다면 들뢰즈가 말하는 임상은 결국 문학의 역할과 관련이 있을 것이다. 인간과 세계의 파노라마와 그 안에 숨겨져 있는 각종 치부와 모순을 탐색하는 작가는 의사, 즉 임상가가 되어 인간과 세계의 사회문화적 질병을 치유하려고 애쓰는 것이다. 따라서 임상은 의학의 시선으로만 가둬둘 수 없는 세계로 열린 시공간이다. 질병을 앓는 환자와 그를 치료하는 의사는 단지 생의학의 영역에만 머무는 것이 아니라 인간과 사회를 형성하는 다양한 실존적·심리적·사회문화적 맥락과 맞닥뜨려야 하기 때문이다. 임상은 의학 내적인 문법뿐 아니라 의학 외부의 각종 사회문화적 조건이 작동하는 곳이다. 들뢰즈가 '비평'과 '임상'을 짝지어 놓은 이유도 여기에 있다. 임상과 의료인문학을 연결하는 일은 임상의 배후에서 임상을 주조하는 사회와 문화의 틀을 비판적으로 바라보는 동시에, 임상이 제기하는 실존적·윤리적 의미를 탐색하는 복합적인 작업이 될 것이다.

1장 증상과 징후

몸에서 이상이나 통증을 느끼면 대부분 병원을 찾을 것으로 생각하지만 실제로는 그렇지 않다. 몸의 이상이나 통증이 의학적 설명을 필요로 하는 단계, 즉 증상symptom에 이르기 위해서는 여러 관문을 거쳐야 한다. 더구나 증상이 징후sign를 통해 드러나려면 의사의 지식과 술기가 필요하다. 증상과 징후는 개인적 차원에서는 몸, 감각, 언어 등이 얽혀서 발현되는 문제이면서, 동시에 역사적으로 의학적 시선의 변화를 통해 지속적으로 의미가 변형되어 왔다. 또한 증상과 징후를 해석하고 설명하는 일은 경험과 지식뿐 아니라 여러 사회문화적 배경까지 작동하는 매우 복잡한 관계망에 놓여 있는 문제이기도 하다. 특히 특정한 증상이나 징후는 수치심, 불쾌감, 혐오 등을 불러일으킨다는 점에서 사회문화적 편견이 아픈 이의 정체성을 형성하는 데 큰 영향을 끼친다는 것을 알 수 있다. 증상과 징후를 단지 생물학적·물리적 차원에서만 논할 수 없는 이유가 그것이다.

11. 열은 증상일까, 징후일까?

증상과 징후 개념의 변천사

의학 사전에서는 증상을 "병을 앓을 때 나타나는 여러 가지 상태나 모양으로 환자에 의하여 인식되는 증세. 환자가 느끼지 못하지만 객관적으로 알 수 있는 징후와 대조된다"라고 설명하고 있다. 징후는 "겉으로 나타나는 낌새. 즉, 어떤 병의 존재를 표시하는 병의 객관적 소견 또는 증거. 이에 대하여 환자가 질환에 의해 자각적으로 불편감을 느끼는 증상은 환자의 주관적 감각으로 구별된다"라고 설명되어 있다.[1] 흥미로운 것은 증상과 징후를 한 쌍의 대립 항으로 설명하면서 증상은 주관적, 징후는 객관적이라는 점을 강조한다는 것이다. 사실 증상과 징후에 관한 이 정의는 전 세계 모든 의사가 똑같이 외우고 있을 것이다. 그런데 정말 증상은 주관적이고, 징후는 객관적일까?

의사학자인 레스터 킹Lester King은 그의 유명한 저서 『의사들의 생각, 그 역사적 흐름Medical Thinking: A Historical Preface』에서 증상과 징후에 관한 현대의학의 통념을 반박하면서 재미있는 예를 들고 있다.

> 만약 의사 자신이 아프게 되면 어떻게 될까? 일인다역으로 여러 능력과 기능을 분리하여 환자로서 나는 목 안이 아픈 증상이 있으며, 의사로서는 거

울을 통해 인후의 출혈과 종창 등 징후를 본다. 환자로서 나는 가슴이 답답하고 기침이 나며, 의사로서 가래량이 적고 가래가 점액질임을 안다. 환자로서 나는 열이 나고, 의사로서 객관적 징후를 찾아서 맥박을 측정하고 분당 95회, 체온을 측정하여 체온계가 39.5도를 가리키는 것을 알아낸다.[2]

증상과 징후의 의미를 하나의 대립 항으로만 융통성 없게 이해하면 이와 같은 분열적인 상황을 맞이한다는 것이다. 킹이 이런 예를 드는 것은 증상과 징후에 관하여 자명하게 받아들여지는 통념도 사실은 다분히 역사적인 변천 과정을 겪으면서 확립되었다는 점을 강조하기 위해서이다.

병리학의 역사를 살펴보면 갈레노스의 전통을 이어받은 16~18세기까지도 병리학은 병, 원인, 증상의 세 분야로 나뉘어 있었다. 그런데 여기서 말하는 증상은 병의 표현상manifestation, 즉 병에 의해 나타나는 현상 모두를 말한다. 폐렴을 예로 들면 흉통, 열, 호흡곤란, 기침, 가래 같은 임상 증상부터 조직이나 기관에 나타나는 삼출물, 경화consolidation 같은 병리적 소견 등이 모두 폐렴의 증상에 해당한다. 따라서 오늘날과 달리 증상은 병 자체를 나타내는 증상, 원인을 나타내는 증상, 다른 증상을 나타내는 증상symptom of a symptom 등으로 세분화될 수 있었다. 다시 말해 증상이란 어떤 다른 것으로부터 기인한 것이다.

그렇다면 징후는 어떻게 정의되었을까? 징후는 감춰진 것을 드러내거나 어떤 다른 것을 가리키는 것, 즉 병을 직접 관찰할 수 없을 때 추론을 통해서 파악할 수 있도록 병을 지시하는 것을 말했다. 따라서 징후를 올바르게 이해하기 위해서는 감각적 지각만으로는 불충분하고 이성적 사유가 반드시 동원되어야 한다. 18세기까지만 해도 서양 의학에서의 증상은 특별한 의미가 부여되지 않은 관찰된 현상을 의미했고, 그것이 이성적 사고 및 추론을 거쳐서 처음 지각될 당시에는 알 수 없었던 특정한 결론이 도출되었을 때 비로소 징후가 되었던 것이다.[3] 오늘날처럼 증상은 주관적인 것, 징후는 객관적인 것이라는 의미로 뚜렷하게 구분되지 않았으며, 단지 감각의 대상이냐 추론의 대상이냐에 따른 구분만이 존재했다. 따라서 의사뿐 아니라 환자도 증상과 징후를 파악하는 일에 참여할 수 있었으며, 환자의 진술과 관찰은 임상에서 여전히 중요한 위치를 차지하고 있었다.

그러나 19세기 이후 타진법과 청진법, 엑스선, 심전도 등의 진단기술과 기기가 임상에 적용되면서 증상과 징후의 의미는 변하게 된다. 검사 기법이 발전하면서 검사 결과를 해석할 수 있는 지식이 늘어나고 그것을 의사가 독점하게 되면서 점차 징후는 의사가 환자에게 인위적으로 무언가를 행해서 얻어내야 하는 것으로 바뀌어 갔다. 기침하는 환자의 가슴을 두드려 본다든지 청진기를 대본다든지 하는 특정한 의료 행위를 통해 의사만이 만들어 내고 해석할 수 있는 정보가 양산되기 시작한 것이다. 이렇게 해서 기존의 증상과 징후는 의사만이 알 수 있는 새로운 정보와 환자와 의사 모두가 알 수 있는 정보로 재편되었고, 점차 전자는 징후, 후자는 증상으로 불리게 되었다. 현대의학에서 엄격하게 구분하는 증상과 징후의 의미는 엄밀히 말하면 19세기 이후 서양의학의 유산인 것이다.

이런 증상과 징후의 의미 변화 과정은 캉길렘이나 푸코의 관심을 끌었다. 캉길렘은 르네 라에넥René-Théophile-Hyacinthe Laennec이 청진기를 발명한 것이 증상과 징후의 관계를 어떻게 역전시켰는지를 다음과 같이 설명하고 있다.

청진기의 발명과 1819년에 쓰인 『청진법 개론(Traité de l'auscultation)』
에서 체계화된 간접 청진의 실천은 징후에 의한 증상의 쇠퇴를 초래했다.
증상은 환자에 의해 드러나고 제공된다. 징후는 의학적 기술에 의해 획득
되고 발견된다. 이로부터 증상의 담지자이자 해설자로서의 환자는 괄호
사이에 놓인다. 이제 증상이 장애를 예감하기에 앞서 징후가 이를 드러낸
다.[4]

청진기가 발명되면서 환자의 진술에 의존하던 기존의 의료 관행은
더는 신뢰받지 못하게 되었다. 증상은 질병에 관한 의사의 인식을 방
해하는 장애물로 여겨지고 자연스레 환자가 주관적으로 느끼는 영역
으로 축소되었다. 푸코 역시 같은 시기를 대상으로 증상에서 징후로
진단법의 초점이 옮겨 가는 과정을 설명한 바 있다. 그는 『임상의학
의 탄생』을 통해 해부병리학과 확률 및 통계로 무장한 임상의학이 증
상을 위주로 한 18세기 분류의학을 대신하면서 증상과 징후에 관한
새로운 인식법, 즉 '임상의학적 시선clinical gaze'이 자리 잡게 되었다
고 말한다.
이처럼 증상은 주관적, 징후는 객관적이라는 이분법은 근대의학의
역사적 산물이다. 킹은 증상과 징후 개념이 역사적으로 변화한 과정
을 살펴봄으로써, 해석되지 못하고 그저 관찰된 것으로 남게 된 것은
증상, 해석을 통해 특정한 의미를 부여받게 되면 징후라는 근대 이전
의학이 갖고 있던 증상과 징후의 의미론을 되살리려고 했던 것이다.

증상과 징후의 의미론

그렇다면 킹의 역사적 방법론과는 조금 다른 관점에서 증상과 징후의 본질을 좀 더 탐구해 보자. 아마 증상과 징후의 이분법이 더욱 불확실하게 느껴질 것이다.

증상과 징후의 이분법으로 설명하기 어려운 것 중 하나는 의사의 관점에서는 증상과 징후가 분명히 구분될 수 있으나 환자의 관점에서는 그 경계가 명확하지 않다는 점이다. 환자에게 증상은 지각되는 신체 감각이면서 동시에 무언가를 가리키는 일종의 징후이기도 하다. 평소 편두통이 있는 환자가 언제나 전조 증상으로 메스꺼움을 느낀 후에 두통이 발생한다면, 환자에게 메스꺼움은 단지 속이 불편한 느낌에 그치지 않고 곧 다가올 두통을 지시하는 증상이자 징후가 된다. 킹은 증상이 그저 관찰된 것일 뿐이라는 생각에 머물렀다. 하지만 관찰이라는 행위는 가치중립적인 행위가 아니라 다양한 경험과 이론을 바탕으로 다양한 해석이 개입되는 복잡한 작업이다. 같은 기침이라도 평소 건강했던 사람과 암을 앓고 있는 사람은 관찰의 능력도 다를 뿐 아니라 완전히 다른 해석을 내릴 수도 있다. 이는 객관적이라고 여겨지는 징후도 마찬가지이다. 같은 징후라도 초보 의사와 경험 많은 의사는 그것을 감지하고 해석하는 능력에서 차이가 나기 마련이다. 증상과 징후의 이분법은 실재가 있고, 주관의 개입 없이 감각을 통해 그것을 일대일 대응 방식으로 경험할 수 있다고 믿는 근대 실증주의와 과학주의의 관점에 기초한 것이다.

둘째는 증상과 징후의 이분법이 증상의 양적·질적 차이를 무화한다는 점이다. 이를테면 기침을 조금씩 하지만 그 정도가 경미하여 큰 불편이 없는 경우에 기침은 주관적 증상인 동시에, 일단은 나의 미래에 별 영향을 주지 않을 거라는 추론을 동반하는 징후가 될 수 있다. 하지만 정도가 너무 심하거나 통증을 참을 수 없어서 일상생활이 불가능할 정도라면 증상을 통해 무언가를 추론하는 환자의 능력은 발휘되기 어렵고, 신체적 통증이나 증상 자체에 압도당하고 말 것이다. 이럴 때 증상은 징후이길 멈춘다.

따라서 킹의 주장과는 달리 증상은 단지 관찰되는 것만으로 국한시킬 수 없다. 오히려 증상은 여러 차원을 지니는 지각, 관찰, 해석의 과정을 거쳐서 주조되는 혼합물에 가깝다. 더구나 증상이 의사에 의해 징후로 규정되기 위해서는 몇 개의 문턱을 더 넘어야 한다. 증상과 징후는 하나의 의미를 지시하는 기호이면서 동시에 다양한 의미를 지닌 해석의 대상으로 기능한다고 봐야 하는 것이다.

이처럼 증상과 징후의 이분법은 증상과 징후의 본질을 이해하는 데 충분치 않다. 그렇다면 증상과 징후를 어떻게 하면 통합적으로 이해할 수 있을까? 독일의 철학자 한스 게오르크 가다머Hans-Georg Gadamer는 건강을 일종의 평형 상태라고 말한 바 있다.[5] 몸 안에서 작용하는 서로 다른 힘들 간의 균형이 잘 잡혀서 어떤 무게도 느끼지 못하는 상태가 곧 건강이다. 그러므로 건강은 일정한 삶의 리듬이자 평형 상태가 깨지지 않도록 적당히 균형을 유지해 나가는 일이기도 하다. 우리가 평소에는 심장 박동이나 호흡하는 소리를 전혀 의식하지 못하듯이, 건강은 의식하는 것이 아니라 언제나 감추어져 있는 균형이자 조화이다. 그래서 건강은 수수께끼와 같다. 자신이 건강하다는 사실조차 깨닫지 못하는 그 순간에야 비로소 모습을 드러내기 때문이다. 이처럼 건강을 평형 상태로 이해하게 되면 증상과 징후에 새로운 의미가 부여된다. 증상과 징후는 이런 몸의 평형 상태를 깨뜨리고 몸을 의식의 수준에 떠오르게 만드는 원인이자 결과인 것이다.

몸의 평형 상태는 조화롭게 작동하는 몸의 리듬과 균형으로 발현되는데, 리듬과 균형, 조화 같은 용어들은 쉽게 음악을 떠올리게 한다. 의학의 역사를 살펴보면 몸, 건강, 질병 등을 음악에 비유해서 설명한 사례들을 심심치 않게 찾아볼 수 있다. 16세기의 폴란드 의사인 요세푸스 스트루티우스Joseph Strutius는 맥박에 관한 갈레노스의 저서를 이해하기 위해 박동의 다양한 리듬을 음표로 표현했다. 1769년에 출판된 프랑스 의사 프랑수아 마르케François N. Marque의 악보를 보면 건강한 박동을 춤곡인 미뉴에트의 소절로 정교하게 짜 넣기도 했다.[6] 이처럼 몸의 규칙적이고 조화로운 리듬은 건강을 표현하는 중요한 요소였기 때문에 이런 리듬의 변화는 당연히 증상이나 징후로 포착될 수 있을 것이다.

리듬은 철학자인 앙리 르페브르Henri Lefebre의 주요 관심사이기도 했다. 그는 『리듬분석Éléments de rhythmanalyse』이라는 저서를 통해 사물과 생명체에서부터 사회적인 차원까지 곳곳에 스며들어 있는 리듬을 도구로 삼아 일상생활 속에 내재한 시간과 공간의 상호관계를 탐색한다.[7] 특히 그는 리듬에 관한 이론이 몸에 관한 지식과 경험을 통해 구축된다고 강조하면서, 정상적인 몸은 다多리듬이면서 동시에 조화로운 리듬인 몸을 의미한다고 말했다. 다시 말해 다양한 리듬으로 구성되었으면서도 이런 리듬들이 조화롭게 공존하는 상태가 건강한 몸이라는 것이다. 반면에 병에 걸리면 리듬들이 서로 분리되고 변형되며 흐트러지는 부정리듬성이 발생한다. 그렇다면 증상과 징후는 건강한 몸의 리듬의 조화가 깨져서 생겨난 부정리듬의 한 형태라고 빗대어 이해할 수 있다.

르페브르와는 관심사가 다르지만 의철학자인 에번스도 증상과 징후의 본질을 음악과 연관시켜 두 가지 범주로 설명한다. 우선 증상과 징후는 일종의 잡음noise이다. 조용한 음악회에서 느닷없이 들려오는 기침 소리나 휴대폰 소리는 음악 감상을 방해하는 잡음이면서 동시에 음악회의 일부이기도 하다. 우리는 음악 감상을 방해한 그 잡음에 눈살을 찌푸리고 잠시 마음의 평정을 잃기도 하지만 다시 음악 감상에 몰입한다. 도서관 밖에서 들려오는 공사 현장의 소리는 공부를 방해하지만 어느 정도까지 우리는 그것을 참고 공부에 집중하려고 노력한다. 고요한 침묵이나 예정대로 진행되는 음악은 모두 규칙적이고 조화롭다는 의미에서 건강한 상태에 비유할 수 있다. 그렇다면 잡음은 그런 평형 상태를 방해하는 원인이라는 의미에서 증상이며, '이 잡음이 뭐지?' 하는 생각을 이끌어 낸다는 측면에서는 징후이기도 하다. 물론 음악감상을 방해하는 것은 잡음만이 아니다. 손발이 맞지 않거나 숙련되지 않은 연주자들의 음악은 불규칙적이고 깨진 리듬과 조화롭지 못한 화음으로 이루어진 이상한 소리, 즉 불협화음을 유발한다. 불협화음은 지금 듣고 있는 음악의 의미 자체를 상실하게 만들고 원래의 소리를 대체한다는 점에서 잡음과는 다른 차원을 내포한다. 증상과 징후가 불협화음이라면 그것은 건강이라는 평형과 조화의 상태 자체가 질적으로 변했다는 것을 의미한다. 이럴 때 증상은 징후로 해석되기보다는 증상 그 자체로 남게 되고, 빨리 벗어나거나 없애버리고 싶은 대상으로만 인식될 것이다.[8] 이처럼 평형, 리듬, 잡음이나 불협화음의 비유를 통해 우리는 건강이라는 규칙적인 리듬, 일정한 톤을 갖는 고요한 상태를 외부에서 방해하거나 내부에서부터 헝클어뜨리는 증상과 징후의 본질적 의미를 새롭게 이해할 수 있다.

현대의학은 과학기술의 발전에 힘입어 증상에서 징후를 분리하고 의학의 권위를 높이는 데 성공했지만, 그 과정에서 건강이라는 평형 상태를 흐트러뜨리는 증상과 징후의 풍부한 의미를 축소함으로써 병을 앓는 이의 세계 속으로 들어갈 기회를 놓치고 말았다. 반면에 의료 인문학에서는 증상과 징후를 이분법으로 가르기보다는, 질적 연속체로서 파악함으로써 증상과 징후의 의미를 더욱 풍부하게 이해하고자 한다. 그것이야말로 삶의 사건으로 경험되는 질병의 심연으로 들어가는 지름길이기 때문이다.

12. 몸과 기호를 통해 본 증상과 징후

증상과 징후 그리고 몸

우리는 해부학적인 개념을 통해 몸을 인식하는 데 익숙해져 있다. 심한 운동을 하고 난 후 다리가 뻐근하면 근육에 통증이 생겼다고 말하며, 과식을 한 후 명치가 더부룩하면 위염에 걸렸다고 이야기한다. 하지만 이런 해부학적인 선입견을 빼고 몸을 있는 그대로 바라보면 몸은 과연 어떻게 인식될까? 의철학에서는 이것을 몸에 대한 현상학적 관점이라고 부르기도 한다. 현상학을 정초한 독일의 철학자 에드문트 후설Edmund Husserl은 '사태 자체로'라는 구호를 통해 어떤 현상을 지각할 때 주요한 판단 근거가 되는 선입견(예를 들어 근대의 과학주의적 세계관)을 괄호 안에 넣어서 판단을 중지한 후, 현상 자체가 의식에 나타나는 본질적 구조를 파악해 보자고 제안한 바 있다. 후설의 이런 방법론을 '현상학적 환원'이라고 일컫는데, 이런 식으로 생의학적 세계관을 괄호 안에 넣어 판단을 중지한 후 몸을 바라보면 현대의학의 관점에서 벗어나 몸과 질병을 전혀 다른 방식으로 파악할 수 있는 길이 열린다. 그리고 현상학의 관점과 생의학의 관점에서 본 몸과 질병은 근본적으로 다르다는 점을 알 수 있다.

잠시 당신의 손을 바라본 다음 그것에 관해 이야기해 보자. 단, 해부학적인 개념이나 용어는 가능하면 모두 빼버려야 한다. 어떤 생각과 이야기가 떠오르는가? 나의 이야기는 이렇다.

> 내 오른손 손등의 세 번째와 네 번째 손가락 사이에는 작은 흉터가 남아 있는데, 하얀 색깔의 지네 같은 모양을 하고 있다. 어릴 적 집 마당에는 권투 연습할 때 쓰는 샌드백이 하나 있었는데, 제대로 된 것이 아니라 쌀부대에 흙을 가득 채워 만든 가짜 샌드백이었다. 무슨 이유였는지 모르지만 어느 날 그 가짜 샌드백을 향해 힘껏 주먹을 날렸는데, 그 순간 느꼈던 찌르는 듯한 통증은 아직도 어렴풋이 기억에 남아 있다. 조그맣게 찢어진 영광스러운 상처의 흔적과 함께. 그리고 그 상처를 친구들한테 보여주면서 으스대던 치기 어린 마음도 역시…….

특정한 행위를 할 때 우리는 몸을 신경 쓰지 않는다. 샌드백을 향해 주먹을 날릴 때 나의 의식은 오로지 샌드백을 향해 있고 주먹은 인식되지 않는다. 일상생활에서 나는 몸을 소유하고 있다고 느끼지 않으며, 몸 자체와 나를 분리하지 않는다. 나는 곧 몸이다. 하지만 몸을 대상으로 바라보는 순간 몸의 여러 가지 특성이 의식의 지평에 떠오른다. 나의 손은 특정한 색깔, 모양, 표면을 갖고 있으며 상처를 동반하기도 한다. 나의 손은 특정한 공간 속에서 주변 사물과 상호작용 하면서 특정한 리듬과 세기, 강도를 지닌 채 움직인다. 내 손등의 상처와 샌드백은 분리되지 않는다. 또한 나의 손은 시간의 흐름 속에서 변해가는 사물이다. 내 손등의 흉터는 현재의 상태를 말해주면서 동시에 과거의 사건을 말한다. 기억은 머리가 아닌 몸에 담겨 있다. 손등의 흉터를 만질 때마다 과거의 찌르는 듯한 통증이 느껴진다. 따라서 몸은 특정한 '나'의 '이야기'를 담고 있다. 손등의 상처를 자랑삼아 친구들에게 보여주던 어린아이는 사실 남들 앞에 잘 나서지 못하고 홀로 샌드백을 두드리는 것이 취미였던 외로운 아이였다. 몸은 나의 물리적인 부분이면서 동시에 '나'라는 자아를 반영하고 구성하기도 한다.

우리를 불편하게 하는 증상과 징후는 이런 몸의 다층적인 의미와 결부되어 나타나는 현상이다. 따라서 삶에서 증상과 징후의 의미는 다양할 수밖에 없으며 이것이 특정한 의학적 의미를 부여받기 위해서는 여러 단계의 관문을 통과해야 한다. 의철학자인 툼스는 장 폴 사르트르Jean-Paul Sartre의 논의를 활용하여 이 과정을 현상학적으로 분석한 바 있다.[9]

우리가 통증이나 기능 이상을 느끼고 뭔가 불편하다는 사실을 인지하게 되는 것은 전적으로 감각적 경험을 통해서이다. 툼스는 증상을 느끼는 이 처음 단계를 '선先반성적 감각 경험하기pre-reflective sensory experiencing'의 단계라고 말했다. '선반성적'의 의미는 앞에서 설명했듯이 몸과 나를 구분하여 몸을 대상화하지 않는다는 뜻이다. 예를 들어 책을 읽다가 갑자기 눈이 아파서 고개를 들었을 때, 나는 눈에서 발생한 통증을 느끼는 것이 아니라 아픈 눈을 느끼는 것이다. 통증과 눈은 분리되지 않는다.

하지만 통증이 반복되는 등 어떤 이유에서든 그것이 우리의 관심사가 되면 우리는 그것에 관해 생각하고 걱정하고 이해하려고 노력하기 시작한다. 증상과 몸을 대상화하기 시작한 것이다. 이 단계를 '고통스러운 아픔suffered illness'이라고 부른다. 증상이 질환으로 전환되기 위해서는 증상이 일상의 평형을 깨뜨릴 정도로 충분히 강해야 한다. 아픈 눈 때문에 책을 읽지 못할 정도가 되어야 비로소 아픔과 눈은 분리되어 눈에서 발생한 통증으로 이해된다. 이제 통증은 몸과 분리되어 고유한 리듬과 특성을 가진 대상으로 인식되고 다양한 통증들의 공통 속성 또한 추출될 수 있다. 그런데 고통스러운 아픔의 단계에서는 여전히 증상은 주관성의 영역에 머물러 있다. 나의 손에 관한 이야기에서 알 수 있듯이 몸은 다층적인 의미의 맥락에 놓여 있으므로 몸을 기반으로 한 통증이나 증상도 상태, 시간, 공간, 사물, 자아 등과의 상호 연관 속에서 특정한 의미를 갖게 된다.

그런데 증상이 지속되면 어떨까? 몸, 자아와 관련되어 다양한 의미를 지니고 있던 증상은 점점 의혹의 대상으로 전환된다. 가슴에 심한 통증이 있을 때 혹시 심근경색이 아닐까 의심하거나 두통이 심하면 뇌종양이 생긴 것 아닌가 하고 의심하게 되는 것이다. 이 과정에는 우리가 몸에 관해 갖고 있는 우선적인 이해, 특히 이론과 지식이 중요한 역할을 한다. 현대사회는 무엇보다도 과학적 세계관에 지배받고 있다. 우리가 몸을 경험하는 방식 또한 예외가 아니다. 증상을 이해하거나 해석할 때 우리 대부분은 생의학의 관점에 알게 모르게 물들어 있으며 그것에 입각해 결론을 내리기도 한다. 이를테면 눈의 통증을 유행성 눈병 때문이라고 해석할 수도 있고, 명치의 통증을 위궤양 때문이라고 해석하기도 한다. 이것을 '질병disease' 단계라고 한다. 질병 단계에서 증상은 무언가 낯선 것으로서의 경험적 의미가 모두 탈색되고 완전히 객관화된 것으로 재규정된다. 물론 질병 단계에는 생의학 이외에도 개인적 경험, 심리적 상태, 주변 사람의 영향, 사회문화적 배경 등 매우 다양한 요소들도 관여한다. 똑같은 증상이라 할지라도 개인적·사회문화적 차이에 따라 충분히 다른 방식으로 규정될 수 있는 것이다. 한국 여성들이 겪는 화병은 서구 여성들이 경험하지 못하는 증상이자 질병이다. 특정한 증상이 질병으로 규정되는 단계는 증상의 의미를 어떻게 해석하느냐에 따라 결정된다. 따라서 특정 증상이 모두 질병과 연결되는 것은 아니다.

자 이제 마지막 단계이다. 더 이상 증상을 참을 수 없거나 걱정이 되어 의사를 찾아 갔을 때, 우리가 규정한 '질병'은 의사의 진찰과 다양한 검사를 거쳐 의학적인 '질병 상태disease state'로 확진된다. 여기서의 질병은 의사가 생의학의 관점에 따라 병리적·해부적·생리학적 용어를 동원하여 객관적·과학적으로 규정한 것이다. 발열이나 복통 등의 증상과 징후들은 인플루엔자나 충수돌기염 같은 의학 용어로 정의된다. 이제 몸에서 출발한 증상과 징후는 몸과의 연결 없이도 몸 밖에서 실제로 존재하게 된다. 툼스는 이를 증상과 징후에 관한 '자연주의적 태도naturalistic attitude'라고 부른다. 몸을 통해 경험되는 현상이 몸을 벗어난 객관적인 실재로 전환된 것이다.

이처럼 증상과 징후가 질병 상태로 전환되는 일련의 과정을 현상학의 도움을 받아 살펴보면 각 단계별로 몸의 의미가 다름을 알 수 있다. 증상을 처음 느꼈을 때의 몸은 날것으로서의 몸이자 대상화되지 않은 육화된embodied 몸으로서, 증상과 몸이 분리되지 않았다. 하지만 증상을 객관화하여 바라보는 순간, 증상은 아픈 이의 의식 지평 속에 떠오르는 대상으로 전환되어 몸과 분리되고 일부는 징후가 되기도 한다. 이제 몸은 질병이 자리한 장소로 인식된다. 하지만 여전히 증상과 징후는 아픈 이의 몸 안에, 주관성의 영역 안에 있고 객관적 대상으로 여겨지지는 않는다. 증상과 징후에 내재되어 있는 경험적 의미가 완전히 소거되어 몸과의 연관성이 완전히 사라졌을 때야 비로소 객관적 대상으로서의 질병이 등장하는 것이다. 그리고 아픈 이에 의해 객관적으로 파악된 질병은 의사의 지식과 기술에 힘입어 비로소 의학적 대상인 질병 상태로 전환되고 사회적으로 인정받게 된다. 결국 몸에서 발현된 증상과 징후가 몸과 점차 결별하게 되는 과정이 질병의 명명 과정인 것이다.

기호를 통해 본 증상과 징후

의학적인 맥락에서 'sign'은 '징후'이지만 일상이나 기호학의 맥락에서 'sign'은 '기호'이다. 기호는 보통 자기가 아닌 다른 무언가를 가리키는 것으로 대개는 부호, 그림, 문자 등을 의미한다. 환자가 느끼는 증상은 몸 안의 어떤 현상, 즉 질병을 가리키는 신호이자 일종의 기호라고 할 수 있다. 그런데 증상은 분명히 있는데 특정 질병과는 연결되지 않는 경우, 즉 의학적으로 설명할 수 없는 증상Medically Unexplained Symptoms, MUS을 흔히 볼 수 있다. 예를 들어 요통을 호소하는 환자의 약 85퍼센트에서는 MRI등의 검사를 해도 정확한 원인을 찾기 어렵다는 보고가 있고, 반대로 증상이 없는 사람의 약 3분의 2에서 요추 MRI에 이상이 발견되었다는 연구도 있다.[10] 이렇게 특별한 원인을 찾을 수 없는 증상이 생길 때 대개 현대의학에서는 현재의 수준에서 찾아내지 못하는 원인을 과학적으로 밝혀내기 위해 더 노력하든가, 정신과 신체의 모호한 관계에 그 원인을 돌리기도 하고, 때론 대증對症적인 요법에 만족하기도 한다. 하지만 분명한 신체적 문제의 근원을 찾기 어려운 증상이 존재한다는 것은 지금까지 살펴본 증상과 징후의 이분법에 대한 사유를 넘어서는 또 다른 관점이 필요함을 보여준다. 즉, 증상과 징후를 신체적 근원과 직접적인 연관 관계가 있는 실재로 보기보다는 일종의 메시지로 보는 관점 말이다. 이것은 기호학의 주요 주제이기도 하다.

기호는 언제나 무언가를 가리키는 특정한 의미를 지닌다. 빨간 신호등은 정지하라는 의미를 지니며 녹색 신호등은 통과해도 좋다는 의미를 띤다. 같은 빨간 등이더라도 항공기 조종석 계기판에 빨간 등이 켜졌다면 그것은 무언가 위험한 상황을 알리는 신호일 것이다. 같은 기호이지만 의미가 다른 것이다. 반대로 의미는 같지만 서로 다른 기호를 사용하는 경우도 흔하다. 체온이 올라가면 한국에서는 '열'이 난다고 하지만 영어권에서는 'fever', 독일에서는 'fieber', 프랑스에서는 'fiévre', 이탈리아에서는 'febbre'라고 한다. 이처럼 기호와 의미의 관계는 필연적인 것이 아니다.

기호학의 선구자인 페르디낭 드 소쉬르Ferdinand de Saussure는 무엇보다도 기호로서의 언어에 주목하면서, 기호와 의미의 관계가 자의적인 것은 기호에 동전의 양면과 같은 성격이 있기 때문이라고 밝힌 바 있다. 소쉬르에 의하면 언어는 기표記表, signifiant와 기의記意, signifié로 나뉘는데, 기표는 언어의 물질적 형태로 문자나 소리를 의미하는 반면, 기의는 언어의 내용, 의미를 뜻한다. 기호로서의 언어는 기표와 기의가 결합한 것이다. '열'이라는 언어는 'ㅇ', 'ㅕ', 'ㄹ'이라는 글자와 소리로 이루어진 기표와, 체온이 상승했다는 의미나 개념이 결합된 기호이다. 그런데 이런 기표와 기의의 결합에는 어떤 필연성도 없다는 것이 소쉬르의 주장이다. 열을 뜻하는 언어가 나라마다 다른 것이 이를 증명한다. 또한 기표와 기의의 결합체인 기호의 의미는 오로지 다른 기호와 차이를 보일 때만 드러난다. 따라서 기호의 의미는 그것을 이해할 수 있는 특정한 사회문화적 맥락에서만 파악할 수 있을 것이다.

소쉬르 언어 기호학의 측면에서 증상과 징후를 살펴보자. 증상은 특정한 질병을 가리키는 일종의 언어 기호일 수 있다. 흉통이라는 증상은 특정한 질병과 연결되었을 때 비로소 의학적인 의미를 부여받게 된다. 그런데 흉통은 심근경색에서부터 위식도역류질환, 폐렴, 갈비뼈 골절, 갈비연골염costochondritis 등 매우 다양한 질병과 관련된다. 흉통이 특정 질병과 연결되기 전까지는 분명한 신체적 근거를 갖지 않는 자의적 기호인 것이다. 또한 진단 과정에서 처음에는 위염이라는 의미를 부여받은 흉통이 나중에는 심근경색이라는 새로운 의미를 부여받을 수도 있다.[11] 소쉬르의 언어 기호학을 통해서 우리는 증상이 반드시 신체적 기반을 가져야 한다는 현대의학의 강박에서 벗어나 배후 개념과 자의적인 관계를 맺는 언어 기호의 관점에서 증상과 징후를 볼 수 있게 된다.

그런데 소쉬르 언어 기호학을 증상과 징후의 '해석'이라는 관점에서 볼 때는 문제가 발생한다. 의학에서는 증상과 징후를 해석하는 주체, 즉 환자와 의사가 존재하는데 이들의 역할을 분명히 설명할 수 없기 때문이다. 이를 설명하는 데는 철학자인 찰스 샌더스 퍼스Charles Sanders Peirce의 기호론이 더 적합하다. 퍼스의 기호론은 소쉬르와 달리 기호의 구성 요소를 1차 기호primary sign or representamen, 대상, 해석체interpretant의 세 가지 요소로 본다. 1차 기호는 대상을 지시하는 물질적 형태의 기호이고, 대상은 1차 기호가 지시하는 사태를 의미한다. 해석체는 기호가 의미를 획득하는 과정이나 체계를 의미한다. 빨간 신호등은 정지라는 사태를 대상으로 하는 1차 기호이다. 그리고 빨간 신호등에 정지라는 의미를 부여하는 것은 교통 법규와 규칙이라는 해석체이다. 우리가 교통 법규나 규칙을 전혀 모른다면 빨간 신호등의 의미를 알 수가 없을 것이다. 이처럼 퍼스는 기호학의 범위를 언어를 넘어서 물질적 실재나 의미 획득 과정에까지 확장하려고 노력했는데, 이를 의학에 적용해 보면 증상과 징후가 질병과 연결되는 과정이 소쉬르의 기호학보다 명확하게 드러난다. 즉, 환자의 증상은 1차 기호이고 질병은 대상이 되며 의사나 환자가 알고 있는 의학 지식은 해석체가 되는 것이다.[12] 그런데 해석체를 통해 기호가 의미를 갖게 되는 과정은 그저 수동적인 것이 아니라 능동적이고 지속적이라는 데 퍼스 기호론의 중요성이 있다. 처음에 특정한 의미가 부여된 기호는 시간이 경과함에 따라 또 다른 해석체의 대상이 되고 다시 새로운 의미를 부여받는 기호로 변형된다. 퍼스는 인간의 삶 자체가 끊임없이 기호에 의미가 부여되는 과정이라고 보았다. 의사에 의해 처음에 특정한 의미를 부여받은 증상도 임상 경과에 따라 달리 해석될 수 있으며 이것은 다시 새로운 임상적 의미를 갖는 새로운 기호로 변형되고 이 과정은 지속된다. 게다가 환자 역시 또 다른 해석체가 되어 이 과정에 참여한다. 기호의 의미는 해석체를 매개로 하는 가변적인 것이다.

하지만 퍼스의 기호론을 의학에 적용할 때도 여전히 문제가 발생한다. 증상에 의미를 부여하는 것은 의사뿐 아니라 환자도 마찬가지이다. 환자라는 해석체도 자신이 갖고 있는 이론과 경험 체계에 근거하여 증상에 의미를 부여하고 기호화하기 마련이다. 그런데 같은 기호라도 환자와 의사는 전혀 다른 의미를 부여할 수 있다. 서로 다른 해석체이기 때문이다. 퍼스의 기호학에서는 이런 환자와 의사의 서로 다른 의미 부여가 임상에서 어떻게 해소되는지 분명하게 설명되지 않는다. 환자와 의사의 만남과 대화가 빠져 있는 것이다.

이 지점에서 호출되는 것이 대화를 중요시했던 철학자이자 기호학자인 미하일 바흐찐Mikhail Mikhailovich Bakhtin이다.[13] 바흐찐은 기호가 개인들 간의 의사소통 과정에서 발생하고 형성되며, 의사소통은 제스처나 표정, 목소리, 억양 등과 같은 물리적 수단을 통해 이뤄진다고 보았다. 말은 기호이지만 물리적 소리로 이루어진 말 자체는 의미가 없다. 말이 기호로서 의미를 갖기 위해서는 타인과의 의사소통, 즉 사회적 상호작용이 존재해야 한다. 또한 의사소통은 타인과의 관계에서만 이루어지는 것이 아니라 자기 자신과도 이루어진다. 의식에 어떤 대상이 등장했을 때 주체는 자기 자신에게 대상의 정체에 관해 질문을 하고 대답을 함으로써 대상에 관한 의미를 생성하게 되는 것이다. 이런 내적 발화 과정을 바흐찐은 '내적 대화'라고 불렀다. 바흐찐에 의하면 인간의 의식은 자신이나 타자와의 대화를 통해 형성되는데, 그런 대화는 당사자들이 참여하는 특정한 사회문화적 맥락에 의해 주조된다. 일상생활의 의사소통은 언제나 사회와 언어 사이의 상호작용에 의해 이루어지는 것이다.

바흐찐의 기호학은 환자와 주변인, 환자와 의료인의 의사소통으로 이루어지는 임상 의료의 모습을 잘 설명해 준다. 증상은 환자의 내적 대화와 환자와 타인과의 외적 대화를 통해 기호로서의 의미를 획득한다. 그런데 이런 의미의 해석 과정에는 화자와 청자 사이의 다양한 상호 관계와 그런 관계를 틀 짓는 사회문화적 배경과 구조가 관여하게 된다. 예를 들어 심한 운동을 한 후 두통이 생긴 환자는 자신에게 왜 이런 두통이 생겼는지 묻고 나름의 답을 구할 것이다. 두통이 반복해서 발생하면 가족이나 친구와도 상의할지 모른다. 주변에서 좀 쉬라고 말하거나 영양제를 먹어보라고 권할 수도 있다. 두통이 점점 더 심해지면 결국 의사를 찾게 될 것이다. 의사는 환자와 주변인이 공유하는 기호 체계와는 전혀 다른 전문적인 기호 체계를 갖고 있는 존재이다. 환자와 주변인에게 특정한 의미를 갖는 두통은 의사와의 대화를 통해서 전혀 다른 의미를 갖는 의학적 기호로 탈바꿈하게 된다. 그리고 환자는 의사와의 대화를 통해 두통에 관한 공통의 이해를 만들고 특정한 치료를 하도록 결정을 내리게 될 것이다. 이처럼 기호로서의 증상과 징후가 일상적 혹은 의학적 의미를 갖게 되는 것은 사회적 상호작용을 통해서이다. 바흐찐의 기호학은 환자와 의사의 만남을 기호로서의 증상과 징후의 의미를 교환하는 사회적 상호작용으로 재구성할 수 있는 시각을 제공해 준다.[14]

지금까지 주로 현상학과 기호학의 시선으로 증상과 징후의 본질과 의미를 탐구해 보았다. 현상학은 증상이 평형 상태의 몸을 불편하게 만드는 방식으로 발현되며 이것이 의식을 통해 대상화되는 과정을 통해 징후의 의미를 획득하게 됨을 밝혀준다. 현상학을 통해서는 증상과 징후, 몸의 관계에 대해 새로운 통찰을 얻을 수 있다. 기호학은 몸에 집중하기보다는 몸으로부터 시작된 증상과 징후가 특정한 메시지를 담은 기호로 전환되어 환자와 주변인, 환자와 의사 간의 의사소통을 매개하고, 사회문화적 배경이 기호에 특정한 의미를 부여하는 양상을 이해하는 데 도움을 준다. 이를 통해 우리는 '증상/환자/주관적'과 '징후/의사/객관적'이라는 현대의학의 이분법만으로는 증상과 징후의 본질과 다양한 의미를 충분히 설명할 수 없다는 점을 확인할 수 있다. 의료인들이 증상과 징후를 인지하고 해석하며 소통하는 과정에 관하여 의료인문학적 사유의 도움을 받는다면 병을 앓는 이의 세계를 더 깊이 이해하는 것은 물론이고, 환자와 의료인 사이의 의사소통을 더욱 인간적이고 효율적으로 이끌어갈 수 있을 것이다.

13. 통증과 고통

통증의 역사, 통증의 과학

통증pain에 관한 정의 중 가장 널리 알려진 국제통증연구학회The International Association for the Study of Pain, IASP의 정의에 따르면, 통증이란 "조직의 실질적이거나 잠재적인 손상과 관련되거나, 그러한 손상의 관점에서 기술되는 불쾌한 감각 및 정서적인 경험"을 말한다. 말이 어렵지만 찬찬히 살펴보면 이 정의를 통해 오늘날 통용되는 통증 개념에 관해 중요한 사실을 몇 가지 확인할 수 있다. 우선 통증은 손상의 유무와 관계없이 조직, 즉 몸에서 발생하는 현상이다. 정확히 어느 부위에서 발생하는지 알기 어렵거나 팔다리가 절단되었음에도 느껴지는 환상통phantom pain처럼 구체적인 발생 장소가 없는 경우도 있지만, 어쨌든 통증은 몸과 관련된 현상이다. 둘째, 통증은 주관적인 감각 경험이다. 통증을 느끼는 순간은 이성이 개입되지 않는 즉각적인 반응의 순간이다. 그리고 그 감각의 구체적인 대상이 존재하지 않는다. 통증을 보거나 듣거나 만질 수는 없다. 또한 통증은 주관적이어서 같은 강도로 충격을 가해도 사람마다 느끼는 정도는 제 각각이다. 셋째, 통증은 불쾌한 정서를 유발한다. 통증은 단지 감각 경험만으로 이루어진 것이 아니라 감각과 감정의 복합체인 것이다. 따라서 통증

은 될 수 있으면 피하거나 멈추게 하고 싶은 부정적인 가치를 띠게 된다.[15]

이처럼 오늘날 통증은 몸과 감각, 정서, 주관이 혼합된 복합체로 파악된다. 하지만 통증 개념의 역사를 살펴보면 통증을 바라보는 시각이 많은 변화를 거쳐왔음을 알 수 있다.

근대 이전에는 통증을 몸에 국한된 경험이라기보다는 영적·도덕적 영역을 반영하는 것으로 여겼다.[16] 특히 통증은 신이 가하는 형벌이라는 관념이 대표적이다. 고대 인도의 『베다』에는 폭풍우의 신 루드라가 인간에게 화살을 쏘아서 날카로운 통증을 일으킨다는 내용이 담겨 있고, 고대 메소포타미아에서는 날개를 활짝 펼친 마신魔神이 통증을 일으킨다고 생각했다. 성서에 따르면 에덴동산에서 아담과 이브가 추방된 이후부터 인류에게 통증이 시작되었다고 한다. 통증이 생기는 이유를 설명할 수 없었던 인간은 초자연적인 힘에서 그 원인을 찾으려고 했던 것이다. 따라서 통증의 치료법도 인간이 아닌 신의 영역에서 구해야 했다. 고대 그리스의 아스클레피오스 신전에서 이루어졌던 꿈을 통한 치유는 대표적인 예일 것이다. 질병으로 인해 통증을 느끼는 사람은 아픈 부위를 본뜬 조형물을 신전에 바치고 사제의 도움을 받아 목욕과 휴식을 취하곤 했다. 그리고 신전에서 잠이 들면 꿈에 아스클레피오스 신이 나타나 아픈 부위를 만져주거나 뱀이 핥게 하여 통증을 낫게 하곤 했다.

반면에 통증은 영웅들의 숭고함을 표상하기도 했다. 독수리에게 간을 파 먹히는 프로메테우스나 뱀에게 몸이 졸려 죽어가는 라오콘은 극한의 통증이 영웅의 위대함과 맞물리고 있음을 잘 보여준다. 통증은 인간의 한계를 초월할 수 있는 창조적인 힘을 지니고 있다고 믿었던 것이다. 중세는 통증이 지닌 영적인 힘에 대한 믿음이 극대화된 시기였다. 수많은 순례자와 고행자들이 신의 축복을 얻기 위해 고통스런 제의에 참가했으며 죽음을 달게 받기도 했다. 또한 그 영적 속성 때문에 중세 사법 제도에서는 죄인에 대한 처벌뿐 아니라 죄인의 유죄를 판가름하는 중요한 잣대로 통증이 활용되었다. 신성재판에서 죄인은 달군 쇠를 들고 있거나 시뻘건 숯 위를 맨발로 지나가고 끓는 물에 손을 집어넣는 등 각종 시험을 통과해야만 했는데, 이는 통증을 참지 못하는 것이 곧 죄의 증거였기 때문이다. 통증에 부여된 이런 영적·도덕적 의미는 뿌리 깊게 이어졌다. 19세기 중엽 흡입 마취술이 발견되었을 때, 미국 치과의사협회의 회장은 무통 발치가 하나님의 뜻을 거스르는 사탄의 활동이라는 이유로 마취술에 반대했다고 한다. 무통 분만 또한 수고해서 자식을 낳으라는 하나님의 말씀을 거역한다는 이유로 엄청난 반대에 부딪혔다.

하지만 통증에 관한 이런 형이상학적인 의미 부여와는 별개로 통증의 생물학적 기반을 찾으려는 노력도 지속되었다. 특히 심신 이원론과 기계론 철학으로 잘 알려진 데카르트는 통증에 많은 관심을 기울였는데, 그는 아픈 부분을 지나치게 만지는 것이 통증 감각을 악화시킨다고 여겼고, 신경 속을 떠다니는 영靈 혹은 정기가 통증과 관련 있다고 보았다.[17] 여기서 영은 형이상학적인 것이 아니라 일종의 입자 같은 것으로 통증은 외부의 자극이 신경관 속의 미세한 입자에 의해 뇌로 전달되어 생성되는 물리적 현상으로 파악된 것이다. 또한 사지의 말단부와 뇌는 마치 종과 줄처럼 연결되어 있어 통증 자극이 사지에서 느껴지면 뇌에서 종이 치는 것과 같은 효과가 발생한다고 생각했다.

이처럼 통증을 기계적인 감각으로 보는 생물학적 통증관은 신경과학이 발전하면서, 시냅스라는 신경말단에서 신경전달물질의 분비와 흡수를 통해 화학적 신호가 전달되는 통증의 기전이 밝혀짐으로써 더욱 굳건해진다. 여기에 다윈 진화론이 가세하여 통증은 조직의 손상을 경고하고 신체를 보호하는 역할을 하는 진화 메커니즘의 결과라고 이해되기 시작했다. 특히 19세기 중엽 전신마취제의 발견은 고대부터 통증에 부여되었던 초자연적·종교적 의미가 사라지는 결정적인 계기가 되었다. 통증은 이제 종교의 영역이 아니라 과학의 영역에 자리매김한다. 기계적인 관점의 통증관에서는 신체의 손상이나 질병이 통증의 원인이기 때문에 그 원인을 제거하면 통증 역시 사라진다는 생각이 지배적이었다. 급성 통증에 효과를 보이는 각종 진통제들은 모두 이런 생물학적 통증관의 영향 아래 개발된 것이다.

하지만 급성 통증을 잘 설명하는 생물학적 통증관에도 한계는 존재했다. 무엇보다 통증이 단지 기계적이고 생물학적인 현상이라면 개인이나 문화, 사회에 따라 통증이 달리 경험되는 이유를 명확히 설명하기가 어렵다. 또한 급성 통증과 달리 만성 통증의 경우는 분명한 생물학적 원인을 찾기 어려운 경우도 많이 존재한다. 따라서 최근에는 생물학적 통증관에 기반을 두면서도 통증이 경험되는 방식이나 그 의미까지도 포괄하는 생물심리사회적biopsychosocial 관점의 통증관이 대두되었다. 처음에 소개한 국제통증연구학회의 통증 정의도 이런 통증관의 변화를 담은 것이다.

현대의 통증관이 근대 생물학적 통증관과 구별되는 주요한 특징은 다음과 같다.[18] 첫째, 통증은 통각수용nociception의 과다로 인해 발생한다고 본다. 둘째, 통증에는 감정적인 요소가 포함되며 이것은 생물학적인 근거를 가진다. 즉, 통증은 통각에 의해 감정 중추인 뇌변연계의 구조물(특히 편도체)이 활성화되어 발생한다. 셋째, 통증에는 인지적 요소가 포함된다. 척수 수준에서는 '문 조절 이론gate control theory'이 대표적이다. 1965년 로널드 멜작Ronald Melzack과 패트릭 월Patrick Wall이 제안한 문 조절 이론의 핵심은 통각을 전달하는 작은 신경 섬유와 비통각을 전달하는 큰 신경 섬유 사이에 상대적 균형을 조절하는 기전이 척수의 후각dorsal horn에 존재한다는 것이다. 이 기전은 일종의 관문처럼 열렸다 닫혔다 하면서 말초로부터 전해진 통각을 전달하거나 차단하게 된다. 이에 더해 대뇌의 피질과 피질하부 수준에서도 조절 기전이 존재하여 통증 감각을 억제할 수 있으며 여기에는 생물학적인 요인뿐 아니라 심리적·사회문화적 요인도 관련된다. 즉, 문 조절 이론은 통증의 생물학적 조건을 반영하면서도 심리적·사회문화적 요소에 의해 통증의 성격과 수용 양상이 달라질 수 있음을 인정하는 것이다.

하지만 문 조절 이론으로 모든 통증의 기전이 다 설명되는 것은 아니다. 예를 들어 환상통의 경우 통각이 유발되고 전해지는 말초 신경이 없음에도 불구하고 통증이 유발된다는 점에서 문 조절 이론으로는 설명하기 어렵다. 따라서 멜작은 문 조절 이론을 확장하여 '신경그물망neuromatrix' 이론을 제안했다. 이에 따르면 통증에 관여하는 신경그물망이 뇌의 여러 부위에 분포하며 통증은 이들의 상호작용의 결과이다. 환상통 환자가 비록 팔다리는 없지만 팔다리를 재현하는 뇌 속의 신경그물망은 그대로 남아 통증을 느끼게 되는 것이다. 신경그물망 이론에서는 뇌의 역할이 강하게 부각되고 있다.[19]

통증에 관한 과학적 이해가 늘어나면서 1960년대에는 통증을 주로 다루는 임상의학 분야인 통증의학pain medicine이 탄생했다. 그에 따라 통증은 이제 증상의 영역을 벗어나 질병 그 자체로 인식되고 있으며 통증도 급성과 만성의 구분을 넘어서 점점 세분화되고 있다. 또한 1970년대부터 시작된 호스피스·완화의료의 발전과 더불어 통증의 원인보다는 통증 자체에 적극적으로 개입하여 삶의 질을 높이고자 하는 의학적 시선의 변화도 이루어졌다.

통증과 고통의 이분법, 그리고 의학의 목표

나는 10여 년 전부터 등 통증으로 고생하고 있다. 살이 뜯기는 것 같은 통증이다. 진통제 처방, 각종 물리치료, 주사치료 등을 받았지만 대개 잠시 호전을 보이다가 원래대로 돌아가곤 했다. 근육을 강화하기 위해 여러 가지 운동도 해보았지만 통증은 오히려 더 심해지기도 했다. 자세가 문제라는 말을 들을 때는 책상에 앉아 컴퓨터를 보는 일을 그만두지 않는 한 통증은 사라지지 않을 거라는 불길한 예감이 든다. 죽을 때까지 이 통증을 안고 살아야 한다는 얘기이다. 통증에 대한 과학적 이해가 나날이 늘어가고 있음에도 해결되지 않은 이 통증을 어찌한단 말인가? 왜 이 통증은 날 이렇게 괴롭히는가?

통증에 관한 이런 질문은 통증의 원인이나 기전을 설명해 달라고 요구하는 것이 아니다. 그것은 통증이 삶에서 어떤 의미를 지니는지에 관한 질문이다. 그러므로 통증은 의학의 영역을 넘어선다.

진화론의 관점에서 본다면 통증은 인간의 생존에 필수적인 요소이다. 인간은 통증을 유발하는 외부 인자를 회피하려고 하는데, 그것은 외부의 위협적인 환경에 대해 개체를 적응하게 함으로써 개체의 존립을 가능케 한다. 또한 통증은 몸 외부나 내부의 자극을 받아들이는 생리적 반응이다. 따라서 개별 인간이 통증을 느끼는 정도나 그 표현 방식 등은 생리적인 차이에 의해 결정될 것이다. 외부에서 특정 자극이 들어오면 우리는 감각기관을 통해 그것을 통증으로 받아들이고, 다시 그 통증 감각에 반응하게 된다. 결국 통증에는 두 가지 구성 요소가 있는 셈이다. '감각'과 '반응'이 그것이다. 얼핏 보면 통증에 대한 인간의 반응은 개별적인 생리적 차이를 넘어서지 않는 보편적인 생물학적 반응이다. 똑같은 두께의 바늘에 똑같은 깊이로 같은 부위를 찔린다면 우리가 느끼는 통증의 종류와 강도는 일정해야 한다. 하지만 내 등의 통증은 이런 설명을 무색하게 한다. 통증은 나의 생존에 백해무익하다. 더구나 그 통증의 감각과 특질은 시시각각으로 이유도 없이 달라진다.

결국 통증이 생물학적 감각과 반응 이상이라는 것을 우리 모두는 경험적으로 잘 알고 있다. 가슴 부위에 통증이 있을 때 현대의학은 그것을 흉통이라는 단일한 범주로 규정하여 설명한다. 하지만 같은 흉통이라도 그 특질은 매우 다양해서, 어떨 때는 콕콕 찌르는 듯이 아프기도 하고 어떤 때는 묵직하게 무언가 누르는 느낌이 들기도 하며 때로는 가슴이 활활 타오르는 것 같기도 하다. 통증의 감각은 수동적이고 주관적 현상일 뿐 아니라 적극적 해석의 대상이 되기도 한다. 느닷없이 닥쳐오는 통증을 이해하기 위해선 경험, 사실, 이론을 통해 통증의 의미를 탐구할 수밖에 없다.

따라서 통증에는 생리적 차이뿐만 아니라 각종 사회문화적·역사적 차이들도 중요하게 작용한다. 문 조절 이론을 제안한 멜작이 통증에 관한 환자의 주관적인 언어 표현을 정리한 맥길통증어휘표McGill Pain Questionaire Word List/ McGill pain index를 개발했다는 사실은 이를 단적으로 증명한다. 오늘날 한국에서는 출산 시 무통 분만을 하는 것이 보편화되어 있지만, 인도의 일부 지역에서는 출산의 통증을 없애는 것을 금기시한다. 산통이 삶과 영혼을 고양시킨다고 믿기 때문이다. 즉, 통증은 그것에 어떤 의미를 부여하느냐에 따라 매우 다양한 방식으로 지각할 수 있는 것이다. 통증의 감각뿐 아니라 반응 또한 마찬가지이다. 중세 유럽에 페스트가 대유행했을 때 사람들은 자신들의 몸에 일부러 채찍질을 가하여 신의 노여움을 달래고 자신의 영혼을 정화하려고 했다. 현재도 일부 문화권에서는 통과의례의 과정으로 신체적 통증을 참아내는 행위를 한다. 또한 전통적으로 통증에 치유적 의미를 부여하는 문화권에서는 더욱 강한 통증을 이겨내야만 병이 낫는다는 관념이 지배적이기도 하다.

그렇다면 통증은 전적으로 물리적이고 객관적인 대상이 될 수 없는 것처럼 보인다. 실제로 서구에서는 통증이 유발하는 심리적·사회문화적 측면을 고통苦痛, suffering이라고 부르면서 통증의 범위를 축소한다. 보통 고통은 육체적인 통증뿐만 아니라 정신적인 괴로움이나 영적인 괴로움, 사회적인 고난까지 포괄하는 개념으로 사용되어 통증과는 구분된다. 통증은 몸 밖에서 가해지는 자극에 의해 수동적으로 발생하는 반면, 고통은 그러한 통증에 주체가 능동적으로 부여하는 특정한 의미 작용과 관련되어 있고, 심지어는 육체적인 통증이 없이도 발생한다고 여겨진다.

통증과 고통의 의미를 좀 더 파고 들어가면 둘 사이의 차이점이 더욱 분명해진다. 통증의 본질을 탐구한 영문학자 일레인 스캐리Elain

Scarry에 따르면 통증의 가장 큰 특징은 그것을 정확하게 표현할 길이 없다는 것, 따라서 그것을 타인과 나눌 수 없다는 데 있다.[20] 심한 통증이 발생하면 그것은 언어를 넘어선다. 그저 신음소리만 낼 수 있을 뿐 언어적 표현은 한계에 부딪치고 심지어 통증이 언어를 파괴하기도 한다. 또한 언어로 표현할 수 있는 통증이라 할지라도 그것을 경험하는 사람에 따라 수없이 다양한 언어가 동원된다. 어떤 이에게는 바늘로 찌르는 듯한 통증이 어떤 이에게는 칼로 베는 듯한 통증으로 느껴진다. 결국 통증이 언어로 표현되는 한 그것은 타인이 정확하게 이해할 수 없는 내 몸 안의 그 무엇이다. 더구나 통증에 대한 의식은 뚜렷한 대상을 갖지 않는다는 점에서 다른 의식과 구분된다. 우리가 희로애락을 느낄 때나 두려움과 공포를 느낄 때나 그것은 언제나 특정한 외부의 대상에 대한 것이다. 하지만 통증은 무엇에 대한 통증이라고 할 만한 뚜렷한 대상을 갖지 않는다. 그리고 뚜렷한 대상이 없다는 것은 언어로 객관화할 그 무엇이 없다는 의미이기도 하다. 결국 통증을 느끼는 이는 통증의 존재에 관해서는 확실성의 영역에 있지만, 그것을 표현하려는 순간 불확실성의 영역으로 넘어간다. 통증은 늘 언어를 넘어서기 때문이다. 더구나 타자의 통증을 이해하려고 하는 이는 처음부터 불확실성의 영역에 머물고 있다. 소통 불가능성, 그것은 통증의 운명이다. 하지만 그럼에도 결국은 타자와 소통하기 위해 언어에 기댈 수밖에 없는 것도 통증의 얄궂은 운명이다.

반면에 고통은 분명한 대상을 갖는다. 고통은 그것이 육체적 원인에 의한 것이든 심리사회적 원인에 의한 것이던 간에 특정한 무엇에 대한 고통이다. 육체적 통증은 고통의 한 원인일 뿐이다. 통증과 고통 모두 주관적 경험이고 따라서 타자와의 소통에 어려움을 안겨준다는 점에서는 공통점이 있지만, 대상 유무나 원인에 따라서 통증과 고통은 분명히 구분되는 것처럼 보인다.

하지만 통증과 고통의 어원을 살펴보면 양자 사이의 구분이 그렇게 분명하지만은 않다. 영어 'pain'의 어원은 '형벌, 처벌, 응보' 등을 뜻하는 라틴어 'poenan', 그리스어 'poine', 그리고 '지옥에 떨어진 영혼이 겪어야 하는 처벌과 고통'을 뜻하는 고대 프랑스어 'peine'이다. 'Suffer'는 '견디다', '참다', '겪다', '허락하다' 등의 뜻을 가진 라틴어 'sufferre', 고대 프랑스어 'sofrir' 등이 어원이다. 'Pain'과 'Suffer' 모두 인간이 정신적·육체적 통증과 괴로움을 겪어낸다는 의미를 담고 있는 것이다. 또한 통증, 고통을 뜻하는 라틴어 'dolor'에도 육체적 통증과 정신적 고통이 명확히 구분되지 않는 듯하다.

더구나 동아시아 문화권에서는 통증과 고통을 거의 구분하지 않는다. 한자어를 살펴보면 공통으로 들어가 있는 '통痛'은 병들어 몸져누운 모습을 그린 '녁疒'자에 '통'이라는 음을 표시하면서 '길'이라는 의미도 가지는 '용甬'이 결합된 글자이다. 동양철학자 전호근은 '痛'을 같은 음을 가지는 '통通'이라는 글자에 비추어 "아픔疒과 길甬이 만나는 통은 아픔을 나누는 소통疏通"이라고 풀이한다.[21] 통은 누구나 피하고 싶은 것이지만 때로는 사람 사이의 소통을 가능하게 하는 매개체이기도 한 것이다. 이에 비하면 고통苦痛은 쓴맛을 지닌 풀苦을 먹을 때 느끼는 괴로움을 의미하는 것으로, 사실 아픔의 정도를 나타내는 말이다. 또 물리적인 고통을 표현한 글자 중에 대표적인 것에 '질疾'이 있는데, 이것은 '녁疒' 안에 '시矢'가 놓여 있는 것으로 화살에 맞아 피 흘리고 누워 있는 모습을 그린 것이다. 질疾은 외부에서 가해진 고통을 의미하는 것이다. 또한 질疾이 심해진 상태는 '병病'으로 쓰는 데 이것은 외부에서 가해진 상처뿐 아니라 '근심하다' 또는 '괴롭히다'라는 뜻, 즉 내면의 고통을 포괄하는 의미로 쓰였다.

그렇다면 통증과 고통을 엄격히 구분하는 것은 몸과 마음을 분리해서 파악하는 근대 서구 문화의 산물로 봐야 한다. 물론 둘 사이의 구분이 꼭 틀린 것은 아니다. 가볍게 지나치는 통증이 고통으로 연결되는 경우는 거의 없을 것이다. 하지만 통증과 고통을 엄격하게 구분하는 문화가 현대의학에 부정적인 영향을 미치고 있다는 점을 간과하지 말아야 한다. 통증과 고통의 이분법은 의학으로 하여금 육체적 통증에 집중해서 그 원인을 제거하기만 하면 의학의 목표를 이룬 것이라는 관념을 강화시킨다. 정신적·영적·사회적 고통은 의학의 대상으로 보지 않는 것이다. 이것은 생물심리사회적 관점에서 통증을 정의하고 있는 최근의 통증 연구와도 배치되는 흐름이다.

의료인문학에서는 현대의학이 신체적 통증에만 관심을 쏟고 고통을 등한시하는 점을 상당히 비판해 왔다. 특히 카셀은 『고통받는 환자와 인간에게서 멀어진 의사를 위하여The Nature of Suffering and the Goals of Medicine』를 통해 현대의학의 영역에서 고통이 어떻게 체계적으로 추방되었는지를 밝히고 현대의학의 목표는 통증의 제거가 아닌 고통을 해결하거나 돌보는 것에 있다고 주장함으로써 큰 반향을 불러일으킨 바 있다. 카셀에 의하면 질병으로 인한 고통은 단지 신체적 통증에 국한되는 것이 아니라, 한 개인의 온전함intactness이 위협받거나 훼손되었을 때 발생하며, 그러한 위협이 사라지거나 온전함이 회복될 때까지 계속된다.[22] 따라서 신체적 통증이 해결되어도 고통은 지속될 수 있다. 치료의 목적을 신체적 통증을 해결하는 데만 국한시킨다면 의학의 범위를 너무나 좁게 만드는 일이다.

하지만 카셀의 현대의학에 대한 비판이 여전히 통증과 고통의 이분법이라는 프레임에 기초하는 한 의학의 목표에 관해서는 여전히 의문점이 남게 된다. 이를테면 통증이 없는 고통의 경우 의료인이 어디까지 개입해야 할지, 어디까지 책임을 져야 할지 분명치 않다. 모든 고통을 의학에서 다룰 수도 없을뿐더러, 그것은 고통마저도 의학의 대상으로 만들어야 하느냐는 비판, 즉 '고통의 의료화'라는 비판에서 자유롭지 못하다. 고통에 대한 의료적 개입은 자칫 고통을 개인에 대한 치료 영역에 국한시킴으로써 그런 고통을 유발하는 사회 구조적 문제를 회피할 위험을 내포하고 있다. 또한 고통받는 당사자의 언어가 의료인의 언어로 전환되는 과정에서 실제 고통의 경험이 왜곡되기도 한다. 게다가 고통을 다루는 의료인이 짊어지게 될 정서적·신체적·제도적 부담감은 오히려 상황을 악화시킬 수도 있다.

결국 의학이 해결할 수 없는 통증과 고통이 있다는 것을 우리 모두 인정하고, 통증을 고통의 한 양상으로 파악하는 사유를 통해서만 이런 문제가 어느 정도 해결될 것이다. 통증과 고통은 의학의 영역을 넘어 의미론적·존재론적·실존적·윤리적 차원을 포괄하는 다차원적 현상이다. 하지만 잊지 말아야 할 것은 통증과 고통에 관한 의학적 설명이 그것의 의미 형성에 상당한 영향을 끼친다는 사실이다. 타자의 통증과 고통에 직면하는 의료인이 의학적 설명만을 고집하고 통증과 고통을 담고 있는 타자의 세계 속으로 들어갈 노력을 하지 않는다면 통증과 고통의 진정한 의미는 끝내 찾을 수 없게 될 것이다.

2장 질병

『훈몽자회訓蒙字會』에는 질병을 '질疾'과 '병病'의 합성어로서, 질은 "병홀 질", 병은 "병 병, 질이 심한 것"이라고 설명하고 있다. 그런데 질을 정의할 때 쓴 '병ᄒᆞ다'라는 말이 눈에 띈다. 오늘날에는 '병하다'라는 말을 전혀 쓰지 않기 때문이다. '누군가 병ᄒᆞ다'라는 말은 병을 앓는 행위에 초점을 둔 것으로, 병 자체보다는 병을 앓는 사람의 주체적이고 능동적인 경험을 중시한 것으로 풀이된다. 그런데 16세기 문헌에는 보이던 '병ᄒᆞ다'는 18세기 후반쯤에는 거의 찾을 수 없게 되고, 병과 관련한 서양식 어휘가 본격적으로 수입된 개항 이후에는 자취를 감추고 만다. 해방 이후 조선어학회가 펴낸 『큰사전』에서도 '병ᄒᆞ다'는 '앓다'라는 뜻의 옛말로 현재는 사용되지 않는다고 밝히고 있다. 반면에 『훈몽자회』에서는 보이지 않던 '병들다'라는 말은 17세기에 등장하여 '병ᄒᆞ다' 보다 널리 쓰이게 되고 결국 오늘날까지 살아남았다. 이런 차이는 무엇을 뜻하는 걸까? 역사학자 신동원은 '병ᄒᆞ다'와 '병들다'의 역사적 변천은 질병에 관한 당대의 개념이 변화했음을 뜻한다고 말한다. 병의 원인을 몸 외부에서 파악하려는 관념이 일상화되고, 환자의 주체적인 병앓이 대신 객체로서의 병든 몸이 시선의 중심으로 등장하면서 '병ᄒᆞ다'보다는 '병들다'가 우세해졌다는 것이다.[1]

이런 변화는 'disease'와 'illness'를 번역하는 데 겪는 어려움을 설명해 준다. 영미권에서는 'disease'와 'illness'를 구분하는데, 'disease'는 보통 생물학적 의미의 질병을 의미하지만, 'illness'는 질병을 앓는 환자의 주관적인 측면을 포함하는 개념이다. 그런데 'disease'를 질병, 'illness'를 질환으로 번역하는 사람이 있고 그 반대로 번역하는 사람도 있다. 이런 혼란은 우리말에서는 병을 앓는다고 할 때 생물학적 질병뿐 아니라 주관적인 느낌까지 모두 포함하므로 'disease'와 'illness'를 굳이 구분할 필요가 없어서이기도 하지만, 한편으로는 '병흐다'처럼 주체적인 병앓이에 해당하는 말이 부재한 것도 그 이유가 아닌가 싶다.

보통 증상과 징후는 의사에 의해 공식적인 질병으로 확정된다. 의학 지식과 기술만 충분하다면 질병을 판정하는 것은 자명한 일처럼 보인다. 하지만 질병이라는 말의 의미 변화나 차이만 살펴보아도 증상과 징후 못지않게 질병도 다양한 주관적 맥락과 사회문화적·역사적 조건의 자장 아래 놓여 있음을 알 수 있다. 그런 점에서 질병은 증상과 징후에 대한 대답이라기보다는 차라리 그 의미에 대한 물음에 더 가까울지 모른다.

14. 성스러운 병에서
세속적인 병으로

질병을 바라보는 특정한 입장이나 견해를 '질병관疾病觀'이라고 하는데, 질병관은 의학에서 매우 중요하다. 왜냐하면 질병을 어떻게 이해하느냐에 따라 질병을 어떻게 치료할지가 결정되기 때문이다. 감기를 바이러스가 일으키는 감염성 질병으로 보는 의학과, 스트레스나 과로로 인해 생기는 기능적 질병으로 보는 의학은 감기에 대처하는 방식이 완전히 다를 것이다. 더구나 질병관은 의학의 영역을 넘어 특정한 사회나 문화가 사물과 자연을 이해하는 관점과도 깊은 관련을 맺고 있다. 예를 들어 중세 철학계를 사로잡았던 '보편 논쟁'은 질병관에도 큰 영향을 끼쳤다. 명사로 표현되는 보편자가 실제로 존재한다고 믿는 실재론자는 개별 질병을 뛰어넘는 보편자로서의 질병이 존재한다고 여겼지만, 보편자는 명칭으로만 존재하며 실제로 존재하는 것은 개별자들뿐이라고 믿는 유명론자는 질병은 하나의 명사일 뿐이며 존재하는 것은 병을 앓는 다양한 개인들뿐이라고 주장했던 것이다.

서양의학의 역사를 살펴보면 질병에 관한 두 가지 서로 다른 견해가 엎치락뒤치락했다는 사실을 알 수 있다. 그것은 '본체론적' 질병관과 '생리적' 질병관이다. 본체론적 질병관은 '실체론적' 혹은 '존재론적' 질병관이라고도 하고, 생리적 질병관은 '기능적' 혹은 '동적' 질병관이라고도 한다.

본체론적 질병관에서 질병은 실재이자 실체이다. 질병은 각각 구별되는 서로 다른 존재이고 환자와도 분리되는 독립된 존재로 여겨진다. 반면에 생리적 질병관에서는 인체의 각 구성 요소 간 또는 인체와 외부 환경 사이의 조화와 균형이 깨졌을 때 질병이 발생한다고 본다. 따라서 질병은 실체가 아니라 과정에 가깝다. 또한 질병과 환자는 분리되지 않는다.

고대의 질병관은 본체론적 질병관의 원형이라고 할 수 있다. 질병은 대개 악령이나 귀신이 몸 안에 침입해서 발생하는 것으로 여겨졌으며 샤먼 같은 치료사들은 악귀를 쫓아내기 위해 특정한 의례나 의식을 치렀다. 또한 질병은 도덕적·영적 의미를 띠고 있어서 신이 인간의 죄를 벌하기 위해 내리는 일종의 징벌로 여겨지기도 했다. 이런 초자연적인 질병관은 각종 신화에 잘 나타나 있다. 호메로스Hómēros 의 서사시『일리아스』제1권에서 그리스인들은 심한 역병에 시달리게 되는데, 그 이유는 그리스 왕인 아가멤논이 아폴론의 사제인 크뤼세스를 모욕했기 때문이다. 화가 난 아폴론이 노새와 개 그리고 사람에게 화살을 쏘아대자 진중에는 역병이 창궐했고 수많은 백성이 목숨을 잃었다.[2] 이 신화에서 질병은 화살, 즉 외부에서 몸 안으로 침입해오는 원인에 의해 발생한다. 그런데 그 화살은 신이 분노하여 쏜 것이다. 이처럼 고대의 질병은 초자연적이고 신적인 질서에 속하는 외부의 실체로 여겨졌다.

하지만 기원전 5세기 무렵 자연철학자들이 등장하면서 고대 그리스에서는 초자연적인 질병관에서 벗어나 질병을 자연의 일부로 보는 합리적인 시각이 탄생하게 된다. 이오니아에서 시작한 자연철학은 세계와 우주의 근원을 몇 가지 기본적인 구성 요소로 파악했는데, 이에 영향을 받은 의학도 인체를 몇 가지 구성 요소로 나누고 각 요소 간의 조화와 균형을 중요시했다. 예를 들어 크로톤의 알크마이온 Alcmaeon of Croton은 온, 냉, 건, 습 등의 다양한 성질이 평등하게 조화를 이룬 상태isonomia가 건강이며, 어느 하나가 다른 성질을 지배할 때monarchia를 질병으로 정의했다.[3] 본체론적 질병관과는 다른 생리적 질병관이 도입된 것이다. 이런 생리적 질병관의 정점은 히포크라테스 의학의 4체액설이다. 자연철학에서 주장한 기본 원소들이 구체적으로 인체에서 어떻게 작용하는지를 탐구하면서 발견된 것이 체액이다. 네 가지 체액은 혈액, 점액, 황담즙, 흑담즙으로 구성되는데, 특정 체액이 많아지고 체액 간의 조화와 균형이 깨질 때 질병이 발생한다고 믿었다. 따라서 치료의 목적은 넘치는 체액을 빼주어 균형을 회복하는 데 있다. 4체액설은 갈레노스와 아랍의 의학자들에게 계승되어 중세를 지나 근대 초까지도 서양의학의 지배적인 질병관으로 남게 된다.

물론 생리적 질병관에 반대하는 흐름도 나타나기 시작한다. 특히 16세기 파라셀수스는 체액보다는 공기 중에 떠다니는 독성의 광물질이 몸 안에 들어와 질병을 일으킨다고 주장하면서 히포크라테스와 갈레노스의 의학을 부정했다. 또한 질병은 몸의 특정 부위에 자리를 잡는다고 보았다. 본체론적 질병관이 부활한 것이다. 하지만 파라셀수스의 질병관과 고대의 질병관이 결정적으로 다른 것은 당대의 과학적 지식을 활용했다는 점이다. 파라셀수스는 몸의 화학적 조성을 알아야 질병을 파악할 수 있다고 보았고, 치료 역시 독성 물질을 제거하는 특정한 성분을 찾는 데 초점을 맞추었다. 그가 일생을 연금술에 몰두

한 이유가 그 때문이다.

파라셀수스 의학은 반 헬몬트Jan Baptist van Helmont로 대표되는 의화학파iatrochemist로 이어진다. 의화학파에 따르면 질병은 특정 장기에서 일어나는 발효 과정에 이상이 생기면 발생한다. 발효가 잘못되어 강산성 또는 알칼리성 체액이 생기고 이것이 혈액으로 들어가 질병을 일으킨다고 여겼던 것이다.[4] 결국 체액설을 수용하면서도 생리적 질병관이 아니라, 질병이 특정한 자리를 갖는 실체라는 본체론적 질병관을 따른 것이다. 반면에 조반니 보렐리Giovanni A. Borelli로 대표되는 의기계론자iatromechanist들은 물리법칙을 따르는 질병관을 선보였다. 그들은 체액설을 옹호한 의화학파를 비판하면서 작은 구멍을 통해 혈관, 신경 등을 흘러 다니는 원자 같은 기계적 입자의 흐름에 장애가 생겼을 때 질병이 발생한다고 주장하였다.

한편 매독syphilis의 이름을 붙인 것으로 유명한 의사이자 점성술사인 지롤라모 프라카스토로Girolamo Fracastoro는 1546년에『전염과 전염병에 관한 연구De contagione et contagiosis morbis』라는 저서를 통해 또 다른 형태의 본체론적 질병관을 선보였다. 그는 유행병이 환자의 몸 안에서 자라는 일종의 배아(씨앗)에 의해 발생하며, 특정한 배아가 특정한 유행병을 일으킨다고 주장했다. 또한 이 배아는 사람과 사람 사이에서 전파되는 능력을 갖추고 있다고 보았다.[5] 따라서 치료는 배아를 초기에 파괴하면 될 일이었다. 그는 오늘날의 세균설과 유사한 본체론적 질병관을 선보였던 것이다.

이와 같이 고대부터 내려온 4체액설의 영향력은 여전했으나 질병을 실체로 보는 관점 또한 서서히 힘을 얻어가고 있었다. 그러나 특정 질병관 내부에서도 질병을 보는 시각은 다양하게 분화되고 있었다.

히포크라테스 의학의 4체액설이나 의화학파와 의기계론자들처럼 보편적인 이론이나 법칙에 따라 질병을 이해하려는 입장이 있는 반면, 중세 시대의 유명론자들처럼 보편적인 질병 개념을 거부하고 개별 질병에 대한 관찰과 경험을 중요시하는 입장도 나타났다. 특히 17세기 영국의 히포크라테스라 불리는 토머스 시드넘Thomas Sydenham은 '분류의학'이라는 새로운 질병 이해의 장을 열었다.

시드넘이 영국의 히포크라테스라고 불리는 이유는 환자의 임상 경과를 자세하게 기록한 히포크라테스 의학의 전통을 이어받았기 때문이다. 자신이 앓던 통풍에 관해 남겨놓은 임상 기록은 여전히 그 가치를 인정받고 있을 정도이다. 하지만 시드넘이 임상 관찰과 기록을 중요시했던 이유가 히포크라테스 의학과 똑같지는 않았다. 시드넘은 환자에 대한 정밀한 관찰과 기술을 통해 환자에게 발현한 질병의 보편적 실체를 찾고 싶었던 것이다. 당시는 박물학의 시대였다. 그는 박물학자가 식물이나 동물의 형태를 관찰하고 비교·분석하여 종을 분류하는 것처럼 개별 환자의 증상을 엄밀하게 관찰하여 질병이라는 임상적인 실체를 찾고 싶어 했다. 그리고 이런 질병은 서로 다른 질병과의 비교·분석을 통해 분류표 안에서 특정한 위치를 차지하게 된다.[6] 이제 질병은 개별 인간의 몸을 넘어 질병분류표 안에 위치하는 일반적인 지위를 획득하게 된다. 시드넘의 분류의학은 프랑수아 소바주 François Boissier de Sauvages de Lacroix나 필리프 피넬Philippe Pinel 같은 프랑스 의사들에 의해 더욱 정교해지는데, 초기에 증상 위주로 만들어졌던 분류표에서 점차 해부학적 구조와 화학적 특징까지 포함된 분류표로 발전하기에 이른다.

분류의학은 임상적 관점과 본체론적 질병관이 결합되었다는 점에서 근대의학의 단초라고 할 수 있다. 그리고 여기에 해부병리학적 관점이 더해지면서 본격적으로 근대의학의 질병관이 모습을 드러내게 된다.

해부병리학은 조반니 모르가니Giovanni B. Morgagni에 의해 본격적으로 시작되었는데, 1761년에 출판된『해부학 연구에 바탕을 둔 질병의 원인과 장소에 관하여De Sedibus et causis morborum per anatomem indagatis libri quinque』는 시금석과 같은 저술이다. 책의 제목인 질병의 원인과 장소는 각각 병리학과 해부학을 뜻하는데, 중요한 것은 질병의 원인이 특정 장소에 있다는 사유 방식이다. 사실 모르가니 이전에는 몇몇 선구자를 제외하고 인체의 구조를 탐구하는 해부학과 질병의 원인과 기전을 탐구하는 병리학을 연결해서 보는 사람은 없었다. 모르가니는 많은 부검 경험을 바탕으로 특정한 증상과 특정한 장기의 해부병리적 변화를 연결시키려고 노력했다. 이런 새로운 병리학을 보통 '국소 병리학' 혹은 '고체 병리학'이라고 부른다. 하지만 모르가니의 연구에도 한계는 있었다. 무엇보다 부검 소견이 정말 질병의 원인인지 아니면 사후에 생긴 변화인지 구분하는 것이 쉽지 않았다. 질병이 정말 특정 장기에서 발생하는 것인지 확증하기 위해서는 살아 있는 환자의 증상과 부검 소견을 연결 짓는 더 정밀하고 신속한 노력이 요구되었다. 그리고 이런 요구는 프랑스혁명기 프랑스에서 시작된 '병원의학'에 의해 구체적으로 실현되었다.

프랑스혁명에 참여했던 많은 의사는 자유와 평등의 이상을 의학에 구현하고자 노력했으며, 그 결과 국가가 국민보건을 책임진다는 원칙이 사회적으로 널리 인정받게 되었다. 그리고 대규모 병상을 보유한 병원이 설립되기 시작한다. 당시 파리 의학은 이데올로그Ideologues

라고 불리는 일군의 의사들이 이끌어 가고 있었는데, 그들은 영국 경험론의 영향을 받아 엄격한 관찰에 근거하여 결론을 유추해내는 귀납적인 방식을 선호했다. "적게 읽고, 많이 보고, 더 많이 행하라"라는 그들의 모토는 새로운 의학의 실천원리를 함축적으로 보여주고 있다. 오늘날 '파리임상학파'로 불리는 그들 중 대표적인 의사들로는 나폴레옹의 시의였던 코르비사르Jean-Nicolas Corvisart, 청진기를 발명한 라에넥, 조직병리학을 정초한 비샤Marie François Xavier Bichat, 열병의 개념을 바꾼 브루세François Joseph Victor Broussais 등이 있다. 이들은 병원으로 몰려든 수많은 환자의 임상 증상을 면밀히 관찰하고 징후를 찾는 신체검사 기술을 발전시켰으며, 그들이 사망하면 즉시 부검을 시행하여 생전의 증상 및 징후와 사후의 병리 소견을 비교하는 작업을 수행했다. 특히 비샤는 장기 중심의 모르가니 병리학을 뛰어넘어 각 장기를 구성하는 조직의 층위에서 질병의 원인을 설명함으로써 고체 병리학을 한층 더 발전시켰다.

부검실과 임상의 결합, 즉 해부병리학과 신체검사에 의한 진단법이 결합한 '임상의학'이 탄생함에 따라 비로소 근대적인 질병관, 즉 실체로서의 질병이 몸의 특정한 장소에서 발생한다는 질병관이 확립되기에 이른다. 그리고 현미경과 같은 테크놀로지가 발전하면서 의학의 시선은 질병의 장소를 찾아 점차 미세한 인체 구조 내부로 파고들기 시작했다. 특히 피르호는 38세의 나이에 자신의 병리학 연구를 총정리하여 1858년, 『세포병리학』이라는 저서를 출간했다. 피르호에 의하면 인체는 세포 공화국, 즉 세포가 조직화된 것이며, 질병 역시 세포 단위에서 발생한다. 피르호는 비샤의 조직병리학을 넘어 염증, 종양의 성장, 변성degeneration 등의 병리적 변화를 세포 상호 간의 관계 속에서 설명해 냈다.[7] 그리고 세포의 구조와 기능에 어떤 이상이 있는지를 알면 질병을 치료할 수 있다는 원리를 확립하게 된다.

이처럼 해부병리학과 임상의학에 의해 본체론적 질병관의 중심축인 '실체로서의 질병'이라는 개념이 확립되었다. 그렇다면 또 다른 중심축인 몸 바깥에서 침입해 오는 질병이란 개념은 어떻게 되었을까? 그것은 19세기 후반, 파스퇴르Louis Pasteur와 코흐Heinrich Hermann Robert Koch 등에 의해 발전한 세균설germ theory에 의해 확립된다. 세균설은 일찍이 프라카스토로가 주장한 배아설을 과학적으로 증명한 것이다. 특히 '코흐의 공리'[8]라고 불리는 네 가지 원리는 특정 질병이 특정 원인에 의해 발생한다는 특정 병인론을 정식화했다. 세균설과 함께 본체론적 질병관은 생리적 질병관에 대하여 완벽한 승리를 거둔 것처럼 보였다.

하지만 세균설의 비판자들은 외부의 침입자 못지않게 숙주의 상태가 질병 발현에 큰 영향을 미친다는 주장을 꺾지 않았다. 특히 면역학, 유전학, 분자생물학 등의 생명과학이 발전하면서 외부 원인 못지않게 인체 내부의 조건이 질병의 발현에 중요한 역할을 한다는 것이 밝혀지고, 인체 외부와 내부 사이의 상호 관계가 주목을 받게 되면서 생리적 질병관도 명맥을 유지하게 된다. 더구나 다양한 보완·대체의학 진영에서는 여전히 생리적 질병관에 바탕을 둔 의료 행위가 실행되고 있다. 현대의학의 질병관은 본체론적 질병관이 우세하면서도 생리적 질병관의 영향이 여전히 남아 있는 양상을 띠고 있다.

이렇듯 서양의학의 역사를 양분해 왔던 두 질병관이 적절하게 타협을 이루고 있는 현대 생의학의 질병관은 몇 가지 핵심적인 특징을 보인다.[9] 우선 질병을 정상으로부터의 이탈이라는 관점에서 파악한다. 이때 정상은 측정 가능한 여러 생물학적 변수로부터 도출된다. 둘째는 특정 질병은 특정한 생물학적 원인에 의해 인과적으로 발생한다는 환원적인 관점을 취한다. 미생물학자인 르네 뒤보René Jules Dubos는 이것을 '특정 병인설의 도그마'라고 부르기도 했다. 셋째는 질병의 보편성에 대한 믿음이다. 즉, 특정 질병은 개체나 서로 다른 사회문화적 조건과 관계없이 항상 동일하다는 믿음을 말한다. 또한 이런 질병을 다루는 의학은 합리성, 객관성, 중립성을 바탕으로 하는 과학의 한 분야라고 믿는다.

과학기술의 성과와 결합한 현대 생의학은 각종 질병, 특히 급성 전염성 질병에 큰 치료 효과를 보이면서 빠르게 지구적인 헤게모니를 획득했다. 오늘날 생의학이 지배적인 위치를 차지한 것은 너무도 당연하게 여겨지기 때문에, 생의학의 질병관 또한 자연스럽게 받아들여지고 있다. 하지만 20세기 중반 이후부터 만성질환의 증가와 의료비의 상승 같은 의학 내외의 문제가 발생하면서 생의학의 한계나 결함이 주목받았고 그에 따라 대안적인 질병관이 부상했다. 그중 대표적인 것은 1977년 정신과 의사 조지 엥겔George L. Engel이 제안한 건강과 질병의 생물심리사회적 모델이다.

엥겔에 의하면 현대 생의학의 질병관이야말로 현대의학을 위기에 빠뜨린 장본인이다. 왜냐하면 생의학의 질병관은 질병의 생물학적 속성에만 관심을 기울일 뿐 질병과 관련한 심리적·사회적·행동과학적 요소를 무시하기 때문이다. 그는 질병의 생물학적 속성은 질병이라는 현상의 충분조건이지 필요조건은 아니며 질병의 개인적·사회적 특성 역시 질병을 결정하는 중요한 요소라고 주장했다. 또한 특정 원인에 의해 특정 질병이 발생한다는 환원적인 특정 병인론은 실제로 다양한 생물학적·심리사회적 원인이 복합적으로 상호작용 하여 발생하는 질병의 병태생리를 설명하지 못한다고 주장했다.[10] 생물심리사회적 모델은 질병의 생물학적 속성을 무시하지 않으면서도 환원적인 생의학 질병관에서는 고려하지 않았던 심리사회적 요소를 질병관에 통합시켰다는 점에서 큰 영향력을 발휘하고 있다.

한편 생태학적 시각에서 질병을 파악하는 새로운 질병관도 등장했는데, 특히 뒤보는 '적응'이라는 개념을 질병관에 도입했다. 뒤보에 의하면 인간은 외부 환경에 적응하려고 부단히 노력하는 존재이며 외부 환경과 균형을 이룰 때만 건강을 유지할 수 있다. 질병은 이런 부단한 적응 과정에 실패했을 때 발생하는 것으로 인간의 피할 수 없는 운명이다. 더구나 질병은 단일한 원인이 아니라 다양한 환경적 요인에 의해 발생한다. 따라서 환경이나, 심지어는 문명 전체를 보지 않고 특정한 생물학적 원인에 의해 질병을 치료하고자 한다면 실패할 수밖에 없는 것이다.

질병에 관한 생태학적 시각은 최근에 진화론에 입각한 진화의학evolutionary medicine에 수용되어 발전되고 있다. 진화의학은 생의학과는 매우 다른 질병관을 제시하고 있으며 심지어는 질병관의 패러다임을 바꾸고자 한다. 진화의학은 질병의 원인을 '근접원인'과 '궁극원인'으로 나누어 설명한다.[11] 근접원인은 현대 생의학이 중요시하는 병태생리pathophysiology를 통해 파악할 수 있다. 예를 들어 심근경색의 원인은 관상동맥이 피떡에 의해 갑자기 막혀서 발생하는 것이고, 겸상적혈구빈혈은 헤모글로빈 유전자의 돌연변이에 의해 발생한다. 하지만 진화의학은 근접원인보다는 궁극원인을 찾고자 한다. 질병을 이해하기 위해서는 인류의 진화적 기원과 인간과 환경이 어떤 상호작용을 주고받았는지를 포괄적으로 파악해야 한다는 것이다. 예를 들어 생의학에서 이해하는 젖당 불내성lactose intolerance의 원인은 젖당 분해 효소인 락타아제(락테이스)의 부족이다. 젖당 불내성은 락타아제가 부족한 사람이 우유를 마셨을 때 소화되지 않은 젖당이 삼투현상 때문에 소장에서는 수분을 끌어들여 헛배가 부르고 복통이 일어나며, 대장을 통과할 때는 설사를 유발하는 질환이다. 하지만 진화의학에서 이해하는 젖당 불내성은 전혀 다르다. 진화의학은 낙농업을 하는 집단과 낙농업 전통이 없는 집단 사이에 젖당 흡수자의 비율이 현저하게 차이가 난다는 점에 주목한다. 그리고 고고학과 수학적 모델 연구를 통해 대략 5,000~1만 년 전 낙농업이 먼저 시작되고, 뒤이어 젖당 흡수 유전자가 전파되었다는 결론에 도달했다. 결국 진화의학에서는 인류의 진화 과정에서 낙농업이 선택압력으로 작용하여 젖당 흡수 유전자를 퍼뜨렸다고 보는 것이다.[12] 이처럼 진화의학은 근접원인만을 찾는 생의학의 질병관과는 전혀 다른 질병관을 선보이고 있다. 진화의학의 질병관이 질병의 원인에 관한 설명을 넘어서 실제 임상에 어떤 치료적인 의미가 있는지는 분명하지 않다. 하지만 생물심리사회적 모델과 더불어 생의학의 질병관이 근거하고 있는 환원적 사고방식에 대한 대안을 제시한다는 점에서 의미가 있다.

15. 철학으로 본 질병

질병의 존재론

"질병이란 무엇인가?" 질병에 관한 존재론적 질문은 의철학의 가장 핵심적인 질문 중 하나이다. 질병관의 변천사도 결국은 질병은 무엇인가라는 질문에 대한 대답을 역사적으로 훑어본 것일 뿐이다.

질병이 무엇인가에 관해서는 두 가지 대표적인 철학적 견해가 있다. 질병을 의학 이론과 의료 행위를 통해 파악할 수 있는 '실재'로 보는 견해와 의학 이론에 의해 구성된 '관념'으로 보는 견해가 그것인데, 전자를 의학적 실재론medical realism, 후자를 의학적 반실재론medical antirealism이라고 부른다.

우선 의학적 실재론을 살펴보자. 의학적 실재론은 과학적 실재론의 한 양상이라고 할 수 있다. 과학적 실재론은 올바른 과학 이론에 의해 기술되는 대상, 존재, 상태, 구조 등이 실제로 존재한다고 보는 입장이다. 우리는 원자, 전자를 직접 볼 수 없지만 과학적 관찰과 실험을 통해 그것이 실제로 존재한다고 믿고 있다. 따라서 의학적 실재론의 입장에서는 질병과 그 원인은 실재이며 우리는 의과학적 탐구를 통해 인과관계에 관한 지식을 얻을 수 있다. 하지만 질병관의 변천사에서도 확인했듯이, 질병이 실재라는 것을 인정한다 해도 과연 어떤 실재인지에 관해서는 다양한 대답이 나올 수 있다. 실재론의 입장에서 본 질병을 다음과 같이 정리해 볼 수 있다.[13]

① 질병은 증상과 징후의 복합체이다.
② 질병은 신체 내부의 물질적 실재이다.
③ 질병은 신체 외부의 물질적 실재이다.
④ 질병은 특정한 신체적 상태이다.
⑤ 질병은 특정한 신체적 변화 과정이다.

당뇨병을 예로 들어 각각을 설명해 보자. 우선 소변량이 많아지고 심한 갈증을 느끼며 체중이 빠지는 등의 신체 증상과 징후를 조합한 것을 당뇨병이라고 할 수 있다. 시드넘의 분류의학에서처럼 당뇨는 증상과 징후가 복합된 임상적 실재인 것이다. 한편 제1형 당뇨병은 콕사키Coxsackie B 바이러스 감염에 의해 발생한다는 연구 결과가 있었다. 이런 관점에서는 당뇨병은 신체 외부에서 내부로 침입하는 실재이다. 또한 최근에는 제6번 염색체에 있는 두 유전자 HLA-DQB1과 HLA-DRB1이 변이를 일으키면 제1형 당뇨병이 발생한다는 보고가 있었다.[14] 이런 관점에서는 당뇨병은 유전자라는 신체 내부의 물질적 실재 안에 존재한다. 반면에 췌장에서 인슐린을 분비하는 랑게르한스섬의 베타 세포에 구조적·기능적 이상이 발생하여 인슐린이 결핍된 상태 그 자체를 당뇨병으로 정의할 수도 있다. 마지막으로 인슐린 분비가 감소하여 고혈당이 지속되고 이로 인해 미세혈관의 손상이 일어나 망막, 콩팥에 이상이 생기며, 말초 신경 손상과 족부 궤양이 발생하는 과정 전체를 당뇨병으로 정의할 수도 있다.

이처럼 실재론의 입장에서도 질병의 본질을 한 가지로 설명할 수는 없지만, 역사적으로 본체론적 질병관이 승리한 데서 알 수 있듯이 현대의학은 대개 실재론의 관점에서 질병을 파악하고 있다. 그렇다면 의학적 실재론을 옹호하는 논변에는 어떤 것이 있을까?

우선 과학적 실재론을 옹호하는 대표적인 논증인 '기적은 없다no miracle' 논증을 차용한 것을 들 수 있다. 힐러리 퍼트넘Hilary W. Putnam이 주장한 '기적은 없다' 논증은 "실재론이 맞는다는 것은 과학의 성공을 기적으로 여기지 않는 유일한 철학이 실재론이라는 데서 방증된다"라고 주장한다. 즉, 과학 이론이 틀렸다면 과학의 성공을 기적 이외에는 설명할 방법이 없기 때문에 과학 이론이 최소한 진리와 가깝다는 것을 인정하지 않을 수 없다는 논리이다.[15] 철학자이자 인지심리학자인 폴 새가드Paul Thagard는 위궤양과 헬리코박터균의 예를 들면서 '기적은 없다' 논증을 질병과 의학에 적용하고 있다. 그는 반복적인 실험을 통해 실재로서의 질병 원인(헬리코박터균)이 확립되었고, 이를 바탕으로 항생제를 이용하여 수많은 환자들의 위궤양을 실제로 치료해서 '이론의 인과 효용성causal efficiency of theory'이 확인되었으므로, 의학의 성공은 기적 때문에 이루어지거나 그게 아니라면 실재로서의 질병이라는 관점에 기인하는 것으로 증명되었다고 주장한다.[16]

또 다른 논증으로는 질병은 '자연종natural kind'이라는 논변이 있다. 자연종은 임의적이지 않고 인공적이지 않은 '자연적natural' 속성에 의해 규정되는 집합을 말한다.[17] 자연종은 인간의 개념 체계와는 무관하게 존재하는 객관적인 실재이다. 예를 들어 금은 성질에 따라 다양한 방식으로 기술될 수 있다. 연금술에서 금을 파악하는 방식과 현대 물리화학에서 금을 파악하는 방식은 분명히 다르다. 하지만 금을 파악하는 방식과는 무관하게 금이라는 대상은 분명히 자연에 실재한다. 따라서 금은 자연종인 것이다. 질병 역시 마찬가지이다. 질병에 관한 이론은 매우 다양하지만 그것과 무관하게 질병이란 자연종은 과거부터 현재까지 존재하고 있기 때문이다.[18] 이는 역사적으로도 확인되는데, 예를 들어 히포크라테스 총서 중 『신성한 질병에 관하여』에 기술된 신성한 질병의 내용을 요즘 의사들이 읽어보면 대부분 뇌전증 epilepsy에 관한 설명이라고 말할 것이다. 이는 질병을 설명하는 의학 이론이 어떻게 변화하는지와는 무관하게 자연종으로서의 질병이 존재한다는 실재론을 옹호하는 역사적 증거이기도 하다.

이처럼 의학적 실재론은 관념과는 무관한 실재로서의 질병을 긍정하고 있다. 그렇다면 의학적 반실재론은 이를 부정할 것이다. 반실재론에 따르면 인간의 경험이나 지식과 무관하게 존재하는 자연적 대상이란 있을 수 없다. 실재는 인식되는 한에서만 존재한다. 실재는 인간의 경험이나 언어가 반영된 구성물에 불과하다. 따라서 질병 역시 우리가 이름을 붙인 가공의 대상에 지나지 않는다.

반실재론에는 크게 두 가지 입장이 있다. 그것은 바로 도구주의 instrumentalism와 구성주의constructivism이다.

도구주의에서는 이론이란 현상을 기술하고 추론을 이끌어 내기 위한 도구일 뿐이지 대상과 직접적인 대응 관계가 있는 것은 아니라고 본다. 따라서 이론과 지식은 참과 거짓의 관점이 아니라 정확한 예측을 할 수 있는 도구적 유용성의 관점에서 평가되어야 한다. 예를 들어 폐렴을 앓고 있는 환자를 의사가 진찰할 때, 의사가 관찰하는 것은 기침, 가래, 발열, 흉통 등의 증상과 징후들이지 폐렴이라는 질병 자체가 아니다. 질병은 자연종의 하나라는 실재론의 관점을 부정하는 것이다. 도구주의의 관점에서는 폐렴이라는 질병 개념은 기침, 가래, 발열, 흉통 등을 호소하는 개별 환자들을 하나의 범주로 묶어줄 수 있는 유용한 도구일 뿐이다. 일단 폐렴이라는 이름을 붙이게 되면 그에 따른 치료 방향이나 예후가 정해지기 때문이다. 의학 이론은 그 자체가 진리를 담고 있는 것이 아니라 도구적 유용성만 지니고 있다는 것이 도구주의의 입장인 것이다.

반면에 구성주의에서는 실재는 구성된 관념에 지나지 않는다고 본다. 실재가 과학적 사실이나 지식의 원인 혹은 근거가 아니라 '결과'라는 것이다. 사실이나 지식은 인간의 주관적 경험 세계를 바탕으로 구성된다는 의미이다. 하지만 초기의 급진적인 구성주의는 객관적 실재를 거부하고 인간의 경험만을 지나치게 강조하면서 반발을 불러일으켰는데, 그 결과 지식이 형성되는 사회적 맥락을 중요시하는 사회구성주의가 대두하게 되었다.

사회구성주의는 과학이 사회와 상호작용 한다는 상식적인 수준의 언명이 아니라 과학 지식이 사회적·정치적·경제적·철학적·성적·이데올로기적 요인과 같은 과학 외적인 요인들에 의해 구성된다고 주장한다. 이를 의학에 적용해 보면 사회구성주의의 입장은 질병에 관한 의학 지식이 사회적으로 조건 지어져 있고 구성된다고 보는 것이다. 무엇보다도 많은 역사적 선례들이 이를 증명한다.

19세기 미국 남부의 저명한 의사였던 새뮤얼 카트라이트Samuel A. Cartwright는 1851년 의학 잡지에「흑인종의 질병과 신체적 특이성에 관한 보고Report on the Diseases and Physical Peculiarities of the Negro Race」라는 제목의 논문을 발표한다. 이 논문에서 카트라이트는 '드라

페토매니아Drapetomania'라는 새로운 질병을 보고하고 있는데, 이 질병은 흑인 노예들이 도망가는 것을 주요 증상으로 하는 일종의 정신질환이다. 카트라이트는 흑인 노예들이 잘 도망가는 이유가 백인과는 다른 흑인의 정신적·신체적 특성에서 기인한다고 결론지었다. 또한 좋은 음식과 휴식, 목욕 등의 온건한 치료법을 사용하면 대부분 증상이 좋아진다고 언급했다. 하지만 나중에는 채찍질을 하여 악령을 쫓아내거나 엄지발가락을 자르는 것이 좋은 예방법이라는 주장을 하기도 했다.[19]

이 사례는 인종 차별이 만연한 백인 중심의 사회에서 인종주의라는 특정 이데올로기에 따라 질병이 사회문화적으로 구성되고 의료가 사회적 통제 장치로 활용되는 것을 잘 보여준다. 이처럼 사회구성주의는 질병을 자연적·생물학적 실재로 여기는 의학적 관행을 문제시한다. 폐렴이라는 질병은 실재한다기보다는 의학이 이론과 관찰, 실험에 힘입어 특정 시간, 특정 장소에서 특정한 증상을 정의하는 방식이 그렇다는 것을 의미할 뿐이다. 그리고 이렇게 의학 지식이 생산되는 방식에는 다양한 사회적 요인과 가치가 관여하게 되는데, 특히 의료인과 사회의 권력 관계, 의학 지식이 사회적 관계를 매개하는 방식, 의료인이 기술적 지식을 적용하는 방식, 의학 지식이 권위를 획득하는 방식 등을 고려해야 한다고 본다. 그런 점에서 의료화 이론은 사회구성주의의 영향권에 있다.

하지만 사회구성주의는 실재론의 비판을 받고 있다. 사회구성주의가 질병의 생물학적·물리적 차원을 인정하지 않는다는 것이다. 또한 실재 그 자체와 실재를 기술하고 설명하는 것은 분명한 차이가 있는데, 사회구성주의는 이것을 혼동하고 있다고 비판하기도 한다. 더구나 사회구성주의는 지식 생산이 사회적으로 조건 지어져 있고 불확정적이라고 보기 때문에 결국 상대주의로 귀결될 수밖에 없는데, 그렇다면 사회구성주의의 주장 역시 상대적일 수밖에 없다는 모순에 빠지게 된다. 실재론에서는 질병에 관한 지식이 사회적인 맥락과 상호 영향을 주고받는다는 것을 인정하더라도 질병이 생물학적으로 분명한 실재라는 사실을 부정할 수는 없다고 보는 것이다.[20]

그런 점에서 의철학자인 윌리엄 스템지Wiliam Stempsey는 의학적 실재론과 사회구성주의를 절충한 '가치 의존적 실재론value-dependent realism'을 주장한다.[21] 그의 가치 의존적 실재론에서는 질병은 독립적으로 실재한다고 보지만 그것을 기술하는 개념적 도구는 환자와 의료인이 속한 공동체의 가치관에 의해 형성되며 양자는 불가분의 관계에 있다고 본다. 질병으로 인한 고통과 죽음 역시 개인마다 서로 다른 방식으로 기술될 수 있지만, 그 경험의 실재성은 부정할 수 없다고 여긴다. 구성주의 입장에서 보면 질병으로 인한 고통의 실재성은 의미 없어 보이지만, 결국 그 실재성을 인정하고 고통을 정량화하려는 실재론의 노력이 의학의 발전을 이끌었다는 점에서 사실(실재론)과 가치(사회구성주의)의 이분법을 극복해야 한다는 것이 스템지의 생각이다.

질병의 인식론

질병의 본질에 관한 질문 못지않게 중요한 것은 "우리가 어떻게 질병에 관한 지식을 얻게 되는가?"라는 질문이다. "의사는 어떻게 생각하는가?" 혹은 "의사는 어떤 관찰과 추론을 거쳐 질병을 인식하게 되는가?"라고 고쳐 물을 수도 있다. 이런 질문은 보통 인식론이라는 철학의 영역에서 다루게 된다.

서구 인식론은 크게 합리론rationalism과 경험론empiricism으로 나뉠 수 있다. 합리론은 우리가 이성과 논리를 바탕으로 한 추론을 통해 지식을 얻는다고 본다. 또한 특정 원인은 특정 메커니즘을 따라 특정 결과를 낳는다는 결정론을 따르며, 원인과 결과, 인과 메커니즘이 모두 실재한다고 믿는다. 인과 메커니즘은 이성적 추론을 통해 파악할 수 있다. 반면에 경험론은 관찰과 경험을 통해서만 지식을 얻을 수 있다고 주장한다. 원인과 결과는 독립적인 사건일 뿐이며 둘 사이에는 상호 관련성만이 존재하고 인과 메커니즘을 알 수는 없다. 따라서 원인이 같더라도 다양한 결과가 나타날 수 있다는 확률론을 따른다.

합리론과 경험론은 질병을 인식하는 데도 극명한 차이를 보인다. 합리론의 입장에서는 과학 법칙에 근거하여 이성을 통해 질병이 발생하는 메커니즘을 발견해 내는 것이 의사나 생명과학자의 주된 작업이다. 따라서 질병을 인식하는 방법은 보편적이며 같은 질병이라면 어떤 의사라도 같은 결론에 도달할 것이다. 물론 합리론이 관찰과 경험을 활용하지 않는다는 의미는 아니다. 환자를 관찰하거나 다양한 임상 경험을 쌓는 것은 매우 중요하다. 하지만 그것이 질병에 관한 지식을 보장해 주지는 않는다. 과학 법칙 및 이론과 논리적인 정합성을 갖춘 질병에 관한 지식은 오로지 이성적 추론을 통해서만 얻을 수 있다. 예를 들어 18세기 서구의 많은 의사는 모든 질병을 하나로 설명할 수 있는 보편적이면서도 간단한 이론이나 근거를 찾기 위해 노력을 했다. 윌리엄 컬렌William Cullen, 존 브라운John Brown, 벤저민 러시Benjamin Rush 같은 유명 의사들은 모든 질병을 신경의 흥분과 이완이라는 두 가지 메커니즘을 통해 설명했다. 신경계가 흥분하면 항진증이 생기고 신경계가 이완하면 쇠약증이 생긴다는 것이다. 이것은 관찰의 결과가 아니라 사변speculation과 이성적 추론의 결과이다. 관찰되는 질병 현상은 사변적 이론을 통해서만 설명될 수 있는 것이다.

질병의 인식론에서는 질병의 인과 요인과 메커니즘이 어떻게 파악되는지도 매우 중요하게 여긴다. 합리론에서 보는 질병의 인과 요인은 크게 다음 세 가지, 즉 충분 원인이면서 필요 원인, 충분 원인, 필요 원인으로 나뉠 수 있다.[22] 첫째, 충분 원인이면서 필요 원인인 경우는 특정 원인(C)이 있으면 특정 질병(D)이 발생하고, 특정 질병(D)이 발생하지 않은 경우에는 특정 원인(C)도 없다. 이것은 특정 단일 원인이 질병을 일으키는 경우에 들어맞는다. 예를 들어 특정 유전자 변이에 의해 발생하는 유전 질환이 해당된다. 둘째, 필요 원인인 경우는 특정 원인(C)이 없으면 특정 질병(D)이 발생하지 않는다. 즉, 특정 질병(D)이 발생하려면 특정 원인(C)이 필요하다는 의미이다. 대개 감염성 질병을 일으키는 박테리아나 바이러스가 필요 원인에 해당한다. 결핵균이 없다면 결핵은 발생하지 않을 것이다. 셋째, 충분 요인의 경우에는 특정 원인(C)이 있으면 특정 질병(D)이 발생한다. 죽상동맥경화증은 심근 경색의 충분 원인이고 원발성 알도스테론증은 고혈압의 충분 요인이다. 하지만 심근 경색이나 고혈압은 다른 요인에 의해서도 발생할 수 있으므로 죽상동맥경화증이나 원발성 알도스테론증은 필요 원인이 될 수는 없다.

이렇듯 질병의 충분 원인과 필요 원인을 분명히 하는 것은 의학적 인과성을 분석하는 데 매우 중요하다. 하지만 실제 사례에서는 충분 원인과 필요 원인을 찾는 것만으로는 충분하지 않다. 질병은 다양한 과잉요인redundant factor과 비과잉요인으로 이루어진 인과 복합체 effective causal complex에 의해 발생하는 경우가 훨씬 많기 때문이다.[23] 폐암을 예로 들면 흡연, 대기 오염 물질, 유전적 소인, 과거의 호흡기 질환 등 여러 원인이 복합적으로 얽혀 있다. 게다가 흡연을 하게 된 개인적·사회문화적 배경이나 특정 오염 물질에 노출될 수밖에 없는 직업적·제도적·사회경제적 배경까지 고려하면 인과 복합체의 범위는 더욱 넓어진다. 따라서 인과 복합체의 존재는 합리론의 난점을 드러낸다. 이성적 추론을 통해서 다양한 과잉·비과잉 요인이 얽혀 있는 인과 메커니즘을 모두 파악할 수 없고 단지 통계적 연관성에 만족해야 할 경우도 많기 때문이다. 하지만 합리론의 영향은 매우 강하여 많은 의사와 생명과학자들은 여전히 생물학적인 인과 메커니즘을 찾아내려는 시도를 멈추지 않고 있다.

반면에 경험론의 입장에서 질병에 관한 지식은 경험과 관찰에 의한 귀납적인 방식으로 얻어진다. 근대과학과 마찬가지로 근대의학의 성공은 경험론에 의한 것이다. 물론 근대과학이 확립한 '관찰 → 가설 수립 → 가설 검증 → 일반화 및 법칙 확립'으로 이어지는 엄밀한 과학 방법론이나 칼 포퍼Sir Karl Raimund Popper식의 '반증'을 임상의학이 그대로 따르지 않는 경우도 많다. 임상의학에서는 단순한 귀납적 추론이 여전히 중요한 역할을 한다. 역사적으로는 시든햄의 분류의학이나 모르가니와 비샤의 고체병리학, 그리고 파리임상학파의 임상의학 모두 경험론을 근거로 발전했다. 현대의학의 패러다임을 바꿀 것이라 기대를 모았던 증거기반의학 역시 경험론의 영향권에 있다.

경험론에서 바라보는 인과관계는 합리론과 차이가 난다. 원인과 결과는 독립적인 사건이고 인과 메커니즘이 아니라 양자 사이의 연관성이나 상관관계를 찾는 것이 경험론의 목적이다. 19세기 초 피에르 루이Pierre Charles Alexandre Louis가 의학에 도입한 수적 방법론 numerical method은 경험론의 특징을 잘 보여준다. 루이는 폐렴과 몇 몇 염증성 질환의 주요 치료법인 사혈의 효과를 검증하기 위해 환자 군을 진단명, 나이, 전신 상태 등에 따라 나누고 사혈법도 환자 군에 따라 다르게 적용했다. 그 결과 사혈의 방법, 이를테면 사혈을 질병 경과의 초기에 시행했는지 아니면 후기에 했는지, 사혈의 양을 적게 했는지 많게 했는지 등은 폐렴의 경과에 별 영향을 끼치지 못하는 것으로 밝혀졌다.[24] 숫자로 대변되는 루이의 경험적 방법론이 사변적 이론인 체액설의 오류를 지적하는 데 큰 역할을 한 것이다. 이처럼 경험론의 인과관계는 확률적·통계적 연관 관계에 기반을 두는 것이 보통이다. 확률적 인과관계는 특정 원인(C)이 특정 질병(D)에 선행하여 나타날 개연성으로 표시된다. 이것은 경험적 증거를 통해서 확립되는 것이다.

확률적 인과관계에 더하여 경험론에서는 원인과 그것에 따른 효과를 중요시하는 실용적 인과관계pragmatic causal relation도 활용한다. 이 관점에서는 인간이 특정한 조작을 가하여 특정한 결과를 만들어 낼 수 있는 최초의 사건을 원인으로 정의한다. 질병의 경우 특정한 예방법을 이용하여 질병 발생을 막을 수 있는 조건을 들 수 있다.[25] 예를 들어 콘돔을 사용하여 에이즈 발생을 낮추든가, KF94 마스크를 착용하여 코로나 바이러스 감염을 막았다면 양자 사이에 인과관계가 성립하는 것이다.

그렇다면 실제 임상에서 의사들은 질병을 어떻게 인식할까? 합리론을 따를까, 아니면 경험론을 따를까? 둘 다 따른다고 보는 것이 정답에 가까울 것이다. 질병의 병태생리를 파악하는 것은 특정한 인과 메커니즘을 밝히는 것이기 때문에 합리론의 영향권에 있다. 그러나 정확하게 병태생리를 설명할 수는 없지만 통계적으로 효과가 있거나 경험적으로 확인되는 인과관계가 넘쳐나는 경우도 많다. 의사가 개별 환자를 진료할 때는 관찰과 임상 경험에 바탕을 둔 개별적 지식을 얻게 되며 이것은 경험론에 부합한다. 하지만 의사는 교과서와 각종 최신 연구를 통해 특정 질병에 관한 이론 역시 체득하고 있다. 의사의 관찰은 언제나 이론에 의존할 수밖에 없으며, 환자에 관한 경험적 자료는 이성적 추론을 통해 이론을 환자에게 적용하는 과정과 떼려야 뗄 수 없는 관계에 놓여 있다.

질병의 가치론

'가치론axiology'은 그리스어 'axios(가치 있는)'에서 비롯된 것으로, 가치의 기원과 본성, 가치의 종류와 등급 등을 체계적으로 다루는 서양철학의 한 분과이다. 보통 선과 악, 성聖과 속俗, 아름다움과 추함 등을 평가하는 것을 가치판단이라고 한다. 이에 반해 참과 거짓을 평가하는 것을 사실판단이라고 한다. 사실과 가치를 엄격하게 분리하여 가치판단에는 주관이 개입되는 반면, 사실판단에는 주관이 개입되지 않는다고 보는 것이 일반적이다. 하지만 주관의 개입을 기준으로 사실과 가치의 차이를 나누는 것이 항상 옳은 것은 아니다. 예를 들어 "철수는 착하다"라는 언명은 주관이 개입된 가치판단이다. 하지만 이런 주관적인 판단도 많은 이들이 동의하는 기준에 합당한 판단이면

철수가 착한 것이 '사실'로 판단되는 어느 정도의 객관성을 품고 있다.[26] 사실과 가치가 명확하게 구분된다기보다는 중첩되어 있는 것이다. 그리고 이런 사실과 가치의 중첩은 질병에 대한 가치판단에서도 중요한 의미를 지닌다.

질병의 가치론에서는 크게 두 입장이 대립하고 있다. 자연주의와 규범주의가 그것이다.

자연주의는 건강과 질병을 가치와 무관한 대상으로 여기는 입장으로 부어스의 생물통계학이론을 대표적인 것으로 들 수 있다. 부어스는 진화론과 통계적인 사고를 바탕으로 건강과 질병을 설명하고 있는데, 핵심적인 개념 설명은 다음과 같다.[27]

① 기준 집단(The Reference Class)은 균일한 기능적 디자인을 갖춘 자연적인 유기체의 집단으로서 구체적으로는 일정한 성별과 연령대에 속한다.

② 특정 기준 집단 구성원의 어떤 부분이나 작용이 정상적으로 기능한다는 것은 통계적으로 보았을 때 그 기능이 개체의 생존과 재생산에 전형적으로 기여를 한다는 것을 의미한다.

③ 특정 기준 집단 구성원이 건강하다는 것은 정상적인 기능을 수행할 능력이 있다는 것으로, 전형적인 경우에는 최소한의 전형적인 효율성을 유지한 채 각 내부 구성 요소가 정상적인 기능을 수행할 준비가 된 상태임을 의미한다.

④ 질병이란 건강을 해치는 내부 상태의 한 유형으로, 다시 말하면 전형적인 효율 아래로 하나 이상의 기능이 감소한 상태를 의미한다.

굉장히 어렵게 설명을 해놓았지만 핵심은 간단하다. 건강과 질병을 생물학적 기능의 관점에서 설명한 것이다. 기능이 개체의 생존과 재생산에 기여해야 한다는 것은 그 기능이 진화 과정에서 최적화되었다는 것을 의미한다. 정상 기능은 종과 집단 속에서 통계학적으로 정상 범위 내에 있는 것으로 측정 가능하다. 부어스는 오로지 생물학의 눈으로 건강과 질병을 바라보고 있는데, 이는 규범주의의 입장에서는 받아들이기 어려운 입장이다. 건강은 좋은 것이고 질병은 나쁘거나 불편한 것이 분명한데 어떻게 이런 가치판단을 쏙 빼놓고 건강과 질병을 논할 수 있단 말인가? 그런데 이 지점에서 오해가 발생한다. 다시 부어스의 주장을 살펴보자.

> 모든 종의 유기체에 공평하게 적용되는 것은 이론적인 개념으로서의 질병
> 이다. 질병이 윤리적인 관점보다는 생물학적인 관점에서 분석되어야 하
> 는 이유이다. 질환은 의료라는 제도에 반영되는 특정한 규범적 속성을 가
> 진 일부 질병들을 의미하는 것으로, 다시 말하면 질환은 질병의 하위 집합
> 일 뿐이다. 질환은 무엇보다도 사람을 무력하게 만들 만큼 상당한 정도로
> 위중해야만 하는데, 그래야만 바람직하지 못한 것으로 여겨질 수 있기 때
> 문이다.[28]

부어스는 이론과 실천, 질병과 질환의 이분법을 바탕으로 건강과 질병을 설명하고 있다. 부어스는 많은 규범주의자가 오해했듯이 질병에 가치가 개입되지 않는다고 주장한 것이 아니라, 질병에 가치가 개입되는 측면이 있지만 그것은 질병의 본질적인 속성이 아니라 부차적인 특성 중 하나일 뿐이므로 질환으로 재규정해야 한다고 본 것이다. 따라서 의료 실천 수준에서는 가치가 개입되지만 의학 이론 측면

에서 질병을 논할 때는 가치가 개입될 여지가 없다고 본다. 일반적인 가치론의 입장에서 보면 부어스는 사실과 가치를 엄격하게 구분하고 있는 것이다.

그렇다면 질병의 공통 속성에 관한 논의는 생물학에 국한시켜야 하고 나머지는 개별적인 의료 실천의 문제로 다루어야 한다는 부어스의 주장에 문제는 없는 것일까? 무엇보다 부어스가 사용하는 건강과 질병 개념이 정말 가치중립적인지 따져봐야 한다. 이를테면 정상 기능을 개체의 생존과 재생산에 기여하는 것으로 정의한다면 그것은 정상이 곧 좋은 것이라는 가치판단을 전제한 것이라고 볼 수 있다. 기준 집단을 결정할 때도 특정한 성별과 연령 집단에 따른다면 그것은 자의적인 판단이 개입될 여지가 있고 따라서 가치중립적이지 않다. 더구나 부어스가 사용한 정상이라는 개념 자체가 모호하다. 부어스는 특정 집단에서 특정 변수가 나타나는 것은 정규 분포를 따른다고 보고 있다. 하지만 평균에 가깝다고 하여 정상이라고만 할 수는 없고 표준편차가 크다고 해서 전부 정상이 아니라고 할 수도 없다. 평소 혈압이 160/100인 사람이 별다른 증상 없이 천수를 다 누렸다면 그 혈압을 비정상이라고 할 근거는 무엇인가? 정상을 결정할 때는 어쩔 수 없이 임의적인 요소가 개입되는데 부어스는 이를 무시하고 있다.

이에 더하여 규범주의에서는 생물학적 기능 이상으로 질병을 정의하는 것에도 문제 제기를 하고 있다.[29] 제롬 웨이크필드Jerome C. Wakefield 같은 학자는 생물학적 기능 이상이 아니라 개체에 해를 끼치는 것을 중심으로 질병을 정의해야 한다고 주장한다. 동성애를 예로 들어보자. 한때 동성애가 정신병으로 여겨졌다가 현재는 질병 목록에서 빠졌다는 사실은 잘 알려져 있다. 그런데 만약 인간의 뇌에 종을 보존하기 위해 반대 성에 매력을 느끼는 진화 메커니즘이 존재하고, 이런 메커니즘에 이상이 생겼을 때 동성애적 경향이 발생한다는 사실이 밝혀진다면 부어스의 입장에서 동성애는 당연히 질병에 포함될 것이다. 하지만 웨이크필드는 설사 그런 생물학적 기능 이상이 밝혀진다고 하더라도 동성애는 개체에 해를 끼치는 성향이 아니기 때문에 질병이 아니라고 주장한다. 개체에 해를 끼치는 존재로 질병을 인식한다는 것은 질병에 부정적 가치를 부여한다는 의미이며, 이는 규범주의의 주요 주장 가운데 하나로 자리 잡고 있다.

이 외에도 의철학자인 렌나르트 노르덴펠트Lennart Nordenfelt의 행위 이론적 접근법action-theoretic approach도 규범주의의 대표적인 이론 가운데 하나이다. 웨이크필드의 질병에 관한 정의가 생물학적 의미의 해를 끼치는 것에 머물러 있는 반면, 노르덴펠트의 정의는 생물학을 뛰어넘는다. 노르덴펠트에게 건강은 단순히 질병이 없는 상태가 아니라 한 개체가 특정한 상황에서 생의 목적vital goal을 달성하기 위해 의지적인 행위를 할 수 있는 능력을 갖춘 육체적·정신적 상태를 말한다. 그리고 질병은 개체의 건강을 감소시키는 몸의 일부 혹은 특정 장기의 상태 또는 작용을 의미한다. 어릴 때 소아마비를 앓아서 걷는 것이 불편한 사람이 힘들지만 한라산 정상에 오르는 데 성공했다면 그 사람은 한라산 등반이라는 상황에서는 건강한 것이다. 이처럼 노르덴펠트의 이론에서는 건강이 먼저 정의되고 그것을 감소시키는 것이 질병으로 정의된다. 질병은 생물학적 기능이나 작용에 근거하면서도 개체가 생의 목적을 실현하는 것에 제약을 가함으로써 개체의 심리적·사회적 차원에도 영향을 미치는 가치 의존적value laden인 개념인 것이다.

결국 질병의 가치론은 통념과는 달리 사실과 가치의 엄격한 이분법으로는 질병을 온전히 파악하기 어렵다는 점을 보여준다. 질병에 대한 사실판단은 대부분 가치판단을 배후에 두고 있으며, 질병에 대한 가치판단은 언제나 사실판단에 기초하기 때문이다.

16. 질병의 의미론과 이야기

　질병에 관한 철학적 논의는 질병의 본질과 그것의 인식 방법, 질병이 담고 있는 가치 등을 생각할 수 있는 기회를 제공한다. 하지만 무언가 아쉬운 점이 있다. 질병을 사유의 대상으로 상정하고 질병을 객관적인 시점에서 다루다 보니 질병을 실제로 앓는 사람의 관점이 빠져 있는 것이다. 다시 말하면 질병에 관한 1인칭 시점이 결여되어 있다. 현상학자인 카렐은 지난 30여 년간 질병에 관한 철학적 논의가 질병에 관한 3인칭 시점을 견지하면서 주로 '자연주의'와 '규범주의'에만 집중되는 바람에 실제 질병을 앓는 사람의 목소리와 질병에 관한 1인칭 시점이 소외되었다고 비판한다. 환자는 몸을 통해 질병을 경험하고 그것에 의미를 부여하는 과정을 거치게 되는데, 질병에 관한 3인칭 시점의 이야기는 이를 충분히 담아낼 수 없다. 질병에 관한 1인칭 시점의 이야기는 객관적인 3인칭 시점에 매몰되어 있는 현대의학의 질병관이나 기존의 질병에 관한 철학적 논의에 의문을 제기할 수 있고, 일상이라는 인간적 환경과 그 안에서 주조되는 인간의 경험에 접근함으로써 질병에 관한 새로운 관점을 제시할 수 있다는 것이다.[30]

　질병은 무엇보다 몸과 밀접한 관련을 갖는다. 근대 서양의학이 그토록 알고자 노력했던 것도 바로 몸 어딘가에 있을 질병의 자리였다.

질병의 과정은 곧 그로 인한 몸의 변화 과정이며, 질병 경험이란 바로 그러한 몸의 변화 과정을 인식하는 일이다. 따라서 질병 경험은 무엇보다 몸을 매개로 벌어지는 체험 현상이며, 몸을 떠나서는 존재하기 어려운 현상이다. 또한 질병 경험은 평소에 의식하지 못했던 몸을 인식하게 해주는 동시에, 몸에 대한 우리의 관념을 새롭게 구성하는 데도 큰 역할을 한다.

환자들이 질병에 걸린 몸을 경험하는 순간, 그 몸은 이전과는 다른 낯선 몸이 되고 그런 몸은 당혹스러움을 안겨준다. 저명한 신경과 의사이자 저술가인 올리버 색스Oliver W. Sacks는 등산 중 조난을 당하여 다리를 다쳤을 때 겪었던 몸에 대한 경험을 다음과 같이 이야기한다.

> 바로 그 첫 번째 만남의 순간에 나는 더 이상 내 다리를 인지하지 못했다. 다리는 완전히 낯설었고, 내 것이 아니었으며 친숙하지 않았다. 전혀 못 알아보겠다는 시선으로 나는 다리를 응시했다.[31]

부상당한 다리는 더 이상 나의 다리가 아니라 침대 위에 아무렇게나 내팽겨진 사물일 뿐이다. 평소에는 나와 분리되지 않던 몸이 이제는 낯선 대상이자 사물로 의식에 떠오르게 된다. 또한 부상당한 다리는 뛰고 축구하고 등산하는 일을 할 수가 없다. 일상에서 우리가 수행하던 행위들을 더 이상 할 수 없게 된 것이다. 따라서 이런 몸의 변화는 우리가 이전에 점유하고 활동하던 공간에 영향을 미친다. 온몸이 마비된 환자라면 그의 삶의 공간은 병원 침대에 한정될 수밖에 없다. 의식적인 행위를 통해 삶의 공간을 차지해 나가던 이전의 몸은 사라지고, 타인의 도움 없이는 이동할 수 없는 제약된 몸만이 존재한다.

결국 질병에 걸린 몸은 어떤 식으로든 주체를 좌절시킨다. 질병에 걸리기 전에는 특별한 노력 없이 행하던 일상적인 행위가 어려워지면서 변화된 몸을 다루기 위해 새로운 기술을 터득하고 연마해야 하는 과업이 부과되기 때문이다.

비장애자였을적엔
1분에늦어도2백타가넘었는데
이제는1분에다섯글자도버겁다.
난목소리를찾은기쁨이더커서
그무엇과도비교하지않는다.
2년만에찾은내목소리
그래서난요즘너무행복하다.[32]

이 시는 루게릭병 환자인 전직 농구선수 박승일이 눈 깜빡임을 이용하는 안구 마우스를 통해 글을 쓸 수 있게 되었을 때, 그 기쁨을 표현한 것이다. 1분에 다섯 글자도 못 쓰는 사투를 벌이는 와중에 띄어쓰기를 한다는 것은 사치일 뿐이다. 몸의 제약은 과거의 나와 단호한 결별을 요구한다. 새로운 몸에 적응하라는 무거운 과업을 부과한다. 그래서 다닥다닥 붙여 쓴 그의 글은 몸의 좌절과 실패가 완전히 육화된 서사이면서 동시에 몸을 넘어서려는 해방의 몸짓이기도 하다.

질병은 환자의 시간 경험에도 영향을 미친다. 현상학에서는 날것 그대로의 시간lived time 또는 주관적 시간subjective time과 객관적 시간objective time을 구분한다. 주관적 시간은 경험되는 시간이다. 반면에 객관적 시간은 시계나 달력 등으로 측정될 수 있는 물리적 시간을 말한다. 영화관에서 신나는 액션 영화를 보고 있는 사람을 떠올려 보자. 영화가 끝날 때까지 관람객은 시간 가는 줄 모르고 장면 하나하나에 빠져들다가, 영화가 끝나고 시계를 보았을 때 어느덧 2시간이 훌쩍 지나갔다는 사실을 알고 놀라게 된다. 이처럼 내적 시간의 흐름 속에서 인간은 객관적인 척도에 따라 측정할 수 있는 시간과는 비교할 수 없는 새로운 시간의 차원을 경험하게 된다.[33]

그렇다면 질병은 시간 경험에 어떤 영향을 미치는 것인가? 환자에게 질병은 시간의 흐름 속에서 개별적이고 분초화되어 있는 특정한 한 순간이 아니라, 과거와 미래가 현재로 합쳐지는 불쾌함의 연속을 의미한다. 그것은 시계 바늘로 일정하게 측정되는 초·분·시 단위의 질서 정연한 시간 연속을 따르는 것이 아니라, 질병의 강도와 동반되는 감정 상태에 따라 비균질적으로 경험되는 것이다. 따라서 질병은 객관적 시간의 측정을 거부한다. 심한 통증을 겪고 있는 사람은 그것에 압도되므로 물리적 시간을 의식하지 못하거나 물리적 시간이 무한히 늘어지는 경험을 하게 된다. 질병은 주관적 시간과 객관적 시간 사이의 괴리와 충돌을 경험하게 한다.

낮에 침대에 누우면
홀연히 잠이 온다
통증으로 깨어 보면
시계는 제자리에서 서성이네

밤이 되어 잠을 청하면
잠은 하얗게 달아나고

통증과 더불어 숫자만 헤아리네

세월이 빠르다는 말!
시간은 저만치서
통증에 시달리는 나를
다소곳이 기다리네[34]

또한 현재는 정적인 것이 아니라 과거나 미래와의 상호 연결을 통해 항상 유동적인 것으로 경험되기 마련이다. 우리는 미래의 가능성을 바탕으로 현재에 특정한 행위를 한다. 하지만 심한 질병에 걸리면 미래에 대한 관심과 가능성은 사라져 버린다. 환자는 지금 바로 이 시점에서 벌어지고 있는 질병의 고통에만 몰두하게 되어 현재에 갇혀 버리고, 미래에 대한 계획은 의미를 잃게 된다. 질병은 몸을 통해 공간적 제약을 가하는 동시에, 환자를 현재의 시간에 사로잡아 둠으로써 미래의 가능성을 제약하는 것이다. 이제 삶의 계획은 포기하거나 수정해야 한다.

새해가 되면서 물리치료사가 ○○○ 치료사로 바뀌었다. 치료사들이 외래, 병실을 번갈아 가며 치료할 수 있게 순환근무를 하는 탓이다. 치료사가 바뀌면 물리치료의 내용도 바뀌니 변화가 있어 좋다. 그러나 세월은 가는 데, 정작 몸의 변화는 별로 없고, 하루가 똑같은 하루, 일주일이 똑같은 일주일, 한 달이 똑같은 한 달처럼 느껴지고 있다.[35]

과거도 변한다. 과거에 심각한 질병이나 사고를 겪었던 환자는 그것을 먼 과거의 일이 아닌 바로 어제 일어났던 일로 느끼기 마련이다. 더구나 암과 같은 질병에 걸렸다가 회복된 환자는 항상 재발의 위협에 사로잡히게 된다. 과거의 위협적인 사건이 현재를 살아가는 데 심각한 두려움을 유발하고 활동을 제약하게 되는 것이다.

이처럼 시간은 개별 환자에게 주관적인 의미의 내적 시간으로 새롭게 경험된다. 질병 경험을 타자와 공유하기 어려운 요인 중 하나는 바로 이 주관적 시간과 객관적 시간의 소통 불가능성이다. 병원에 가면 환자는 객관적인 시간 척도에 비추어서 질병 경험을 설명해야 한다. 하지만 질병은 내적 시간과의 직접적인 관계 속에서만 환자에게 경험된다. 그러므로 내적 시간의 살아 있는 경험을 객관적인 시간 척도에 끼워 맞춰 표현해야 하는 환자는 당연히 어려움을 겪을 수밖에 없다. 반면 의사는 질병의 생물학적 경과를 측정하기 위해 객관적인 시간 척도를 사용한다. 환자와 의사는 서로 다른, 공약 불가능한 시간의 차원에 따라 서로 다른 질병의 시간성을 구성하게 되는 것이다. 결국 질병은 시간적 차원에서 환자나 의사 모두에게 모순적인 과제를 요구한다고 볼 수 있다.[36]

이에 더해 몸과 시공간의 인식 변화는 환자 스스로에게 다음과 같은 질문을 하게 한다. "왜 하필 나에게 이런 일이 생겼을까?" "내가 뭘 잘못한 걸까?" "앞으로 어떻게 대처해야 하나?" "나와 내 가족의 미래는 어떻게 될까?" 이런 물음들은 삶의 기획 전반과 관련이 있고, 개인의 정체성과 자아에 관해 근원적인 의문을 제기한다.

특히 질병 체험과 연관해서 주목할 점은 자아의 구성적인 측면이다. 자아는 한번 형성되면 영구히 고정되는 것이 아니라 삶의 과정에서 끊임없이 변형되고 재구성되는 과정을 거치며, 개인이 능동적이고 창조적으로 구성해 내는 상징적 기획이기도 하다. 자아는 한 개인이 자신에 대해 가지는 이해, 견해, 축적된 지식, 인식, 감정과의 관련을 통해서 구성되고 재형성되며, 언제나 '자기 해석'의 과정을 통해 탄생하게 된다.[37] 심각한 질병은 자아를 형성하고 구성하는 데 크나큰 영향을 주는 사건이다. 질병에 의해 야기된 몸, 시공간의 변화된 경험은 환자라는 새로운 정체성을 자아에게 부과한다. 심한 뇌졸중을 겪은 후 한쪽 다리가 마비된 환자는 재활 과정에서 변형된 몸의 이미지와 공간의 제약을 받아들여야 한다. 이런 과정 모두가 자아, 특히 자아 존중감에 부정적인 영향을 미칠 수 있다. 그러므로 질병은 무엇보다도 자아를 훼손시키는 사건이다.

> 오랜 투병 생활을 해 오는 동안에 두드러진 증상으로는 먼저 얼굴이 완연
> 병색으로 변해 버린 점을 들 수 있다. 나이에 비해 10년은 더 늙어 보인다
> 고 한다. 온몸 구석구석을 살펴보아도 정상적인 부위는 찾아보기 어렵다.
> 뜨거운 물이나 증기로 푹 쪄서 건져 낸 생선을 방불케 한다면 지나친 표현
> 이 될까.[38]

이런 자아 훼손은 트라우마를 겪은 사람들이 자아 존중감을 잃는 것과 유사한 측면이 있다. 정신의학자인 주디스 허먼Judith L. Herman에 의하면 외상 사건은 신체적 안녕 수준에서부터 개인의 자율성을 침범한다. 침해당하고 더럽혀진 신체를 통제할 수 없게 된 피해자는 심한 자율성 훼손을 경험하고 모욕감을 겪게 된다. 이런 수치심은 다른 사람과의 관계 속에서 자신을 보존하고 자신의 관점을 유지하지 못하도록 방해하며, 죄책감과 열등감 속에 빠져들게 한다. 그리고 기

존에 갖고 있던 사회와 공동체에 대한 신뢰를 위태롭게 하고 종종 그
것을 심한 분노를 통해 표출하기도 하며, 반대로 타인에게 심하게 의
존하는 경향을 보이기도 한다.[39]

특히 병원이라는 환경은 긍정적이든 부정적이든 환자라는 정체성
을 형성하는 데 큰 역할을 한다. 오늘날의 병원은 고도로 관료화된 조
직이며 고유한 규범과 관리 체계를 갖추고 있는 독립적 공간들의 집
합체이다. 환자는 병원에 들어서는 순간부터 병원이 부과하는 일련
의 규칙에 순응해야 한다. 환자는 익명화된 환자복을 입고 손목에 신
분 확인 팔찌가 채워진다. 환자는 언제 먹고, 언제 잠을 자고, 언제 이
동하고, 어떻게 배설할 것인지 등 중요한 일상의 모든 것을 통제받고
위임하게 된다. 의사와 간호사는 허락도 없이 아무 때나 들이닥쳐서
는 환자를 깨우고 환자의 몸을 검사해 간다. 이런 환경에서 환자는 끊
임없이 외부에 노출되어 있고, 자신을 스스로 통제할 수 없는 경험,
즉 일상적 삶의 붕괴를 경험하게 된다. 색스는 이런 과정을 죄수가 되
는 일에 비유하면서 '체계적인 몰개성화'라고 명명한다.[40] 고유한 주
체성을 포기하고 익명의 환자로 바뀌는 순간, 우리는 '환자'라는 새로
운 정체성을 받아들이도록 강요받는다. 그리고 그것은 우리가 통제
할 수 있는 영역이 아닌, 적응할 수밖에 없는 당위인 것이다.

하지만 새로운 자아가 형성되는 과정에서 질병이 이처럼 부정적인
영향만 주는 것은 아니다. 많은 환자는 질병의 고통을 이겨내는 경험
을 통해 이전과는 다른 강인한 자아상을 형성해 내기도 하고, 투병 과
정을 일종의 배움과 수련의 과정으로 승화시켜 질병과 죽음을 성찰하
는 기회로 삼기 때문이다. 평생 한센병의 멍에를 짊어지고 살았던 한
환자는 자신의 질병 체험을 쇠를 담금질하는 작업에 비유한다.

풀무질하는 화덕 속을 드나들며 대장장이의 망치로 두들김을 당하고 담금질을 받은 쇠는 매우 단단하고 또 강하다. 이것이야말로 꾸준한 단조 작업을 통해 만들어 낸 결과가 아닐 수 없다. 나는 이 담금질한 쇠처럼 한센병, 즉 나병의 혹독한 연단을 통해 오늘의 내가 있게 되었다. 나는 하나님의 연금술로 재생된 인생이라 말할 수 있다.[41]

질병의 고통은 '대장장이의 망치질'처럼 강하고 아프게 그를 두들겼지만, 그는 고통을 이겨내고 그보다 더 단단한 '쇠'로 담금질되어 '재생된 인생', 즉 새로운 자아를 획득하게 된 것이다. 담도암으로 인해 죽음을 눈앞에 두고 있는 다른 환자도 질병으로 인해 깨닫게 된 삶의 의미와 자신의 모습에 대해 다음과 같이 이야기한다.

암에 걸려 이 세상을 보니 모든 것이 새로웠다. 암은 나에게 새로운 의미를 주었을 뿐만 아니라 세상은 새로운 모습으로 나에게 다가왔다. 매일 먹는 음식도 새로운 맛이었고 매일 만나는 사람들도 새로운 사람들이었다. 대화 한마디 한마디가 소중했으며 모든 것을 마지막으로 보듯 내 눈과 마음속에 받아들였다. … 진작 이렇게 살았으면 얼마나 좋았겠는가?[42]

투병 과정은 나와 세상에 관한 새로운 배움과 깨달음의 과정이기도 하다. 그동안 내 안에 있던 욕심, 고집을 버리고 새로운 나를 만들어 나가는 여정이 가능했던 것은 질병 체험을 통해 자아에 대해 깊이 있는 성찰을 했기 때문이다. 질병은 자아를 훼손하기도 하지만, 자아를 긍정적으로 재구성하고 새롭게 창조하기도 한다.

지금까지 질병 경험을 몸, 시간, 자아라는 측면에서 다루면서 질병의 의미를 살펴보았다. 1인칭 시점에서 살펴본 질병 경험은 공간적·시간적 차원, 그리고 결국에는 자아라는 인간적 차원에서 매우 혼란스럽고 중대한 영향을 미치는 사건임이 분명하다. 따라서 이런 혼란스러운 사건에 의미를 부여하고자 하는 것은 모든 인간의 공통적인 반응이다. 그런데 그 의미가 무엇을 매개로 하여 드러나고 또 부여되었는가?

그렇다. 그것은 바로 '이야기'이다. '질병 서사'의 중요성은 바로 여기에 있다.

> 질병에 대한 나의 첫 번째 경험은 단절된 충격의 연속이었고, 내가 첫 번째로 하고 싶었던 것은 그것을 하나의 이야기로 만들어 통제하려고 시도하는 것이었다. 응급 상황에서 우리는 언제나 이야기를 만들어 낸다. 우리는 마치 재앙을 가둬 두려는 듯이 벌어진 일들을 기술한다. 사람들이 내가 아프다는 소식을 듣게 된다면, 그들은 자신들의 고유한 질병 이야기를 나에게 수도 없이 보내올 것이다. 이야기하기는 질병에 대한 자연스러운 반응인 것처럼 보인다.[43]

문학평론가인 아나톨 브로야드Anatole P. Broyard는 전립선암과 투병하는 과정에서 이야기 본능이 자연스럽게 발휘되었다고 고백하고 있다. 질병과 고통의 의미는 무엇을 통해 드러나는가? 그것은 바로 아픈 이의 이야기이다. 고통은 신체적 통증을 포함하면서도 의식 수준에서 발생하므로 몸을 포함한 총체적 인간이 경험하는 것이며, 환자가 통증 경험에 부여하는 의미나 중요성과 밀접한 관련이 있다. 따라서 고통을 이해한다는 것은 환자가 질병을 어떻게 해석하는지, 어떤 의미를 부여하는지를 염두에 두지 않고는 불가능한 일이 된다. 그리고 이런 의미 파악은 오로지 환자의 이야기, 즉 '질병 서사'를 통해서만 모습을 드러낸다.

또한 질병은 삶의 이야기를 변형시키는 존재이다. 물론 환자의 질병이 너무 위중하거나 통증이 극심하여 이야기를 할 수 없을 때에는 질병에 서사적 질서를 부여할 수 없다. 이럴 때는 오히려 침묵과 몸짓이 이야기를 대신한다. 하지만 질병으로 몸과 자아가 스스로를 표현할 수 없을 만큼 심각한 손상을 입은 경우를 제외하고는, 우리는 질병으로 인해 변화된 자아와 몸과 삶에 대해 이야기하고 싶어진다. 처음 병원을 찾았을 때나 병실에 누워 있을 때, 혹은 힘겨운 재활치료를 받아야 할 때처럼 질병을 겪어나가면서 우리는 질병을 삶에 의미 있는 존재로 변형시켜야 결국 그것을 극복해 나갈 수 있다. 그리고 이런 극복의 과정은 이야기를 통하지 않고서는 다른 출구를 찾을 수 없을 것이다. 그런 의미에서 질병은 이야기를 낳는다. 질병은 이야기를 통해야만 비로소 삶의 진리를 드러내는 우회로이자, 적극적으로 해석하고 탐구해야 할 의미의 매개체로서 기능할 수 있다.

17. 재현과 은유로서의 질병

질병이 이야기를 통해 삶에서 특정한 의미를 획득해 가는 과정에
는 이미 역사적·문화적으로 확립된 재현 양식의 틀을 빌리는 경우가
많다. 문학과 예술이 대표적일 것이다. 특히 손택의『은유로서의 질
병』은 문학에서 질병이 재현되는 양상을 가장 포괄적으로 보여주는
작품이다.『은유로서의 질병』은 다음과 같은 구절로 시작한다.

> 질병은 삶을 따라다니는 그늘, 삶이 건네준 성가신 선물이다. 사람들은 모
> 두 건강의 왕국과 질병의 왕국, 이 두 왕국의 시민권을 갖고 태어나는 법,
> 아무리 좋은 쪽의 여권만을 사용하고 싶을지라도, 결국 우리는 한 명 한
> 명 차례대로, 우리가 다른 영역의 시민이기도 하다는 점을 곧 깨달을 수밖
> 에 없다.[44]

우리는 모두 건강의 왕국에서만 살고 싶어 하지만 결국에는 질병
의 왕국을 드나들어야 하고 아예 이주해야 할 수도 있다. 그런데 질병
의 왕국에서 질병과 함께 살아가는 일이 녹록지 않다. 질병이 안겨주
는 신체적·정신적·사회적 고통을 겪어내야 하기 때문이다. 더구나 질
병의 왕국에서는 질병을 의학의 대상으로만 여기지 않는다. 질병에
는 다양한 은유가 덧씌워져 있기도 하고 다양한 양식이나 의미로 재

현되기도 하는데, 그것이 유발하는 부정적인 효과가 시민들을 더욱 괴롭히기도 한다. 손택이 우려했던 점이 바로 이것이다. 손택은 결핵이나 암 같은 질병을 있는 그대로 투명하게 보지 않고 온갖 은유와 이미지를 갖다 붙이는 문화적 편견에 대하여 이야기하면서, 질병의 은유가 환자들에게 사회적 낙인을 찍는 기제로 작동하는 현상을 각종 문학 작품을 통해 예증하고 있다. 손택에 의하면 원인과 치료법이 불분명한 질병일수록 은유적 이미지가 강하게 들러붙는다. 따라서 의학에 의해 질병이 정복되면 질병의 부정적인 은유도 사라질 것이다.

그런데 아이러니한 것은 질병을 가치중립적인 시각으로 투명하게 바라본다고 많은 사람이 믿고 있는 의학에서조차 각종 은유와 이미지가 적극적으로 활용된다는 사실이다. 예를 들어 종양학oncology이나 면역학 교과서에 흔히 등장하는 전쟁 관련 용어와 이미지들은 '군사 은유'가 현대의학에 얼마나 뿌리 깊게 박혀 있는지를 확인케 한다. 고진은 이 점을 지적하면서 의학이 발전하여 질병에 대한 의학적 설명이 확고해지면 질병의 은유에서 해방될 것이라는 손택의 생각에 의문을 제기한다. 손택의 주장처럼 질병이 은유적으로 표상되는 것이 문제가 아니라, 질병을 순수하게 질병으로 대상화하려는 의학의 지식과 제도 자체에 문제가 있다는 것이다.[45] 고진에 의하면 의학에서 '질병과의 싸움'이라는 은유가 사라지지 않는 이유는 의학이 충분히 발전하지 않아서가 아니라 질병을 악으로 보는 세속화된 신학으로서의 의학의 에토스가 지속되고 있기 때문이다. 과학적 의학이 개별 질병의 은유를 제거할 수 있을지는 몰라도 질병 자체를 대하는, 총체적인 의학을 지배하는 은유는 변하지 않고 있다. 따라서 질병을 대하는 의학의 에토스는 문학과 예술에도 고스란히 반영될 수밖에 없는 것이다.

질병의 재현과 은유에 대한 견해차가 있긴 하지만 손택과 고진은 의학적 설명만이 질병의 의미를 이해할 수 있는 유일한 통로는 아니라는 점에는 동의하는 듯하다. 우리는 의학적 설명 못지않게 다양한 재현 방식과 은유를 통해서도 질병을 이해한다. 사실 질병관의 변천사에서 보았듯이 질병에 도덕적 의미를 덧붙이는 습관은 인류의 역사와 함께 시작되었다. 이런 습관은 질병에 관한 과학적 설명이 가능해진 오늘날에도 여전히 남아 있다. 후천성면역결핍증은 동성애에 대한 도덕적 형벌이라고 주장하는 사람들을 지금도 쉽게 찾을 수 있으며, 암에 걸린 사람이 자신의 옳지 못한 생활 습관 때문에 암이 생겼다고 자책하는 것도 쉽게 볼 수 있다. 이렇게 우리는 질병을 특정한 색깔의 렌즈를 통해서 바라보는 데 익숙하다. 다양한 관념에 의해 주조된 렌즈의 색깔에 따라 질병을 바라보는 우리의 시각이 결정되는 것이다. 이렇게 특정한 색깔을 지닌 렌즈를 통해 질병을 바라보고 그것을 묘사·설명하는 행위와 과정을 질병의 '재현representation'이라고 부를 수 있다. 그리고 '은유metaphor'는 그런 재현의 과정에서 가장 많이 활용되는 수사법이다.

재현은 있는 그대로가 드러나는 것이 아니라 그 뒤에 실체나 본질이 숨어 있다는 관념을 품고 있다. 또 변화무쌍한 대상을 인식하기 위해서 하나의 통일된 상像으로 고정해 놓는 것을 뜻하기도 한다. 그리고 '대의제代議制', 즉 투표에 의해 자신의 권력을 다른 이에게 신탁한다는 의미도 담고 있다.[46] 이처럼 재현이라는 개념에는 무언가를 대신한다는 관념이 배어 있다. 눈앞의 존재나 세계보다는 그것을 대신할 본질이나 관념 및 대표자를 설정해 놓고 있는데, 그것은 진리에 직접 도달하는 것은 불가능하며 반드시 매개를 거쳐야 한다는 의미이기도 하다.

문화사가인 샌더 길먼Sander L. Gilman은 질병에 의해 자아가 붕괴하고 말 것이라는 공포가 질병의 재현을 추동하는 가장 강력한 동인이라고 말한다. 이 공포의 실체를 드러내고 다스리기 위해서 우리는 그것을 외부에 투사하게 되는데, 특히 문학이나 예술같이 관습적으로 굳어진 재현 양식을 통해 공포를 외재화·대상화한다는 것이다. 따라서 문학이나 예술에서 재현된 질병은 하나의 이미지이지 질병 그 자체는 아니다. 질병의 재현은 질병 그 자체에 관해서는 많은 것을 알려주지 않지만, 재현 과정에서 우리가 질병에 관해 어떤 관념을 갖고 있고, 질병에 관한 이미지를 어떻게 구성하고 창조하는지에 대해서는 중요한 정보를 제공해 준다. 또한 질병에 대한 내적 공포가 예술적으로 재현될 때는 언제나 특정한 예술 형식이라는 틀 안에서 이루어지는데, 그 틀은 역사적·사회문화적으로 주조된 특정한 미학적 전통에 따라 형성된다. 그러므로 질병의 재현 과정은 내적 감정과 외적 형식 사이의 긴장과 협력을 통해 이루어지며 그것이 질병의 이미지를 결정하게 된다.[47]

질병의 은유 역시 마찬가지이다. 은유는 "서로 전혀 다른 두 가지 관념을 어떤 유사한 요소에 근거하여 결합시키는 비유의 방법"[48]으로 재현 과정에서 가장 대표적으로 활용되는 수사법 중 하나이다. 본래 문학 영역에 국한된 문채文彩의 하나로 여겨지던 은유는 인지 의미론적 관점이 더해지면서 인간이 특정한 개념을 인지하는 일반적인 방식의 하나로 폭넓게 탐구되고 있다. 이를테면 중세 이후 현재까지 한국인의 질병에 관한 은유를 정리한 연구를 참고해 보면 다음의 다섯 가지 은유, 즉 ①질병은 인간, ②질병은 전쟁, ③질병은 마귀, ④질병은 그릇, ⑤질병은 유체流體가 주로 활용되었다고 한다.[49] 흥미로운 점은 중세국어와 현대국어의 시대적 차이에 따라 표현이 상이하지만 한국인의 질병에 관한 인식은 상당히 일관되게 나타났다는 점이다. 이런 결과는 특정한 질병 은유들이 질병을 바라보는 특정한 시각을 제공함으로써 질병의 공통적인 인식 틀을 구성하고 있음을 방증한다고 할 수 있다. 이처럼 은유는 질병의 재현 과정에서 질병에 관한 특정한 인식 틀을 제공함으로써 질병의 재현을 더욱 풍부하게 하거나 질병의 재현을 특정한 방향으로 이끌기도 한다.

그렇다면 구체적으로 질병이 어떻게 재현되고 있는지, 어떤 은유가 활용되고 있는지 몇몇 시와 소설, 영화를 통해 살펴보도록 하자. 질병을 주제로 한 문학이나 예술 작품, 영화의 수는 헤아릴 수 없을 정도로 많으므로 그것들을 특정한 범주로 나눈다는 것은 거의 불가능한 일이다. 여기서는 몇몇 작품을 훑어보면서 질병이 재현되는 구체적 양상을 살짝 엿보도록 하자.

질병을 통해 삶의 고통과 비극성을 마주하고 성찰하다

김숨의 단편소설 「간과 쓸개」에는 두 가지 질병이 소재로 등장한다. 하나는 주인공이 앓고 있는 간암이고, 다른 하나는 주인공의 누이가 앓고 있는 총담관결석증choledocholithiasis, CBD stone이다. 5년 전에 발병한 간암 때문에 주인공의 삶은 점점 외롭게 고립되어 간다. 서울에 있는 병원에서 정기검진을 받고 천안 집으로 돌아오는 순간이

"마치 불에 다 타버려 무덤처럼 수북하게 쌓인 잿더미 속으로 걸어 들어가는 것처럼 느껴질 정도"로 투병 중인 삶은 고단하다.[50] 자식이 넷이나 있지만 어려울 때 손만 벌릴 뿐 다들 자기 살기 바빠 서먹하기만 하다. 그런 와중에 90대의 누님이 총담관결석증으로 황달이 생겨 병원에 입원했다는 소식을 듣게 된다. 돌에 막혀 여러 장기로 흘러넘친 쓸개즙은 주인공에게 어릴 적 누님이 데리고 갔던 저수지의 고인 물을 처음 봤을 때 느꼈던 공포감을 환기시킨다. 간암으로 지칠 대로 지친 주인공은 누님의 결석증을 통해 죽음의 공포를 강하게 느끼는 것이다.

그래서인지 누님의 병문안은 쉽게 이루어지지 않는다. 병을 앓고 있는 몸 상태 때문에 주저하던 차에 설상가상으로 간암이 재발한 것이다. 두 차례의 수술이 끝난 후에야 주인공은 비로소 누님을 방문하게 된다. 누님의 배에 꽂혀 있던 호스를 통해 배출되는 쓸개즙은 여전히 저수지의 물빛을 연상시켰다. 그런데 주인공이 누님에게 어릴 적 저수지 이야기를 하자 누님은 그 저수지에 주인공을 데리고 간 것은 본인이 아니라 젊은 나이에 죽은 셋째 누이였다는 사실을 확인해 준다. 그 이야기를 듣는 순간 주인공은 왈칵 눈물을 쏟고 만다. 그리고 누님의 울음소리와 섞여 그치지 않는 울음 속에서 주인공은 스스로를 '골목榾木'이라 생각한다.

골목은 표고버섯 등을 재배할 때 쓰이는 원목을 말한다. 뿌리나 가지가 모두 잘린 죽은 나무이지만 표고버섯을 키워내는 살아 있는 나무이기도 하다. 소설에서 질병을 앓고 있는 노년의 삶은 골목으로 표상된다. 죽어 있는 나무에서도 악착같이 영양분을 빨아내는 표고버섯은 노쇠한 아버지에게 여전히 기대고 있는 자식들을 연상시키기도 하고, 한편으로는 주인공의 몸 안에 똬리를 틀고 있는 간암을 상징하는 듯하다. 그런 점에서 주인공의 눈물은 질병과 노쇠로 인한 삶의 비극적 의미를 되새기게 한다.

질병이 상기시키는 삶의 비극성은 시대를 초월하는 것 같다. 다음은 고려 때 문신 임춘林椿의 〈병중유감病中有感〉이라는 옛 시이다.

> 해마다 과시 때를 헛되이 지내오누나/ 年年虛過試圍開
>
> 늙어도 몸은 아직 정정하네/ 臨老猶堪矍鑠哉
>
> 과거란 워낙 준재만을 뽑는다지/ 科第由來收俊士
>
> 공경이 뉘라 비재를 천거하리/ 公卿誰肯薦非才
>
> 큰 고래가 날치자니 물결이 말랐구나/ 長鯨欲奮波濤渴
>
> 병든 학은 날려 해도 날개가 부러졌네/ 病鶴思飛羽翼摧
>
> 강동의 숨어 살던 땅 전부터 있으니/ 舊有江東隱居地
>
> 머리 회어 비로소 돌아갈 내 신세 가련하네/ 自憐頭白始歸來[51]

임춘은 고려 죽림칠현竹林七賢의 한 사람으로 무신의 난이 일어나 가문이 몰락하고 변방을 떠돌다가 30대 후반에 요절한 것으로 알려졌다. 그는 과거를 통해 정계에 재진입하기 위해 많은 애를 썼으나, 결국 실패하고 실의와 곤궁 속에서 최후를 맞이했다고 한다. 권력과 명예를 향한 욕망에 몸부림쳤을 그에게 질병은 훨훨 날 수 있는 날개를 부러뜨린 장애물이자 좌절의 상징이었을 것이다. 그런데 제목을 보면 유감遺憾이 아니라 유감有感이다. 유감有感은 유감遺憾과는 달리 섭섭하다는 뉘앙스가 없는 중립적인 단어이다. 그저 무언가를 느꼈다는 뜻일 뿐이다. 과거에 매달리고 싶지만 병 때문에 그럴 수 없으니 원망을 할 수도 핑계를 댈 수도 있을 텐데, 그저 체념의 한숨만 쉴 뿐이다. 질병으로 인한 삶의 고통을 마주할 때 누군가는 소리 지르며 저항하겠지만, 누군가는 원래 그런 거 아니냐는 듯 한숨을 쉬기도 한다. 삶의 본원적인 비극성을 이미 알고 있었다는 듯이.

하지만 질병은 삶의 비극성에 매몰되지 않고 삶을 긍정하는 성찰적 계기를 만들기도 한다. 청록파 시인으로 잘 알려진 조지훈의 시 중에는 〈병에게〉라는 시가 있다. 〈병에게〉는 말년에 병고病苦에 시달렸던 시인이 마지막으로 남긴 시라고 알려져 있다. 질병을 담대하게 "자네"라고 의인화에서 부르고 있는 이 시는 건강과 질병에 대립적인 가치를 부여하면서 질병을 '악', '나쁜 것', '불결한 것'으로 보는 오랜 믿음을 거부하고 있다. 오히려 "자네는 나의 정다운 벗, 그리고 내가 공경하는 친구/ 자네는 무슨 일을 해도 나는 노하지 않네./ 그렇지만 자네는 좀 이상한 성밀세./ 언짢은 표정이나 서운한 말, 뜻이 서로 맞지 않을 때는/ 자네는 몇 날 몇 달을 쉬지 않고 나를 설복說服하려 들다가도/ 내가 가슴을 헤치고 자네에게 경도傾倒하면/ 그때사 자네는 나를 뿌리치고 떠나가네"라며 '질병은 친구'라는 은유를 통해 질병의 의미를 되새기고 있다. '질병은 친구'라는 은유는 서울대학교 병원장을 지낸 한만청의 투병기 『암과 싸우지 말고 친구가 돼라』를 통해 대중적으로 널리 알려졌다. 물론 한만청과 조지훈의 질병은 성격이 다른 친구이다. 한만청에게 질병은 맞서 싸우기보다는 잘 구슬려 지내다가 떠나보내는 게 최선인 성미 고약한 친구이다. 반면 조지훈에게 질병은 비위를 맞추고 눈치를 봐야 하는 친구가 아니다. 질병은 때론 서운해서 다투기도 하지만, 나를 진심으로 걱정해 주기도 하고 내가 마음을 쏟으면 인생의 의미까지 되새기게 해주는 고마운 친구이다. 잊고 있던 질병이라는 친구가 다시 나타나는 것은 무언가에 쫓기듯 바쁘게 돌아가는 일상을 잠시 멈추게 하고 휴식과 생의 의미를 가르치기 위함이다. 그리고 때론 생을 가볍게 여기는 나의 태도를 꾸짖기도 한다. 시인은 질병을 통해 생의 의지를 다시금 확인하는 듯하다. 〈울음이 타는 강〉으로 유명한 박재삼 시인의 시 〈병후病後에〉 역시 비슷한 깨달음을 노래하고 있다. 병을 앓고 난 시인은 봄의 약동에서 생명의 몸짓을 본다.

> (…) 눈여겨볼 것이로다, 촉 트는 풀잎,
>
> 가려운 흙살이 터지면서
>
> 약간은 아픈 기도 있으면서
>
> 아, 그러면서 기쁘면서…
>
> 모든 살아 있는 것이
>
> 형뻘로 보이는 넉넉함이로다. (…)

시인이 질병에 압도되었다면 이런 희망의 노래를 부르지는 못할 것이다. 자연이 겨우내 봄을 준비하듯이 질병을 앓는 과정은 휴식을 취하면서 찬란한 생명의 힘을 느끼기 위해 준비하는 과정이었다. 질병은 풀잎, 흙, 햇빛, 바람에서도 삶의 의미를 찾을 수 있도록 시인을 변화시킨 매개체인 것이다.

병리과 의사이기도 한 허만하 시인은 질병으로부터 태초의 생명을 본다. 강의 도중 뇌출혈로 쓰러진 후 편마비를 겪은 시인은 〈뇌출혈〉이라는 시를 쓴다. 이 시에는 병리과 의사와 시인의 시선이 중첩되어 있다. '은빛 지느러미'나 '갈맷빛 물이랑'은 연막pia mater이나 뇌 이랑

gyrus 같은 실제 뇌의 표면을 묘사하고 있고, 맥관 속을 달리는 '붉은 고깔모자를 쓴 요정들'은 적혈구인 듯하다. 의사들은 CT나 MRI를 통해 뇌출혈의 존재를 파악한다. 아마 시인도 자신의 CT나 MRI 영상을 통해 자신의 뇌출혈을 확인했을 것이다. 하지만 시인에게 영상 속 뇌출혈은 아무도 본 적이 없고 아무에게도 들키지 않았던 고대의 바다가 엎질러진 사건으로 체험된다. 그래서 뇌출혈은 짭짤한 눈물을 흘릴 만큼 슬프고, 앞이 캄캄해질 만큼 절망적인 사건이자 알몸의 바다를 들켜버린 부끄러운 사건이다. 하지만 시의 어조는 그렇게 슬프지도 절망적이지도 않다. 아마도 시인의 시선은 의학적으로는 뇌출혈로 인식되는 현상을 넘어서서 아무도 경험해 보지 못한 시원을 향하는 듯하다. 끝내 도달할 수 없음에도 질병의 초월적 의미를 집요하게 갈구함으로써 현실의 고통을 극복할 수 있는 동력을 얻고 싶었던 건 아니었을까?

개인과 사회의 불화와 화해를 표상하는 질병, 그리고 사회의 축소판으로서 병원이라는 공간

질병은 그것을 앓는 개인의 삶과 밀접한 관련을 맺고 있으므로 질병을 다루는 문학이나 예술작품이 개인의 내면을 탐색하는 것은 자연스러운 일이다. 질병은 인간의 내면을 반영하는 거울이자 그 심연을 들여다볼 수 있는 현미경의 역할을 하게 된다. 하지만 질병은 개인뿐아니라 그/그녀를 둘러싼 사회문화적·정치적·제도적 환경과도 밀접한 관련을 맺고 있으므로 문학이나 예술 작품 역시 질병을 개인에 국한된 사건으로만 보지 않는다. 특히 질병은 개인과 사회가 겪게 되는 불화와 그것을 극복하고 화해하는 과정을 상징하는 장치로 종종 활용되었다. 또한 질병의 진단과 치료가 이루어지는 병원이라는 공간은 그것이 자리한 사회의 특성을 그대로 반영하는 거울상이자 사회의 모순을 가장 선명히 보여주는 축소판으로 묘사되기도 한다.

예를 들어 김수영의 시 〈전향기轉向記〉에서는 정치적 상황에 대한 시인의 불만과 내적 갈등이 질병으로 체현되는 것을 찾아볼 수 있다. 5·16 직후에 쓰인 이 시는 당대의 정치 현실에 대한 절망과 분노가 신체적 질병으로 표출되는 형식을 띠고 있다.[52] 시인은 현실 사회주의에 대해 실망하면서도 그런 실망감을 느끼는 자신을 보면서 놀라는데, 이는 5·16 직후 한국의 억압적인 정치 현실에 기인한 것이다. 이 시에는 그런 상황에 대한 분노와 좌절이 치질과 소화불량증을 통해 표출되고 있다. 시인은 질병을 감내하는 것으로 자신의 전향에 대해 속죄하려는 듯 '치질이 낫기 전에 또 술을 마심'으로써 질병의 치유를 지연시킨다. 정치 현실이 변하지 않는 한 그것의 신체적 발현인 질병은 계속 되풀이될지도 모른다.

동독의 국민작가 중 한 사람인 볼프의『몸앓이』는 질병이 개인과 사회의 갈등을 어떻게 체현하는지 잘 드러내는 소설이다. 볼프의 소설들은 분단된 독일이라는 정치적 상황과 깊이 관련을 맺고 있는데, 특히 질병을 앓는 여성의 몸은 정치적 갈등과 그에 따른 좌절 혹은 저항이 발생하는 주요한 상징적 공간으로 기능한다.

『몸앓이』에서는 충수염으로 병원에 후송되는 60대 여성이 주인공으로 등장한다. 주인공은 충수염이 터져서 생긴 농양 때문에 패혈증에 빠지고 고열과 심장발작을 일으키며 생사의 고비를 넘게 되는데,

여러 차례 수술을 받고 입원해 있는 동안 주인공의 면역체계는 심하게 붕괴된 것으로 밝혀진다. 주인공은 병을 앓고 의식이 희미해지는 동안 현재와 과거, 꿈과 환상 사이를 가로지르면서 장벽 붕괴 직전의 동독 사회가 직면해 있던 긴장을 온몸으로 겪어낸다. 이상적인 사회주의 국가 건설이 실패로 돌아간 상황에 대한 좌절과 절망이 주인공의 몸을 통해 질병으로 발현되었던 것이다. 병원과 의료체계 역시 동독 사회를 비추는 거울로 작용한다. 자원이 결핍된 동독의 경제 상황이 인력과 물자가 부족한 병원에 투영되기도 하고, 엄격한 위계질서를 갖춘 병원 조직은 경직된 동독 사회를 연상시킨다. 결국 볼프는 자신의 분신이라고 생각되는 여주인공의 질병 체험을 통해 분단과 통일이라는 정치적 격변을 겪어내야 했던 자신의 삶을 반추하고 있는 것이다. 흥미로운 것은 주인공은 결국 질병에서 회복됐지만, 동독 사회는 위기를 견디지 못하고 해체되었다는 점이다. 지독한 감시와 검열을 통해 타자를 무조건 배제하면서 순수한 자기를 유지하려 했던 수십 년간의 노력이, 오히려 내부나 외부의 충격에 유연하게 대처하는 힘을 약화시키고만 것이다. 소설에서 온갖 치료법을 동원해도 주인공의 질병을 치료하지 못하는 동독 의사들이 결국 서독에서 구해 온 고가의 약으로 환자를 치료하는 장면은 매우 상징적이다. 극도로 경직된 사회에서는 역설적으로 외부의 것, 즉 이물질foreign body이 매우 강력한 힘을 발휘하는 환경이 조성된다. 반면에 주인공은 다음과 같이 말한다.

> 고통의 흔적을 따라가보는 것, 무장해제하고서 말이에요, 그건 그럴 만한 가치가 있는 것 같아요. 그게 삶의 가치인 것 같거든요[53]

주인공은 자신에게 닥친 질병이라는 위기를 무조건 삶에서 배제하기보다는 그것을 인정하고 견뎌내려고 했다. 그리고 결국에는 질병이라는 타자와 화해함으로써 삶의 중심을 유지할 수 있었던 것이다.

소비에트의 반체제 작가로 유명한 솔제니친의 소설『암병동』역시 타슈켄트의 암병동을 무대로 다양한 인간 군상들을 등장시키면서 소비에트 체제의 폭압성과 그 안에서 고통받는 인민들을 암이라는 질병을 통해 적나라하게 그려내고 있다.

『암병동』은 암 환자들의 심리나 환자-의사 관계, 의료인의 내적 갈등 등을 치밀하고 섬세하게 묘사한 것으로 널리 알려져 있으며, 그 때문에 의료인문학 영역에서도 많이 다뤄지고 있다. 그러나『암병동』은 각종 병폐로 인해 내부로부터 붕괴하고 있던 소비에트 사회를 암이라는 은유를 통해 진단해 내고, 새로운 사회주의 사회 건설이라는 치료 목표를 제시한 작품으로서 의의가 더 크다. 그것은 작가 자신의 체험에 기인한 것인데, 11년간의 강제 노동 수용소와 유형지에서의 감금 생활과 두 차례에 걸친 암 투병 경험이『암병동』에 모두 녹아들어 간 것이다. 따라서 암병동이라는 공간은 단순한 치료 공간이라는 의미를 넘어선다. 그곳은 체제를 유지하기 위해 각종 불의를 저지르는 사회가 만들어 낸 수용소이자 유형지의 의미를 띠고 있고, 더 나아가서는 구성원들을 치명적인 암으로 몰아넣는 고장 난 소비에트 사회를 드러내는 장치이다. 열악한 치료시설과 환경, 부족한 물자, 관료적이고 경직된 운영, 획일적인 지침과 강압적인 치료 등은 암병동이 소비에트 사회의 축소판임을 여실히 보여주고 있다.

그리고 이런 부조리한 사회에 속한 인물들은 모두 암에 노출될 수밖에 없는 비극적인 운명을 감내해야 했다. 소비에트 체제에 영합하여 악행을 일삼던 루사노프나 스탈린을 비판했다는 이유로 수용소를 떠돌아다녀야 했던 코스토글로토프, 체제의 부조리에 침묵했던 지식인 술루빈, 관료적인 의사였지만 암 환자가 된 돈초바 등은 모두 소비에트라는 거대한 암의 병인病因에 노출된 가련한 존재들이었다.

하지만 작가가 절망에 매몰된 것만은 아니다. 술루빈의 입을 빌려 작가는 소비에트 사회가 진정으로 치료될 수 있는 '도덕적 사회주의'라는 해법을 제시한다. 환자들이 암이라는 질병을 겪으면서 삶과 죽음의 의미를 성찰하듯이 작가는 암을 통해 소비에트 사회의 존재 가치에 대한 질문을 던지는 것이다.

술루빈이 말하는 도덕적 사회주의란 "모든 인간관계와 기본적인 원칙, 법률이 도덕에서, 오직 도덕에서 나오는 사회"를 목표로 한다. 코스토클로토프가 도덕도 물질적 기반이 있어야 하므로 경제적인 것이 더 중요하지 않느냐고 반문하자 술루빈은 이렇게 답한다.

> 바로 그것이 도덕적 사회주의라는 것이지. 인간은 행복을 지향해서는 안 된다는 거야. '행복'이라는 것도 결국은 시장의 우상 아니겠나! 우리는 상호 부조를 지향해야 해. 먹이를 찾아 헤매는 짐승들도 행복은 느끼지 않겠나? 상호 부조는 오직 인간만이 가능한 것이야! 바로 이것이 인간이 할 수 있는 최선이라고![54]

『암병동』을 통해 소비에트 사회가 겪고 있는 심각한 위기를 암이라는 중증 질병으로 진단해 낸 솔제니친은 상호 부조와 연대를 기반으로 하는 '도덕적 사회주의'라는 새로운 청사진을 제시함으로써 암 치료법을 처방하고 있다. 그리고 이런 점이 『암병동』을 관료적인 현대의학의 비인간화와 그 속에서 환자들이 겪는 고통이라는 차원에서만 독해해서는 안 되는 이유이다. 『암병동』은 질병과 의학 및 병원이라는 형식을 동원하여 사회의 모순을 비판하고, 인간과 사회의 존재 이유와 지향해야 할 가치를 이야기하고 있기 때문이다.

전염병에 의한 재난과 파국, 그리고 타자를 향한 윤리의 서사

2015년 한국을 휩쓸었던 메르스 사태는 전염병이 초래하는 공중보건 비상사태의 위력을 다시 한번 체감하게 만드는 계기가 되었다. 세월호 사건에서도 그랬지만 삽시간에 번져가는 신종 전염병은 재난에 무기력하기만 한 한국 사회의 민낯을 그대로 드러냈다. 사회적 대응 시스템은 제대로 작동하지 않았고 그 안에서 개인들은 공포에 떨며 우왕좌왕했다. 코로나19가 발생했을 때 우리 사회는 메르스 사태의 교훈에 힘입어 비교적 성공적으로 대응했다. 정부는 투명하게 정보를 공개하면서 대규모의 검사를 통해 감염자를 선별하고 격리해 나갔다. 일부 서구 언론이 민주주의 원칙을 훼손하고 있다는 비판을 제기했지만 우리는 공동체의 안녕을 위해 개인의 희생을 감내하는 성숙한 시민의식을 보여주었다. 하지만 전염병 사태가 지속하면서 결국 우리 사회의 취약한 틈새는 점점 더 벌어지기 시작했고 연대 의식은 약해졌으며 개인은 물론 공동체의 위기도 심화했다. 코로나19가 사라진다 해도 신종 감염병은 언젠가 또 우리를 찾아올 것이며 언제 그랬냐는 듯이 위기는 반복될 것이다.

이처럼 전염병은 인간과 사회에 파국적인 영향을 끼친다는 점에서 언제나 문학과 예술 작품의 주목을 받아왔다. 나병, 페스트, 매독, 두창, 콜레라, 인플루엔자처럼 인류의 역사에 큰 흔적을 남긴 전염병들은 그에 대한 공포와 두려움이 문학과 예술 작품에 깊이 각인되어 후대에까지 전염병과 문명의 관계에 관한 성찰을 요구한다.

특히 중세 유럽을 괴멸시켰던 페스트의 공포가 문학과 예술 작품에 끼친 영향은 널리 알려져 있다. 보카치오의 『데카메론』, 디포의 『전염병 연대기』, A. J. 크로닌A. J. Cronin의 『천국의 열쇠』 같은 문학 작품들은 모두 페스트에 의한 비극을 사실적으로 묘사하고 있다.

잉마르 베리만Ingmar Bergman의 영화 〈제7의 봉인〉 역시 페스트가 창궐하는 14세기 유럽을 배경으로 십자군 원정에서 돌아오는 기사 안토니우스 블로크와 그의 종자 옌스의 이야기를 그리고 있다. 페스트를 상징하는 죽음의 사자와 마주친 블로크는 체스 게임을 제안하는데, 이는 죽음을 지연시키면서 신의 존재와 구원에 대한 믿음을 확인하기 위한 행동이다. 이 작품은 개인의 죽음뿐 아니라 인류의 종말을 눈앞에 둔 묵시론적 분위기를 물씬 풍기고 있으며, 페스트는 삶의 유한성과 비극성, 부조리함을 상징하는 매개체로 등장한다. 죽음을 의인화한 페스트는 관객에게 삶과 죽음에 대한 형이상학적인 질문을 던지는 역할을 하기도 한다. 특히 이 작품에는 흑사병이 유행할 당시 인간들이 보였던 다양한 반응이 여럿 담겨 있다. 페스트의 원인으로 마녀를 지목하여 화형에 처한다든가, 신의 형벌이라고 생각하고 도덕적으로 타락한 자신을 벌하기 위해 스스로에게 채찍질을 가하는 도착적인 인간의 모습이 묘사된다. 또한 전염병의 독기설miasma을 바탕으로 훈증이나 연기를 통해 페스트를 예방하려는 노력도 담겨 있다. '바니타스Vanitas'나 '죽음의 무도Dans Macabre'와 같이 페스트로 인한 공포와 죽음을 재현하는 중세 예술 특유의 표현 양식도 담겨 있다. 무엇보다도 페스트를 상징하는 낫을 든 악마의 이미지는 여전히 많은 사람의 뇌리에 강하게 남아 있다.

〈제7의 봉인〉이 페스트를 빌려 신과 구원의 문제를 다루었다면, 카뮈의 『페스트』는 인간의 한계 상황 자체에 좀 더 관심을 기울인다. 카뮈는 디포의 『로빈슨 크루소』에서 인용한 다음과 같은 구절로 작품을 시작한다.

> 한 가지의 감옥살이를 다른 한 가지의 감옥살이에 의하여 대신 표현해보
> 는 것은, 어느 것이건 실제로 존재하는 그 무엇을 존재하지 않는 그 무엇
> 에 의하여 표현해본다는 것이나 마찬가지로 합당한 일이다.

카뮈의 작가 노트를 참조하면 감옥살이는 각각 제2차 세계대전과 페스트를 의미한다. 전쟁 중에 결핵이 재발한 카뮈는 요양 중에 아내와 약 2년간 연락이 끊기는데, 이런 전쟁, 질병, 고립, 이별의 경험이 페스트가 덮쳐 격리된 소도시 오랑에서의 생활로 치환된 것이다. 페스트로 인해 폐쇄된 도시에서의 감옥살이와 같은 생활은 죽을 수밖에 없는 운명의 굴레에 갇힌 인간의 부조리한 삶을 상징하기도 한다.

하지만 『페스트』는 한계 상황을 묘사하는 데 그치지 않는다. 페스트를 대하는 인간 군상들의 태도와 행동을 통해 인간 실존의 모습을 밝히려 하기 때문이다. 혼란의 초기에 도시를 탈출하려고 애쓰다가 결국에는 잔류를 선택하는 기자 랑베르, 자신의 생명을 던져 희생하며 실천적 삶을 살아간 타루, 위기 상황에서 오히려 내면의 악마성을 드러낸 코타르, 페스트의 위협에 체념하면서도 끝까지 사랑의 중요

성을 설파하는 신부 파늘루 등은 모두 도피, 초월, 희생과 같은 다양한 태도를 통해 질병이 드러낸 인간의 민낯을 선사하고 있다. 그 가운데서 의사 리유는 카뮈 특유의 '반항' 정신을 가장 잘 체현한 인물일 것이다. 〈제7의 봉인〉의 기사 블로크가 죽음의 사자를 회피하면서 신에게 계속 구원에 대한 질문을 던졌다면, 리유는 신에 대한 믿음으로 자신을 포기하는 대신, 질병을 거부하고 그에 맞서 투쟁함으로써 진리의 길을 스스로 걸어가고자 했기 때문이다.

그리고 리유의 이런 노력은 개인적 차원을 넘어 전염병 위기에 대응하는 집단적인 에토스로 발전하게 된다. 페스트는 버티고 싸우고 이겨내야 할 대상이자 살아 있다는 것의 의미를 곱씹게 하는 매개물이 된 것이다. 결국, 페스트는 사라지고 도시는 회복된다. 인간이 운명에 승리한 것이다. 그런데 카뮈의 탁월함은 인간 승리의 환희를 노래한 것에 있지 않다. 오히려 그의 탁월함은 전염병과 같은 재난은 계속 되풀이될 것이며 인간은 그 한계 상황에 맞서 싸울 뿐이라는 초라한 진실을 증언하고 각인시켰다는 데 있다.

실제로 에이즈의 등장 이후 에볼라, 사스, 메르스 그리고 코로나19와 같은 신종전염병의 발발은 카뮈의 예언을 현실화했고, 이는 전염병에 의한 재난이 파국으로 이어지는 디스토피아적인 상상력을 자극하기도 한다. 국내 소설 중에서는 정유정의 『28』이나 편혜영의 『재와 빨강』에서 그런 상상력을 잘 엿볼 수 있다.

『28』은 화양이라는 가상의 도시에서 원인 모르게 발생한 인수공통전염병을 상대로 벌이는 28일간의 사투를 그린 작품이다. 『28』에는 극도로 치사율이 높은 전염병과 그에 대한 공포, 정부의 비밀주의와 미숙한 대응, 살아남기 위한 개인들의 고군분투와 이기적인 행동 등이 등장하는데, 이것은 『페스트』로 대표되는 전염병 소설의 전형적인 문법을 따른 것이라 볼 수 있다. 또한 『28』은 전염병으로 봉쇄된 도시에서 공동체가 해체되고 사회가 '만인에 대한 만인의 투쟁'이 벌어지는 장소로 변해가는 모습을 적나라하게 묘사함으로써 전염병과 디스토피아를 연결하고 있다.

『재와 빨강』 역시 원인 모를 전염병을 소재로 하고 있는데, 제약회사 직원인 주인공 '그'가 전염병이 창궐하는 C국에 파견을 가서 겪게되는 일을 그린 작품이다. 『28』에서 전염병에 의한 재난은 일종의 예외 상황으로 극적인 효과를 구현한다면, 『재와 빨강』은 그와는 달리 재난이 일상화된 현대사회의 단면을 그리고 있다.[55] C국에 도착하자마자 감염자로 의심받고 보건당국에 의해 추적당하는 주인공은 마치 카프카 소설의 K처럼 출구 없는 미로를 빠져나가려고 허둥대는 인간의 모습이다. 결국 추적을 피해 도시의 쓰레기 매립지로 흘러 들어간 주인공은 쓰레기를 뒤지고 쥐를 잡으면서 동물과 같은 삶을 살다가 살인까지 저지르게 된다. 하지만 전염병 창궐이라는 재난 상황은 주인공을 처벌하는 대신 오히려 새로운 삶의 기회를 제공했다. 쥐를 잡는 방역 요원으로 새 삶을 시작한 것이다. 쥐를 잡는 순간에 희열을 느끼는 익명의 방역 요원으로 살아가는 주인공의 마지막 모습은 재난으로 인해 과거를 잃고 몰락해 버린 한 인간의 비극적 삶을 보여줌과 동시에 현대사회에서는 그러한 비극이 일상적이라는 사실을 암시한다. 전염병과 함께하는 삶, 그것이 우리의 생존 조건이 된 것이다.

『28』이나 『재와 빨강』은 『페스트』처럼 전염병을 소재로 하면서도 전염병에 의한 재난이 개인과 공동체를 몰락시키고 파국으로 치닫는 묵시론적 서사와 디스토피아의 상상력을 재현했다는 점에서 『페스트』와는 결을 달리한다고 볼 수 있다. 『페스트』는 압도적인 재난뿐 아니라 그에 대응하는 인간의 책임과 윤리에도 방점을 찍고 있기 때문이다. 이를테면 다음과 같은 마지막 구절은 『페스트』의 성격을 잘 드러낸다.

> 그러나 그래도 그는 이 연대기가 결정적인 승리의 기록일 수는 없다는 것을 알고 있었다. 이 기록은 다만 공포와 그 공포가 가지고 있는 악착같은 무기에 대항하여 수행해나가야 했던 것, 그리고 성자가 될 수도 없고 재앙을 용납할 수도 없기에 그 대신 의사가 되겠다고 노력하는 모든 사람들이 그들의 개인적인 고통에도 불구하고 아직도 수행해나가야 할 것에 대한 증언일 뿐이다.[56]

재난의 경험에 굴복할 수도 그것을 초월할 수도 없기에 '의사'가 되어 싸우려고 했던 사람들의 모습은 '연대'와 '책임'이라는 화두를 던지고 있다. 그것은 함께 싸우고 기억하고 증언해야 할 책임을 뜻한다. 필립 로스Philip M. Roth의 『네메시스』에 등장하는 캔터 선생님이나 이청준의 『당신들의 천국』의 조백헌 원장이 그런 책임감을 구현한 인물들이다. 캔터 선생님은 자신이 맡고 있던 아이들이 폴리오polio로 쓰러진 것이 자신이 병균을 옮겼기 때문이라고 자책하면서 자신을 평생 고통 속에 가두었다. 책임감이 죄책감으로 발현되었던 것이다. 하지만 우연히 만난 제자에게 과거의 일을 모두 전함으로써 기억하고 증언해야 할 의무를 다하려고 애쓴다. 비록 죄책감 때문에 삶을 파멸시키는 형벌을 자신에게 내렸지만, 끝까지 타자에 대한 책임을 다한 것이다.

처음 소록도에 부임했던 조백헌 원장도 한센인에 대한 사랑을 이루고자 하는 책임감이 오만과 독선으로 변하면서 한센인들과 갈등을 빚고 섬을 떠난다. 하지만 5년 후에 다시 일반인의 신분으로 소록도에 돌아와서는 한센인 스스로의 힘으로 낙원을 건설하는 과정을 지켜보고 기억하고 증언함으로써 비로소 그들에 대한 책임을 완성한다.

이처럼 전염병을 소재로 한 문학 및 예술 작품들은 다양한 재현 방식을 따른다. 전염병 창궐이라는 재난에 맞닥뜨려서는 이기적이고 때론 야만적인 모습을 보이는 여러 인간 군상을 등장시켜 동물화하는 인간을 그리고 있다. 반대로 전염병은 공동체의 성원에게 연대와 책임을 요구하는 장치로 기능하기도 한다. 또한 전염병에 대응하는 사회의 모습을 통해 감춰져 있던 취약성을 드러내고 사회적 대응 시스템의 부재나 오작동을 고발하고 있다. 더 나아가 전염병을 통해 종말과 파국이라는 디스토피아적인 상상력을 재현하기도 한다.

3장 진단

브리태니커 백과사전에 따르면 진단診斷은 "환자의 병력·증상·증후를 고려하고 여러 가지 방법으로 환자를 검사하여 질병이나 신체 이상을 밝혀내는 과정"이다. 진단에 해당하는 영어인 'diagnosis'의 어원은 그리스어 'diagignoskein'인데, '구별되는', '따로'라는 의미의 'dia'와 '알다', '배우다'의 의미인 'gignoskein'이 결합된 말이다. 하지만 현대의학에서 진단은 보통 세 가지 의미로 쓰이고 있다. 첫째는 의사가 질병을 찾아내기 위해 실행하는 특정한 행위나 기술, 방법을 의미한다. 둘째는 의사가 질병을 찾아내기까지 거치게 되는 여러 과정을 통칭하기도 한다. 마지막으로 진단은 찾아낸 질병 자체, 즉 결과를 의미하기도 한다. 진단에는 진단술診斷術, 진단법診斷法, 진단명診斷名 등의 의미가 녹아 있는 것이다.

진단은 치료와 함께 의학의 목표를 달성하기 위한 가장 핵심적인 수단이다. 증상과 징후를 통해 시작된 환자-의사 관계는 진단을 통해 1차 목표를 달성하게 된다. 진단을 통해 의사는 일반적인 의학 지식과 개별적인 임상 경험을 환자라는 구체적 대상에 적용하는 어려운 과업을 해내야 한다. 일반화와 구체화 사이의 대립과 긴장 그리고 협력이 진단 과정 내내 환자와 의사 사이를 맴돌게 된다. 환자 역시 정보 제공자이자 해석을 기다리는 텍스트로서 진단에서 적극적인 역할을 수행한다. 모호한 증상과 징후가 진단을 통해 질병으로 명명되고 분류되어 정체를 드러냈을 때야 비로소 환자는 질병이라는 대상을 비난하거나 거기에 맞서 싸울 수 있으며, 일상을 흔들던 불안에서 벗어날 수도 있다. 더구나 진단에는 눈에 보이지 않는 다양한 사회문화적 요소도 깊이 개입되어 있다. 질병 분류는 가치중립적이지 않다. 특정 기준이 만들어지고 적용되는 과정은 필연적으로 특정한 사회문화적 규범의 승인이나 배제라는 이항대립을 요구한다. 진단은 사람들에게 새로운 질병 정체성을 부여함으로써 특정한 사회적 가치와 규범을 부과하는 결과를 낳기도 한다. 그리고 과학기술은 끊임없이 개발되는 진단기기를 통해 진단의 성격을 새롭게 규정한다.

18. 진단의 기예에서 진단의 과학으로

서양의학에서 진단의 역사를 한마디로 요약한다면 '진단의 기예art of diagnosis에서 진단의 과학science of diagnosis으로'라고 할 수 있을 것이다. 고대부터 주로는 환자의 이야기와 의사의 오감을 통해 이루어지던 진단이 근대 이후에는 과학기술의 발전과 더불어 도구에 점차 의존하게 되었다. 급기야 최근에는 인공지능 의사가 등장하여 인간 의사의 진단을 대체하려 하고 있다. 이렇게 급변하고 있는 진단의 영역을 통시적으로 살펴보는 것은 진단의 본질을 파악하고 이를 통해 진단의 미래를 그려보는 데 도움이 될 것이다.

고대 그리스 의학은 경험주의와 자연주의를 바탕으로 합리적인 질병관을 선보였다. 질병을 파악하는 것은 초자연적인 의례나 의식을 동원하지 않고 경험적인 방법을 통해서 가능한 일이 되었다. 히포크라테스 의학에서의 진단은 환자의 이야기를 듣고 오감을 통해 신체 관찰 및 검사를 하면서 환자와 주변 환경을 총체적으로 파악하는 것에 중점을 두었다. 특히 환자의 이야기는 환자의 생활 방식이나 습성, 식이습관, 생활환경 등을 파악하는 가장 중요한 통로로 여겨졌다. 또한 당시의 진단은 특정 질병을 찾아내는 것보다 환자의 예후를 판정하는 데 노력이 집중되었다. 치료 가능성이 있는 환자와 없는 환자를 구분하는 것은 의사의 생존과도 직결되는 문제였다. 많은 그리스 의사는 이 마을 저 마을 떠돌아다니는 편력의사itinerant doctor였으므로 지위가 불안정했고 환자들의 평판을 매우 중요하게 여길 수밖에 없었다. 가망이 없는 환자를 섣불리 치료하겠다고 나섰다가 결과가 좋지 않으면 의사의 명성은 크게 실추되기 마련이다. 더구나 한정된 치료법만이 존재하는 상황에서 환자의 경과를 정확히 예측할 수 있다면 의사의 실력을 대중에게 각인시키는 데 큰 도움이 되었을 것이다.[1] 따라서 환자의 예후를 정확하게 판정하는 것이야말로 진단의 가장 중요한 목표였다.

히포크라테스 의학의 전통을 계승하고 체계화한 갈레노스 역시 환자의 총체적인 상황을 파악하는 데 주력했다. 환자의 이야기는 여전히 가장 중요한 정보원이었다. 하지만 맥박이나 소변은 물론 환자의 안색이나 움직임, 분비물을 살펴보는 것도 게을리하지 않았다. 특히 소변은 몸 안의 체액 상태를 알려주는 중요한 지표로서 질병 경과에 따라 색깔, 밀도, 구성 성분 등이 변하기 때문에 진단 과정에서 꼭 살펴보는 것이었다. 때에 따라서는 촉진을 해서 장기의 상태를 파악하기도 했는데, 동물 해부를 통해 터득한 해부학 지식을 진단에 활용했다. 오감을 통한 정보 수집과 해부학 지식의 활용은 갈레노스를 비롯한 많은 그리스 의사들이 공유하던 진단법이었는데, 일부 전해지는 기록을 보면 오늘날 진단학 교과서에 나오는 내용과 큰 차이가 없을 정도로 상당히 정확해 보인다.

복수는 복부가 부어오르는 것으로 쉽게 알 수 있다. 얼굴이나 몸의 다른 부위는 오히려 마르지만 음낭 주변은 같이 부어오른다. 복수는 아랫배를 힘껏 누르면 물이 다른 부위로 이동하기 때문에 손으로 쉽게 만질 수 있다. 환자가 한쪽으로 눕게 되면 물이 이동하는 소리를 들을 수도 있다. 복수는 배가 부어오른 곳을 눈으로 확인하는 것뿐만 아니라 손으로 가볍게 두드려봤을 때 들리는 소리를 통해서도 파악할 수 있다.[2]

이 기록은 카파도키아의 아레테우스Aretaeus the Cappadocian가 복수ascites의 진단에 관해 남긴 것인데, 복수의 특성을 정확히 이해한 상태에서 신체검사를 시행했다는 사실을 잘 알 수 있다.

중세와 르네상스 시기를 거치면서 의학 이론은 점차 정교해졌으나 진단에 있어서는 고대와 큰 차이를 보이지 않았다. 갈레노스 의학에서 중요하게 여겼던 맥박과 소변이 여전히 진단의 중요한 통로가 되었다. 특히 소변 검사uroscopy는 마튜라matula라고 불리던 투명한 플라스크에 소변을 받아 관찰하는 방식이었는데, 20종류 이상 다양한 소변의 색깔과 침전물을 정리한 도표와 환자의 소변을 비교하여 체액의 상태나 질병을 파악하곤 했다. 또한 특정 별자리가 몸의 특정 부위나 질병, 약물과 관련 있다는 믿음을 바탕으로 점성술을 이용한 진단법, 즉 점성술 의학도 성행했다.

하지만 이런 신체검사가 가장 주요한 진단법은 아니었다. 중세 대학이 확립되고 대학 출신 의사들이 의학 텍스트 중심의 의료를 지향하면서 손으로 직접 수행하는 각종 실기들은 천대를 받은 것이다. 해부나 수술이 대표적인 예이지만 신체검사법 역시 마찬가지였다. 환자의 이야기를 듣고 내린 진단이 오감을 이용한 신체검사보다 우위를 점했던 것이다.

과학 혁명기를 거치고 18세기 계몽주의 시대가 되면 고전적인 진단법이 거의 확립되기에 이른다. 환자의 증상 호소를 먼저 듣고 환자의 안색과 모습, 행동 등을 확인한 후 맥박을 살피고, 그다음 소변, 분변, 객담, 고름 등을 관찰하는 순서로 진단이 이루어졌다. 하지만 옷을 들추어 환자의 몸을 살피거나 만지는 방식의 직접적인 신체검사는 거의 이루어지지 않았다.[3] 여전히 환자의 이야기는 진단의 가장 중요한 요소였으며 심지어 편지를 통한 간접적인 방식의 진단도 성행했다.

이처럼 계몽주의시기에도 여전히 신체검사가 진단의 중요한 방법으로 여겨지지 않은 데는 몇 가지 이유가 있다. 첫째, 계몽주의 시기는 소위 '의료 시장medical market'이 탄생하던 시기로서 환자가 의사를 선택하고 비용을 지불하던 의료 환경이었기 때문에 각종 치료사들의 경쟁이 심했다. 편지만 보고 진단과 처방을 할 정도로 환자의 편의를 최우선으로 생각하는 환경이다 보니 환자가 불편해하는 신체 관찰을 굳이 할 이유가 없었던 것이다. 둘째, 질병의 주관적인 느낌을 중요시하고 해부학 지식이 임상에 크게 활용되지 않았기 때문에 신체검사가 그리 큰 역할을 할 수 없었다. 셋째, 중세와 마찬가지로 손으로 하는 작업에 대한 사회 전반의 홀대와 의사 사회 내부에서도 외과의를 천대시하는 분위기 때문에 신체검사 역시 주변부로 밀려나게 되었다.

예외적인 의사들도 있었다. 헤르만 부어하브Herman Boerhaave의 제자인 네덜란드 의사 반 스위텐Gerard van Swieten은 신체검사의 중요성을 강조한 것으로 잘 알려져 있으며, 특히 당시로서는 금기였던 남녀 생식기에 직접적인 시진과 촉진을 했다고 전해진다. 해부병리학을 확립한 모르가니 역시 오감을 모두 활용한 신체검사를 매우 중요시했다. 반 스위텐이나 모르가니 모두 외과술에 능통했다는 공통

점이 있다.

　19세기에 이르면 드디어 진단법에 큰 변화가 나타난다. 해부병리학과 임상의학이 확립되면서 환자의 진술에 의존하던 전통적인 진단법에서 신체검사의 중요성이 강조되는 근대적인 진단법으로의 변화가 나타난 것이다. 특히 라에넥이 발명한 청진기는 신체검사의 중요성을 공고히 하는 데 결정적인 역할을 한다. 이제 환자의 주관적인 이야기보다는 객관적인 신체검사가 진단에서 인식론적인 우위를 점하게 되었다. 더구나 청진기는 진단의 역사에서 새로운 시대를 열게 되는데, 도구를 활용하는 '진단의 과학' 시대가 시작된 것이다.

　청진기는 의학과 의사의 권위를 높이는 데 큰 역할을 했고 진단에도 막강한 영향력을 행사했다. 무엇보다 의사들은 청진기를 통해서 '질병 특유의 징후pathognomonic sign'를 찾는 능력을 향상시킬 수 있었다. 파리의 대형 병원에 몰린 환자들을 진찰하고 또 사체를 부검함으로써 결핵 같은 특정 질병에서는 가슴에서 특정한 소리를 들을 수 있다는 식의 임상 지식이 쌓이게 된 것이다. 이런 진단 능력은 환자의 진술에 의존하던 전통적인 진단법을 현저히 약화시켰다. 환자가 의사의 진단 능력을 따라갈 수 없게 되면서 의사의 권위는 높아지고 환자에게 청진기는 낯설고 두려우며 경외심을 일으키는 대상으로 비쳤다. 따라서 청진기의 혜택을 보기 위해, 또 청진기를 활용하는 지식을 배우기 위해 환자와 의사들이 병원으로 몰린 것은 자연스러운 현상이었다. 근대 이전에는 수용소에 가까웠던 병원이 이제 의학 지식이 생산되고 실행되는 중요한 장소로 탈바꿈하게 된 것이다.

　청진기 이후로 과학기술의 도움을 받아 객관성과 실증성을 추구하는 새로운 진단 도구의 발명이 기하급수적으로 이루어진다. 특히 19

세기 중후반에 이르면 오감으로는 파악할 수 없는 자료를 획득하여 시각적으로 재현하려는 노력이 시작된다. 다량의 자료를 그래프로 바꿔 차트에 일목요연하게 정리함으로써 질병의 원인과 특성에 대한 과학적인 법칙을 확립하고자 했던 것이다. 이를테면 카를 분더리히 Carl Reinhold August Wunderlich는 오늘날 병원에서도 사용하고 있는 체온 그래프 기록지를 도입함으로써 열을 질병으로 여기던 당시의 의학 관행을 깨트렸다. 그는 체온을 일정한 간격으로 반복적으로 측정하여 그 변동 상황을 확인하는 것이 특정한 질병의 진단과 예후를 평가하는 데 필수적이라고 생각했다.[4] 진단의 역사에서 체온계와 체온 그래프 기록지가 갖는 의미는 도구를 통한 객관성의 추구가 가속화되고 있음을 보여준다는 데 있다. 청진기를 통해 특정한 소리를 듣는 것은 의사의 능력이나 환자의 상태에 따라 차이가 나는 주관적인 모호함을 내포하고 있다. 하지만 체온을 측정하는 것에는 주관적인 요소가 개입될 여지가 없었다. 이에 따라 체온뿐 아니라 맥박, 호흡 등 다양한 신체 징후를 측정하려는 시도가 계속 이어진다. 1863년 생리학자 에티엔 쥘 마레Étienne-Jules Marey가 요골동맥에서 맥박을 측정하기 위해 고안한 맥파기록기sphygmograph가 그 대표적인 예이다.

1895년 빌헬름 뢴트겐Wilhelm Conrad Röntgen이 발견한 엑스선은 또 다른 의미에서 진단 과학의 시대를 열었다. 모르가니의 해부병리학과 파리임상학파의 병원의학을 통해 확립된 부검과 임상의 결합은 질병이 몸 안의 특정한 장소에서 발생한다는 고체병리학을 완성시켰다. 하지만 여전히 장애물이 존재했는데 그것은 살아 있는 몸에서 직접 질병의 장소를 눈으로 확인할 수 없다는 점이었다. 질병은 언제나 사체의 피부를 절개하고 조직을 벌려야만 확인할 수 있었다. 하지만 엑스선은 이런 부검 과정을 불필요한 것으로 만들었다. 바야흐로 '살아 있는 몸에 대한 부검'이 가능해진 것이다. 이처럼 엑스선에서 시작된 의료영상기술은 초음파, 내시경, CT, MRI로 이어지면서 '보는 것이 곧 믿는 것이다'라는 현대의학의 믿음을 더욱 강화시켰고, 몸과 질병은 점점 더 투명한 가시성 속에 놓이게 되었다.

한편 1960년대부터는 의학에 컴퓨터 기술이 도입되기 시작했다. 다양하게 개발된 진단 도구들이 생산해 내는 대량의 의료 정보를 처리할 수 있는 기술을 확보하게 된 것이다. 예를 들어 CT나 MRI의 원리는 20세기 초반에 이미 확립되어 있었지만 현실에서는 구현할 수 없었다. 대량의 정보를 처리할 수 없었기 때문이다. 컴퓨터 기술이 접목되어서야 비로소 CT, MRI는 세상에 모습을 드러낼 수 있었다. 1990년대에 이르러서는 컴퓨터 기술이 의학의 전 영역에 활용되었는데, 특히 각종 생리 기능의 실시간 모니터링, 심전도나 뇌파 검사 같은 몸에서 발생하는 전기 신호의 분석, 각종 의료영상의 가공과 재구성 등에서 두드러진 성과를 보였다.[5]

또한 진단 자료의 생산과 처리뿐 아니라 진단 자료를 해석하는 데에도 컴퓨터 기술을 적용하려는 시도가 나타났다. 1970년대에는 자동화된 심전도 분석이 개발되었고, 1980년대 초부터는 영상 진단에 컴퓨터 기술을 활용하는 컴퓨터 기반 진단Computer Aided Diagnosis, CAD이 시도되었다. 컴퓨터가 의료영상의 특정한 패턴을 인식하여 진단을 내리는 방식인데, 유방촬영술이나 흉부 CT를 비롯한 다양한 영상 진단 영역에 활용되었다. 최근에는 IBM사의 왓슨 포 온콜로지Watson for Oncology(이하 왓슨)의 예에서 알 수 있듯이 딥러닝 방식을 이용한 인공지능이 개발되어 영상진단 영역에 국한되었던 기존의

CAD를 훨씬 능가하는 진정한 의미의 CAD가 실현되었다.

인공지능 의사가 등장했을 때 많은 사람이 그 능력에 놀라고 경외감을 표했다. 그런데 진단의 역사가 주관적인 요소를 가능한 배제하고 객관적이고 실증적인 방식으로 자료를 확보해 해석하려고 노력해 온 과정이라는 점을 기억한다면, 인공지능이 추구하는 진단의 미래가 마냥 낯설지만은 않을 것이다.

19. 의사는 어떻게 생각하는가?

진단은 지금까지 별다른 철학적 관심을 받지 못했다. 다만 질병의 인식론과 맞물려서 질병 추론과 진단 검사의 논리 구조 등이 분석철학의 관점에서 일부 논의된 바 있다. 하지만 이런 논의들은 논리와 인과 추론에 초점을 맞추다 보니 생의학 중심의 질병 진단만이 탐구의 대상으로 여겨졌고 의료인문학에서 요구하는 다양한 인간적·사회적 관점이 개입될 여지가 적었던 것도 사실이다. 대화와 관찰 그리고 검사를 통해 파악한 다양한 사실에 특정한 인과성을 부과하여 가능성 있는 질병을 분류(감별 진단)하고 최종 질병을 찾아내는 일이 진단이라면, 그 과정에서 의사의 머릿속에서는 실제로 어떤 일이 벌어지며 의사는 무슨 생각을 하고 무엇을 느끼는지 파악하기 위해서는 분석철학의 관점을 포함하면서도 진단을 보다 확장된 관점에서 논의할 필요가 있다.

그런 점에서 진단의 두 가지 모델을 제시하고자 한다. 첫째는 의사를 탐정으로 보는 모델이고, 둘째는 의사를 해석자interpreter로 보는 모델이다. 또한 두 모델의 공통 토대인 '사례 중심의 서사적 추론case based narrative reasoning'을 살펴봄으로써 생의학적인 의미의 진단 개념을 철학적, 인문학적으로 확장시켜 볼 것이다.

의사와 셜록 홈스 — 탐정으로서의 의사

　의사를 일종의 탐정으로 보는 관점은 주로 기호학자와 문학자를 중심으로 제기되었다. 탐정의 대명사 셜록 홈스Sherlock Holmes를 창조한 코난 도일Arthur Conan Doyle이 의사 출신이라는 것은 이미 잘 알려져 있다. 코난 도일은 에든버러 왕립병원 시절 스승이었던 외과 의사 조지프 벨Joseph Bell을 모델로 하여 셜록 홈스를 탄생시켰다. 실제로 벨은 몇몇 범죄 사건에서 경찰을 도왔다고 알려졌는데, 벨의 세심한 관찰과 뛰어난 추리 능력은 조수였던 도일의 마음을 사로잡았다.

　　한 여자가 어린아이를 데리고 들어왔다. 벨이 먼저 인사를 하자 여자도 답

　　했다.

　　"번티스랜드에서 오는 게 어땠소?"

　　"꽤 멀었지유."

　　"인버리스가까지 상당히 걸었소?"

　　"예."

　　"또 다른 아이는 어떻게 했소?"

　　"리스에 사는 여동생한테 맡겼지유."

　　"아직도 리놀륨 공장에서 일하시오?"

　　"예, 그렇지유."

　　"자, 보다시피 나는 이 여성분이 인사를 할 때 파이프 지방 사투리를 알아

　　챘습니다. 여기에서 제일 가까운 파이프 지역은 번티스랜드입니다. 그리

　　고 이분의 구두 밑창 가장자리에 붉은 흙이 묻어 있었는데, 에든버러의 사

　　방 20마일 이내에서 이런 흙은 식물원에만 존재하지요. 인버리스 거리가

식물원 바로 옆이고, 그 길이 리스에서 여기까지 오는 가장 빠른 길입니다. 여러분도 보았듯이 이분이 팔에 들고 있는 외투는 함께 데리고 온 어린아이가 입기에는 너무 큰 옷이었습니다. 따라서 집을 나올 때는 두 아이와 함께 나왔음이 분명합니다. 마지막으로 이분 오른쪽 손가락에 피부염이 있었는데 이는 번티스랜드의 리놀륨 공장 직공들에게 있는 특별한 병입니다."[6]

벨은 학생들에게 연역과 추론 그리고 관찰을 강조했다. 특히 작은 것 하나도 놓치지 않는 세밀한 관찰을 늘 주문했다. 왜냐하면 질병으로 인한 신체 변화 가운데 매우 서서히 나타나는 것은 세심한 주의를 기울이지 않으면 찾기 어려운 경우가 많고, 또 어떤 원인은 너무도 사소하고 미묘해서 간과하기 쉽기 때문이다. 새내기 의사일수록 이런 징후들을 찾아내기가 어렵다. 벨을 모델로 한 홈스 역시 범죄 현장에서 세세한 사실을 꼼꼼하게 살펴보고 이를 바탕으로 범죄를 밝혀내는 작업을 충실히 수행했다. 그런데 관찰만으로는 충분하지 않다. 관찰을 통해 범죄나 질병의 단서를 아무리 많이 모았다 해도 그것을 특정한 범죄나 질병과 연결시킬 능력이 없다면 관찰은 그저 관찰로 끝날 수밖에 없기 때문이다. 관찰은 추리로 이어져야만 한다.

다시 도일의 이야기를 들어보자.

셜록 홈스를 떠올리게 하는 사람을 만났다. ⋯ 그의 직관력은 그저 놀라울 뿐이었다. 환자 1호가 들어온다고 가정해보자. 벨 박사는 이렇게 말한다. "아아, 과음으로 고생하시는군요. 지금도 외투 안주머니에 술잔을 넣고 다니시는군요." 또 다른 환자가 온다고 해보자. "구두 수선공이시군요." 그

후 학생들에게 고개를 돌리고는 그의 바지 무릎 안쪽이 해졌다고 말할 것이다. 이는 구두 수선공이 무릎 돌을 끼우는 곳이다.[7]

도일은 벨의 추리 능력을 '직관'에 의한 것이라고 말한다. 직관이란 즉각적인 깨달음, 즉 결론에 이르기까지의 과정을 논리적으로 분명하게 설명할 수 없다는 의미이다. 실제로 홈스의 조수인 왓슨John H. Watson은 홈스의 추리 과정을 이해하지 못하고 감탄만을 연발할 때가 많은데, 직관 이외에는 달리 설명할 방법이 없기 때문이었다. 그런데 홈스 자신은 조금 다른 이야기를 한다. 직관이 아니라 많은 노력을 해서 터득한 방법이라는 것이다.

> 논리적인 사람은 바다를 보거나 폭포 소리를 듣지 않고도 한 방울의 물에서 대서양이나 나이아가라 폭포의 가능성을 추리해낼 수 있다. 그래서 인생 전체는 하나의 거대한 사슬이 되고, 우리는 그 사슬의 일부를 보고 전체를 알 수 있는 것이다. 다른 기술과 마찬가지로 추론 및 분석의 과학은 장기간의 끈질긴 연구를 통해서만 익힐 수 있고, 유한한 인생살이에서 그것을 최고도로 완성하는 것은 불가능하다.[8]

이상적인 탐정이 되기 위해서는 지식과 관찰 능력뿐 아니라 추론 능력이 꼭 필요하다. 그것은 "물 한 방울을 가지고도 대서양이나 나이아가라 폭포의 가능성"을 찾아내는 능력이다. 그런데 기호학자들은 이 추론 과정에 주목했다. 기존의 연역이나 귀납으로는 설명하기 어려운 측면이 홈스의 추론에 존재했기 때문이다. 물론 홈스는 과거의 사건 경험에서 얻은 지식을 토대로 새로운 사건에 유사한 점이 없는

지 판단을 내리곤 한다. 전형적인 귀납법을 활용하는 것이다. 또 화학 실험에서 찾아낸 원리를 사건의 단서에 적용하여 문제를 해결하는 연역법을 활용하기도 한다. 하지만 새로운 사건에 맞닥뜨렸을 때 홈스의 머릿속에는 딱히 연역이나 귀납으로 정의할 수 없는 또 다른 추론법이 작동하는 것처럼 보인다.

> 보통 사람들에게 많은 사실을 알려주면, 사람들은 결과를 예측해낼 수 있습니다. 즉, 많은 사실을 머릿속에 입력하면 그걸 가지고 어떤 결과가 나오리라는 것을 예상할 수 있다는 것이지요. 하지만 어떤 결과를 말해주었을 때, 그러한 결과에 이르게 된 전 단계들을 마음속으로 더듬어낼 수 있는 사람은 드뭅니다. 이러한 능력이 바로 내가 말하는 역추리 또는 분석적 사고라는 것이지요.[9]

기호학자들은 홈스가 설명한 '거꾸로 추리'란 미국의 철학자인 퍼스가 '가추법abduction'이라고 부르던 것이라고 말한다. 퍼스는 가추법이 연역법, 귀납법과 함께 세 가지 기본적인 논증법 중 하나라면서, 탐정이나 의사 모두 가추법을 활용한다고 밝힌 바 있다. 연역법은 규칙과 사례로부터 결과를 도출한다. 귀납법은 사례와 결과로부터 규칙을 도출한다. 가추법은 규칙과 결과로부터 사례에 도달한다.[10] 예를 들어 설명하면 다음과 같다.

- 연역법

규칙: 갑상선 항진증이 생기면 안구가 돌출되고 목 부위가 커진다.

사례: A 씨에게 갑상선 항진증이 생겼다.

결과: A 씨의 안구가 돌출되고 목 부위가 커진다.

● 귀납법

사례: A 씨에게 갑상선 항진증이 생겼다.

결과: A 씨의 안구가 돌출되고 목 부위가 커진다.

규칙: 갑상선 항진증이 생기면 안구가 돌출되고 목 부위가 커진다.

● 가추법

규칙: 갑상선 항진증이 생기면 안구가 돌출되고 목 부위가 커진다.

결과: A 씨의 안구가 돌출되고 목 부위가 커진다.

사례: A 씨에게 갑상선 항진증이 생겼다.

　　연역법의 특징은 두 전제로부터 결론이 필연적으로 도출된다는 것이다. 만약 갑상선 항진증이 생기면 모든 환자에서 안구가 돌출되고 목 부위가 커진다는 것이 이미 입증된 사실이고, A 씨가 실제로 갑상선 항진증에 걸렸다면, A 씨는 안구가 돌출되고 목 부위가 커질 것이다. 연역법은 잘못된 결론에 이를 가능성이 없는 논증법이다. 다만 연역법은 새로운 정보나 지식을 알려주진 않는다. 이미 존재하는 규칙을 사례에 적용하는 것이기 때문이다.

　　반대로 귀납법은 사례로부터 얻은 결과를 통해 규칙을 발견한다. 갑상선 항진증에 걸린 많은 사람에게서 안구가 돌출되고 목 부위가 예외 없이 커진다는 사실을 관찰함으로써 갑상선 항진증에 관한 일반적인 규칙을 찾아내는 것이다. 귀납법은 연역법에 비해 확실성은 떨어진다. 갑상선 항진증에 걸렸지만 안구 돌출이나 목 부위가 커지지 않은 환자가 발견되기만 하면 규칙은 무너진다. 반증 가능성이 항상 존재하는 것이다. 하지만 연역법과는 달리 귀납법은 갑상선 항진증에 관한 새로운 정보나 지식을 생산해 낸다. 그것이 귀납법이 근대 과학의 방법론적 토대가 된 이유이다.

가추법은 연역법이나 귀납법에 비해 결론의 확실성이 가장 떨어진다. 갑상선 항진증이 생기면 모든 환자에서 안구가 돌출되고 목 부위가 커진다는 사실을 알고, 환자의 안구가 돌출되고 목 부위가 커진 것을 관찰했다 해도, 실제로 A 씨가 갑상선 항진증에 걸렸다고 100퍼센트 확신할 수 없다. 안구 돌출이나 목 부위가 커지는 질병이 갑상선 항진증 외에도 더 있기 때문이다. 우리는 그저 추측을 통해 가설을 세우고 검증을 할 뿐이다. 하지만 A 씨의 상태에 관해 갑상선 항진증이라는 새로운 지식이 생산될 가능성은 가장 높아진다. 그리고 이 가추법이야말로 코난 도일이 스승인 벨의 추론 방식이라고 불렀던 직관의 정체이다.

진단 과정에서 의사는 탐정과 마찬가지로 연역법, 귀납법, 가추법을 모두 활용한다. 특정한 질병을 앓는 환자가 많이 방문하는 병원에 근무하는 의사에게 비슷한 증상을 보이는 또 다른 환자가 방문했다면 의사는 단순한 귀납적 추론을 우선 활용할 것이다.[11] 또 교과서나 의학 논문을 통해 습득한 의학 이론이나 질병의 병태생리학을 개별 환자에게 적용하여 진단이나 예후를 판정하는 연역적 추론도 활용할 것이다. 하지만 대부분의 경우에, 특히 비특이적이거나 드문 증상을 보이는 환자를 만나게 되었을 때 의사는 면담과 관찰을 통해 획득한 정보를 바탕으로 과감한 추측을 해야만 한다. 그런데 이 지점에서 가추법의 어려움이 드러난다.[12] 왜냐하면 가추법은 규칙과 경험의 영역으로부터 그것을 불러일으킨 실제 문제를 추리해야 하는 일종의 창조적 도약을 해야 하기 때문이다. 따라서 가추법은 언제나 오류 가능성을 내포하고 있다. 진단의 불확실성은 여기서 발생한다. 물론 더 많은 지식과 더 많은 경험을 갖출수록 오류 가능성은 줄어든다. 그것이 진단 능력의 개인차가 있는 이유이다.

가추법은 보편적인 규칙과 특수한 경험을 개별적인 사례와 연결시키는 과정을 포함한다. 즉, 사례 중심의 추론case based reasoning은 연역법, 귀납법과 구별되는 가추법의 가장 중요한 특징이다. 연역법은 일반적인 규칙을 예외 없이 적용하고, 귀납법은 일반적인 규칙을 생산한다는 점에서 사례를 중심에 두고 있지 않다. 반면에 가추법은 일반적인 규칙을 바탕으로 사례가 제기하는 문제를 해결해야 하는 실천적 구조를 취한다는 점에서 사례 중심이라 할 수 있다. 그런데 사례라는 것은 특정한 조건과 맥락 속에 놓여 있고 일정한 시간적 순서를 따르기 마련이다. 그리고 그런 조건과 맥락, 순서는 특정한 인과관계를 갖는 이야기, 즉 서사를 통해서만 표현되고 이해될 수 있다. 가추법이 의사의 진단 과정에 부합하는 가장 큰 이유는 서사적 추론narrative reasoning을 통해 이루어진다는 점 때문이다. 의사는 환자의 이야기를 듣는 것으로 진료를 시작한다. 흔히 병력 청취라고 불리는 과정을 통해 증상과 징후에 관한 환자의 이야기를 듣고, 그것을 '현재력history of present illness, HPI'이라는 간단한 서사로 완성한다. 그리고 여기에 과거 병력, 가족력, 사회력, 신체 검진 결과, 각종 검사 기록이 덧붙여지면서 원인과 잠정적인 결과로 구성된 한편의 완결된 서사가 완성되는데, 가추법에서는 이 완결된 서사가 바로 가설이고, 의학에서는 진단이다. 이는 홈스가 사건 의뢰자의 이야기를 듣고 사건 현장에 가서

조사를 한 다음, 기억 속에 담겨 있는 과거 사건 기록을 참조해 추론을 거친 후 범인을 지목하는 일련의 과정을 한편의 의미 있는 이야기로 제시하는 것과 유사하다. 예를 들어 황달, 복수, 혈중 알부민 감소, 알코올 중독 등은 각각 개별적 의미만 있는 에피소드일 뿐이다. 이 다양한 에피소드가 인과관계로 엮여서 간경변liver cirrhosis이라는 의미 있는 전체로서의 질병으로 설명될 때야 비로소 이야기는 완결되고 진단이 내려지는 것이다.

이처럼 가추법은 서사를 매개로 일반적인 규칙에 근거하면서도 이를 뛰어넘어 사례의 원인과 결과를 추론하는 과정을 제시함으로써 진단 과정에 관한 새로운 이해를 가능하게 했다. 미국의 일부 의과대학에서는 의과대학생들에게 코난 도일의 소설을 읽히고 홈스의 추론법을 가르친다고 한다. 서사를 활용한 가추법을 통해 사건의 인과관계를 설명하고 추론하는 능력을 배움으로써 예비 의료인의 진단 능력이 향상되리라는 믿음 때문일 것이다.[13]

의사와 헤르메스 ― 해석자로서의 의사

진단의 두 번째 모델은 환자라는 텍스트를 해석하는 자로 의사를 보는 것이다. 이는 해석학hermeneutics이라는 철학의 분과와 관련이 있다. 'Hermeneutics'라는 용어의 기원에는 고대 그리스의 헤르메스 Hermes 신이 존재한다. 헤르메스는 제우스의 전령으로서 신의 말씀(신탁)을 인간에게 전하는 역할을 했다. 신탁은 인간의 지혜를 능가하기에 헤르메스는 인간이 이해할 수 있는 언어와 상황으로 신탁을 옮겨주는 역할을 했던 것이다. 그런데 이것은 단순한 번역의 과정이 아니라 신탁의 의미와 맥락을 전해주는 해석의 과정이었다. 더구나 해석에는 의미를 전달하는 자와 전달받는 자의 세계가 전제되어야 한다. 특정한 세계관은 해석에 깊은 영향을 주기 때문이다. 따라서 해석은 다른 세계를 이해하고 그 의미를 파악하는 일을 필요로 한다.[14] 이처럼 이해와 해석의 학문인 해석학은 처음에는 성서를 해석하는 작업에서부터 시작하여 일반적인 고전 문헌을 해석하는 학문으로 발전하고, 근대 이후로는 학문 일반의 방법론과 인간 존재의 이해에까지 관심사를 확장시키면서 철학의 한 분과로 자리매김했다.

해석학은 대략 1980년대 중후반부터 현대의학과 의철학 영역에 도입되기 시작했다. 특히 '텍스트로서의 환자patient as text'라는 은유는 생물학적 개체로 환자를 규정하던 생의학의 시각과는 근본적으로 다른 환자 이해의 가능성을 제시함으로써 의료인문학에도 큰 영향을 끼쳤다. 왜냐하면 해석학의 입장에서 의사가 환자라는 텍스트를 이해하기 위해서는 질병이 한 인간의 삶에 어떤 의미가 있으며, 환자는 질병을 어떻게 해석하는지를 먼저 고려해야 하기 때문이다. 이처럼 환자-의사 관계에 관한 새로운 이해의 가능성이 모색되면서 진단 과정을 포함한 환자와 의사의 만남을 해석학적 시각으로 재구성하려는 시도가 이루어지게 된다. 의사이자 철학자인 드루 레더Drew Leder가 제안한 임상 해석학 모델은 이런 맥락에서 탄생했다.[15]

레더는 환자-의사 관계에서 존재하는 텍스트를 크게 1차, 2차, 3차 텍스트로 나누었다. 1차 텍스트primary text는 환자 자신을 말한다. 2차 텍스트secondary text는 진단 과정에서 생산되어 환자와 의사를 매개해 주는 텍스트를 말하며, 각각 경험적experiential, 서사적narrative,

신체적physical, 도구적instrumental 텍스트로 나뉜다. 각각의 2차 텍스트는 증상 표현, 병력 청취, 신체검사, 진단 검사의 단계와 각각 부합한다. 3차 텍스트tertiary text는 의사가 기록한 의료차트를 말한다.

그럼 진단 영역에서 중요한 역할을 하는 2차 텍스트를 살펴보자.

우선 경험적 텍스트는 대개 환자가 감각을 통해 느끼게 되는 증상이나 징후를 말한다. 우리는 아프다고 해서 무조건 병에 걸렸다고 생각하지 않으며 무작정 병원에 가지도 않는다. 증상이 나타나면 우리는 먼저 나름대로의 해석 작업을 하고, 그 결과에 따라 그냥 참을 것인지, 약을 먹을 것인지, 병원에 갈 것인지를 결정한다. 우리가 병원을 찾는다는 것은 아픔의 증상과 징후가 의학적 해석의 대상이라는 것을 인정했다는 의미이며, 의학적 관점을 통해서 불완전한 우리의 해석을 완결 짓겠다는 의미이기도 하다. 이렇듯 경험적 텍스트는 단순히 느껴지는 것이 아니라 나름의 방식에 따라 해석되는 대상이며, 그 해석은 과거의 경험, 사회문화적 요인, 경제적 상태 등의 다양한 외부 요인과 상호작용을 통해 형성된다.

서사적 텍스트는 진찰 과정에서 환자와 의사가 나누는 이야기를 의미한다. 이것은 주로 병력 청취 과정에서 얻어진다. 질병을 앓는 몸은 증상으로 경험되고 환자는 이 경험에 특정한 목소리와 이야기를 부여한다. 아픔이 발생했을 때 평온하던 우리의 몸과 일상은 헝클어지고 우리는 왜 그런 아픔이 발생했는지 의미를 찾게 된다. 이야기하기는 아픔에 의미를 부여하는 과정이다. 게다가 아픔은 타인과 직접 나눌 수도 없다. 나의 아픔은 오직 언어와 이야기를 통해서만 타인에게 전할 수 있다. 따라서 이야기는 타인에게 이해받지 못하는 아픔을 이해의 대상으로 전환시키는 역할을 한다.

이렇듯 환자의 이야기는 환자의 아픈 몸을 드러내는 중요한 통로이기 때문에 진단 과정에서 의사는 환자의 이야기를 중요하게 여긴다. 과거만큼은 아니지만 현대의학에서도 문진은 중요하게 다뤄진다. 그런데 현대의학에서 중요하게 여기는 이야기는 환자의 체험적 이야기가 아니라 의사의 실증적인 시선으로 파악하여 객관화할 수 있는 이야기이다. 의사는 환자의 이야기를 재구성하여 자신의 이야기를 만든다. 그 과정에서 환자 이야기의 상당 부분은 의사 이야기로 대체되어 목소리가 사라지게 된다.

　신체적 텍스트는 신체검사를 매개하는 환자와 의사의 몸, 그리고 그 과정을 거쳐 파악되는 증상과 징후를 뜻한다. 신체적 텍스트는 감각 작용을 통해 얻어진다. 신체검사 과정에서 환자의 주관적인 몸은 의사의 인지 작용을 통해 의학적으로 객관화된 몸으로 변형된다. 천식 환자가 숨을 헐떡이는 것은 의사의 인지를 거쳐 쌕쌕거림(천명wheezing)으로 정의되고, 신부전 환자의 다리가 부은 것은 부종edema으로 객관화된다. 경험적 텍스트에서는 몸과 경험이 분리되지 않는 반면, 신체적 텍스트에서는 대상으로서의 몸이 경험과 구분된다. 환자의 신체적 텍스트를 인지하는 과정에는 의사의 몸 또한 중요한 역할을 하게 된다. 환자의 몸은 의사의 몸을 통해 대상화된다. 과거의 의사들은 주로 실제 관찰이나 환자와의 직접적인 신체 접촉을 통해 신체적 텍스트를 읽었다면, 오늘날의 의사들은 도구를 주로 이용하는 것이 달라진 점이다.

　마지막으로 도구적 텍스트는 진단 과정에서 이용되는 각종 기구와 그 검사 결과를 의미한다. 라에넥이 청진기를 발명한 이래로 의학과 기술은 떼려야 뗄 수 없는 관계를 맺어왔다. 몸을 수치화하고 정량화하려는 근대 과학의 이상이 의학에서도 구현된 것이다. 오늘날 의학에서 도구적 텍스트의 역할은 매우 확장되어 경험적·서사적·신체적 텍스트를 모두 능가하고 있다. 요통이 심한 환자가 고통을 호소해도 MRI 촬영에서 병변이 발견되지 않으면 그 요통은 의학적으로 의미를 설명하기 어려울 뿐만 아니라 중요하게 생각되지도 않는다. 청진을 할 때도 환자는 말을 해서는 안 된다. 몸에서 나는 소리를 들을 수 없기 때문이다. 근대의학에서 신체검사가 환자의 증상 표현보다 인식론적으로 우위에 서게 되었다면, 현대의학에서는 이에 더해 인간의 직접적인 감각보다는 도구를 통해 확장된 감각이 인식론적인 우위를 점하고 있다.

그렇다면 이런 텍스트들은 진단에 어떤 역할을 할까? 임상 해석학 모델을 따르면 진단은 의사가 환자라는 1차 텍스트가 생산해 낸 2차 텍스트를 해석하고 그 결과를 3차 텍스트로 재현해 놓는 과정에 다름 아니다. 환자 역시 2차 텍스트를 나름대로 해석하는데 이것은 의사의 해석 과정에 통합되거나 배제된다. 물론 이런 해석 과정은 자의적으로 이루어지지 않는다. 환자와 의사 모두 역사적으로 형성된 개인적이면서 사회적인 선이해를 바탕으로 각자의 해석을 하고, 대화를 통해 각자의 해석을 공유하는 과정을 되풀이하면서 상호 이해와 해석의 장이 만들어진다. 의사가 체화된 텍스트로서의 환자를 해석하여 진단을 내리면 질병을 앓는 환자에게 특정한 신체적·심리적 반응을 일으키게 되고, 이것은 다시 의사에게 되먹임 되어 재해석 과정을 거치면서 최초의 진단을 변형하거나 재조정하는 결과를 낳게 된다. 그리고 그에 따른 환자의 반응은 다시 의사에게 되돌아오는 반복적인 순환 과정을 거치는데, 이 지점에서 레더는 '해석학적 순환'이라고 불리는 잘 알려진 해석학의 방법론을 의학에 적용하고 있다. 즉, 진단은 2차 텍스트와 1차 텍스트를 일관된 맥락에서 해석하고 재구성하는 작업이 반복적으로 일어나는 해석학적 순환의 과정인 것이다.

그런데 의학적인 맥락에서는 그저 텍스트를 해석하는 수준으로는 엄밀한 의미에서 진단의 모델이 될 수 없다. 왜냐하면 진단은 치료를 통해 실현되어야 하기 때문이다. 그러한 점에서 레더는 임상 해석학 모델은 해석의 정합성coherence뿐만 아니라 환자와 의사의 협력collaboration, 임상적 유효성clinical effectiveness이라는 측면에서도 평가되어야 한다고 주장한다. 각각의 2차 텍스트는 환자라는 1차 텍스트가 가진 맥락에서 벗어나지 않은 상태에서 일관되게 해석되어야 하며, 이런 해석학적 순환을 통해 환자와 의사는 치료라는 목표를 향해 협력해야 하고, 이것은 구체적으로 치료의 성공이라는 임상적 결과를 낳아야만 하는 것이다.

이처럼 레더의 임상 해석학 모델은 진단을 의사와 환자의 역동적인 텍스트 해석 과정으로 재구성하고 의사에게 해석자의 지위를 부여함으로써 진단의 본질에는 의사와 환자의 해석적 만남이 놓여 있다는 사실을 깨닫게 해준다. 또한 진단에 활용되는 텍스트를 세분화하여 각 텍스트의 역할과 의미를 분명하게 함으로써 현대의학에서 이루어지는 진단을 비판적으로 성찰할 수 있게 한다. 예를 들어 현대의학에서는 도구적 텍스트를 상대적으로 중요하게 여기고 그것의 해석에 집중하는 반면, 경험적·서사적·신체적 텍스트는 상대적으로 소외되고 있다는 점을 통해 현대의학에서 질병을 앓는 환자가 소외되는 현상을 설명하고, 텍스트의 주체인 환자의 경험과 해석을 회복하고자 하는 실천적 목표를 제시할 수 있는 것이다.

20. 의사는 무엇을 느끼는가?

소아과 의사이자 시인이며 소설가인 윌리엄 카를로스 윌리엄스의 단편소설 『완력의 사용Use of Force』에는 왕진을 떠난 소아과 의사가 등장한다.[16] 그가 진료해야 하는 어린 소녀는 고열로 인해 기진맥진한 상태였다. 의사는 당시 유행하던 디프테리아를 진단하기 위해서 편도선을 꼭 확인해야 했다. 하지만 아이는 의사의 진찰을 완강히 거부한다. 아무리 힘을 써도 꼭 다문 아이의 입은 벌어지지 않고 의사에게 달려들어 안경을 집어 던지기까지 한다. 아이는 압설자마저 깨물어 부서뜨리고, 입에서 피를 흘리면서도 발작적으로 비명을 질러댄다. 이성을 잃은 의사는 더 강한 완력을 사용하여 묵직한 은스푼을 아이의 목 깊숙한 곳까지 쑤셔 넣는데 성공한다. 그리고 기어이 회색빛 위막으로 뒤덮인 편도선을 확인하고 만다. 디프테리아였던 것이다. 이제 적절한 치료만 받으면 아이는 회복될 것이다. 하지만 아이는 그 사실에는 아랑곳하지 않고 화가 머리끝까지 나서 눈물을 흘린 채 의사를 향해 달려들면서 소설은 끝을 맺는다.

이 소설은 진단의 장면에 내재되어 있는 환자와 의사의 어두운 감정이 극적으로 표출되면서 그로 인해 파국으로 치닫는 환자-의사 관계를 잘 그리고 있다. 진료를 거부하는 아이에게 의사는 당혹감과 수치심을 느끼고 결국은 완력을 사용해서라도 아이를 제압하려는 어두운 욕망에 굴복하고 만다. 이성을 잃은 의사에게 완력은 아이를 위한 것이라기보다는 폭력 그 자체로 변질되고 아이는 여기에 수치심과 분노로 응답한다. 하지만 완력을 사용하지 않았다면 치명적인 질병을 진단할 수 없었으리라는 사실도 부정할 수 없다. 그렇다면 그 폭력은 정당한 것이었을까? 진료실에서 발생하는 환자와 의사의 다양한 감정들은 진단, 더 나아가서는 의료에 어떤 영향을 끼치는 것일까? 의학교육에서는 의과대학생이나 의료인의 감정을 어떻게 다뤄야만 할까?

초연한 관심과 임상적 공감

영국의 화가 루크 필즈 경Sir Luke Fildes이 1891년에 발표한 작품 〈의사The Doctor〉는 빅토리아 시대의 이상적인 의사의 모습을 그린 작품으로 오늘날에도 여전히 많은 사랑을 받고 있다. 화가는 한 살짜리 아들을 잃은 아픈 상처가 있는데, 당시에 아들을 헌신적으로 돌보았던 의사의 모습을 떠올리며 이 작품을 그린 것으로 알려져 있다.

그림의 무대는 가난해 보이는 오두막이다. 새벽인 듯 창가가 어스름하게 밝아 온다. 중앙엔 팔을 늘어뜨린 채 의자 위에 잠들어 있는 소녀가 있다. 심하게 아픈 듯 얼굴은 창백하다. 그 옆에는 소녀를 근심 어린 눈으로 바라보며 턱을 괴고 앉은 의사가 있다. 아마 밤을 꼬박 지새운 것 같다. 소녀의 뒤편으로 부모가 보인다. 어머니는 두 손을 모은 채 식탁에 얼굴을 묻고 있다. 흐느끼는 것인지, 기도하는 것인지 모르지만 아이를 걱정하는 간절함이 그대로 전해진다. 아버지 역시 걱정 가득한 얼굴을 하고 아내의 어깨에 손을 얹은 채 서 있다.

이 작품이 많은 사랑을 받는 것은 항생제나 엑스선 같은 변변한 도구도 하나 없이 든든하게 환자 곁을 지키는 의사의 모습에서 점점 희미해져 가는 이상적인 의사의 원형을 찾아볼 수 있기 때문이다. 이상적인 의사는 환자를 향한 연민과 근심에 차 있으면서도 평정심을 잃지 않고 의연한 태도를 보이면서 정확한 판단을 내려야 한다. 보통 이런 자질과 태도를 '초연한 관심Detached concern'이라고 부르는데, 이것은 모든 의사라면 필수적으로 갖추어야만 하는 것이다.

초연한 관심은 1959년 사회학자인 르네 폭스Renée Fox가 제안한 개념이다. 폭스는 의과대학생들이 의학 교육을 통해 점차 의료전문가로 성장하는 과정에서 초연한 관심을 배우게 된다고 말한다. 특히 해부학 실습과 같이 감정적으로 힘든 과정에 맞닥뜨리게 되면 혼란과 두려움을 극복하기 위해 그런 감정을 대상화하여 거리를 두고 객관적으로 보는 방법을 내면화함으로써 초연한 태도를 습득하게 된다. 거리 두기는 초연한 관심의 핵심 요소인 것이다.

환자에게 거리를 두는 초연한 태도를 보이는 것은 객관성을 유지하기 위해서이다. 환자의 입장에 과도하게 몰입하면 자칫 인정에 이끌려서 객관적인 판단을 내리기 어려운 상황에 처할 수도 있다. 또 특정 환자에게 과도한 관심을 두는 경우 다른 환자를 차별하거나 소홀히 대할 가능성도 있다. 더구나 환자의 감정에 휩쓸려 일희일비하다 보면 의사가 쉽게 감정적 소진burn out이나 동정 피로compassion fatigue에 빠지게 될 우려가 있다. 따라서 의사는 걸음마 단계부터 초연한 태도를 갖추도록 끊임없이 요구를 받는다. 그런데 초연함만을 강조하는 것은 폭스의 생각을 자칫 왜곡할 가능성이 있다. 폭스의 말을 들어보자.

환자-의사 관계에서 감정적인 측면의 경우, 의사는 초연함과 관심 사이에서 역동적인 균형을 유지하리라 기대된다. 명료한 의학적 판단을 내리고 평정심을 유지하기 위해서는 환자를 향해 충분히 초연하고 객관적인 태도를 유지해야 한다. 동시에 환자에게 동정적인 돌봄(compassionate care)을 제공하기 위해서는 환자의 복지에 충분히 관심을 가져야 한다.[17]

폭스는 초연함이나 거리 두기 못지않게 '관심'이나 '염려'도 핵심 요소임을 강조하고 있다. 의료인은 초연함과 관심이 균형 잡힌 태도를 유지해야 한다는 것이다. 그런데 문제는 의학 교육이 관심보다는 초연함을 기르는 데 더 큰 노력을 기울여 왔다는 사실이다. 왜 그런 일이 벌어진 걸까?

폭스가 제시한 초연함과 관심의 균형 잡힌 태도는 사실 히포크라테스 의학에까지 거슬러 올라가는 오랜 전통을 지니고 있다. 히포크라테스 총서 중 『호흡』의 서두에는 이런 말이 나온다. "어떤 기술은 그 기술을 지닌 사람들에게는 수고스럽지만 그 기술을 이용하는 사람들에게는 도움이 되며, 대중들에게는 보편적으로 이로운 것이지만 그 기술을 실천하는 사람들에게는 괴로운 것이다. 그 가운데 그리스인들이 의술이라고 부르는 기술이 있다."[18] 고통에 차 있는 사람을 치료하는 일은 감정적으로 괴로운 일이다. 심지어 히포크라테스 총서 히포크라테스 총서에는 고통을 뜻하는 그리스어인 'οδυνη'이 700번도 넘게 나온다고 한다.[19] 하지만 히포크라테스 의학은 질병의 원인을 객관적으로 탐구하기 위해서는 의료인이 감정적으로 초연해야만 한다고 가르치지는 않는다. 오히려 인간은 물론 자연의 본질을 탐구하는 일은 일종의 사랑 혹은 우정의 감정인 필리아philia를 통해 실현되어야 한다고 보았다. 올바른 의학은 충분한 지식과 숙련된 기술 그리고 환자의 감정을 이해하는 태도를 모두 갖추어야 실현될 수 있었다.

기독교 의료윤리의 대표 격인 선한 사마리아인 역시 마찬가지이다. 강도를 당해 쓰러져 있는 사람을 보고 측은한 마음을 느낀 사마리아인이 도움을 주었던 것처럼 의사도 위급한 상황에 처해 있거나 고통받고 있는 사람에게 연민을 느끼는 것을 당연하게 생각했다.

그리고 이런 전통은 근대 의사윤리에도 이어져서 퍼시벌이 이상적으로 생각했던 '신사로서의 의사'는 전문지식 못지않게 환자를 위한 동정심을 반드시 갖추어야만 했다. 동정심과 같은 감정적 반응은 치료의 중요한 요소로 여겨졌기 때문이다.

하지만 19세기 후반 이후 서양의학이 과학의 이념과 성과를 받아들이면서 의사의 감정은 점점 주변부로 밀려나게 된다. 과학자로서의 의사가 객관성과 중립성을 확보하기 위해서는 감정과 같은 주관적 요소를 배제해야 했기 때문이다. 감정에 대한 의학의 변화를 극적으로 보여주는 것은 오슬러이다. 오슬러는 의학 교육에 병상 회진을 통한 침상 교육bedside teaching을 도입했는데, 그에 따라 과학자처럼 하얀 가운을 입은 의사와 의과대학생들이 환자의 침대를 둘러싸고 진료와 교육을 동시에 수행하게 되었다. 과학에 기반한 임상 능력이야말로 오슬러가 추구한 의사 역량의 핵심이었다. 오슬러는 환자의 감정을 이해하는 것이 여전히 중요하긴 하지만 그 감정에 의사가 영향을 받아서는 안 된다고 생각했다. 특히 1889년 펜실베이니아 의과대학의 졸업식에서 행한 '평정심Aequanimitas'이라는 제목의 유명한 축사는 의사의 감정에 대한 그의 생각을 잘 보여준다.[20]

이 연설에서 오슬러는 의사가 갖추어야 할 몸과 마음의 덕성 한 가지씩을 강조하고 있는데, 침착함imperturbability과 평정심이 그것이다. 침착함은 위급하거나 당황스러운 상황에 놓여도 맥박이 빨라지거나 호흡이 가빠지는 것 같은 신체적 반응 없이 고요함과 냉정함을 잃지 않는 능력을 말한다. 그리고 이런 신체적 침착함은 평정심, 즉 내적인 평안을 유지할 수 있는 정신적인 덕성에 의해 발휘될 수 있다. 또한 이런 침착함과 평정심은 타고난 것이기도 하지만 교육을 통해 얼마든지 갖출 수 있는 것이라고 보았다.

이처럼 오슬러가 침착함과 평정심을 강조하는 것은 그것이 과학적 의학을 추구하는 의사의 올바른 태도라고 보았기 때문이다. 의사의 임상 역량이란 무엇보다 의과학 지식을 환자에게 적용하여 질병의 구체적 원인, 경과, 치료법을 찾아내는 것이다. 이 과정에서 환자의 감정을 이해하고 배려하는 것은 중요한 일이지만, 그 감정에 의사가 영향을 받아 판단이 흐려져서는 절대 안 된다.

그런데 오슬러에 의해 구체적으로 모습이 드러난 초연한 관심은 모순을 안고 있다. 초연함과 관심의 균형을 추구하지만 실제로는 냉정한 판단을 위해서 어쩔 수 없이 환자나 의사 자신의 감정에 어느 정도 무감각해질 수밖에 없기 때문이다. 의사가 환자의 감정을 무시하지 않으면서도 환자의 감정에 전혀 영향을 받지 않는 일이 과연 가능할까? 초연함과 관심의 완벽한 균형은 현실에서는 불가능한 과업이다. 결국 초연함과 관심 사이에서 어느 쪽으로 치우쳐 있는 위치를 정할 수밖에 없다. 그리고 잘 알려져 있듯이 현대의학은 초연함 쪽에 훨씬 가깝게 자신의 위치를 정하고 말았다.

초연함만을 강조하는 의학이 환자 소외나 의료의 비인간화 같은 현대의학의 폐해를 가져왔다는 것은 이제 진부한 사실이 되었다. 그리고 그에 대한 치유책으로 많은 이는 '공감empathy'을 강조한다.

그렇다면 공감은 초연함을 치유할 수 있을까? 공감은 크게 두 가지 차원을 갖고 있다. 상대방의 감정을 이해하는 것과 그 감정에 적절하게 배려심 있는 응답을 하는 것. 즉, 단순히 인지적 이해에 머무는 것이 아니라 감정적인 공명을 통한 구체적인 태도나 행동을 포괄하는 것이다.[21] 그런데 의학적인 맥락에서 배려심 있는 응답이란 단순한 친절함만이 아니라 치료와 관련된 긍정적 효과를 산출해야 비로소 의미가 있다. 그래서 의사이자 의료윤리학자인 조디 핼펀Jodi Halpern은 '임상적 공감clinical empathy'이란 말을 쓴다.

문제는 여기서 발생한다. 많은 사람이 공감이란 환자의 감정을 정확히 인식하는 것이라고 오해하고 있기 때문이다. 공감의 인지적 측면에만 관심을 쏟는 것이다. 하지만 핼펀에 의하면 환자가 화가 났거나 걱정하고 있다는 것을 인식하는 것은 공감의 전부가 아니라 단지 시작에 불과하다. 왜 화가 나고 걱정하는지를 알아야 하기 때문이다.

만약 당뇨 환자가 아이스크림이 너무 좋아서 끊을 수 없다고 이야기하면 당신은 뭐라 대답할 것인가? 혹시 "사실 저도 아이스크림을 엄청나게 좋아해요"라고 답하려는 것 아닌가? 그것이 진짜 공감이라고 믿으면서. 하지만 그 말은 "아프냐? 나도 아프다"라는 말과 조금도 다르지 않다. 그것은 "아이스크림이 맛있어서 끊을 수 없다는 것은 나도 아니까 그 이야기는 더는 하지 마세요"라고 말하는 것과 같다. 실상은 환자의 말을 가로막는 이런 대답이 진정한 공감일까?

공감은 일종의 초대이다. 자신의 목소리로, 자신의 이야기를 안심하고 풀어낼 수 있는 장으로 상대방을 초대하는 것. 아이스크림을 왜 끊을 수 없는지 호기심에 가득 차서 물어보고 환자가 스스로 이야기할 수 있도록 북돋고 격려하는 것. 그것이야말로 진정한 공감이다. 그래서 햄펀은 환자에 대한 의학적 호기심이야말로 임상적 공감의 핵심이라고 말한다.

햄펀은 환자에게 "당신이 어떤 감정을 느끼는지 잘 알고 있습니다"와 같은 말을 피하라고 조언한다. 그 대신 "제가 무엇을 놓치고 있는지 알려 주세요"라고 말하는 법을 배우라고 권한다.[22] 이런 호기심에는 표피적인 감정 이해와 동정을 넘어서 환자를 위한 실질적인 관심이 담겨 있다.

초연한 관심은 거리 두기와 관심의 적절한 균형이 이루어질 때 비로소 올바르게 작동한다고 했다. 관심과 염려는 임상적 공감의 영역이다. 임상적 공감은 환자에 대한 의학적 호기심을 바탕으로 환자의 목소리와 이야기, 감정을 이해하고 그에 응답하는 일이다. 그렇다면 초연한 관심은 임상적 공감을 통해 완성되어야 한다. 환자에 대한 의학적 호기심이 사라진다면 결국 의사로서의 삶도 끝나게 될 것이다.

의료와 의학 교육에서 감정을 어떻게 다룰 것인가?

의사이자 작가인 대니엘 오프리Danielle Ofri는 『의사의 감정What Doctors Feel』을 통해 감정이 의학적 의사 결정에 얼마나 많은 영향을 끼치는지를 보여주면서 감정에 대한 현대의학의 통념을 반박한다. 의사는 환자와 감정적으로 연결돼서는 절대 안 되고, 합리적 의사 결정을 위해서는 감정을 배제해야 하며, 훈련이 잘된 의사는 자신의 감정을 충분히 다스릴 수 있다는 통념 말이다. 오프리에 의하면 이와 반대로 감정은 긍정적이든 부정적이든 모두 의사에게 큰 영향을 끼친다. 이를테면 부정적 감정에 지배되는 경우 상황의 큰 그림을 보지 못하고 한 가지 세부사항에만 집착하는 앵커링 편향anchoring bias에 빠지기 쉬운데, 이는 의료 실수를 저지르는 큰 이유 중 하나가 된다. 긍정적인 감정도 마찬가지이다. 특정 환자에게 호감을 느끼는 경우 귀인 편향attributional bias에 빠지기 쉽다. 특정한 상황의 원인을 외부 요인에서 찾기보다는 환자가 지니는 개인적인 특성 탓으로 돌리는 것인데, 이것 역시 상황의 큰 그림을 보지 못하게 만들 수 있다. 따라서 자신의 감정을 잘 이해하고, 감정이 동요할 때는 그것을 잘 조율할 수 있으며, 환자와 관계를 맺을 때 감정을 잘 활용하는 일이야말로 배제해야 할 것이 아니라 의사가 꼭 갖춰야 할 능력일 것이다.[23]

환자를 진료하면서 의사는 압박감, 죄책감, 슬픔, 수치심, 분노, 공포 등과 같은 수많은 부정적 감정을 느끼게 된다. 기쁨, 자부심, 고마움, 즐거움, 만족감 같은 긍정적 감정도 마찬가지이다. 환자-의사 관계에서 발생하는 이런 다양한 감정들은 의사의 인지적 측면과 불가분의 관계를 맺을 수밖에 없다. 하지만 현대의학과 의학 교육은 감정을 밀어내는 데만 급급했고 감정을 직시하고 그 의미를 이해하는 일은 외면해 왔다.

의료인문학자인 앨런 블리클리Alan Bleakley는 이처럼 감정이 무시되는 현상의 근원과 그 해결책을 감각적인 것의 불공평한 분배 과정에서 찾는다.[24] '감각적인 것의 분배'는 철학자 자크 랑시에르Jacques Rancière로부터 빌려 온 개념이다. 랑시에르는 물질적인 부의 분배뿐 아니라 감각적·정서적 자원 같은 비물질적인 것의 분배에도 불평등이 존재한다고 말한다. 우리가 자율적으로 선택했다고 믿는 각종 문화적 취향이나 미적 경험 등이 실은 역사적·사회문화적 조건에 의해 이미 규정되어 있다는 것이다. 더구나 이런 감정과 정서적 경험을 할 수 있는 기회와 능력은 평등하게 주어지는 것이 아니라 누군가에게 더 특권적으로 부여된다. 따라서 무감각인 채로 남게 되는 사람들은 사회에서 인정받지 못하고 정서를 박탈당할 수밖에 없다. 이처럼 감성 자원을 불공평하고 선택적으로 분배하여 감각적인 것의 지배적인 구조를 정당화하는 것을, 랑시에르는 '치안police'이라고 부른다. 치안은 감각적인 것을 특권적으로 분배하는 방식인 것이다. 반면에 감각적인 것의 지배적이고 특권적인 분배 방식에 저항하여 그것을 재분배하려는 시도를 '정치'라고 부른다. 감성 자본의 분배에서 소외되었던 사람들은 기존의 '치안'과 '불화'를 일으키게 되고 결국 '정치'를 요구하게 되는 것이다.

블리클리가 보기에 현대의학은 '치안'의 방식을 취하고 있다. 현대의학의 권위적인 구조는 의료인이나 의과대학생들에게 감각적인 것을 분배하는 방식을 특성한 방향으로 결정한다. 의료 현장에서 생겨나는 다양한 감정을 대할 때 체계적으로 무감각하게 만드는 제도적 실천을 하고 있는 것이다. 해부학 실습에서 사체를 대면하고 그로부터 생겨나는 정서적 혼란을 대상화하는 과정이 그 시작이다. 임상 실습에서 살아 있는 환자를 처음 만날 때 느끼게 되는 두려움과 긴장을 극복하는 과정도 마찬가지이다. 엄청나게 많은 학업의 부담과 경쟁적인 분위기로 가득 찬 의과대학의 환경도 그렇다. 과도한 업무량과 전문 분야별로 배타적인 환경, 실수를 용납하지 않는 분위기로 넘쳐나는 병원 역시 무감각을 생산하는 데 결정적인 역할을 한다. 이런 구조적 환경에서는 서로의 감정을 느끼고 이해할 수 있는 감각적인 것의 분배는 거부당하며, 오로지 무감각과 초연함만을 강조하는 감각적인 것의 독점적 분배만이 정당화된다.

이런 분배 방식은 의학에 내재된 불확실함과 모호함을 거부하고 제거하려는 권위적인 의료 문화 때문에 통용된다. 의학은 질병과 환자를 통제하고 추상적인 것을 구체적인 것으로 환원하여 불확실성을 감소시키려고 부단히 노력해 왔다. 그 과정에서 감정을 무시하고 의도적인 무뎌짐을 조장하는 분위기가 생겨난 것이다.

따라서 현대의학에서 감정을 복원시키기 위해서는 권위적인 의료 문화를 바꿔서 감각적인 것이 분배되는 방식에 변화를 일으켜야 한다. 랑시에르는 미학이 곧 정치적인 것이라고 말하는데, 바로 이런 측면을 두고 하는 말이다. 블리클리 역시 의료 문화를 바꾸기 위해서는 의료에 미학적인 것을 도입해야 한다고 주장한다. 즉, 예술과 인문학을 통해 획일적이고 권위적인 의학에서 억압된 창의성, 도덕적 감수성 및 상상력 같은 감성 자본을 길러야 한다는 것이다.

특히 블리클리는 신체검사와 진단 영역에서의 '면밀한 살핌close noticing'을 구체적인 교육 방법으로 제시하고 있다. 종양내과 의사이자 소설가인 에이브러햄 버기즈Abraham Verghese의 〈의사의 손길 Doctor's touch〉이라는 TED 강연이 면밀한 살핌을 설명할 수 있는 좋은 예가 될 것이다. 버기즈는 기술 중심의 현대의학에서 환자의 이야기를 면밀히 듣고 환자의 몸을 직접 손으로 만져보는 진단 기술이 쇠퇴하는 것을 안타까워한다. 환자에게 행하는 문진問診과 신체검사는 귀찮은 일이 아니라 환자와 관계를 맺고 의사로서의 정체성을 형성해나가는 중요한 의례ritual이기 때문이다. 환자의 이야기와 몸을 면밀히 살피는 것은 질병의 원인을 밝히는 데 도움이 될 뿐만 아니라 환자의 감정을 이해하고 환자와 소통할 수 있는 감성 자본을 획득할 수 있는 주요한 통로이다. 면밀한 살핌은 환자를 질병으로 환원시키는 임상적 시선을 대신하여 환자를 한 명의 취약한 인간으로 바라볼 수 있는 감성과 감수성을 키워줄 수 있다.

내가 학생 의사 시절 제일 먼저 보고 배웠던 의료 처치는 핑거 에네마finger enema였다. 핑거 에네마는 고상한 표현이고 실상은 항문에 손가락을 넣고 대변을 파내는 일이었다. 선임 전공의와 함께 병실에 들어섰을 때 뭔가 극적인 술기를 배울 것이라고 기대했던 바람은 금방 무너지고 말았다. 글러브를 낀 손가락으로 환자의 대변을 후벼 파고 긁어내자 병실은 참을 수 없는 냄새로 가득 찼다. 나는 그 냄새에 압도되어 환자를 살펴볼 겨를도 없었다. 하지만 전공의는 땅속에서 신기한 보물을 캐내는 사람처럼 신이 나 있었고 조금만 참으시라면서 환자를 격려하고 있었다. 지금도 그 고약한 냄새와 전공의의 의기양양하던 얼굴이 잊히지 않는다. 가장 지저분한 일이었지만 뭔가 성스러운 기운이 담겨 있었기 때문이다. 그 전공의는 환자와의 접촉을 통해 나에게 특정한 방식으로 감각적인 것을 분배해 주었는데, 그 일은 권위적인 분배 방식과는 다른 종류이자, 권위에 균열을 내는 방식이었다. 고약한 냄새는 내 코를 거쳐 머리에 각인되었고 당시를 떠올릴 때마다 다시 뇌를 통해 코에서 경험된다. 동시에 환자와 전공의를 바라보며 한편으로는 어리둥절하면서도 한편으로는 그 성스러워 보이던 의식에서 뭔가 모를 경외감을 느끼던 학생의 모습도 소환된다. 감각은 감정으로 각인되었고, 그 감정은 반복해서 기억과 성찰을 요구하고 있는 것이다.

21. 분류와 차이의 정치학

진단의 역사에서 살펴봤듯이 불과 20~30년 전과 비교해도 진단 행위와 기술은 눈에 띄게 변화하고 있다. 각종 첨단의료기기가 개발되면서 환자와 의사의 신체 접촉을 기반으로 하던 전통적인 신체 진단 기술은 쇠퇴해 가고, 의료영상검사나 혈액, 조직을 통한 임상병리 검사가 빠르게 진단의 핵심 영역으로 자리 잡았다. 상업화, 정보화 등으로 대변되는 현대 의료 환경의 변화 또한 이런 흐름을 가속화하고 있다. 더구나 특정 진단은 사람들에게 새로운 질병 정체성을 부여함으로써 사회의 지배적인 가치와 규범을 드러내는 통로가 되기도 한다. 그리고 과학기술의 발전에 힘입어 계속 개발되는 의료 기기는 이제 질병이 아닌 질병 전 단계를 찾기 위해 진단의 내용과 형식 자체를 바꾸고 있다.

이런 점에서 진단은 의료 내적인 관점뿐만 아니라 의료 외적인 관점에서도 매우 흥미로운 주제이다. 실제로 진단은 건강과 질병이나 의료화와 관련된 인문·사회과학 연구에서 빠질 수 없는 주제였다. 하지만 진단이라는 행위와 기술 자체가 관심의 대상이 되지는 않았다. 그것은 진단이 질병을 발견해나가는 가치중립적인 행위라는 현대의학의 가정이 무의식적으로 받아들여졌기 때문일 것이다. 하지만 최근에는 '진단의 사회학'이라는 새롭게 등장한 영역 아래 이제까지 자명한 것으로 받아들여지던 진단의 토대와 방법을 비판적으로 바라보는 사회과학 및 인류학 연구가 점차 증가하고 있다.[25]

이 절에서는 진단의 사회학과 의료화 및 생의료화 이론 등을 참조하여 과학기술과 얽혀 있는 진단의 사회구성적 성격을 질병 분류, 새로운 질병 정체성의 형성 등의 주제로 나누어 검토하고자 한다.

질병 분류와 진단의 정치학

진단은 '분류'와 '범주화'를 통해 질병을 명명해 나가는 '과정'이다. 의사들은 각종 질병 분류를 학습하고, 환자를 진료할 때나 진단서를 작성할 때나 표준질병분류표를 끊임없이 참조한다. 질병분류표는 몸의 이상을 지닌 사람이 환자라는 정체성을 부여받고 위치하게 되는 특정한 장소이자, 의학 지식을 생산하고 전달함으로써 의료인이 소통하는 장이기도 하다. 또한 국가나 보험회사 등이 각종 의료자원을 제공할 수 있는 공적 근거가 된다. 따라서 질병 분류는 의학적 권위를 상징한다. 이 분류 체계에 포함되지 않는 신체적·정신적 이상은 공적으로 인정받지 못한 채 현대의학에서 예외적인 영역으로 남게 된다. 하지만 이런 질병 분류는 통시적으로나 공시적으로나 고정불변한 것이 아니다. 근대 이전 서양의학에서는 오늘날의 질병 분류와는 다르게 증상을 중심으로 한 질병분류 체계가 존재했다. 현대의학에서 열은 증상 가운데 하나이지만 근대 이전에 열은 분명한 질병이었다. 푸코가 말했듯이 질병과 몸을 바라보는 의학적 시선이 변화하면서 분류 또한 변화하게 된 것이다.

질병 분류는 이해 당사자들의 갈등과 협상이 벌어지는 사회적 과정이기도 하다. 표준적인 질병분류 체계에 들어맞지 않는 증상을 호소하는 환자들의 경우 자신들이 앓고 있다고 여겨지는 질병의 명명을 위해 의사단체 및 정부와 투쟁하고 협상을 벌이기도 한다. 다발성 통증을 주 증상으로 하는 섬유근통fibromyalgia이나 외상 후 스트레스 장애PTSD의 일종인 걸프전 증후군Gulf War Syndrome 등이 대표적이다. 이들은 자신들의 통증과 고통을 사회적으로 인정받는 질병으로 만들기 위해 집단의 힘을 동원하여 우군을 만들고 정부와 협상하는 과정을 통해 새로운 질병 분류 과정에 적극적으로 참여했다.

환자와 더불어 오늘날 질병 분류에서 빼놓을 수 없는 이해 당사자는 제약회사이다. 의학연구의 주요 후원자로 등장한 제약회사는 진단에도 참여한다. 제약회사는 질병의 가이드라인을 만드는 연구에 집중적인 후원을 함으로써 상업적인 이득을 보기도 한다. 제약회사가 후원하는 연구의 일부가 특정 제약 회사에 유리한 결과를 보였다는 것은 잘 알려진 사실이다.[26] 또한 제약회사들은 자가진단리스트를 만들어 과거에는 생리적 과정으로 여겨지던 증상을 질병으로 개념화하기도 한다. 예를 들어 생리 전에 갖게 되는 심한 감정 변화나 우울감 등은 '월경 전 불쾌장애'라는 이름이 붙게 되고 제약회사는 자가진단기준을 발표하여 여성들로 하여금 '월경 전 불쾌장애'를 끊임없이 환기하게끔 한다.[27]

이처럼 진단은 의학 자체의 이론적·기술적 변화와 더불어 이해 관계자들의 개입, 경합 그리고 타협의 결과물이기도 한데, 그 결과 현대의학에서 질병의 범주가 급속도로 확대되고 있다. 정신과 의사인 앨런 프랜시스Allen Frances는 이런 현상을 '진단 인플레이션'이라고 부른다.[28] 진단 인플레이션은 넓게 보면 의료화 및 생의료화의 한 양상이다. 현대의학이 질병이 발현되기 이전의 위험 요인을 찾아내어 조기에 개입하는 전략을 추구하면서 예전에는 알려지지 않았던 다양한 전구前驅 병변이 발견되었고, 이것들은 질병분류표에 새롭게 이름을 올리고 있다. 2015년에 개정된 세계보건기구의 폐암 분류를 살펴보면, 이전에는 보이지 않던 최소 침윤성 선암minimally invasive adeno-carcinoma, 이형 선종성 과증식atypical adenomatous hyperplasia, 상피내 선암adenocarcinoma in situ 같은 새로운 질병명이 여럿 포함되어 있다.[29] 이런 병은 일종의 전암 병변precancerous lesion이거나 매우 초기의 암이다. 조직학, 면역화학, 영상의학 등의 진단 기술이 발전하여 이런 병변을 찾아내고, 이런 병변을 가진 환자들의 예후를 확인할 수 있는 임상 자료가 축적되면서 이를 반영하여 질병분류표의 내용이 바뀌고 있는 것이다. 그런데 문제는 예후에 별다른 영향을 주지 않거나 악성으로 변형될 가능성이 매우 낮기 때문에 굳이 미리 알 필요가 없는 병변까지 질병분류에 포함될 가능성이 있다는 점이다. 하지만 아주 낮은 가능성이라도 악성으로 발전할 수도 있는 병변이 발견되었으니 환자나 의사 모두 그냥 모른 척할 수도 없고, 추적 검사를 위한 추가적인 비용과 시간 그리고 위험이 부과될 수밖에 없다.

특히 정신과 영역의 '정신장애 진단 및 통계 편람DSM'에는 이런 문제들이 두드러진다. 애도가 우울증으로 규정되고, 아이들에게 유행하던 주의력 결핍 장애ADHD가 성인으로 확대된다. 짜증을 많이 내는 아이는 기분조절 장애로 진단되고, 무언가에 심하게 몰두하는 것이 자칫 행동 중독으로 진단될 수도 있다. 심지어 DSM-5에는 (비록 실패했지만) 정신분열증의 전 단계에 해당한다고 여겨지는 '정신병 위험 증후군psychosis risk syndrome'이라는 기상천외한 질병을 등재하려는 시도가 이루어지기도 했다.[30]

이런 진단 인플레이션은 사회의 의료화, 제약회사의 이윤 추구, 의료전문가의 영역 확대를 위한 노력, 언론의 과대 포장 등 다양한 요인과 맞물려 있다. 그리고 이렇게 뻥튀기된 진단명을 부여받은 환자는 사회적 낙인 및 과잉 치료의 위험에 노출된다. 따라서 이런 진단 인플레이션에 대처하기 위해서는 질주하는 현대 의료에 대한 사회적 견제가 필요하다. 그런데 진단 인플레이션과 관련하여 주목할 점은 그것이 과학기술의 발전에 따른 새로운 지식 및 실천 양상과 밀접히 관련되어 있다는 점이다.

예를 들어 몇 년 전 우리 사회를 떠들썩하게 했던 '갑상선암 과잉 진단 논란'은 진단 인플레이션의 의미와 그것의 대응에 관한 시사점을 제공한다. 2000년 이후 세계적으로 갑상선암의 발병이 증가했으며, 한국에서도 2005년 이후 갑상선암이 폭발적으로 증가하기 시작했다. 2011년 기준으로 4만 568명(남자 7006명, 여자 3만 3562명)의 환자가 새롭게 갑상선암으로 진단되었는데, 이는 연령표준화 발생률로는 인구 10만 명당 68.7명(남자 24.0명, 여자 113.8명)에 해당하는 것으로 1999년 갑상선암 발생률과 비교해 보면 연간 23.7퍼센트 정도로 급격하게 증가한 셈이다.[31]

도대체 왜 갑상선암 환자가 갑자기 많아졌을까? 진단 방사선 검사의 확대, 인터넷 및 스마트폰 사용 증가에 따른 전자파 노출, 요오드(아이오딘) 함유량이 높은 한국인의 식단, 한국인의 특수한 유전자 등 다양한 원인이 지목되었으나, 높은 해상도의 초음파기기가 대학병원부터 일반 의원에까지 폭넓게 보급되어 갑상선암 검사가 시행된 것이 가장 큰 요인으로 꼽혔다. 서구에 비해 비교적 저렴한 초음파 수가, 건강보험의 낮은 수가를 만회하기 위해 건강 검진 시장에 눈을 돌리는 의료계, 민간의료보험의 확대로 인한 환자들의 검진 욕구 상승 등이 맞물려 갑상선암 진단이 기하급수적으로 확대되었다는 것이다. 다시 말하면 순수하게 의학적인 요인보다는 의료사회적 요인이 더 크게 작용했다는 이야기이다. 급기야 2014년 3월에는 '갑상선암 과다 진단 저지를 위한 의사 연대'가 결성되어 갑상선암의 과잉 진단과 과잉 수술을 비판하는 일이 벌어졌고, 이는 다시 갑상선암 관련 전문 의학회와의 논쟁으로 이어졌다. 현재까지도 갑상선암의 과잉 진단과 치료에 관한 논쟁은 진행 중이다. 그런데 흥미로운 것은 갑상선암과 관련된 논란 이후 갑상선암 발병률과 수술 건수가 감소하고 있다는 점이다. 이는 새로운 의료기기의 보급 같은 의료기술의 변화가 진단에 직접적인 영향을 끼치며 그 배후에는 의료사회적이고 기술정치적인 배경이 깔려 있다는 사실을 방증한다. 그런 점에서 한국의 갑상선암 관련 논란을 과학기술학의 입장에서 분석한 김희원은 의료기관이나 제약회사의 부도덕한 이윤 추구라는 단편적인 관점에서 이 문제를 바라봐서는 안 된다고 말한다.[32] 갑상선암 과잉 진단 논란은 공유하는 가치나 규범이 상이한 의료전문가 집단들 사이의 갈등과 경쟁, 타협에 의해 발생하는 일이며, 그 이면에는 전문가뿐 아니라 초음파 기기라는 비인간 행위자가 결정적인 역할을 했다는 것이다. 전문가들은 초음파 검사 기법과 판독법을 계속 발전시켜 나갔고 그것은 다시 질병 분류나 환자들의 질병 경험에 영향을 미쳤다. 또한 초음파 기기가 널리 보급될 수 있었던 한국의 독특한 의료사회적 환경도 주요한 배경으로 등장한다. 이처럼 진단 인플레이션은 이윤을 높이기 위한 상업적인 이유 이면에 의학 지식을 둘러싼 갈등과 경쟁 및 타협이라는 지식정치가 작동한 결과이자 다양한 인간과 비인간 행위자들 사이의 복잡한 연결망을 통해 발현되는 현상이기도 하다. 따라서 관련 전문가들 간의 충분한 논의가 이루어지면서 시민들의 참여와 견제를 통해 의료사회적인 환경에 대한 성찰 및 개선의 노력이 병행되어야만 진단 인플레이션의 부정적인 영향을 최소화할 수 있을 것이다.

진단과 새로운 질환 정체성의 형성

푸코가 발전시킨 생명정치는 주로 인구 전체를 대상으로 하여 인구를 조절·관리·통제하려는 근대 권력을 분석하기 위한 개념 틀이었다. 하지만 생명공학기술, 특히 인간 게놈 프로젝트로 대변되는 유전공학의 성과를 바탕으로 생명정치의 개념을 유전적 혹은 분자적 수준으로 심화·확대하려는 학문적 움직임이 나타나기 시작했다. 예를 들어 인류학자인 폴 래비노Paul Rabinow는 인간 게놈 프로젝트와 생명공학의 혁신에 의해 사람들의 유전적 특성에 기초한 새로운 사회적 정체성과 실천 양식이 등장할 것이라고 예견하면서, '생물학적인 것'과 '사회적인 것'의 전통적인 이분법은 사라질 것이라고 주장했다. 또한 특정한 질병을 가진 사람들이 네트워크를 형성하여 사회 활동을 함으로써 질병에 근거한 새로운 형태의 정체성 정치가 출연할 것이라면서 이런 현상을 '생명사회성biosociality'이라고 명명했다. 이와 비슷하게 로즈 역시 신자유주의가 만연한 오늘날에는 인종과 같은 수동적인 범주를 넘어서 의학적인 권리를 중심으로 개인들이 결집하고 조직화하는 능동적인 시민권이 형성되고 있다고 주장하면서, 그것을 '생물학적 시민권biological citizenship'이라고 불렀다.[33]

이처럼 생명과학기술에 의해 본래 자연적으로 여겨지던 것이 인공적으로 변형 가능하고 그것이 새로운 사회성을 가능케 한다는 주장은 진단의 사회적 구성에 대한 새로운 시각을 제시해 준다. 현대 의료에서는 생명과학기술의 발전 때문에 전통적인 진단의 개념과 방식이 급격하게 바뀌고 있고 그에 따라 질병의 성격과 환자가 질병을 앓는 방식 또한 변화하고 있기 때문이다. 이를테면 과학기술학자인 피터 키팅Peter Keating과 알베르토 캄브로시오Alberto Cambrosio가 제안하는 '생의학 플랫폼biomedical platform' 개념은 변화하는 진단 양식의 특징을 잘 보여준다.

생의학 플랫폼은 제2차 세계대전 이후에 의학과 생명과학의 결합을 통해 이루어지는 의학적 혁신과 그로 인한 의료 실행의 변화를 설명하기 위해 제안된 개념이다. 제2차 세계대전 이후의 생의학은 근대 의학이 갖고 있던 질병과 치료의 패러다임을 넘어서 건강 상태의 유지와 증대 및 질병 전 단계의 발견과 관리라는 새로운 차원을 열었는데, 이것은 빠르게 발전하는 생명과학기술이 의학에 접목되었기에 가능한 일이었다. 이런 점에서 생의학 플랫폼이란 새롭게 개발된 진단 도구와 그 결과물, 그것을 가능케 한 물적·지적 배경, 그리고 도구를 운용하는 전문가를 포괄하는 물질적 담론 복합체로서, 각종 검사 기법부터 실험실, 병원 등을 총망라하며 주로는 인체와 그로부터 얻어진 샘플 사이의 관계를 매개하는 일을 한다.[34] 예를 들어 세포 표지자 cell surface marker, DNA 프로필DNA profile, 종양유전자oncogene 등의 생물학적 물질들은 이것을 탐지해 내는 각종 생의학 플랫폼에 의해 병리적인 진단의 영역으로 그 역할이 확장된다. 혈액암의 일종인 림프종의 경우 근대의학에서는 병리진단에 기초한 형태학적 분류로 구분되었으나, 면역화학기법immunophenotyping이나 분자진단molecular diagnosis 등의 생의학 플랫폼이 개발되면서 세포 표지자나 유전자 수준의 질병 분류법이 도입되었고 이 방식은 기존의 항암치료를 표적치료로 바꾸는 결과로 이어졌다.

이처럼 생명과학기술의 발전으로 개발된 진단 도구들이 기존의 임상진단을 보완·대체하게 되면서 환자들의 질병 체험과 환자로서의 정체성에까지 영향을 미치게 되는데, 일부 사회학자들은 이 새로운 질병 정체성을 '기술과학적 질환 정체성technoscientific illness identity'이라 부른다.[35] 이것은 생의료화 이론에서 제시한 기술과학적 정체성technoscientific identity과 의료사회학에서 주로 논의된 질환 정체성illness identity을 결합시킨 것이다. 질병, 특히 만성 질병을 앓는 환자들은 질병 체험을 통해 자아 정체성에 현저한 변화를 겪게 된다. 몸의 제약 때문에 자신을 둘러싼 물리적 환경을 다르게 받아들여야 하고 그로 인해 사회적 관계도 변화한다. 이런 변화를 자신의 삶 속에 다시 통합하면서 환자들은 새로운 정체성을 형성하는데 그것이 질환 정체성이다. 이런 질환 정체성은 질병에 대처하거나 질병과 함께 살아가기 위해서는 필수불가결하게 갖춰야 하는 것이다. 더구나 같은 질병을 앓는 사람들은 공통의 질환 정체성을 공유하게 되는데, 이것은 질병에 의한 고통을 경감시키는 데 중요한 역할을 한다. 또한 사회적 낙인과 차별을 받는 질병을 앓는 환자들이라면 공통의 질환 정체성을 바탕으로 조직화하고 집단행동에 나서기도 한다. 개인의 정체성이 집단 정체성으로 확대되는 것이다. 이처럼 질환 정체성은 질병 체험을 있는 그대로 받아들이는 수동적인 과정에 의해서 탄생하는 것이 아니라 질병에 대한 저항, 타협, 수용 등을 포함하는 역동적인 과정을 통해서 주조되는 것이다.

그렇다면 생의료화 시대의 기술과학적 질환 정체성은 기존의 질환 정체성과 어떤 차이가 있을까? 기술과학적 질환 정체성은 무엇보다도 생명과학기술의 발전에 의해 진단 방식이 급변하고 이에 따라 환자들의 질병 경험도 같이 변하고 있다는 사실에 기반하고 있다. 생의학 플랫폼을 통해 생명과학기술과 진단법이 결합하면서 이제 증상으로 발현되는 질병 단계 이전에 분자적·유전자적 수준에서 발현되는 위험 인자를 찾아낼 수 있기 때문이다. 질환 정체성은 몸을 통해 겪게 되는 신체적·정신적 고통을 중심으로 형성되지만 기술과학적 질환 정체성은 오로지 생명과학기술에 의해서만 파악될 수 있다. 예를 들어 B형 간염 바이러스를 탐지해내는 기술을 개발하기 전까지 B형 간염 보균자라는 집단은 존재하지 않았다. B형 간염 보균자의 대부분은 별다른 증상을 보이지 않기 때문에 당사자는 물론 의학적 시선에도 포섭될 수가 없었다. 하지만 바이러스 검출이 가능해지면서 그들에게는 B형 간염 환자라는 정체성이 부여되었는데, 이는 그들의 생활세계에 지대한 영향을 미치게 된다. B형 간염은 간경변증이나 간암의 주요 원인이기 때문에 B형 간염 보균자들은 지속적인 의학적 감시의 대상으로 규정된다. 또한 음주나 흡연, 운동과 같은 생활양식을 의학적 규범에 맞게 바꾸도록 요구받는다. 게다가 사회적으로는 회사 입사나 기숙사 입소, 보험 가입 등에서 차별받기 일쑤였다. 기술과학적 질환 정체성은 몸을 기반으로 하지만 그 몸은 스스로가 아니라 오로지 기술과학적 시선을 통해서만 경험할 수 있기 때문에, 결국 몸의 경험이 전문 지식과 전문가의 권위로 대체된다. 이는 생의료화의 주된 특징이기도 하다. 생의료화 시대에는 전문적인 생명과학기술과 의료기기에 대한 의존도가 급속도로 확대되기 때문이다.

하지만 공통의 질환 정체성을 보유한 환자들과 마찬가지로 공통의 기술과학적 질환 정체성을 지닌 환자들도 수동적인 주체로 머무는 것만은 아니다. B형 간염 보유자들은 간사랑 동우회와 같은 환자 단체를 중심으로 질병에 관한 최신 지견을 서로 교환하고 서로 교육함으로써 생의학 지식과 기술을 주체적으로 활용할 수 있는 방법을 공유한다. 또한 사회적으로는 차별 금지, 치료 보장 확대 등을 집단적으로 요구함으로써 공유된 정체성을 더욱 공고히 해나가기도 한다. 결국 생명과학기술과 진단 기법의 발전에 의해 새롭게 발견된 B형 간염 바이러스라는 생물학적 실체가 B형 간염 환자라는 새로운 사회적 정체성을 형성하고 공유하게 만든 것이다.

이처럼 기술과학적 질환 정체성에서는 생물학적인 것과 사회적인 것의 엄격한 구분이 더 이상 통용되지 않는다. 생물학적인 것은 사회적인 것을 형성하는 주요한 동인으로 작용하며, 사회적인 것은 생물학적인 것을 제어하는 되먹임으로 작용한다. 물론 기술과학적 질환 정체성과 기존의 질환 정체성이 어떤 질적 차이가 있느냐에 대한 물음이 제기될 수 있다. 하지만 기술과학적 혁신은 현대의학의 진단 개념에 근본적인 변화를 가져오고 있으며 이에 따라 문진과 신체검사를 기본으로 하는 전통적인 의사들의 진단 행위뿐 아니라 환자들의 질병체험도 크게 변하고 있다는 사실은 의학 지식과 기술, 도구 그리고 사회의 관계를 '진단의 사회학' 혹은 '진단의 과학기술학'이라는 프리즘을 통해 더 깊이 탐구해야 함을 분명하게 보여준다.

4장 치료

　흔히들 의학의 목표는 질병을 치료하는 것에 있고, 간호nursing의 목표는 환자를 돌보는 것에 있다고 말한다. 치료cure가 환자의 몸에서 질병을 제거하는 것이라면, 돌봄care은 질병을 앓는 환자의 불편함을 보살피는 것이다. 이런 구분은 치료와 돌봄의 이분법이라고 부를 수 있다.

　그런데 어원으로 보자면 'cure'와 'care'는 본래 같은 뜻이었다. 영어 'cure'는 라틴어 'cura'에서 비롯되었는데 'cura'는 돌본다는 의미였기 때문이다. 'Cure'에 의학적 치료라는 의미가 덧붙여진 것은 대략 14세기 후반쯤이다. 치료에 해당하는 또 다른 말인 'therapy'나 'treatment'의 어원을 보더라도 모두 '돌보다', '대접하다' 등의 의미가 들어 있다. 오늘날처럼 치료와 돌봄을 굳이 구분하지 않았던 것이다.

　그렇다면 왜 치료와 돌봄은 구별되어 각각 의학과 간호의 영역으로 배치되었을까? 페미니스트들은 서양의학에 뿌리 깊이 박혀 있는 가부장주의가 그 원인이라고 주장한다. 객관화와 표준화, 공격적 개입을 선호하는 남성 중심의 서양의학이 확립되면서 감성적이고 관계 중심의 돌봄은 여성과 간호의 영역으로 축소되었다는 것이다. 그리고 이런 치료와 돌봄의 이분법은 역으로 성차별적인 사회의 통념을 재생산하는 통로로 활용되기도 한다. 한편 일부 사회학자들은 의료전문가의 지배가 확립되어 가는 사회경제적인 과정에서 치료와 돌봄의 이분법이 공고해졌다고 본다. 즉, 의료전문가들이 고유의 전문 지식을 독점적으로 활용하여 지배적 위치를 강화하는 과정에서 치료를 정점으로 하는 위계 관계가 성립했고, 돌봄은 주변부로 밀려나게 되었다는 것이다.[1]

실제로 미국 남북전쟁 당시 간호사들의 업무 기록을 살펴보면 치료와 돌봄이 구분되지 않는 경우가 많다고 한다. 간호사들은 쇼크 상태에 있는 환자들을 위해 각성제인 커피나 브랜디를 가져다주었고, 이질에 걸린 환자에게는 쇠고기 수프를 내주었으며, 창상을 소독하고 붕대를 감는 일도 직접 했다.[2] 환자를 위한 이런 활동에서 치료와 돌봄을 어떻게 구분할 수 있을까? 결국 19세기 후반 이후 각종 치료법이 발전하면서 치료와 돌봄의 이분법이 탄생하고 더욱 공고해졌음을 짐작할 수 있다.

하지만 탈권위적인 흐름이 강하고 만성질환이 만연한 오늘날에는 근대의학의 산물인 치료와 돌봄의 이분법을 허물어뜨리려는 움직임도 점차 강해지고 있다. 치료와 돌봄을 포괄하는 넓은 의미의 치료 혹은 치유가 강하게 요구되는 시대이기 때문이다. '상처 입은 치유자 wounded healer'라는 개념은 이런 흐름을 잘 반영한다. '상처 입은 치유자'는 질병이나 외상으로 인한 심한 고통을 겪은 후 치유의 능력을 획득한 치유자를 일컫는 말로서, 정신분석학자인 카를 융Carl Gustav Jung이 원시시대나 고대의 주술사, 치료사들을 연구하여 정식화한 것이다.[3] 치료와 돌봄의 구분이 엄격한 시대, 즉 치료의 장벽이 높고 치료에 관한 지식에 아무나 접근할 수 없었던 시대에는 치유자의 상처를 감추어야만 했다. 상처 입은 치유자는 권위를 상실한 치유자이기 때문이다. 하지만 치료와 돌봄이 굳이 구분되지 않는 시대라면 상처를 부끄러워할 필요가 없다. 상처는 오히려 치유와 공감 능력을 향상시키는 촉매제이기 때문이다. 약물의 어원인 그리스어 '파르마콘 Pharmakon'이 실제로는 약물과 독을 모두 일컬었듯이, 넓은 의미의 치료에는 치료와 돌봄, 상처와 치유, 약물과 독의 섬세한 균형이 요구된다. 어느 한쪽에 치우쳤을 때 치료는 병을 다스려 낫게 하는 것이 아니라 병을 덧나게 할 수도 있기 때문이다.

22. 약물과 수술의 역사

약물의 간략한 역사

약물의 역사는 크게 본초학本草學(약물학)의 시대와 약리학 및 제약
산업의 시대로 나눌 수 있다. 의학의 가장 오래된 치료 전통 중 하나
이자 다양한 문화권에서 활용되었던 약초를 호의적으로 보는 역사가
는 본초학에 많은 분량을 할애하는 반면, 19세기 이후 합성약물의 개
발과 제약회사의 급성장이 현대의학의 진보를 상징한다고 보는 역사
가는 약리학 및 제약 산업을 기술하는 데 치중한다. 하지만 현재주의
의 입장을 배제하고 가능한 한 과거의 맥락을 존중하면서 단절보다는
연속의 관점에 서는 것이 약물의 역사를 대하는 좀 더 공정한 태도일
것이다.

질병을 치료하는 데 식물을 활용하던 전통은 이미 선사시대부터
있었고 인공지능의 시대인 현대에도 여전히 남아 있다. 내가 어릴 적
할머니는 무슨 상처이든 세 가지 종류의 풀을 비벼서 상처에 문지르
기만 하면 피가 멎는다고 항상 말씀하셨다. 어쨌든 효과도 있었다. 인
류의 조상들도 식물에 관한 비슷한 경험적 지식을 지니고 있었을 것
이며 점차 그것이 체계화되면서 약초에 관한 학문, 즉 본초학이 탄생
했다.

고대 의학 문명 중에는 특히 이집트 의학이 약초에 관한 지식을 많이 축적했다. 기원전 1600년경의 에드윈 스미스 파피루스에는 이집트 의사들이 사용한 다양한 약초들이 적혀 있는데, 진통제와 최음제로는 맨드레이크, 감염된 상처를 씻는 데는 전나무의 송진, 점액을 제거하고 목감기를 완화시키는 데는 알로에, 잇몸 궤양을 진정시키는 데는 계피, 탈모를 늦추는 데는 헤나를 사용했다고 한다. 이 외에도 인후통을 가라앉힐 목적으로 마시멜로 뿌리와 꿀을 섞어 만든 약은 큰 인기를 끌었다.[4] 일부 이집트의 처방들은 고대 그리스와 로마로 전승되었다.

고대 그리스의 테오프라스토스Theophrastus와 디오스코리데스Dioscorides는 구전되어 오던 약초와 약물의 지식을 집대성한 것으로 유명하며, 특히 디오스코리데스가 편집한 『약물에 관하여De materia medica』는 약 1500년 동안 서구에서 가장 영향력이 큰 본초서였다. 디오스코리데스는 특정한 질병 이론을 언급하지 않고 1000여 가지가 넘는 천연 약물을 약효를 중심으로만 분류함으로써 일상에서 쉽게 활용할 수 있는 책을 완성했다.[5] 이는 질병 이론을 추구하는 사변적 의학과는 별개인 의학의 실용적인 전통을 잘 보여준다. 하지만 고대 그리스·로마 의학에서 약물 치료가 가장 중요한 치료법이었던 것은 아니다. 약물은 어디까지나 '자연 치유력vis medicatrix naturae'을 회복하는 데 도움을 주기 위해 사용되었고 관장이나 사혈, 목욕 등과 비교하여 더 큰 효과가 있다고 여겨지지는 않았다. 심지어 약물을 이용한 '영웅적인 치료'는 돌팔이나 하는 짓이라고 배격하기도 했다.[6] 물론 그 당시에 명성을 누리던 약이 없던 것은 아니다. 특히 테리악theriac과 미트리다티움mithridatium[7]은 기억할 만하다. 테리악은 해독제로 유명했는데 70가지 이상의 약물이 혼합되어 있고 그중에는 살모사 고기도 포함되어 있었다. 미트리다티움도 60가지 이상의 약물이 혼합된 해독제이다. 이 약들은 19세기까지도 전염병이나 중독을 치료하기 위해 처방되었다.

중세 이슬람 의학은 그리스·로마에는 알려지지 않았던 페르시아, 인도, 동양의 약제들을 서구에 소개했다. 여기에는 장뇌camphor, 카시아 열매의 건조 협과cassia fistula, 센나senna, 봉술zeodary, 육두구nutmeg, 메이스mace, 타마린드tamarinds, 만나manna 등이 있는데 모두 후대의 약물학에서 중요한 자리를 차지하게 된다.[8] 또한 신대륙 발견과 더불어 새로운 약제들이 추가되었는데, 대표적인 것으로 기나나무 껍질이 있다. '페루의 껍질' 또는 '예수회의 껍질'이라고 불리던 기나나무 껍질은 말라리아 치료제인 키니네의 주성분이다.[9]

이처럼 중세 약물 치료는 대부분 식물을 이용해서 이루어졌지만, 이런 흐름에 반기를 든 의사들도 있었다. 특히 서양의학의 이단아로 잘 알려진 파라셀수스는 금속을 약물로 사용해야 한다고 주장한 것으로 유명하다. 연금술과 천문학에 심취해 있던 파라셀수스는 광물에 신비스럽고 특별한 치유력이 있다고 믿었으며, 특정 질병에는 한 가지 특정한 치료법이 있다고 주장했다. 프라카스토로 역시 매독의 치료제로 수은을 추천하기도 했다.

르네상스와 과학혁명기에도 약초는 여전히 이용되었는데 점성술 의학의 원리를 따라 처방되는 경우가 많았다. 그리고 영국의 존 제라드John Gerard나 니콜라스 쿨페퍼Nicholas Culpeper는 디오스코리데스의 처방뿐 아니라 독자적으로 개발한 처방을 사용한 것으로 유명하다.[10] 현대의학에서는 약초 치료를 보완대체의학이나 민간의학의 일환으로 보지만 당시만 해도 당당한 주류 의학이었다. 많은 의사나 약종상들은 자신의 집 정원에서 약초를 재배했으며 점차 약물의 제조에도 관심을 쏟기 시작했는데, 특히 증류법이 널리 활용되었다.

고대부터 르네상스까지 꾸준하게 이용된 약물 치료는 크게 두 가지 원리에 근거하여 의학에 활용되었다. 첫째, '상응의 원리Principle of Correspondence'이다. 이것은 아픈 몸의 부위와 상응하는 성질을 지닌 약물이 효과가 있다고 보는 것인데, 예를 들어 골절이 있을 때는 뼈를 강하게 하려고 호랑이 뼈나 코뿔소의 뿔을 사용하곤 했다. 상응의 원리는 중세를 지나면서 두 번째 원리인 '표징의 원칙Doctrine of Signature'으로 발전했는데, 이 원칙에 따라 인간의 장기와 유사한 모양을 보이는 약초를 그 부위의 질병에 처방했다. 유명한 예로는 렁워트lungwort라는 식물이 있다. 이 식물의 잎사귀는 폐의 폐포와 비슷하게 생겼는데, 주로 폐의 감염이나 가슴이 답답한 증상에 처방되었다고 한다.[11]

계몽주의시기에 의료 시장이 모습을 드러내고 다양한 치료자들의 경쟁이 심화되는 환경에서 약물의 사용은 확대된다. 더구나 식민지와의 교역이 증가하면서 동아시아, 인도, 구대륙, 아프리카 등지에서 유럽으로 전해지는 약제와 향신료가 급증하게 된다. 엘리트 의사들의 처방은 물론이고 가정이나 지역 사회에 전해 내려오는 약전藥典을 통해서도 다양한 약물이 사용되었다. 영국의 의사인 윌리엄 위더링William Withering이 슈롭셔Shropshire 지방의 한 노파가 발견하여 그 집안의 비법으로 전해 내려오던 폭스글로브foxglove로부터 강심제인 디기탈리스digitalis를 찾아낸 것은 잘 알려진 예이다.[12]

이처럼 약물 사용은 계속 확대되었지만 그것이 얼마나 치료 효과로 이어졌는지는 분명하지 않다. 의사들은 지속적으로 체액 이론에 근거하여 치료를 했으므로 약의 비중이 절대적인 것은 아니었다. 게다가 오늘날 우리가 독으로 분류하는 약물이 19세기 초반까지도 약전에 등장하는 일이 비일비재했다. 일부 의사들은 섭식 제한, 격렬한 관장, 공격적인 사혈과 함께 독한 약물을 사용하는 '영웅적 치료'를 선호했는데, 누군가에게는 훌륭한 치료로 받아들여졌지만 누군가에게는 영웅이 경멸의 의미로 받아들여졌다. 심지어는 어떤 치료도 백해무익하다는 생각이 의사 사회에서 공감대를 넓혀나가게 된다. '치료허무주의therapeutic nihilism'라고 불리는 이 흐름은 19세기 내내 지속된다.

하지만 19세기 중후반 프랑스와 독일의 실험실 의학이 시작되면서 약물의 역사에도 큰 변화가 예고된다. 실험실 의학은 전통적인 약초 중심의 약물학을 합성 약물 중심의 약리학으로 바꿔놓았다. 구체적으로는 코데인, 니코틴, 카페인, 모르핀, 코카인 같은 합성 약물이 등장한다. 그리고 약물은 공장에서 생산되는 상품, 즉 의약품으로 빠르게 변모해 갔다. 특히 독일에서는 제약회사와 대학의 약리학부가 손을 잡고 약리학 연구를 활발히 진행했는데, 바이엘사가 내놓은 아스피린은 약리학의 뚜렷한 성과를 보여준다.

20세기 초가 되면 세균학과 면역학의 발전에 힘입어 미생물에 특이성을 보이는 약물을 찾으려는 노력이 가속화되는데, 독일의 파울 에를리히Paul Ehrlich는 600가지 이상의 비소화합물을 시험한 끝에 매독의 치료제인 살바르산(606호)을 발견해 낸다. 이 약은 '마법의 탄환magic bullets'이라는, 약물의 역사에서 가장 유명한 은유를 탄생시키기도 했다. 이제 특정한 세균이나 질병을 제거할 수 있는 마법의 탄환을 찾는 데 의학의 역량이 집중되었다. 게르하르트 도마크Gerhard Johannes Paul Domagk는 설파제인 프론토실Prontosil을 발견하여 연쇄상구균을 치료할 수 있게 했다. 그리고 진정한 마법의 탄환인 페니실린의 효과가 1928년 알렉산더 플레밍Sir Alexander Fleming에 의해 확인되기에 이른다. 제2차 세계대전 후반부에 페니실린의 대량 생산이 가능해지자 '치료 혁명'은 눈앞의 현실로 다가왔다.

페니실린의 뒤를 이어 오늘날 우리가 쓰고 있는 많은 항생제가 개발되었고, 다양한 항염증제, 향정신약물, 백신, 항바이러스제 등이 잇달아 세상에 등장했다. 19세기 중후반부터 현재에 이르기까지 이런 효과적인 약물의 등장은 치료라는 의학의 목적에 비추어 볼 때 더 없이 값진 것은 물론이고, 현대의학에서 치료의 원리를 확립하는 데도 결정적인 역할을 했다. 즉, 치료법을 어떻게 적용하고 평가할 것인가에 관한 문제를 제기하고 그에 대한 해결책을 찾도록 한 것이다.

약물과 관련하여 늘 제기되는 문제는 효과와 안전성이다. 베르나르가 실험의학을 통해 핵심적으로 전한 이념은 동물실험을 통해 얻은 결과가 실제 인간을 대상으로 하는 임상의학에서 실증적인 근거로서의 지위를 가져야 한다는 것이다. 이것은 경험에 근거하여 약물을 투여하던 전통적인 관행을 급격하게 바꾸고 물리화학적 환원론과 결정론에 근거하여 전 임상preclinical 수준에서 약물의 효과와 안정성을 확인할 수 있는 방법론을 제공한 것에 큰 의의가 있다. 또한 루이는 통계와 확률을 의학에 도입하여 경험에 근거하던 의학을 수량화·정량화의 길로 이끌었다. 그는 전통적인 사혈의 효과를 검증하기 위해 치료군을 나누고, 치료 효과를 비교하는 통계적인 방법을 활용했다. 이런 방법론은 단순 경험에 의존하던 의학에 통계적 실증성을 부여함으로써 의학을 과학으로 격상시키는 데 큰 역할을 했다.[13] 그리고 통계적 실증성을 바탕으로 한 치료의 원리는 1940년대 '이중맹검에 의한 무작위 환자 대조군 실험Double Blind Randomized Controlled Trial, RCT'이 확립되면서 현대의학의 치료 원리로 확고히 자리 잡게 된다.

이처럼 치료의 원리와 효과가 확립되면서 20세기 중반까지도 치료의 낙관론이 서양의학을 지배하게 된다. 모든 질병은 마법의 탄환에 의해 곧 정복될 것이라는 믿음이 널리 퍼졌다. 하지만 이런 낙관론이 회의론으로 바뀌는 데 그리 오랜 시간이 걸리지는 않았다. 항생제로 인해 급성 감염성 질병이 해결되었지만 무분별한 남용은 항생제 내성 세균을 탄생시켰다. 병원은 이런 세균에 의한 병원 내 감염nosocomial infection으로 골치를 앓게 되었다. 또한 신종 감염병의 출현과 만성질환의 증가로 마법의 탄환에 대한 믿음은 실망으로 바뀌었다. 더구나 몇몇 약품은 심각한 스캔들을 일으키기도 했다. 대표적인 것이 탈리도마이드thalidomide와 DESDiethylstilbestrol이다. 임신부에게 진정 목적으로 투여되던 탈리도마이드는 신생아의 사지 기형을 유발하는 것으로 밝혀졌고, 유산 방지제인 DES도 기형과 암 등 심각한 부작용을 유발하는 것으로 알려지면서 치료 목적의 약물이 끔찍한 재앙을 일으킬 수도 있음을 경고했다.

제약 산업이 팽창하고 의료 상업화가 심해지면서 제약 회사에 대한 불신도 더욱 높아지게 된다. 2000년대 초 한국에서 벌어졌던 글리벡Gleevec 사태는 영리를 추구하는 제약 산업과 환자의 치료받을 권리가 충돌한 대표적인 사례이다. 제약회사는 이익이 되지 않는 질병 예방 분야나 제3세계의 감염병보다는 선진국의 만성질환을 치료·관리하는 약품의 개발에 역량을 집중하고 있다. 현대 의료에서 제약회사는 약품의 개발과 생산 그리고 정보 등 약물과 관련한 거의 모든 영역을 독점하고 있다고 봐도 과언이 아니며, 이는 코로나 백신을 둘러싼 여러 논란과 잡음에서 다시 한번 입증되었다.

대표적인 약물 스캔들을 일으킨 탈리도마이드가 신생 혈관을 억제하여 기형을 유발한다는 기전이 밝혀지면서, 최근에는 다발성 골수종이나 한센병 같은 일부 질병에 치료 목적으로 사용되고 있다는 흥미로운 보고가 있었다. 그런 점에서 탈리도마이드의 역설은 20세기 약물의 역사를 함축적으로 보여주는 것 같다. 이제 소수의 사람들을 제외하고는 아무도 마법의 탄환을 믿지 않는다. 하지만 약물에 대한 낙관론과 회의론을 모두 거쳐온 지금이야말로 약물의 미래를 제대로 평가할 수 있는 가장 적절한 시점이 아닌가 싶다.

수술의 간략한 역사

수술에 해당하는 영어 'surgery'는 라틴어 'chirurgia'에서 왔는데 그 어원은 그리스어 'kheirourgia, kheirougos'이다. 'kheir'는 손이라는 뜻이고 'ergon'은 작업, 일이라는 뜻이다. 즉, 손으로 하는 작업을 의미한다. 이론과 대비되는 의학의 실기實技를 대표하는 수술은 약물과 마찬가지로 의학의 가장 오래된 치료 전통 가운데 하나이다.

수술의 역사는 생각보다 매우 오래되었는데, 선사시대에도 수술과 비슷한 처치가 이루어졌다는 것을 보여주는 구체적인 예로 천두술 trephination을 들 수 있다. 천두술은 신석기 시대에 유럽, 아메리카, 아시아의 여러 지역에서 시행된 것으로 보이며 우리나라의 옛 가야 지역에서도 발견된다. 인류의 조상들이 무슨 이유로 살아 있는 사람의 두개골에 구멍을 뚫었는지는 분명치 않다. 주술적인 이유였을 수도 있고 체액을 배출하거나 뇌압을 낮추려는 나름의 합리적인 이유가 있었을 수도 있다. 어쨌든 천두술은 현대의학의 전유물로 여겨지는 수술이 선사시대에도 행해졌다는 점에서 충격과 경외감을 안겨준다.

고대 의학에서도 수술적 처치가 이루어졌음을 보여주는 증거가 여럿 존재한다. 이집트 의학의 경우 에드윈 스미스 파피루스에는 48건의 수술 사례가 실려 있는데, 27건의 두부 손상과 21건의 목, 가슴 손상에 대한 진단과 치료의 내용이 포함되어 있다.[14] 고대 인도에서도 여러 수술이 시행되었는데, 특히 백내장 수술과 코 재건 성형수술이 유명하다. 히포크라테스 의학의 경우는 『선서』에 결석을 직접 수술하지 않고 전문가에게 위임하겠다는 내용이 있는 것으로 보아 내과적 치료에 더 많은 관심이 있었고 외과적 수술을 상대적으로 낮게 보았던 것으로 여겨진다. 하지만 골절과 탈구의 교정, 농흉의 배액 등과 같은 수술적 치료가 행해지기도 했다. 갈레노스는 동물을 해부하고 검투사를 치료한 경험을 바탕으로 비용종과 하지정맥류 제거 수술, 구순구개열 수술, 장과 복벽의 봉합 수술 등 여러 수술을 행한 것으로 알려져 있다.[15]

고대 그리스 의학을 계승한 이슬람 의학은 수술을 등한시하지는 않았지만, 그리스 의학에 비해 수술법이 크게 발전한 것도 없었다. 하지만 이슬람 의학에서 가장 중요한 외과 의사인 알 자라위Abū al-Qāsim al-Zahrāwī는 『의학방법론Kitab al-Tasrif』이라는 의학 백과사전에서 200가지가 넘는 수술 도구를 설명하고 있으며, 출혈 이외에도 뇌전증, 치통 등 다양한 임상 사례에 소작술을 적용한 것으로 유명하다.

중세 유럽에서는 이탈리아의 살레르노 학파가 외과 수술을 발전시킨 것으로 알려져 있다. 특히 프랑스에서는 훌륭한 외과 의사들이 등장하기도 했는데, 앙리 드 몽드빌Henri de Mondeville과 기 드 숄리아크Guy de Chauliac가 대표적이다. 1300년에 몽드빌이 펴낸『외과 전서 Chirurgie』에는 상처의 도포술, 통증 완화법, 출혈 억제법 등이 기술되어 있고 사지 절단 전에 끈으로 압박을 해야 한다는 내용도 실려 있다. 1363년 출간된 숄리아크의『외과대전La Grand Chirurgie』은 외상, 골절, 종양, 부스럼, 탈장, 궤양, 백내장 등을 다루고 있다. 두 외과 의사 모두 해부학의 중요성을 강조하기도 했다.[16]

고대부터 중세에 이르기까지 외과의 가장 중요한 영역 중 하나는 상처 치료였다. 히포크라테스 의학에서는 오염된 혈액에서 유래한 고름을 방출하는 것이 상처 치료를 위해서 꼭 필요한 과정이라고 여겼기 때문에 화농이 매우 중요했다. '바람직한 고름' 또는 '고마운 고름'이란 개념이 생긴 것도 그 때문이다. 화농에 대한 이런 견해는 중세에도 강력한 영향력을 발휘한다.[17] 더구나 15세기 무렵 전쟁에 화약이 사용되기 시작하면서 상처의 양상은 변해간다. 탄환이 몸에 들어가 감염을 일으키거나, 사지를 절단해야만 하는 치명적인 상처의 빈도가 늘어난 것이다. 이런 전쟁터에서의 임상 경험은 외과의에게 창상 치료법을 익힐 수 있는 좋은 기회가 되기도 했다.

특히 프랑스의 앙부로아즈 파레Ambroise Paré는 군의관 경험을 바탕으로 혁신적인 외과 처치를 개발한 것으로 유명하다. 파레의 가장 큰 업적은 총상 치료에 있다. 당시만 해도 총상에는 화약독이 있기 때문에 끓는 기름으로 지지는 소작법을 사용해야 한다는 것이 의학 상식이었다. 파레 역시 이런 방법으로 총상을 치료했는데, 어느 날 기름이 다 떨어져서 할 수 없이 달걀 노른자위, 장미기름, 테레빈유를 섞어 만든 연고를 바르게 된다. 당시 파레는 환자들에게 대단히 정성을 쏟았다고 알려져 있는데, 부상자들이 더 나빠졌을까 봐 밤새 잠을 이루지 못한 그는 다음 날 아침 일찍 환자들을 살피러 갔다. 그런데 예상과는 달리 끓는 기름으로 지진 환자들은 열이 나고 통증이 심한 반면에, 연고를 바른 환자들은 잠도 잘 자고 상처도 많이 아물어 있었다. 결국 파레는 끓는 기름을 이용한 소작법이 창상 치료에 별 도움이 되지 않는다는 사실을 알아내고, 고대부터 내려오던 '고마운 고름'이라는 개념을 폐기하는 데 일조하게 된다. 이제 화농을 유발하는 습한 치료는 파레식의 '건조한 치료'로 대체되었다.

창상치료 외에도 파레는 지혈법으로도 사용되던 소작법 대신에 고대의 혈관 결찰법을 부활시키고, 인공 팔다리나 인공 코 같은 새로운 보철 기구를 고안하기도 했다. 1554년에 앙리 2세는 파레의 업적을 인정하여 그를 왕실 외과장에 임명했는데, 파레가 비천한 이발사-외과의 신분이었다는 것을 감안하면 매우 파격적인 일이라 할 수 있다. 또한 파레는 라틴어가 아닌 프랑스어로 된 의학 서적을 출간하여 기존의 권위에 도전한 것으로도 유명하다. 외과를 천대하고 의학 지식을 독점하려던 대학 출신 내과 의사들의 배타적 분위기에도 아랑곳하지 않고 자신의 경험을 바탕으로 실증적이고 합리적인 외과학을 확립하기 위해 애썼던 것이다. 더구나 그가 남겼다는 "나는 붕대를 감아주었을 뿐, 치료는 신이 하셨다"라는 말은 오늘날까지 이어지며 이상적인 외과 의사의 모습을 창조해 냈다.

이처럼 르네상스 시기에는 외과의의 위상에 조금씩 변화가 나타났다. 영국에서는 1540년에 헨리 8세가 이발사-외과의 동업조합의 설립을 인정하는 칙령을 반포했다. 이 칙령으로 이발사-외과의들은 개업을 하고 면허 부여와 교육을 내과 의사와는 별도로 자율적으로 할 수 있는 권리를 인정받게 되었다. 여기에 고대부터 이어져온 해부 금지령이 약화되면서 몬디누스Mondino de Liuzzi, 실비우스Franciscus Sylvius, 파브리키우스Hieronymus Fabricius, 베살리우스 등에 의해 해부학이 발전하는데, 해부 지식과 술기의 발전은 외과의 발전을 촉진하는 계기가 되었다.

계몽주의 시기에 이르면 수술법은 더욱 향상된다. 이를테면 런던의 윌리엄 체슬던William Cheselden은 방광결석을 신속하게 제거하는 수술로 명성이 드높았는데, 회음부를 절개하여 결석을 꺼내는 데 채 2분이 걸리지 않았다고 한다. 체슬던의 수술은 마취가 발견되기 전에 수술이 어떤 방식으로 발전했는지를 잘 보여준다. 환자의 고통을 줄이기 위해서는 최대한 신속하면서도 정확하게 수술이 진행되어야 했고 그에 따른 다양한 수술법이 개발되거나 개선되었다.

수술법의 향상과 더불어 외과의의 위상도 올라가게 된다. 프랑스에서는 1731년에 칙령으로 왕립외과아카데미가 설립되었고, 1745년에 영국에서는 외과의 동업조합이 이발사 동업조합에서 분리되었다. 고대 이래로 천한 대접을 받던 외과 의사의 위상에 드디어 큰 변화가 생긴 것이다. 외과 교육 또한 변화를 맞게 된다. 프랑스혁명 이후 파리에 대규모 병원이 설립되면서 해부병리학에 근거한 외과 교육이 병원을 중심으로 실시된다. 스코틀랜드의 에든버러 의과대학에서는 내과와 외과의 통합 교육이 시도되었고, 런던에서는 사립 해부학 학교가 설립되었다. 특히 윌리엄 헌터William Hunter의 해부학 학교에서는 해부학, 외과, 내과, 병리학, 산과학, 여성과 소아 질병에 대한 교육이 시행되었다. 동생인 존 헌터John Hunter는 해박한 생리학 지식을 바탕으로 외과에 과학적 기반을 제공한 것으로 유명한데, 특히 총상과 염증에 관한 연구를 통해 중세 이후 널리 퍼졌던 화약독에 의한 염증이라는 생각이 허구임을 밝혀냈다.[18]

산과학 분야에서도 변화가 일어나는데, 특히 여성 산파의 전문 영역이었던 출산이 해부학 지식과 면허를 가진 남성 산과의사의 영역으로 점점 이동하게 되었다. 영국의 체임벌린 가문이 발명한 겸자는 이런 경향에 일조했다. 여성의 몸이 남성의 통제와 관리를 받는 일이 계몽주의시기에 시작되었다는 것은 의미심장하다. 여성은 이성의 밖에 존재하는 열등한 타자로 받아들여졌던 것이다.

19세기가 되면 점차 향상되고 있던 수술법의 혁신을 가져오고 외과 의사의 권위에 날개를 달아줄 두 가지 큰 혁신이 이루어지는데, 그것은 마취와 소독이다.

1848년 10월 16일, 미국 보스턴에 있는 매사추세츠 종합병원의 주임 외과 의사였던 존 워렌John. C. Warren은 길버트 애보트Edward Gilbert Abbott라는 젊은 남자의 목에 있던 종양을 제거하는 수술 시연회를 개최했다. 그런데 다른 수술과 달랐던 점은 젊고 야망으로 가득차 있던 윌리엄 모턴William T.G. Morton이라는 치과 의사가 수술 직전에 에테르를 이용하여 환자를 잠에 빠져들게 했다는 것이었다. 약 30분간의 짧은 수술을 성공적으로 마친 후, 워렌은 놀라움으로 침묵에 빠져 있던 청중들에게 다음과 같이 이야기한다. "여러분, 이것은 속임수가 아닙니다."

이 놀라운 소식은 순식간에 유럽에 퍼져 나갔고 저명한 외과 의사들이 너도 나도 수술에 마취를 도입하기 시작했다. 많은 역사가가 에테르를 이용한 전신 마취의 시작이 미국이 세계 의학에 기여한 최초의 사건이었다고 평가하고 있다.

하지만 마취의 발견은 장밋빛 성공 스토리라기보다는 인간의 욕망과 추아함, 광기가 접철된 막장 드라마에 더 가까울지 모른다. 그 이유는 에테르 마취를 둘러싼 여러 의사와 과학자들의 분쟁 때문이다. 사실 모턴이 에테르를 전신 마취에 사용하기 전에 아산화질소를 마취에 이용했던 크로퍼드 롱Crawford W. Long과 호레이스 웰스Horace Wells라는 의사가 있었다. 특히 모턴은 웰스로부터 에테르 마취에 대한 아이디어를 얻은 것으로 전해진다. 또한 찰스 잭슨Charles T. Jackson이라는 화학자도 등장하는데, 그는 모턴의 에테르 마취에 대한 실험에 큰 도움을 준 것으로 알려져 있다. 모턴은 에테르 마취에 대한 특허권을 획득하기 위해 발 빠르게 움직이면서 대학 병원, 의학 협회, 의회 등을 망라한 로비를 시도했다. 이에 맞서 웰스나 잭슨도 자신의 권리를 주장하기 위한 분쟁에 뛰어들면서 누가 전신 마취를 최초로 시행했느냐와 관련된 명예를 얻기 위한 끝없는 싸움이 시작되었다. 결국 이 싸움은 아무도 승자가 없는 비극적 결말로 끝나고 만다. 웰스는 자신의 주장이 받아들여지지 않은 데 실망한 나머지 브로드웨이를 걷고 있던 매춘부들에게 황산을 뿌리는 광기 어린 행동을 벌여 감옥에 갇히는데, 몰래 가지고 들어간 클로로포름을 흡입하고 면도칼을 이용하여 자살을 하고 말았다. 모턴 또한 에테르 사용에 대한 권리와 상업적 성공을 얻지 못한 채 뉴욕 센트럴파크의 담장 너머로 몸을 날린 후 병원에서 사망했다. 잭슨은 말년에 7년간 정신병원에 수용되었다가 불행하게 생을 마감했다. 이 싸움에서 어느 정도 거리를 두고 있던 롱만이 비극적인 삶에서 비켜날 수 있었다고 한다.[19]

전신마취를 처음으로 시도한 이들의 비극적 삶과는 대조적으로 마취는 널리 퍼져나갔다. 이전에는 도달할 수 없었던 인체 내부의 깊은 곳에도 메스를 들이댈 수 있으리라는 희망이 넘쳐났다. 하지만 예상과 달리 결과는 좋지 못했다. 아직 다 풀지 못한 퍼즐 때문이었는데, 그것은 수술 후 감염이라는 문제였다.

　헝가리 부다페스트 출신으로 오스트리아의 빈종합병원에서 활동하던 산과 의사인 이그나즈 젬멜바이스Ignaz Philipp Semmelweis는 수수께끼 같은 일에 맞닥뜨린다. 당시 최고의 규모를 자랑하던 빈종합병원의 산과병동은 제1병동과 제2병동으로 나뉘어져 있었는데, 제2병동의 산욕열로 인한 산모 사망률이 3퍼센트 정도인 반면, 제1병동의 사망률은 29퍼센트나 되었던 것이다. 두 병동 간의 사망률이 차이나는 이유를 조사하던 젬멜바이스는 중요한 발견을 하게 된다. 그것은 제1병동에서는 출산 업무를 주로 의사나 의과대학생들이 담당했던 반면, 제2병동에서는 산파들이 담당했던 것이다. 의사나 의과대학생들의 진료 과정을 유심히 관찰한 그는 사체 해부를 수행한 의사나 의과대학생들이 바로 분만을 집도한다는 사실을 알게 되었고 이를 통해 사체 내에 있던 어떤 이물질이 산모에게 옮겨져 산욕열을 일으킨다는 가설을 세우게 된다. 그리고 가설을 뒷받침해 주는 사건이 일어난다. 젬멜바이스의 절친한 동료였던 병리학자 자코브 콜레츠카Jacob Kolletschka가 부검 중에 칼에 찔린 상처 때문에 사망했는데, 부검 결과가 산욕열로 사망한 산모들의 소견과 거의 유사했던 것이다. 이를 계기로 젬멜바이스는 분만에 참여하는 모든 의료인에게 염소수를 이용해 손을 씻도록 교육을 했으며, 그 결과 제1병동의 사망률을 현저히 낮출 수 있었다.[20]

하지만 그의 손 씻기 운동이 당시의 경직된 의료 관행을 바꾸지는 못했다. 더구나 전염병의 원인으로 독기설miasma이 더 우세한 상황에서 전염contagion에 의해 병이 옮겨진다는 그의 생각이 쉽게 받아들여지지 않았다. 진정한 변화는 1865년에 영국의 조지프 리스터Joseph Lister가 수술실에 석탄산(페놀)을 분무하면서 복합골절을 입은 11세 소년의 다리를 감염 후유증 없이 깨끗하게 수술한 후에야 비로소 시작되었다. 파스퇴르의 세균 이론을 접한 리스터는 방부수술의 효과를 입증함으로써 19세기 수술의 혁신을 완성했던 것이다. 리스터의 업적을 높이 평가하는 이들은 진정한 의미의 서양 의학이 시작된 해는 1865년이라고 주장하기도 한다.

방부수술이 자리 잡자 여러 대가에 의해 다양한 수술법이 개발되었다. 빈의 테오도르 빌로트Theodor Billroth는 개복수술의 선구자가 되었고, 미국의 윌리엄 할스테드William S. Halsted는 공격적인 유방 절제술을 개발하여 유방암 치료의 새 장을 열었다. 충수돌기 수술이나 담낭 제거술도 도입되었다. 더구나 1895년 뢴트겐에 의해 엑스선이 발견되어 몸 안을 들여다볼 수 있게 된 후부터 외과 의사들은 더욱더 과감해졌다. 소위 '영웅적 절개술'의 시대가 도래한 것이다. 또한 19세기 중엽부터 전쟁과 외과의 밀접한 관계가 더욱 강화되기 시작했다. 무기의 발달과 더불어 부상의 정도는 더욱 심해졌고 그에 따라 수술적 처치도 발전되었다. 제1·2차 세계대전을 거치면서 창상 치료는 더욱 정교해졌고, 재건 수술이 확립되었다. 제2차 세계대전 때에는 수혈법이 확립되어 수술의 안전성을 더욱 높여주었다.

20세기 중반 이후에도 다양한 수술법의 혁신이 이루어졌다. 항생제의 개발과 면역학의 발달로 수술의 범위는 현저하게 넓어졌으며,

특히 1954년 신장 이식, 1963년 간 이식, 1967년 심장 이식을 연이어 성공하면서 이식 수술은 현대의학의 총아로 떠올랐다. 1985년에는 복강경을 이용한 담낭절제술이 성공했는데, 이는 20세기 초반을 주름잡던 영웅적 절개술의 시대가 막을 내리고 보존적·최소 침습적 minimally invasive 수술의 시대가 도래했음을 알리는 신호탄이었다. 1978년에는 최초의 시험관 아기도 탄생했다.

이런 새로운 수술들은 전통적인 의사 윤리로는 해결하기 어려운 새로운 윤리적 문제를 일으켰다. 심장 이식 수술은 심폐사를 기본으로 하는 전통적인 죽음 개념의 수정을 요구했고 결국 뇌사라는 새로운 죽음 개념을 탄생시켰다. 시험관 아기는 신의 영역으로 여겨지던 생명 탄생에 인간이 개입하는 것이 윤리적으로 타당한가와 관련된 많은 논쟁을 불러일으켰다. 혁신적인 외과 수술은 현대의 생명의료윤리를 탄생시킨 원동력의 하나였던 것이다.

20세기를 거치는 동안 약물과 마찬가지로 수술 역시 비용-효과의 측면이나 안전성과 관련하여 각종 규제를 받게 되었다. 그 결과 수술의 범위는 점점 작아지면서도 정교해지고 있으며, 각종 의료영상기기가 수술과 결합하면서 이런 경향은 더욱 가속화되고 있다. 2000년대 초반에는 로봇수술이 도입되면서 외과 의사의 손기술을 대체하려는 움직임도 본격화되었다. 인공지능이 고도로 발전하면 인간의 손으로 쌓은 경험과 지식을 바탕으로 발전해 온 수술의 역사가 크게 방향을 전환할지도 모르겠다. 하지만 사회적 냉대와 천시를 견뎌내고 밑바닥부터 환자 곁에서 손으로 지식을 쌓으며 차근차근 자신들의 지위를 높여왔던 외과 의사들의 노력은 치료라는 의학의 목표를 현실에서 구현했다는 점에서 언제나 높은 평가를 받을 것이다.

23. 의학의 불확실성과
임상적 의사 결정의 역설

의학의 모든 영역이 그렇지만 특히 치료 영역에는 다양한 층위에서 불확실성과 그로 인한 역설이 존재한다. 같은 치료라 하더라도 개인이나 집단의 특성, 처해 있는 상황, 사회문화적 조건 등에 따라 효과가 달리 나타난다. 의학 교과서나 매뉴얼에 적혀 있는 대로 치료 반응이 나타나지 않는 경우도 많고, 표준적인 치료를 상황에 따라 달리해야 하는 경우도 있다. 분명히 효과가 있는 치료가 존재하지만 정치경제적인 상황 때문에 어떤 이에게는 그런 치료를 할 수 없는 현실은 또 다른 치료의 역설이다. 건강 불평등은 치료 불평등을 포함한다. 무엇보다도 가장 큰 역설은 질병을 제거하고 생명을 살리기 위한 치료가 오히려 환자를 고통에 빠뜨리는 일이다. 모든 치료에는 효과와 더불어 부작용side effect이 존재한다. 사이비 치료에는 100퍼센트의 치료 효과만 존재하지 부작용은 존재하지 않는다. 진실한 치료라면 부작용의 역설을 감내해야 하며, 치료가 삶의 질 향상으로 반드시 이어지지는 않는다는 사실을 인정해야 한다. 이처럼 치료의 불확실성과 역설은 치료의 본질을 드러낸다. 따라서 치료에 관한 의철학적 사유는 이를 반드시 숙고해야 한다.

불확실성과 임상적 의사 결정

오슬러는 "의학은 불확실성의 과학이자 개연성의 예술"이라고 말한 바 있다.[21] 불확실성은 의학의 가장 본질적인 특성 중 하나이다. 의사이자 저술가인 셔윈 눌랜드Sherwin B. Nuland 역시 의학에서 유일하게 확실한 것은 불확실하다는 사실뿐이라고 말하고 있다.[22] 예방, 진단, 치료, 예후의 모든 단계에 불확실성이 내재되어 있으니 어찌 보면 의학의 역사는 불확실성을 극복하고 관리하는 방법을 추구해 온 역사일 뿐일지도 모른다. 특히 치료 영역에서 불확실성은 더욱 두드러진다. 특정 약물이나 수술법을 선택해야 할 때 의사는 언제나 불확실성을 무릅쓰고 '임상적 판단clinical judgment' 혹은 '임상적 의사 결정clinical decision making'을 해야만 한다. 히포크라테스가 말한 대로, 의술을 익히기 어려운 이유는 의학적 판단을 내리기가 그만큼 어렵기 때문이다. 하지만 그런 판단이 없다면 의술은 단순 작업과 구분되지 않을 것이다. 그래서 훌륭한 임상적 의사 결정을 하기 위해서는 충분한 지식과 경험을 쌓기 위한 오랜 수련 기간이 필요하다.

그런데 구체적으로 의료와 관련된 불확실성은 왜, 그리고 어떻게 발생하는 것일까? 의학은 인간이라는 불완전한 존재를 다루기 때문에 불확실성을 피할 수 없다는 막연한 대답을 넘어서, 좀 더 구체적인 지점으로 들어가 보자. 실제로 임상 의료에 내재되어 있는 불확실함은 매우 다양한 원인과 상황에 의해 촉발되는데, 이를 몇 가지 유형으로 나눠볼 수 있다.[23]

첫째, 환자와 의사, 환자 보호자와 의사, 의사와 동료 의료인처럼 다양한 행위자 사이의 의사소통 과정에서 나타나는 불확실함이 있다. 특히 환자가 의사에게 증상을 호소하고 설명하는 과정에서 이런 불확실함이 많이 드러난다. 구체적인 사례를 들어보자.

사례 1)

50세 남자 환자가 가슴이 아프다고 응급실을 방문했다. 환자는 가슴 안에 커다란 바늘이 돌아다니면서 여기저기 찌르는 것 같다고 말했다. 당직 의사가 청진했으나 특별한 이상 호흡음이나 심잡음은 들리지 않았다. 응급으로 촬영한 흉부 엑스선 사진도 정상 소견이었다. 심전도 검사에서는 약한 빈맥(tachycardia) 이외에 특이 소견은 발견되지 않았다. 응급실 도착 후 1시간쯤 지나자 환자는 등이 아프다고 호소하면서 가슴의 바늘이 이제는 등 쪽으로 옮겨 간 것 같다고 말했다. 환자와 같이 온 보호자는 빨리 처치를 해주지 않는다면서 화를 내기 시작했다.

만약 환자가 호소하는 것이 흉통이 맞다면 흉통을 일으키는 다양한 질병의 목록 중에서 증상에 가장 부합하는 질병을 골라 확인하면 될 것이다. 하지만 이 사례의 의사는 당황스러울 것 같다. 환자가 호소하는 것이 정말 흉통이 맞는지 확신할 수 없기 때문이다. 가슴 안에 바늘이 돌아다니는 것 같은 느낌을 어떻게 이해할 수 있을까? 더구나 이제는 가슴이 아니라 등이 아프다고 하지 않는가? 환자 보호자가 화를 내서 심리적으로 쫓기는 중에도 의사의 머릿속은 온갖 종류의 불확실한 질문으로 가득 찰 것이다. "아무리 그래도 협심증의 가능성이 제일 높지 않을까?", "CT 검사를 해봐야겠지?", "일단 입원시키고 며칠 지켜보면서 정밀 검사를 해볼까?", "심리적인 원인이 있는 건 아닐까?" ….

신체적 느낌, 통증 등을 언어로 표현할 때 발생하는 불확실함은 임상에서 흔히 만나게 된다. 언어적 표현에는 각종 비유와 은유가 동원되기 때문에 불확실함은 가중된다. 비언어적 표현 역시 마찬가지이다. 말로는 심한 통증을 호소하는데 표정이나 몸짓에는 별다른 변화가 없다면 의사는 환자의 증상을 의심하게 된다. 언어적 표현과 비언어적 표현이 항상 일치하는 것은 아니기 때문이다. 또 증상을 숨기는 환자도 있고 반대로 증상을 만들어 내는 환자도 있다. 환자의 다양한 성격이나 처해 있는 상황이 소통의 불확실함을 유발하는 것이다. 거기에 더해 환자와 의사가 서로 다른 문화적 배경을 지니고 있다면 의사소통 과정에서의 불확실함은 훨씬 심해질 것이다. 내가 처음 제주에서 진료를 시작했을 즈음에 일이다. 할머니 한 분이 무릎을 만지면서 "무릎이 튼튼해서 병원에 왔다."라고 얘기하신 적이 있다. 튼튼하신데 병원에 왜 오셨냐고 여쭤봤다. 그런데 할머니는 말귀도 못 알아듣는다며 타박을 하셨다. 옆에 있던 직원이 귀띔을 해주었는데, 제주 사투리로 '무릎이 튼튼하다'는 '무릎이 시큰거리다, 아프다'라는 뜻이었다.

　다행스럽게도 의사소통 과정의 불확실함은 여러 가지 면담 기법을 익히면 어느 정도 극복할 수 있다. 몸짓과 표정, 진료 공간 활용, 대화 방식 등을 조정하면 환자의 마음을 좀 더 편하게 할 수 있는 것이다. 만약 환자의 혼란스러운 표현을 잘 이해하여 정리하지 않고 의사가 덩달아 혼란스러운 모습을 보이면 환자와 의사의 라포르rapport는 깨지기 쉽다. 반대로 환자가 겪고 있는 불확실함에 의사가 공감하고 있다는 표현을 충분히 해준다면 환자와 의사의 라포르는 돈독해질 수 있다.[24] 양질의 소통은 양질의 의료 행위와 불가분의 관계에 있기 때문이다.

둘째, 무지ignorance에 의해 생겨나는 불확실함이 있다.

사례 2)

70세 여자 환자가 다리가 심하게 부었다며 한밤중에 응급실에 실려 왔다. 환자는 뇌출혈을 앓고 5년 전부터 요양원에서 생활하고 있었다. 당직 의사는 하지정맥혈전증을 의심하고 혈관조영 CT 검사를 시행하려고 했다. 그런데 혈액 검사에서 환자의 신장 기능이 매우 악화되어 있는 것이 발견되었다. 조영제에 의한 신장 손상을 염려한 응급의학과 의사는 영상의학과에 응급으로 혈관 초음파를 시행할 수 있는지 문의했다. 영상의학과 당직의는 2년 차 전공의로 혈관 초음파를 직접 시행해 본 적은 없고 선임자들이 검사하는 것을 몇 차례 곁에서 지켜본 것이 전부였다.

무지에 의한 불확실함은 크게 두 가지 원인에서 기인한다. 우선 의사 개인의 지식이나 경험의 부족으로 인해 발생하는 불확실함이다. 현대의학의 방대한 지식과 술기는 의사 개인의 역량을 넘어선 지 이미 오래이다. 세부 전문 분야는 갈수록 많아지고 한 분야만을 공부하기에도 시간이 모자랄 지경이다. 아무리 경험이 많고 노련한 의사라도 질병에 관한 모든 지식을 머릿속에 담고 있을 수는 없다. 하물며 초보 의사라면 지식과 경험의 부족에 의한 불확실함을 매 순간 겪을 수밖에 없을 것이다. 이 사례의 영상의학 전공의 역시 마찬가지이다. 실제로 해보지 않은 검사를 해야 하는 순간, 더구나 뒤에서 도와줄 선임자가 없는 순간은 언젠가 닥치기 마련이다. 그렇다고 환자를 앞에 두고 도망칠 수도 없다. 초보 의사는 자신의 무지를 무릅써야 한다.

하지만 의사의 머릿속이 완전한 백지 상태는 아니라는 걸 기억해야 한다. 어찌 보면 80~90퍼센트 정도는 검사를 시행할 준비가 되어 있는 상태이다. 그동안의 교육과 공부를 통해 검사에 관한 지식을 갖추고 있고 몇 차례 참관한 적도 있기 때문이다. 실제 임상에서 100퍼센트 무지한 경우는 거의 없다. 그러므로 모자라는 부분을 어떻게 채우느냐가 무지에 의해 발생하는 불확실함을 줄이는 방법이다. 이는 평생 학습을 통해 의사 개인이 노력해야 하는 건 물론이고 그것을 뒷받침할 수 있는 다양한 체계가 갖춰져야 해결할 수 있다. 의사를 위한 체계적인 교육 시스템, 초보 의사를 감독하고 도와줄 수 있는 인적·제도적 뒷받침이 마련되어야 무지에 의한 불확실함을 최소화할 수 있다.

사례 3)

5세 남아가 반복적인 발작 때문에 소아청소년과 외래에 내원했다. 환아는 지적장애를 동반하고 있었다. 검사 결과 레녹스-가스토 증후군이라는 희귀 난치성 질환으로 진단되었다. 담당 의사는 항경련제를 처방했으나 발작은 지속되었다. 보호자는 약물이 잘 듣지 않으니 수술을 해달라고 요구했다. 미주신경 자극 장치를 삽입하거나 뇌량 절제술을 시도해 볼 수 있지만, 효과에 대해서는 별로 알려진 것이 없는 상태이다. 의사는 수술적 치료를 해야 하는지 고민에 빠졌다.

이 사례도 일종의 무지에 의한 불확실함이 발생한 상황이지만 의사 개인의 무지에 의해 발생한 것은 아니라는 점에 차이가 있다. 이는 의학 지식과 기술 자체에 내재한 한계 때문에 발생하는 불확실함으로 의사 개인의 무지에 의한 불확실함과는 달리 극복이 거의 불가능한 종류이다. 오슬러가 의학을 불확실한 과학이라고 말한 것은 바로 이런 종류의 불확실함을 염두에 둔 것이리라. 서양의학의 역사를 보면 한 시대에 너무 당연하게 여겨지던 의학 이론과 치료법이 후대에는 조롱과 경멸의 대상이 되었던 경우를 쉽게 찾을 수 있다. 4체액설과 그것을 토대로 한 사혈법이 대표적인 예이다. 지금 우리가 의학적 진리라고 믿는 것 중에서 미래에도 살아남을 것이 얼마나 될지 아무도 알 수 없다. 더구나 방대한 현대의학의 지식과 기술에도 불구하고 여전히 해결할 수 없는 문제가 너무도 많다. 인턴 시절 장폐색intestinal obstruction 환자의 수술에 참여한 적이 있었는데, 그 환자는 과거에 여러 차례 개복수술을 받아서 장 유착이 매우 심한 상태였다. 마치 그물에 쌓인 돌덩어리처럼 유착이 심했고 손을 써보지도 못하고 급식 튜브만 장에 연결한 채 수술을 마치는 걸 지켜보면서, 현대의학이 이렇게 발전했는데 장 유착 하나 해결하지 못하는 게 말이 되냐고 답답해했던 기억이 떠오른다. 환자나 의사 모두 현재의 의학 지식으로는 해결할 수 없는 불확실함이 존재한다는 사실을 인정하는 것은 무척 어려운 일이다. 더구나 실제 임상에서는 지식을 완전히 습득하지 못해서 생기는 무지와 의학의 한계 때문에 발생하는 무지를 구분하기 어려울 때가 많으므로, 이런 종류의 불확실함은 증폭될 수밖에 없다.[25]

셋째, 일반적인 의학 지식을 개별 환자에게 적용할 때 발생하는 불확실함으로 임상에서 가장 흔하고, 가장 문제가 되는 불확실함이다.

사례 4)

65세 남자 환자가 한 달 전부터 기침하면 피가 조금씩 나고 허리가 아프다면서 지방의 종합병원에 내원했다. 흉부 엑스선과 CT 검사에서 폐암이 발견되었고 척추에 전이된 것으로 판명되었다. 수술할 수 없는 상태였기 때문에 담당 의사는 항암요법을 시행했다. 하지만 몇 차례 항암제를 투여했음에도 암의 크기는 별다른 변화를 보이지 않았다. 환자 보호자는 신문 기사를 통해 서울의 한 대형 병원에서 말기 폐암 환자를 대상으로 면역항암요법이라는 새로운 치료법을 연구하고 있다는 사실을 알게 되었고, 담당 의사에게 자문했다. 면역항암요법은 대규모 임상 연구를 통해 효과와 부작용이 확립되지는 않은 상태이다. 하지만 수술이 어려운 비소세포 폐암의 경우 표준 요법인 동시항암화학방사선 요법 이후 면역항암제를 추가 투여하면 생존율을 높일 수 있다는 최신 연구 결과가 보고된 바 있다.

전통적으로 임상적 의사 결정은 의사 개인의 경험과 지혜에 의해 이루어졌다. 19세기 초반 루이가 임상 의학에 수량적 방법론을 도입한 이래 대부분의 의학 지식이 통계적인 방식으로 제시됨에도 최종 결정은 개인의 역량에 달린 문제였다. 예를 들어 천식 환자에게 A라는 약물을 투여했을 때 치료 확률이 70퍼센트, B라는 약물을 투여했을 때는 90퍼센트의 효과가 나타난다는 통계적 사실이 알려져 있다고 해보자. 설사 담당 의사가 이 사실을 잘 알고 있다 해도 실제로는 B 약물을 투여했을 때 여러 번 치료 실패를 경험한 적이 있지만, A 약물에 대해서는 모두 성공한 경험만 있다면 의사는 A 약물을 선호할 수 있다. 의사 개인의 임상 경험이 상당한 영향력을 발휘하는 것이다. 그런데 개인의 경험은 신뢰성이 떨어진다는 문제점이 있다. 더구나 그 경험이 오래전에 의과대학에서 배운 지식에만 의존하고 있다면 신뢰성은 더욱 떨어질 것이다. 개인의 불확실한 경험에만 의존했던 관행을 극복하기 위해 현대의학은 대안을 마련했는데, 최신의 대규모 임상연구 결과를 참조하여 전문가들의 합의를 통해 마련된 진료지침에 근거하여 치료를 하는 방식, 즉 확실한 증거를 바탕으로 진료를 하는 것이다.

이런 흐름을 대표하는 증거기반의학의 핵심 주장은 의학에서 활용되는 증거의 위계를 정하고 가장 높은 수준의 증거에 기반한 의료 행위를 하자는 것이다. 증거기반의학에 의하면 전통적으로 임상적 의사 결정에 가장 많이 활용되었던 의사의 임상 경험은 가장 신빙성이 낮은 증거이다. 반면에 엄밀한 무작위 대조군 실험을 통해 산출된 결과를 메타분석 한 것은 가장 높은 수준의 증거가 된다. 즉, 개인의 경험이나 오래된 지식을 버리고 입증된 가장 최신의 통계적 지식에 근거하여 임상적 의사 결정을 하라는 것이다. 표준화된 각종 치료 프로토콜이나 진료지침 역시 최신 임상 연구 결과에 기초하여 작성되므로 증거기반의학의 영향권에 있다. 특히 항암 치료의 경우는 암의 크기나 병기stage, 조직학적 특성, 환자의 인구학적 데이터가 반영된 표준화된 진료지침에 따라 진행되므로 의사 개인이나 의료 기관 사이에 발생할 수 있는 치료 전략의 차이가 현저하게 줄어들었고 불확실성을 줄이는 데도 크게 기여한 것이 사실이다.

하지만 가장 엄밀한 증거에 기반을 두어도 불확실성이 완전히 해소되지 않는다는 데 어려움이 존재한다. 플라세보 효과를 배제하기 위해 고안된 이중맹검 무작위 대조군 실험은 기본적으로 여러 가지 변수를 통제한 특정 환자군을 대상으로 한다. 하지만 실제 임상에서 드러나는 모든 변수를 통제할 수는 없으므로 어느 정도는 가상의 요소가 개입된다. 그러므로 여기서 얻어진 결과를 개별 환자에게 적용할 때 문제가 발생한다. 실제 환자가 임상 시험의 대상이 된 환자군과 여러 가지 변수가 같다고 해서 결과도 같을 거라는 보장이 없기 때문이다. 더구나 같은 질병이지만 변수가 다른 경우, 이를테면 임상 시험은 20세에서 60세 사이의 성인을 대상으로 시행했는데 실제 환자는 10세 소아이거나 90세 노인인 경우, 의사는 주어진 임상 시험의 결과로부터 실제 환자의 예상되는 반응을 추정하는 것 이외에 별다른 방법이 없다. 진료지침도 크게 다르지 않다. 결국 불확실성은 여전히 남게 된다.

그렇다면 이런 종류의 불확실성에 어떻게 대처해야 하는가? 이와 관련하여 심리학자인 게르트 기거렌처Gerd Gigerenzer는 중요한 제안을 하고 있다.[26] 그는 불확실함을 극복하는 것보다는 불확실함을 어떻게 소통하고 이해시키는가가 더 핵심적인 문제라고 주장한다. 예를 들어 정신과 의사가 우울증 환자에게 프로작prozac을 처방하면서 30~50퍼센트의 확률로 발기 부전이나 성욕 부진이 나타날 수 있다고 설명하면, 대다수 환자들은 이를 성관계를 시도하면 대략 30~50퍼센트는 실패한다는 의미로 받아들인다고 한다. 반면에 프로작을 처방받은 사람 10명 중 대략 3~5명 정도가 발기 부전이나 성욕 부진을 겪는다고 다른 방식으로 설명하면, 환자는 덜 불안해하고 자기가 3~5명 안에 포함되었을 때 어떤 대책이 있는지 확인한다고 한다. 30~50퍼센트의 의미를 환자가 오해한 이유는 의사가 기준 집단reference class을 분명히 밝히지 않았기 때문이다. 의사는 프로작을 처방받은 전체 환자를 염두에 두고 있었지만 환자는 자신의 성관계를 떠올렸다. 불확실한 임상 상황에서는 백분율보다 빈도를 활용하여 기준 집단을 명확히 해주는 것이 의사소통의 오류를 줄이는 방법인 것이다.

이처럼 통계적 의학 지식을 개별 환자에게 적용할 때는 필연적으로 불확실함이 발생한다. 이것은 극복되어야 하는 불확실함이 아니라 명확한 소통을 통해 받아들이고 견뎌야 하는 종류의 불확실함이다. 의사가 일반화된 통계적 지식을 있는 그대로 읊기만 한다면 환자가 느끼는 불확실함은 더욱 가중될 뿐이다.

마지막으로는 윤리적 측면에서 발생하는 불확실함을 들 수 있다.

사례 5)

80세 남자 환자가 가슴이 뻐근하고 숨이 차다면서 응급실에 실려 왔다. 심전도와 혈액 검사에서 급성 심근경색증이 강력히 의심되어 당장 관상동맥 조영술을 시행해야 하는 상황이었다. 그런데 환자는 6개월 전에 말기 폐암 진단을 받고 항암치료를 받는 중이었다. 환자와 보호자 모두 위험한 시술은 원하지 않는다면서 진통제만 처방해 주길 원했다. 담당 의사는 당장 시술을 하지 않으면 수일 내 사망할 수도 있다고 경고했으나 환자는 마음을 바꾸지 않았다.

침습적인 치료법이나 다양한 약물이 개발되면서 치료 효과가 높아졌지만, 그에 따르는 부작용도 점점 많아지고 있다. 현대의학에서는 특정한 치료의 이익과 위험을 비교하여 환자에게 설명하고 동의를 구하는 일이 의사의 일반적인 업무가 되었고, 여기에는 치료 효과와 더불어 삶의 질이라는 기준이 중요한 판단의 근거로 자리 잡았다. 그런데 이 지점에서 갈등이 발생하게 된다. 환자, 보호자, 의사, 사회가 각각 바라보는 삶의 질이 일치하지 않을 때가 종종 있기 때문이다. 이 사례의 경우에도 환자와 보호자는 이미 말기 암을 앓고 있는 상황에서 일정한 위험을 내포하고 있는 시술을 시행하는 것이 삶의 질에 별 영향이 없거나 오히려 그것을 나쁘게 할 가능성이 있다고 판단한 듯하다. 하지만 의사는 불확실성에 직면하게 된다. 급성심근경색은 위중한 질병이긴 하지만 관상동맥 확장술이나 스텐트 시술 등을 통해 충분히 치료할 수도 있는 질병이다. 말기 폐암을 앓고 있지만 충분히 치료 가능한 질병까지 포기하는 것은 환자를 그냥 내버려 두는 처사가 아닐까? 하지만 심근경색을 잘 치료하더라도 암이 악화돼 얼마 못 사신다면 적극적인 치료가 무슨 의미가 있을까? 불과 40~50년 전의 의사만 해도 이런 고민을 이해하지 못할 수 있다. 눈앞의 환자를 포기하는 건 의사의 의무를 저버리는 것으로 간주하던 시대였으니 말이다. 치료가 최우선적 가치였으므로 적어도 치료를 해야 하나 말아야 하나의 문제는 그리 중요한 고민거리는 아니었을 것이다. 그러나 자율성, 삶의 질, 위험과 이익 평가, 공정한 자원 분배 같은 생명의료윤리적 가치들이 현대 의료에서 중요한 자리를 차지하게 되면서 치료 우선주의의 시대는 지나가 버렸다. 치료는 가치 평가의 대상으로 바뀌었고, 윤리적인 의미의 불확실함도 더해졌다.

과거와 비교하면 동원할 수 있는 치료법이 엄청나게 많아졌는데도 불확실함이 오히려 더 커졌다는 것은 아이러니한 일이다. 의학이 발전을 거듭하여 진정한 의미의 '마법의 탄환'이 개발된다면 윤리적인 불확실함은 모두 사라질까? 그것이 환상이란 걸 이제는 모두가 알고 있다. 인공지능 의사가 인간 의사를 대체한들 윤리적인 불확실함은 사라지지 않을 것이 분명하다. 현재와 미래의 우리는 그런 불확실함을 관리하기 위한 다양한 윤리적 규제 장치들을 개발할 수밖에 없을 것이고, 그런 장치들은 또 다른 불확실함을 유발하는 원인이 될 것이다. 결국 불확실함만이 유일하게 확실한 요소로 남게 된다.

그렇다면 의사들은 이런 불확실함에 어떻게 대처하고 있을까? 내과 의사인 제롬 그루프먼Jerome Groopman은 두 가지 부정적인 방식을 지적한다.[27] 첫째는 불확실성을 무시하는 것이다. 불확실성은 의사 자신에게도 부담이면서 그것을 환자에게 설득해야 하는 더 큰 부담을 안겨주기 때문에 무의식적으로 그것을 부정하고 확실함을 가장하게 된다. 둘째는 순응하는 것이다. 논란이 있는 경우에 각각의 대안을 두루 고려하기보다는 선배나 교수로부터 전해진 관습적인 판단을 더 신뢰하게끔 교육을 받고, 이를 통해 불확실성을 회피하거나 없애려는 성향이 몸에 밴다는 것이다. 하지만 그루프먼은 불확실성을 무시하거나 회피하려는 부정적인 방식으로는 불확실함에 적절하게 대처할 수 없다고 말한다. 그가 제안하는 것은 반대로 불확실함을 인정하고 의사 결정의 순간을 환자와 함께하는 것이다. 불확실함을 고려하면 오히려 의사의 치료 효율성이 향상된다고까지 말한다. 그 이유는 불확실함을 고려할수록 의사는 더 솔직해지고, 환자의 문제에 더 적극적으로 개입하려는 태도를 지니게 되며, 진실을 회피하거나 절반의 진실이나 거짓에 만족하기보다는 현실에서 최선을 다하려는 의지를 북돋을 수 있기 때문이다. 더구나 첫 번째 전략이 실패했다 하더라도 포기하지 않고 진로를 바꿔 다시 시도할 수 있는 용기도 생긴다고 말한다.

불확실함을 피할 수 없다면 의사나 환자 모두 그것을 성공의 조건으로 전환하자는 그루프먼의 주장은 매우 설득력 있지만, 실천하기에는 무척 어렵다. 믿음보다 불신이 가득한 의료 현실에서 불확실함에 대한 두려움은 참으로 극복하기 어렵기 때문이다. 그러나 어렵다고 시도조차 하지 않는다면 우리는 결국 불확실함의 굴레에서 벗어나지 못할 것이다.

임상적 의사 결정과 프로네시스

임상적 의사 결정은 환자를 위한 최선의 의학적 처치를 결정하는 행위이자 과정이다. 의사는 임상적 의사 결정에서 불확실성을 줄이기 위해 다양한 판단의 근거를 동원한다. 의과대학에서 배운 지식과 임상 경험을 통해 터득한 사실이나 규칙rule of thumb은 중요한 밑바탕을 이룬다. 여기에 다양한 선행 연구를 통해 얻은 정보들이 추가된다. 선행 연구는 무작위 대조군 연구일 수도 있고 환자-대조군 연구나 관찰 연구, 단순한 증례 보고일 수도 있다. 증거기반의학에서는 각 연구의 증거 능력을 다르게 보지만 실제 임상에서는 그 위계가 무시되기도 한다. 선행 임상 연구가 없을 때는 동물이나 세포를 대상으로 한 실험연구의 결과를 참조하기도 하고, 그마저 없을 때는 알려진 병태생리를 바탕으로 한 추론만으로도 판단하기도 한다.

여러 가지 심리·사회적인 요인도 고려의 대상이다. 환자나 보호자의 성격이나 태도, 선호도, 사회문화적·경제적 배경은 물론이고 의사 개인의 특성이나 병원이나 국가의 제도적 환경도 포함된다. 이처럼 다양한 요인들을 고려해야 하므로 의사와 환자가 임상적 의사 결정을 하기 위해서는 흑백논리로 해결되지 않는 넓은 '임상의 회색지대'를 건너야만 한다.[28] 그러나 임상적 의사 결정은 불확실성을 확실성으로 바꿔서 이 회색지대를 없애려는 데 목적이 있는 것이 아니다. 오히려 불확실성을 인정하고 견뎌내면서 동시에 그것을 무릅쓰고 결단을 내리는 실천적 성격을 지니고 있다. 임상적 의사 결정의 마지막 순간은 객관적 사실의 도움만으로는 해결되지 않는 주관적 믿음의 영역을 담고 있는 것이다.

또한 임상적 의사 결정에는 일반 규칙과 개별 사례 사이의 긴장이 내포되어 있다.[29] 히포크라테스 전통에서는 개별 환자와 질병을 분리해서 생각하지 않았다. 하지만 17세기 영국의 시드넘이 개별 환자에게서 발생한 질병의 공통 특징을 정리하고 그것을 환자와 분리하여 질병분류표에 써넣었던 순간 이래로, 의학에서 보편성과 특수성은 대립과 갈등의 두 축을 이루고 있다. 의학을 실증 과학의 위치에 올려놓고 싶었던 많은 의사는 질병에 관한 보편 법칙을 정립하려고 노력했고, 그 과정에서 과학기술은 큰 원동력이 되었다. 진단과 치료는 보편 법칙과 지식을 적용하기만 하면 저절로 해결될 문제였고, 임상적 의사 결정은 얼마나 정확하고 효과적으로 적용을 하느냐에 성패가 달린 것처럼 보였다. 하지만 의사들은 그 적용 과정에 불확실성이 배태되어 있다는 것을 간과했다. 생물학적 변이에 뿌리를 둔 불확실함은 일반 법칙의 무조건적인 적용을 어렵게 만들었고, 거기에 다양한 가치판단이 개입되는 임상의 심리·사회적, 윤리적 특성은 보편성과 특수성의 문제를 다시 생각하게 했다. '적용'보다는 '해석'이 문제의 핵심으로 떠오른 것이다.

사례는 고대의학 이래로 의학 지식이 생산되고 전수되는 기본 단위 중 하나였다. 임상적 의사 결정 역시 사례 중심으로 진행된다. 일반 규칙의 단순한 적용보다는 사례에 관한 정보를 수집하고 그것을 일반 규칙과 개별 상황의 맥락에서 해석한 후 행동을 결정하는 것이 임상적 의사 결정의 실제 작동 방식에 더 가깝다. 이 과정에서 일반 규칙과 개별 사례는 지속해서 되먹임을 주고받는다.

이에 더해 의학에는 서로 모순되는 원칙이 여럿 존재하는데 임상적 의사 결정은 이런 모순되는 원칙이나 상황을 극복하거나 절충해야만 한다. 예를 들어 히포크라테스 의학 이래로 의학의 가장 중요한 원칙 중 하나는 '환자에게 해를 끼치지 마라primum non nocere'일 것이다. 이는 의료윤리의 4원칙 중 악행 금지의 원칙으로 여전히 큰 영향력을 발휘하고 있다. 하지만 이에 못지않게 중요한 원칙 중에 '환자를 살리기 위해 최선을 다하라'라는 원칙이 있다. 이는 의료윤리의 4원칙 중 선행의 원칙에 자취가 남아 있다. 문제는 중요한 두 원칙이 임상에서 서로 충돌하는 경우가 생긴다는 것이다. 이것은 치료의 역설이다. 환자의 생명을 살리기 위한 치료가 때로는 환자에게 해를 가하는 일이 발생할 수 있다는 것. 전신 화상을 입은 환자의 상처를 소독하고 가피를 벗겨내는 일은 생명 연장을 위해 필수적이지만, 그것은 엄청난 통증과 고통을 동반하는 일이기도 하다. 만약 환자가 그 고통을 감당하지 못하고 치료를 거부한다면 의사는 어찌해야 할까? 살기 위해서 무조건 아픔을 참으라고 해야 할까 아니면 치료를 포기해야 할까? 이런 딜레마는 교과서나 논문에 나온 지식을 엄청나게 많이 알고 있다고 해서 해결되는 문제가 아니다.

이처럼 임상적 의사 결정을 위해서는 사실판단뿐 아니라 다양한 가치판단을 거쳐야 하며, 이를 잘 수행하기 위해서는 지식뿐 아니라 경험과 지혜, 그리고 결단이 필요하다. 여러 학자가 임상적 의사 결정의 특성이나 방법을 탐구하는 데 있어서 아리스토텔레스의 실천적 지혜, 즉 프로네시스phronesis에 주목하는 것도 그 때문이다.

프로네시스는 아리스토텔레스가 지적 탁월성aretē의 하나라고 밝힌 것으로 '자신에게 좋은 것, 유익한 것들과 관련해서 잘 숙고하고 분별할 수 있는 품성 상태'를 말한다. 여기서 잘 숙고한다는 것은 '전체적으로 잘 살아가는 것과 관련해서 무엇이 좋고 유익한지' 잘 숙고한다는 뜻이자, '인간적 행위에 의해 성취될 수 있는 것 중 최선의 것을 헤아림에 따라 적중시킨다'라는 의미이다.[30] 다시 말하면 프로네시스는 어떤 상황에서 행위자가 자신이나 자신의 행위의 선善을 실행하기 위해 도덕적인 선택과 행동을 할 수 있는 능력이자 덕德을 일컫는다.[31] 여기서 프로네시스의 두 가지 특징을 찾을 수 있다. 우선 프로네시스는 구체적인 상황과 관련되어 있다는 점이다. 프로네시스는 보편적이거나 추상적인 원칙과 관련된 것이 아니라 특수한 상황에서 도덕적인 선을 실현하는 방법이나 원리와 관계가 있다. 두 번째는 개별 상황과 관련되어 있으므로 구체적인 목적을 갖는 실천 행위를 전제로 한다는 점이다. 아리스토텔레스가 언급한 예를 들자면, 만약 누군가가 연한 고기가 소화도 잘되고 건강에도 도움이 된다는 일반적인 사실을 알고 있다 해도 실제로 어떤 고기가 연한지 알지 못한다면 건강에 아무런 도움이 되지 않을 것이다. 반면에 연한 고기가 건강에 도움이 된다는 사실은 몰라도 닭고기가 건강에 좋다는 사실을 알고 있는 사람이라면, 닭고기를 섭취함으로써 건강에 도움을 받을 수 있을 것이다.[32] 이처럼 프로네시스는 행복과 선을 구현하기 위한 구체적이고 실천적인 행위로 우리를 이끈다.

의학과 관련하여 프로네시스는 주로 생명의료윤리 영역에서 논의되어 왔다. 무엇보다도 일반적이고 보편적인 윤리지침을 제공함으로써 현대 생명의료윤리를 이끌어 가고 있는 원칙주의와 행위의 규율보다는 행위자의 품성과 덕을 강조하는 덕윤리virtue ethics 사이에서 프로네시스가 추상적인 원칙을 구체적인 상황에 적절하게 적용할 수 있는 연결고리의 역할을 할 수 있을 거라는 기대감이 있었다.[33] 하지만 프로네시스를 생명의료윤리 영역에만 국한할 필요는 없다. 이미 살펴보았듯이 임상적 의사 결정에는 사실판단과 가치판단이 모두 개입되며, 적용과 해석, 보편성과 특수성, 서로 모순되는 원칙과 규칙들 사이의 긴장과 상호 되먹임이 내포되어 있다. 따라서 프로네시스는 생명의료윤리 영역을 넘어서 임상적 의사 결정 전반의 원리이자 방법론으로서도 충분히 가치가 있고 의료의 본질을 숙고하는 데도 큰 도움이 된다.

그렇다면 임상적 의사 결정 과정에서 어떻게 하면 프로네시스가 잘 발휘될 수 있을까? 무엇보다도 프로네시스는 상황을 잘 '인지'하고 적절한 '감정'을 품으며, 상황에 맞게 고민하면서 가능한 선택지를 '숙고'하여, 마지막에는 '행동'으로 옮기는 능력에 달려 있다.[34] 임상적 또는 도덕적 쟁점을 분별할 수 있는 능력, 가능한 선택지를 숙고할 수 있는 능력, 다양한 상황을 머릿속에 펼쳐놓고 그 의미를 파악할 수 있는 상상력, 다른 이의 사고와 감정을 파악할 수 있는 공감 능력 등이 필요한 것이다. 그런데 문제는 한 사람의 의사가 이런 다양한 능력을 갖추기 위해서는 상당한 정도의 경험이 필요하다는 것이다. 그래서 프로네시스는 지식이 아닌 지혜이다. 하지만 충분한 경험이 쌓일 때까지 마냥 기다릴 수도 없다. 새내기 의사도, 오랜 연륜을 갖춘 의사도 매일매일 임상적 의사 결정을 해야 하기 때문이다. 그래서 경험을 좀 더 효과적으로 쌓을 수 있는 통로가 필요한데, 그 대표적인 것이 이야기, 즉 '서사'이다.

임상의학은 사례 중심으로 이뤄진다고 수차례 강조했다. 사례는 환자를 주인공으로 하는 한 편의 이야기이다. 이 이야기에는 질병과 관련한 의학적 사실과 질병을 앓고 있는 환자의 심리·사회적 요소와 배경, 환자를 치료하는 의료인의 견해가 담겨 있고, 치료라는 결말을 향하는 특정한 줄거리와 플롯이 존재한다. 질병과 환자에 대한 의사의 경험은 사례라는 서사의 형태로 저장된다. 더 많은 인물과 더 다양한 줄거리와 플롯, 더 다양한 결말을 가진 이야기를 의사가 숙지하고 있을수록 임상적 의사 결정에서 중요한 숙고와 분별력, 상상력, 공감 능력이 발휘될 여지가 커질 것이다. 더구나 임상적 의사 결정이 일반 법칙의 적용에 그치는 것이 아니라 개별 환자의 상황을 해석하는 작업이라면, 사례를 서사의 형태로 조직화해서 분석하고 이를 일반 법칙에 되먹임하는 과정이 꼭 필요할 수밖에 없다.[35] 서사 역량은 좋은 임상적 의사 결정을 가능하게 해주는 중요한 토대인 것이다. 이를 뒷받침할 작은 일화를 소개할까 한다.

당시 심장 내과 전임의였던 나는 전공의로부터 오후에 입원한 할머니 환자에 대해 보고를 받았어. 약물로 잘 조절되지 않는 부정맥 때문에 전극도 자절제술을 받기 위해 입원한 환자였지. 나는 전공의에게 시술 동의서를 받아 오라고 지시한 후 저녁 회진을 준비했어. 그런데 시간이 한참 지났는데도 전공의가 안 오는 거야. 이상하다고 생각하고 있는데, 전공의 녀석이 울상을 지으면서 와서는 할머니가 시술 동의를 하지 않으신다고 말하는 거야. 다음 날 아침에 시술할 수 있도록 일정을 짜놓지 않으면 교수님으로부터 불호령이 떨어질 게 분명했지. 내가 동의서를 직접 받겠다고 큰소리 쳤어. 하지만 할머니의 뜻은 완강했어. 비싸고 위험한 시술을 하느니 그냥 돌아가시겠다는 거야. 결국 동의서를 받지 못한 채 교수님과 저녁 회진을 돌게 되었지. 혼날 각오를 하고 보고를 하자 교수님은 "알았어, 내가 한번 설득해 보지" 하시고는 할머니의 병실로 들어가셨어. 한 10분쯤 흘렀을까, 교수님이 병실을 나오면서 이렇게 말씀하시는 거야. "어 할머니께서 시술 받으신다니까 내일 첫 스케줄로 준비해."

나는 자존심이 무척 상했어. '전공의와 나한테는 그렇게 싫다고 하시더 니……. 교수가 아니라고 무시하는 거야 뭐야.'

다음 날 시술을 잘 마치고 나는 교수님께 어떻게 시술 동의를 받으셨는지 조심스럽게 여쭤봤어. 내가 못 한 걸 교수님은 어떻게 하셨는지 너무 궁금 했거든. 분명히 무슨 비결이 있을 거라 생각했지. 그런데 그 대답은 나의 예상을 완전히 벗어나는 거였어.

"어, 뭐 특별한 건 없고 할머니가 계속 싫다고 하시길래 이렇게 말씀드렸 지. 할머니 이 시술 안 받으시면 자식들이 나중에 고생해요!"[36]

할머니의 시술 동의를 끌어낸 교수의 능력은 프로네시스가 발휘된 예이다. 많은 노인 환자를 만나고 환자와 보호자인 자식 간의 다양한 상황을 경험한 의사만이 내놓을 수 있는 해결책이었다. 젊은 의사들 은 동의서의 요건이나 환자의 자율성 존중과 같은 일반적인 규칙과 원칙에 대해서는 잘 알고 있었을 것이고 이를 바탕으로 할머니에게 중요한 의학적 정보를 빠짐없이 알려줬을 것이다. 하지만 할머니의 동의를 받는 데는 실패했다. 교수의 마지막 말은 할머니의 상황을 미 루어 짐작할 수 있는 능력, 치료를 선택할 때 할머니가 가장 중요하게 생각하는 것이 무엇인지 파악할 수 있는 능력, 시술이 할머니의 삶에 어떤 영향을 미칠지 이해할 수 있는 능력 등이 종합적으로 발휘되어 발화된 것이다. 이것은 책으로는 배울 수 없는 지혜, 즉 프로네시스이 다. 더구나 이 지혜가 저장되고 전달되는 방식을 살펴보면 서사의 중 요성이 드러난다. 일단 할머니의 동의를 끌어냈던 교수의 지혜는 후 배 의사에 의해 한 편의 이야기로 재구성되었고 이야기 형태로 저장 되었다. 그리고 그 이야기는 다른 의사들에게 다시 전달되면서 임상 에서 프로네시스의 중요성을 일깨워 주는 교육적 역할을 수행한다. 이처럼 임상적 의사 결정에서의 프로네시스는 서사를 매개로 발휘되 고 또 교육된다. 의료인문학자인 캐스린 몽고메리Kathryn Montgomery 는 임상 의료에서는 서사를 매개로 프로네시스가 발휘되는 것이 일상 적인 모습이고, 이것이야말로 의학이 엄밀한 의미의 과학도 아니고 모호한 의미의 예술도 아닌 해석적인 실천 행위임을 보여주는 증거라 고 주장하기도 한다.[37]

한 가지 덧붙일 것은 프로네시스가 의사의 행복과도 관련이 있다 는 점이다. 아리스토텔레스 윤리학에서 추구하는 최고의 선이나 궁 극적인 목적telos은 행복eudaimonia이다. 그리고 탁월성을 발휘하는 것은 최고선으로서의 행복에 핵심적인 요소이다. 탁월성은 어떤 탁 월성이든 간에 그것을 좋은 상태에 있게 하고 그것의 기능을 잘 수행 하도록 하는 것으로, 탁월성을 갖춘 영혼은 자신의 고유한 기능을 탁 월하게 발휘한다.[38] 그렇다면 의사의 행복은 어디에서 오는가? 의업 의 궁극적인 목적은 환자의 질병을 치료하거나 고통을 경감해 주고 건강을 증진하는 것이다. 아리스토텔레스 윤리학을 따른다면 의사의 행복은 탁월성을 발휘하여 환자를 위해 옳은 결정을 하고 치료의 결과가 좋았을 때 배가될 것이다. 심리학자 에이미 브제스니에프스키 Amy Wrzesniewski는 일work을 소명calling, 생업job, 직업career으로 나누고 각각의 특성을 연구한 바 있다. 자기 일을 소명으로 보는 사람은 생업이나 직업으로 보는 사람에 비해 일에서 즐거움과 만족감을 많이 느꼈고 자기 일이 의미 있다고 여겼다. 또 일에 대한 몰입도가 높았으며 더 많은 재량권을 누렸다고 한다. 재량권을 누리기 위해서는 업무 지침을 기계적으로 적용하는 것을 넘어서는 지혜가 필요하다. 의미 있는 일을 할 때 난관을 헤쳐나갈 수 있게 도와주는 지혜는 일하는 사람의 만족감을 높여준다.[39] 일의 보람은 올바른 판단을 통해 상대방에게 도움을 주었을 때 가장 크게 느낄 수 있다. 하지만 안타깝게도 현대의학은 반대의 길을 걷고 있다. 각종 프로토콜, 운영 지침, 강령 등에서 알 수 있듯이 의학적 측면에서나 윤리적 측면 모두에서 임상적 의사 결정은 점차 표준화되고 있으며, 이에 따라 개인의 재량권이 축소되면서 환자나 의사의 무력감이 증대되고 있다. 개인의 프로네시스가 발휘될 여지가 점차 줄어들고 있는 것이다. 그러나 여기서 손을 놓고 있을 수만은 없다. 의학의 불확실성이 없어지지 않는 한 지식을 넘어서는 지혜가 언제나 필요하기 때문이다. 의료에서 점차 설 자리를 잃어가고 있는 프로네시스의 가치를 유지하기 위해서는 지식 위주의 의학 교육에 변화가 필요하며 병원 업무 환경의 개선 같은 제도적인 뒷받침 역시 절실히 요구된다. 임상적 의사 결정은 환자와 의사 모두에게 행복한 결정이어야 하기 때문이다.

24. 플라세보와 관계의 힘

치료의 의철학적 측면과 관련하여 빼놓을 수 없는 것이 플라세보이다. 플라세보에는 치료의 물질적, 심리적, 사회문화적 조건들이 모두 관련되어 있기 때문이다.

플라세보placebo, 僞藥는 '나는 좋아질 것이다I shall please'라는 뜻의 라틴어 'placebo'에서 기원하며, 18세기 후반에 의학적인 의미가 덧붙여졌다고 한다. 의학적으로는 약리학적 활성이 없는 가짜 약물 또는 그 자체로는 효과가 없고 무해한 의료 시술을 플라세보라고 칭한다.[40] 활성이 없는 플라세보가 치료 효과를 보이는 경우가 종종 있는데, 이것을 플라세보 효과placebo effect 또는 플라세보 반응placebo response이라고 부른다. 반대로 플라세보가 오히려 부정적이고 해로운 효과를 발휘하기도 하는데, 그것을 노세보 효과nocebo effect 또는 노세보 반응nocebo response이라고 부른다.

치료에 대한 믿음이나 암시가 실제로 효과를 발휘한다는 사실은 오래전부터 알려져 있었지만, 플라세보가 현대의학의 본격적인 관심사가 된 것은 1940년대 후반 약물 효과를 평가하기 위한 임상시험의 방법론이 확립되면서부터이다. 특정한 약물이나 치료법의 진짜 효과를 알기 위해서는 플라세보 효과를 배제해야만 했기 때문이다. 그렇게 해서 고안된 이중맹검 무작위 위약 대조군 실험은 현대의학에서 치료 효과를 판단하는 기본적인 방법론으로 자리 잡게 되었다. 약의 효과는 플라세보의 효과보다 커야하므로, 진짜 약과 플라세보의 효과를 비교해야만 한다. 게다가 약을 주는 사람이나 약을 먹는 사람이나 어떤 약이 진짜이고 어떤 약이 플라세보인지 몰라야만 약의 진정한 효과를 알 수 있을 것이다.

이처럼 이중맹검 무작위 위약 대조군 실험은 현대의학이 플라세보를 바라보는 시각을 단적으로 드러낸다. 현대의학에서 플라세보는 통제되고 배제되어야 하는 불확실한 현상으로 여겨진다. 물론 현대의학이 플라세보를 인정하지 않는 것은 아니다. 하지만 그것은 의학의 확실성을 위하여 의학의 영역 밖으로 제거되거나 추방되어야 할 현상이다.

그런데 플라세보의 역설은 여기서 발생한다. 현대의학이 플라세보를 배제할수록 그것은 현대의학의 불확실성에 대한 구체적인 예증으로 활용되기 때문이다. 철학자인 프랑수아 다고네François Dagognet는 이런 플라세보의 역설에 주목한다.[41] 그는 실증주의 의학의 기계론적이고 환원적인 개념 틀로는 플라세보의 본질이나 기전을 설명할 수 없으며 약물과 치료의 철학이라는 맥락에서 플라세보 효과를 다르게 바라봐야 한다고 주장한다.

우선 다고네는 이중맹검법의 입장에서 바라본 약물의 전체 효과라는 것이 불분명하고 가변적임을 밝힌다. 약물의 전체 효과(Te)는 약물의 진짜 효과(Re)와 플라세보 효과(Pe)의 합으로 표시할 수 있다($Te=Re+Pe$). 현대의학에서는 Te를 상수라고 전제하기 때문에 Pe를 배제할 수만 있다면 Re값을 구할 수 있다고 믿는다($Re=Te-Pe$). 하지만 실제로는 그렇지 않다. 암시나 신뢰의 정도에 따라 Pe값이 수시로 변할 수 있기 때문에 Re값도 가변적인 것이다. 게다가 Te값 역시 가변적이다. 같은 약물이 같은 효과를 내기 위한 용량이 항상 같은 것은 아니기 때문이다. 양적인 측면뿐 아니라 질적인 측면에서도 Te값은 가변적이다. 같은 약물을 같은 용량으로 투여해도 어떤 사람에게는 부작용이 나타나고 어떤 사람은 아무렇지도 않은 경우가 있다. 더구나 종에 따라서도 특정 약물이 효과가 있는 예도 있고 효과가 없는 예도 있다. 결국 양적으로든 질적으로든 Te·Re·Pe값은 모두 가변적이다. 따라서 이것을 상수로 파악하여 치료 영역에서 불확실성과 우발성을 제거하려는 현대의학의 시도는 실패할 수밖에 없다. 다고네는 플라세보가 내포하는 불확실성과 불투명함을 배제의 대상으로 볼 것이 아니라 약물과 치료의 본질로 받아들이자고 제안한다. 그리고 약물의 진짜 효과와 가짜 효과를 구분하려는 이분법적 사고의 틀을 넘어서 약물과 치료의 본질은 확률적이며, 가능성과 우발성의 영역과 깊은 관련이 있다는 점을 강조한다. 플라세보는 현대의학의 이성이 제거해야 할 잡음이 아니라 사유해야 할 대상인 것이다.

이처럼 다고네는 현대의학이 이중맹검법을 통해 플라세보를 배제함으로써 권위를 획득하려는 시도를 비판적으로 평가하면서 플라세보를 의학의 영역으로 받아들일 것을 제안했다. 그리고 최근에 신경생물학이나 인지과학 그리고 진화생물학의 관점에서 플라세보 효과를 설명하려는 노력은 다고네의 생각을 현대의학의 틀 안에서 실증적으로 설명하는 것이 가능함을 보여주고 있다. 특히 신경생리학자인 파브리치오 베네디티Fabrizio Benedetti는 플라세보 효과를 이해하는 새로운 개념 틀을 제시하고 있다. 베네디티는 플라세보 효과를 치료 행위라는 넓은 맥락에서 이해하고자 한다. 그에 따르면 치료 행위에는 치료를 둘러싼 감각 자극 및 사회적 자극이 모두 포함되며 환자의 기대와 믿음 같은 내적 심리 상태 역시 치료 행위에 포함될 수 있다. 즉, 치료 행위는 의학 지식과 술기만의 영역이라기보다는 그것을 포함하고 개인적·사회문화적 측면을 아우르는 총체적인 맥락을 의미한다는 것이다. 그런 점에서 플라세보 효과의 생물학적 기전을 이해하고자 한다면 심리사회적 맥락이 뇌에 어떤 영향을 미치는지 이해해야 한다. 그는 암시나 기대, 믿음과 같은 심리사회적 자극이 신경전달물질을 활성화해 뇌의 여러 영역이나 신경회로에 영향을 미친다는 사실을 밝혀냈으며, 심리사회적 자극에 의해 활성화된 뇌와 약물에 의해 활성화된 뇌가 비슷한 반응을 보인다는 점도 확인했다.[42] 그리고 이런 생물학적 기제를 진화론의 틀에서 설명한다. 플라세보 효과와 관련된 심리사회적 기제는 인류의 출현과 더불어 시작된 방어 기제로부터 진화한 사회-신경 시스템의 일환이라는 것이다. 이것은 원시 시대의 환자-치유자 관계에서 시작된 치료의 믿음이 진화에 의해 우리 개개인의 몸에 각인되어 있다는 것을 의미한다. 브로디가 플라세보를 '당신 속의 약방your inner pharmacy'이라고 불렀고, 강신익이 '내 속의 무당과 협력하는 진화의 약방'이라고 부르는 것도 같은 맥락이다.[43] 이처럼 베네디티의 연구는 플라세보가 약물과 치료의 부수적인 효과가 아니라 약물과 치료의 본질에 포함된다는 다고네의 생각을 신경생물학 방법론과 기술을 활용하여 입증했다는 점에서 의미가 있다.

하지만 베네디티의 신경생물학적 연구가 플라세보 효과를 설명할 수 있다고 해도 플라세보 개념 자체에 내재한 불분명함을 완전히 해소해 주지는 못한다. 무엇보다도 플라세보 효과는 모순적인 표현이다. 정의상 플라세보는 아무런 약리학적 활성이 없어서 효과가 없는 약물이나 치료법을 뜻한다. 따라서 플라세보 효과는 효과가 없는 가짜 약물이 효과가 있다는 모순을 내포하고 있다. 가짜에 방점을 두느냐, 효과에 방점을 두느냐에 따라 플라세보 효과를 바라보는 입장은 크게 갈라진다.

더구나 플라세보에는 '관계'의 차원이 빠져 있다. 플라세보에는 활성이 없는 물질이나 시술이 유발하는 설명하기 어려운 심리적 현상이라는 의미만 있을 뿐, 플라세보를 제공하는 사람과 그것을 받는 사람 사이의 '관계'라는 의미가 빠져 있는 것이다. 그래서 일부 학자들은 이런 관계의 차원을 고려하여 플라세보 효과를 '돌봄 효과care effect'[44] 또는 '의미 반응meaning response'[45]으로 바꾸자고 주장한다.

플라세보를 둘러싼 관계의 차원은 개인부터 제도, 정치, 사회, 환경, 생태, 우주에 이르기까지 매우 다층적으로 분포하고 있지만, 무엇보다도 환자-의사 관계가 가장 중요한 의미가 있다. 의사가 환자에게 발휘할 수 있는 심리적 영향력이라는 관점에서 플라세보가 주로 논의되었던 것도 그 때문이다. 브로디는 이것을 의사의 '힘power'으로 개념화했다. 브로디에 의하면 의사의 힘은 크게 세 가지 종류로 나눌 수 있다. 첫째는 아스클레피오스의 힘Aesculapian power, 둘째는 카리스마의 힘Charismatic power, 셋째는 사회적 힘social power이다.[46] 아스클레피오스의 힘은 의사가 소유한 지식과 기술, 경험으로부터 나오는 힘, 카리스마의 힘은 의사 개인의 성격적 특징에 의해 발휘되는 힘, 사회적 힘은 의사와 사회의 암묵적 계약에 의해 사회로부터 의사에게 부여된 공적 지위에서 나오는 힘을 말한다. 이 세 가지 힘이 따로따로 혹은 함께 작용하여 환자의 심리적·신체적 상태를 변화시킨 결과를 플라세보 효과라고 볼 수 있다.

하지만 의사의 힘이라는 관점에서만 플라세보를 바라보는 것은 의사에게서 환자에게로 일방적으로 전개되는 관계만을 반영할 뿐이다. 플라세보는 한 방향이 아닌 환자와 의사 사이의 쌍방향, 더 나아가서는 환자와 의사를 둘러싼 제도, 사회, 문화, 역사, 환경, 생태 등의 조건들이 무수히 많은 방향에서 상호작용 하는 다층적 관계의 총합이다. 그래서 사회학자인 박정호는 플라세보를 증여의 맥락에서 파악해야 한다고 주장한다.[47] 증여 관계란 계약 관계와는 달리 질병의 치유라는 순수한 기쁨을 얻기 위해 환자와 의사가 서로 자신의 것을 증여하는 관계를 말한다. 환자는 자신의 내밀한 모습을 의사에게 드러내는 방식으로 자기를 증여하고, 의사는 환자에게 치료를 제공한다. 치료라는 선물을 받은 환자는 질병의 치유라는 답례를 통해 의사에게 기쁨을 안겨줌으로써 양자의 증여와 호혜의 관계가 완성된다. 따라서 플라세보는 치유의 약속이 담겨 있는 인격화한 약물이다. 더구나 치유는 개별 인간의 소망을 넘어서 사회 구성원이라면 누구나 바라는 일이라는 점에서 플라세보에는 사회적 차원의 집단적인 기대가 담겨 있기도 하다. 플라세보가 다층적인 사회문화적 관계망의 영향권 안에 존재하는 환자와 의사 사이에 놓일 때에야 비로소 치유 효과가 일어나는 것이다. 그렇다면 '돌봄 효과'에는 플라세보에는 들어 있지 않은, 치료적 관계에서 발생하는 상호작용과 주관적 느낌이라는 의미가 담겨 있다고 봐야 할 것이다. '의미 반응' 역시 같은 맥락이다. 플라세보 자체가 효과가 있는 것이 아니라 플라세보가 담고 있는 특별한 의미가 효과가 있기 때문이다. 사람들은 플라세보에 반응하는 것이 아니라 사회문화적으로 부여된 플라세보의 의미에 반응한다.[48]

결국, 플라세보 효과가 알려주는 것은 의사의 치료적 권위는 의사

의 일방적인 힘에서 나오는 것이 아니라 환자와의 '관계의 힘'에서 나
온다는 사실이다.

25. 치료를 둘러싼 생명과학기술과 지식의 정치

　푸코는 『말과 사물』이라는 저작을 통해 고전 시대의 자연사 혹은 박물학natural history이 근대적 의미의 생물학biology으로 대체되면서 생명에 대한 인식 틀이 변화했다고 주장한 바 있다. 박물학의 시대에는 동물, 식물, 광물 등의 생물 분류가 주된 관심사였지만 근대 생물학에서는 유기물과 무기물 사이의 구분이 근본 문제로 떠오르면서 유기체의 생리학과 신진대사 등이 탐구의 대상이 되었다는 것이다. 그런데 이런 인식 틀의 변화는 특정한 시대에 사물과 인간 그리고 세계를 바라보는 생각의 틀을 의미하는 '에피스테메episteme'의 변화 때문에 유발된다. 고전 시대의 에피스테메가 근대의 에피스테메로 바뀌면서 생명을 바라보는 시각도 바뀐 것이다. 그래서 푸코는 지식을 배치하는 인식 틀이 미래에 변한다면 "인간은 바닷가 모래사장에 그려 놓은 얼굴처럼 사라질지 모른다"라는 약간 섬뜩한 구절로 『말과 사물』을 끝맺고 있다.[49] 물론 이것은 실체로서의 인간의 종말을 예언하는 것이 아니다. 근대 이후에 탄생한 담론적 구성물로서의 인간이 사라지고, 인간에 대한 완전히 새로운 이해가 도래할지 모른다는 의미이다.

　푸코의 생각은 생명, 인간, 몸, 질병 등이 모두 생물학적 실체라고 믿고 있는 우리에게 그렇게 믿도록 이성을 작동시키는 인식론적·제도적 틀이 존재한다는 것이다. 그렇다면 '생명'을 가지고 이를 잠시 확인해 보자. '생명○○'이란 단어를 생각해 보면 무엇이 먼저 떠오르는가? 많은 사람이 생명공학, 생명윤리, 생명보험 등을 떠올릴 것이다. 그런데 위 용어들에서 생명은 각기 다른 의미를 띤다. 생명공학에서의 생명은 생물학적 실체로서 생명과학기술에 의해 인위적으로 변형이 가능한 대상으로 여겨진다. 반면에 생명윤리에서 생명은 과학기술의 무분별한 개입으로부터 보호받아야 할 대상으로 파악된다. 생명보험에서 생명은 일정한 화폐가치를 갖는 상품이자 투자의 대상으로 개념화된다. 같은 '생명'이라는 단어가 어디에 배치되느냐에 따라 서로 다른 의미로 이해된다면, 고정불변의 '생명 개념'이 존재한다고 말할 수 있을까?

물론 생명을 실체가 없는 순수한 담론적 구성물이라고만 볼 수는 없을 것이다. 하지만 생명을 포함한 많은 생의학적 개념이 어느 정도는 사회문화적으로 구성된 것 또한 사실이다. 치료도 마찬가지이다. 치료는 질병 제거와 기능 회복이라는 생물학적 바탕에서 이루어지지만, 한편으로는 정치경제학과 지식 정치의 맥락에서 갈등과 대립, 타협이 일어나는 사회적 힘의 각축장이기도 하다. 치료의 사회학과 과학기술학은 바로 치료의 이런 조건을 살펴보고자 한다.

연구와 치료의 이중 나선

생명의료윤리 영역에서 잘 알려진 '치료적 오해therapeutic misconception'라는 개념이 있다. 이것은 의학 연구 참여자들이 연구의 본질과 목표를 잘 이해하지 못하고 자신들이 연구가 아니라 치료 과정에 참여하고 있다고 오해하는 것을 말한다.[50] 한마디로 치료와 연구를 혼동하는 것이다. 의학 연구나 임상시험은 일반화할 수 있는 지식을 산출하기 위해 시행하는 것이지 특정한 개인을 위한 것이 아니다. 연구의 대상이 되는 약물은 효과가 있을 수도 있고 없을 수도 있다. 더구나 무작위대조시험이면 참여자는 플라세보를 투여받을 수도 있다. 본질적으로 연구는 참여한 개별 환자를 치료하는 것과는 무관한 과정이다. 하지만 질병을 앓고 있는 환자라면 새로운 약이 효과가 있을 거라는 기대와 희망을 품기 마련이고, 연구 참여가 곧 치료로 이어질 것이라는 잘못된 믿음을 갖게 될 수도 있다. 따라서 생명의료윤리에서는 치료적 오해를 예방하기 위해 동의를 구하는 과정에서 연구 참여자에게 더 정확한 정보를 제공하고 연구 참여자가 충분히 상황을 이해할 수 있도록 최대한 도움으로써 연구 참여자의 자율적 결정을 보장해야 한다고 강조한다.

하지만 치료적 오해는 생명의료윤리 영역에서만 논의될 사안은 아니다. 오히려 그것은 현대의학에서 치료라는 개념이 극적으로 변화하고 있음을 보여주는 시금석과도 같다. 현대의학에서 의사는 환자를 치료하는 역할뿐 아니라 지식을 생산하는 생명과학자의 역할도 하고 있고, 환자 역시 치료뿐 아니라 연구의 대상이라는 이중 역할을 떠맡게 된다. 치료와 연구는 동전의 양면과 같이 떼려야 뗄 수 없는 관계인 것이다.

그렇다면 의료사회사의 관점에서 의학 연구의 역사를 잠시 살펴보자.[51] 자연을 있는 그대로 관찰하여 분류하고 기술하는 박물학과는 달리 자연을 통제하고 인위적으로 개입하여 새로운 결과를 산출해 내는 실험적 방법이 의학에 도입된 데에는 베르나르의 역할이 매우 컸다. 1865년에 출간된『실험의학연구 서설』을 통해 베르나르는 질병을 이해하기 위해서는 환자를 대상으로 실험하기 전에 동물을 이용한 실험이 선행되어야 한다고 주장했다. 즉, 정상적인 것에 관한 과학적인 연구는 동물 실험을 통해서만 가능하며 환자에 관한 연구는 오로지 비정상적인 것에 관해서만 말해줄 수 있다는 것이다.

하지만 베르나르의 실험의학이 본격적으로 받아들여진 것은 미생물학의 발전이 있고 나서부터이다. 병원균을 동정하고 백신과 항독소를 개발하는 데 동물 실험과 실험실은 결정적인 역할을 하게 된다. 병원균에 대한 코흐의 공리나 파스퇴르의 백신 개발은 모두 동물 실험을 바탕으로 얻어진 것이다. 물론 문제가 없었던 것은 아니다. 같은 병원균이라 해도 서로 다른 동물 종에서 서로 다른 반응을 일으키기 일쑤였고, 인간에게는 병을 일으키는 세균이 동물에게는 아무런 반응을 일으키지 않는 경우도 흔하게 발생했다. 하지만 항생제나 백신 개발을 위해 동물 모델을 활용하는 실험의학의 원칙에는 큰 변화가 없었다. 게다가 동물 실험은 치료제의 생물학적 활성을 측정하기 위해서도 꼭 필요했다. 제약회사나 국가 모두 상업적인 이유 혹은 국민 보건의 관점에서 치료제의 효과를 평가해야만 했다. 그 결과 에를리히가 발전시킨 개념인 반수 치사량(Lethal Dose50, LD50), 즉 피실험 동물의 절반이 죽게 되는 투여 약물의 양은 시장에 보급되는 약물의 효과를 측정하는 중요한 기준이 되었다.

한편 미생물학뿐 아니라 생화학과 생리학 분야에서도 동물 실험은 적극적으로 받아들여졌다. 정상 생물학적 기능뿐만 아니라 각종 결핍증, 대사질환 등의 질병도 연구의 대상이었다. 특히 1920, 1930년대 인슐린의 발견과 대량 생산은 실험실과 임상, 제약 산업의 연결 고리가 완성되는 계기가 되었다. 하지만 면역학과 실험 종양학, 장기이식 등이 발전하면서 동물 실험은 새로운 문제에 맞닥뜨리게 된다. 미생물학, 생리학, 생화학 영역에서는 종들 사이의 재현성이 문제가 되었다면, 면역학과 같은 분야에서는 같은 종 내부에서조차 개체의 유전적 변이에 따라 서로 다르게 나타나는 반응이 문제가 되었던 것이다. 이를 해결하기 위해서 점차 유전적으로 균질한 실험동물이 이용되었고, 그 결과 같은 동물을 이용한 서로 다른 실험실의 연구 결과를 비교하여 표준화하는 작업이 가능해졌다. 이로써 연구자 혹은 실험실 간의 협력이 본격화되었고, 진단과 치료를 매개로 실험실과 병원, 제약회사 간의 협업도 확산되었다. 그리고 온코마우스oncomouse나 누드 마우스nude mouse처럼 유전적으로 가공된 실험동물이 개발되면서 의학 연구에서 동물 실험의 위치는 더욱더 확고해졌다.

하지만 동물과 인간의 종차種差를 극복해야 하는 문제는 동물실험의 본질적인 약점이었다. 인간을 대상으로 하는 실험은 불가피했다. 제국주의 시기에는 식민지 원주민들이 먼저 동원되었고, 제2차 세계대전 때는 나치와 일제에 의해 잔악한 인체 실험이 자행되었다. 흑인을 대상으로 한 미국의 터스키기 매독 연구는 전후에도 비윤리적인 인간 대상 실험이 지속되었음을 확인해 주었다. 바야흐로 질병과 관련해서는 살아 있는 환자들의 몸을 대신하여 '실험체experimental body'가 질병 메커니즘과 치료의 연구 대상으로 확고한 존재론적 지위를 획득하게 된 것이다. 실험체는 과학사학자인 일라나 로이Ilana Löwy가 제안한 개념으로 실험동물과 그 장기나 조직, 인간 신체와 그것에서 유래하는 조직과 세포를 포괄한다. 다시 말하면 실험체는 질병을 앓는 당사자가 아니라 그들을 재현한다고 과학적으로 인정받는 대체 인간이나 동물 또는 그 유래물을 말하는 것이다. 따라서 실험체에는 두 가지 범주가 있다. 우선 실험실 공간에서 연구의 대상이 되는 동물, 조직, 세포 등이 있고, 다른 하나는 인구 집단으로서의 집합적인 신체가 그것이다. 실험실 공간에서는 베르나르 이후 확립된 실험의학 연구방법론이 통용되었다. 반면에 집합적인 신체는 우연을 길들이는 기술인 통계가 개입하여 표준과 정상이라는 틀 속에서 수학적으로 이상화된 '통계적 몸statistical body'으로 재구성되었다. 이처럼 실험과 통계를 통해 구성된 실험체는 실생활 속의 몸에 비해 훨씬 통제하기 쉽고 균질한 특성이 있으므로 연구 대상으로 적합했다.

하지만 실험체에도 여전히 한계는 존재했다. 실제 환경과는 동떨어진 실험실이라는 공간에서 얻어졌거나, 사회적으로 주변화되고 열등하다고 간주된 인구 집단으로부터 얻은 결과를 살아 있는 환자에게 바로 적용할 수 없었던 것이다. 실제와 똑같은 물리적·사회적 환경에 놓여 있는 사람들을 대상으로 한 연구, 즉 임상시험clinical trial의 필요성이 대두되었다.

임상시험은 무엇보다도 제2차 세계대전 이후 의학 연구의 범위를 크게 확장시켰다. 병원은 치료 공간이면서 동시에 실험 공간으로 변모해갔고 정부나 민간 기업의 재정 지원이 갈수록 중요한 역할을 했다. 방법론적으로는 임상시험에서 통계의 역할이 강화되었다. 하지만 수학적으로 추상화된 통계적 몸이 아니라 실제 질병을 앓는 환자의 몸이 통계의 대상이 되었다. 이제 의사의 주관적 경험에 의지해서 치료 효과를 판단하던 관행은 통계적 방법론에 의한 객관적 증거로 빠르게 대체되었고, 치료에 관한 의사들의 특권은 해체되기 시작했다. 보건의료에서 국가의 역할이 커질수록 효율적인 의료자원 분배에 대한 고민은 커졌고, 임상시험은 정부나 시민 모두에게 의료자원 분배의 중요한 과학적 근거로 인식되었다. 제약회사로서도 치료제에 대해 시장이나 정부의 승인을 얻기 위해서는 임상시험의 과학적 증거가 꼭 필요했다. 그리고 이런 흐름의 정점에는 이중맹검 무작위 대조시험과 증거기반의학이 자리 잡았으며, 이 둘은 임상시험이 현대의학의 총아로 떠올랐다는 것을 방증하는 주요한 장치이다.

하지만 과학기술학에서는 실험에 통계가 결합하여 임상시험으로 변모하면서 치료 영역의 핵심으로 부상하는 과정을 현대의학이 점차 객관성을 획득하면서 치료법을 발전시켜 왔다는 식의 단선적인 관점으로만 파악해서는 안 된다고 본다. 특히 행위자-연결망 이론Actor-Network Theory, ANT의 입장에 서 있는 이들은 임상시험과 치료법은 다양한 행위자가 중층적이고 복잡한 연결망을 구축하면서 발전했다고 보는 것이 더 적절하다고 주장한다. ANT는 과학과 기술을 인간과 다양한 비인간들(예를 들어 세균, 기계, 건물, 돈, 정부, 지식 등) 사이의 이질적 연결망이 구축됨으로써 산출되는 결과물로 파악한다.[52] 무엇보다도 ANT는 인간을 중심으로 과학과 기술을 바라보던 전통적인 관점을 탈피하여 비인간 사물들을 인간과 동맹을 맺는 능동적인 행위자로 보는 것이 가장 큰 특징이다.

이런 관점에서 키팅과 캄브로시오는 제2차 세계대전 이후 종양학oncology 연구와 치료의 변화를 분석하여 임상시험이 곧 치료의 주요 구성 요소가 되는 현대의학의 특성을 분석한 바 있다. 그들에 의하면 현대의 종양학은 항암제가 개발되는 주요 통로인 임상시험을 중심축으로 주조되고 있는데, 이 임상시험은 프로토콜, 종양학자, 통계, 환자, 질병이라는 행위자들이 구축한 연결망에 의해 작동하는 '새로운 실천 양식new style of practice'이다. 임상시험이 실천 양식이라는 것은 그것이 단순한 기술적 장치가 아니라 연구 과제를 탐색하고 결과를 산출하기나 평기하며 연구 행위를 제어하는 특별한 방식을 생산하기 위해 물질과 제도, 실천을 모으고 재배치하는 일종의 플랫폼이라는 의미이다.[53] 이 플랫폼에서 각 행위자는 그저 수동적인 역할을 하는 것에 머물지 않고 능동적으로 서로의 역할을 규정하고 배분하거나 혹은 다른 행위자를 동원하는 방식으로 새로운 실천 양식을 만들어 낸다. 예를 들어 단선적인 관점에서는 암에 관한 임상시험은 종양학자들이 주도하여 만든 것으로 생각하는 경향이 있는 반면, 임상시험을 플랫폼으로 보는 입장에서는 반대로 종양학자들이 임상시험의 부산물에 가깝다고 본다. 임상시험이라는 실천 양식이 확립되어 가면서 전문가로서의 종양학자라는 역할이 부여되는 것이다. 환자 역시 마찬가지이다. 단선적인 관점에서 환자는 임상시험의 대상이자 원재료라는 수동적인 역할에 머무르지만, 플랫폼으로서의 임상시험에서 환자는 프로토콜의 적용이나 수정에 개입할 뿐 아니라 연구비 지원 논의나 정책 결정에도 적극적으로 참여하여 집단적인 목소리를 낸다. 이처럼 다양한 행위자들의 상호 연결을 통해 종양학에서 임상시험은 치료의 핵심으로 등장하게 된 것이다. 그리고 이런 경향은 종양학을 넘어 현대의학의 치료 전체를 특징짓는 것이기도 하다.

하지만 연결망을 지나치게 강조하다 보면 연결망의 배후에 존재하는 치료와 임상시험의 정치경제학을 간과할 위험성이 있다. '건강 불평등' 현상을 생각해 본다면 이를 쉽게 이해할 수 있다. 특히 신자유주의가 확대되고 복지국가 모델이 약화하면서 국가는 건강관리와 치료를 점점 개인의 책임으로 떠넘기고 있는데, 그 결과 선진국의 저소득층이나 저개발국가의 국민은 임상시험에 참여함으로써만 건강관리와 치료를 받을 수 있는 역설에 내몰리고 있다. 또한 에이즈, 결핵, 말라리아, 열대 풍토병처럼 주로는 제3세계에서 많이 발생하는 소외 질환을 해결하기 위한 국제보건의료의 노력이 값싼 약제를 투입하는 방식의 실질적인 질병 치료보다는 주로 신약 개발이나 유전공학 같은 최신 생명공학 연구에 집중됨으로써 오히려 당장 구체적인 성과를 내지 못하는 실정이다. 소외 질환의 퇴치 같은 국제보건의 문제도 이윤 창출과 밀접한 관련을 맺고 있는 것이다. 효과적인 예방이나 치료 프로그램이 존재하더라도 다양한 발병 가능성을 제시하면서 연구 예산을 부풀리는 일이 비일비재하다.[54] 과거에는 선진국 질병에만 자원이 집중 투자되면서 제3세계가 소외되었다면, 현재는 제3세계의 질병을 퇴치하는 활동 자체가 효과적인 영리 활동으로 변모하면서 그것이 제3세계의 민중들을 소외시키는 역설이 발생하고 있다. 이것은 임상시험과 치료가 지구적인 생명자본과 생명경제의 순환 회로 안에 자리 잡고 있다는 점을 잘 보여준다. 생명자본은 생명공학과 제약산업 등이 현대 자본주의의 새로운 얼굴이자 엔진으로 등장하면서 생명과 자본이 불가분하게 얽혀 있는 사업의 형태를 취함을 일컫는다.[55] 생명자본은 임상시험이라는 새로운 형태의 노동을 제3세계에 제공하면서도 그 이면에는 전통적인 형태의 착취와 불평등을 재생산하는 방식을 취하고 있다는 점에서 매우 모순적이다. 임상시험에 참여한 대가로 값싼 임금을 받고 정작 그 치료 약물의 혜택에서 배제당하는 생명자본주의의 모순과 현실은 의학 연구와 치료를 둘러싼 사회정치적 조건에 대한 근본적인 개혁을 요구하고 있다.

치료를 둘러싼 갈등과 경합의 지식 정치

사례 1)

1999년 글로벌 제약 회사인 노바티스(Novartis)가 개발한 백혈병 치료제 글리벡은 최초의 표적 치료제이다. 표적 치료제는 정상 세포는 그냥 놔둔 채 암세포만을 분자 수준에서 공격하는 약제이다. 2001년 5월 미국 식품 의약품안전청(FDA)이 글리벡의 시판을 허용하자 국내의 백혈병 환자 중 일부는 미국의 지인을 통해 글리벡을 구해서 복용하기 시작했고 치료 효과를 확인했다. 이에 고무된 환자들은 글리벡의 국내 출시를 촉구하는 집단행동에 나서기 시작했고 결국 한국 식품의약품안전처도 2001년 6월에 글리벡의 국내 시판을 허용하게 된다. 노바티스는 글리벡 한 알당 2만 5647원을 국민건강보험공단에 약값으로 신청했다. 글리벡은 하루 평균 네 알을 복용하기 때문에 환자들은 한 달에 약 300만 원, 1년에는 약 3600만 원의 약값을 부담하게 되었고, 설사 국민건강보험의 적용을 받는다고 해도 연간 약 1080만 원의 약값을 부담해야 했다. 환자들은 약가 인하를 위해 다시 한번 집단행동에 나선다. 여기에 인도주의실천의사협의회, 건강 사회를 위한 약사회 등의 보건의료단체가 공동으로 연대한다. 그 결과 2002년 6월 한국 최초의 조직화된 환자 단체인 '한국만성백혈병환우회'가 창립되었다. 이들은 약가 인하뿐 아니라 보험 적용 확대를 요구하고 글리벡 보험 과다 청구를 감시하는 활동을 했다. 약 2년 6개월에 걸친 투쟁의 결과, 노바티스는 글리벡의 약값을 2만 3045원으로 2000원 인하했고, 국민건강보험공단은 환자의 본인 부담률을 20퍼센트로 낮춰서 월 최고 300만 원이던 환자의 약값 부담이 27만 원으로 줄어들게 되었다.[56]

사례 2)

대구에서 한의원을 운영하는 김 모 씨는 2013년부터 '자연주의' 치료를 표방하며 '약 안 쓰고 아이 키우기(일명 안아키)'라는 이름의 카페를 운영하고 있다. 그런데 최근 김 모 씨에게 카페 회원의 아이가 제대로 된 치료를 받지 못하도록 유도한 혐의(아동복지법 위반)를 적용해 경찰이 수사에 나섰다. 카페 게시글 중에는 '화상을 입으면 온찜질을 하고 햇볕을 쬐어줘라', '예방접종은 피하라', '호흡기 질환에 걸리면 숯을 먹여라', '아토피는 긁어내라', '열나도 해열제 먹이지 말라' 등 현대의학의 상식에 반하는 지침이 다수 포함되어 있었다. 이런 지침에 따라 한 엄마 회원은 화상을 입은 아이에게 뜨거운 물 찜질을 하는가 하면, 40도 넘는 고열에 시달려도 아이에게 해열제를 먹이지 않았다는 회원도 있었다. 일부 회원 사이에선 유행성 질환인 수두 면역력을 키우겠다며 수두에 걸린 아이를 불러 아이들에게 일부러 옮기게 하는 일명 '수두 파티'가 벌어지기도 했다.[57]

안아키 카페 회원들의 비상식적인 행동에 대해 의료계를 포함하여 사회적인 비난이 쏟아졌음은 당연한 일이다. 하지만 안아키 카페 활동을 했던 엄마들은 의료계의 무분별한 항생제 오남용과 의료상업화, 과잉 진료 등이 키워준 병원에 대한 불신 때문에 자연주의 치료에 관심을 두게 되었다고 말한다. 더구나 가습기 살균제 사건 이후에 화학 물질에 대한 극도의 경계심과 불안감이 생긴 것도 큰 영향을 주었다고 말했다. 그들은 자신을 '안아키스트', '맘닥터'라고 부르면서 현대의학의 도움 없이도 질병을 치료할 수 있는 대안을 찾아보려 했다고 주장한다.[58]

새로운 진단법이 개발되어 새로운 환자군이 생기면 그들은 새로운 '기술과학적 질환 정체성'을 부여받게 되는데, 이는 치료의 영역에도 해당한다. 글리벡 약값 인하 운동은 만성 골수성 백혈병 환자들에게 새로운 시민권, 소위 '글리벡 정체성'을 부여했다. 글리벡 개발 이전에도 만성 골수성 백혈병 환자들은 존재했지만 이들을 집단행동으로 이끌 만한 뚜렷한 이슈는 존재하지 않았다. 하지만 글리벡의 탄생을 기점으로 이들은 온라인·오프라인 양쪽에서 활발하게 소통했으며 공동의 집단행동에 나설 만큼 생각을 공유하게 되었다. 더구나 만성 골수성 백혈병과 위장관 기질 종양GIST이 모두 글리벡에 효과가 있는 것으로 밝혀지자, 글리벡 탄생 이전에는 아무런 관련이 없던 두 환자군은 글리벡 시판을 요구하며 공동 행동에 나서게 된다. 글리벡을 통해 새로운 정체성을 가진 주체로 탄생한 것이다.[59] 이렇게 새롭게 형성된 주체들은 더는 현대의학에 대해 수동적인 주체가 아니라 적극적으로 요구하고 개입하여 의료와 제도의 변화를 끌어내는 능동적 주체로 변모해 왔다.

이처럼 환자들이 치료에 개입하는 능동적 주체로 자리매김한 대표적인 사례는 미국을 중심으로 한 에이즈 환자 운동이다. 1987년에는 수천 명의 에이즈 활동가들이 에이즈 관련 학술대회나 포럼에서 시위를 벌이고 심지어는 FDA에 쳐들어가는 과격한 집단행동을 벌였다. 하지만 불과 5년이 지난 1992년에는 시위를 하던 활동가 중 일부가 미연방 정부가 지원하는 에이즈 임상 연구를 감독하기 위해 미 국립보건원이 설립한 에이즈 임상시험그룹AIDS Clinical Trials Group, ACTG의 여러 위원회에서 정규 위원으로 활동하게 된다. 그들은 생명과학자나 의사들과 에이즈 연구의 방향을 결정하고 연구 방법론에 관해 토론하며 연구비를 할당하는 일에 영향력을 행사하게 된 것이다. 5년 사이에 무슨 일이 있었던 걸까?

미국 에이즈 활동가들의 뿌리는 1970, 1980년대 동성애 운동과 페미니스트 보건 운동에서 찾을 수 있다. 동성애를 질병으로 분류하는 문제를 두고 격렬한 투쟁을 벌였던 게이 공동체들은 그 과정에서 조직과 대중 동원 능력을 갖추게 되는데, 초창기에 게이 전염병으로 알려진 에이즈에 관련해서도 신속하고 조직적인 대응을 할 수 있는 능력을 이미 보유하고 있었다. 또한 에이즈 환자 운동에 참여했던 많은 레즈비언 활동가들이 남성 의사들의 권위에 대항했던 페미니스트 보건 운동을 경험했다는 점도 에이즈 환자 운동의 큰 동력이 되었다. 에이즈 활동가들은 무엇보다도 에이즈 임상 연구에 민감하게 반응했다. 1상, 2상, 3상으로 이어지는 긴 임상 연구 기간은 당장 치료제가 급한 환자들의 요구와 충돌할 수밖에 없었다. 또한 플라세보를 이용한 대조군 실험의 경우, 효과적인 치료제를 투여받지 못하고 플라세보에 선정된 환자들은 자칫 생명이 위험할 수도 있었다. 환자들은 자구책을 마련하기 시작했다. 음성적인 통로를 통해 치료약을 구하기 시작했고, 임상 연구에 참여한 환자들은 다른 환자들과 약을 나누어 먹거나 플라세보의 맛을 알아내는 방식으로 연구 자체를 무력화했다. 일부에서는 기존의 임상 시험에 대한 대안으로 에이즈 공동체 내의 환자와 의사들이 중심이 된 공동체 기반 임상 시험을 제시하기도 했다.

그리고 1987년에 결성된 단체인 '권력 행사를 위한 에이즈 연대 AIDS Coalition to Unleash Power, ACT UP'는 에이즈 환자 운동의 전기를 마련하게 된다. ACT UP은 급진적인 형태의 길거리 정치를 실천했고, FDA를 '연방사망국Federal Death Agency'이라고 부르면서 에이즈 연구와 치료 정책에 격렬하게 저항했다. 하지만 ACT UP의 활동이 저항

수준에만 머문 것은 아니었다. 비교적 교육 수준이 높았던 그들은 에이즈에 대해 공부하고 의사, 생명과학자들과 토론했다. 에이즈 활동가들 대부분이 과학이나 의학 분야에서 훈련받은 전문가는 아니었지만 그들은 시간이 흐르면서 에이즈에 관한 한 전문가 수준에 이르게 되었다. 그들은 학술회의에 참가하고, 연구 프로토콜을 검토하고, 관련 전문가들로부터 최신 지견을 습득하는 방식으로 의과학 언어를 배우고 자신들의 지식을 넓혀나갔다. 그들은 임상시험의 문제점을 지적하고 그것을 의사나 과학자들의 언어로 제시함으로써 결국 임상시험의 표준을 바꾸는 데 큰 역할을 하게 된다. 에이즈 관련 학술대회에 난입해서 고함을 지르고 기물을 부수던 극렬 활동가들이 이제는 학술회의의 연자가 되어 발표와 토론을 하게 된 것이다.[60]

과학사회학자인 스티븐 엡스타인Steven Epstein은 에이즈 활동가들이 임상시험과 치료 영역의 전문가로 변모하는 과정을 지식과 전문성의 정치라는 관점에서 분석했다.[61] 지식은 가치중립적인 것이 아니라 사회적 투쟁 과정에서 전문가와 전문가, 전문가와 일반인 사이의 갈등과 경쟁, 타협을 통해 생산된다는 것이다. 의학 치료는 사실 전문가의 영역으로 전문성 정치가 쉽게 행사될 수 있는 분야 가운데 하나이다. 그런데 에이즈 치료 연구와 같은 고도로 전문적인 분야에 일반인들의 이해와 참여가 가능하다는 사실은 결국 과학이나 의학의 문턱이 기존의 믿음처럼 그렇게 높지만은 않다는 점을 보여준다. 이는 '대중의 과학 이해public understanding of science, PUS'와 '과학기술에의 시민 참여'라는 과학기술학의 주요 분야와 연결된다. 민주주의 사회에서 일반인들은 더는 과학기술의 수동적인 수혜자에 머무르지 않고 과학기술을 이해하고 의사 결정 과정에 참여함으로써 과학지식의 생산에 기여한다는 것이다. 실제로 에이즈 환자 운동의 전략과 전술은 여러 질병과 관련된 환자 운동의 모델이 되었다. 유방암, 만성피로증후군, 전립선암, 루게릭병 등 다양한 환자군이 투쟁에 나서고 발언권을 요구하게 되었다. 글리벡을 둘러싼 만성 골수성 백혈병 환자들의 투쟁도 그 연장선으로 볼 수 있다.

사회학자 김종영에 의하면 2000년 이후 한국 사회에서도 이런 흐름이 뚜렷하게 나타나고 있는데, 그는 이것을 '지민知民의 탄생'이라고 명명한다.[62] 삼성백혈병 사태와 반올림운동, 광우병 촛불운동, 황우석 사태, 4대강 사업, 세월호 사건과 같은 한국 사회의 굵직한 현안들에 빠지지 않고 등장했던 것은 전문적인 과학 지식을 둘러싼 사회적 갈등과 경합, 타협, 즉 '지식 정치'였다. 그 과정에서 전통적인 전문가 대 일반인, 지식 대 정치의 경계는 허물어지고 전문가의 인식론적 권위가 흔들리게 되었다. 시민들은 스스로 혹은 전문가들과 협력하여 지식 생산에 참여하고 정부의 논리에 대항함으로써 지식시민권을 형성해 나갔고, 지식인들 또한 시민, 정부, 자본 사이의 복잡하고 역동적인 관계 속에 자신들이 놓여 있다는 자각을 하게 되었다. 이런 관점에서 보면 의학 지식의 안정성은 사실 다양한 사회적 힘들의 균형 상태에 가까운 것이다.

하지만 의학 치료와 같은 전문적인 영역에 일반인이나 환자가 개입하는 것이 예상치 못한 결과를 낳기도 한다. 첫째는 에이즈 활동가의 예에서 찾아볼 수 있는데, 일부 활동가들이 에이즈에 관해 거의 전문가 수준에 오르게 되자 에이즈 운동 진영의 내부에서 전문가 대 일반인의 위계가 그대로 반복되면서 불신과 갈등이 생기기도 했다. 또한 전문가가 된 에이즈 활동가들이 정부의 연구 정책이나 연구자들의 활동을 더욱 깊이 이해하고 개입할수록 오히려 기존 의과학의 논리를 그대로 따라 하면서 '과학자들보다 더 과학적인' 면모를 보이는 일이 종종 벌어졌다.[63] 이것은 의학이나 과학기술에 시민들의 참여가 제도적으로 보장된다고 해서 모두가 원하는 목표를 이룰 수 있는 것은 아니며, 시민들 역시 동질적인 집단이 아니라 다양한 이해관계를 가진 이질적인 집단으로 이해해야 함을 시사한다.

둘째는 '안아키'의 사례에서 알 수 있듯이, 전문가 지식에 대항하는 일반인의 지식이 경합 과정에서 정당성과 신용을 획득하지 못했을 때, 음지로 숨어들어 국민 건강에 예상치 못한 피해를 줄 수도 있다는 점이다. 그리고 이것은 전문가 대 일반인이라는 이분법을 극복하고 소통 구조를 마련하는 것이 쉽지 않은 일이지만, 그런 소통 구조가 제대로 작동해야만 '안아키'와 같은 일탈 사태를 예방할 수 있음을 시사한다. '안아키'는 여전히 권위주의적인 의료체제와 이에 대한 반발로 분별없이 대중에 영합하는 지식을 생산하는 일부 전문가의 일탈, 그리고 그것을 맹신하는 환자와 일반인들의 상호작용 때문에 탄생했다. 그런 점에서 각 행위자는 상대방을 적으로 간주하고 불신하는 이분법적 사고로는 지식민주주의를 성취하는 것이 요원함을 이해해야 한다. 민주적 절차를 통한 참여와 토론 그리고 타협만이 의학 지식과 기술의 민주주의를 실현할 수 있는 길일 것이다.

26. 환자-의사 관계의 수수께끼

펠레그리노와 데이비드 토마스마David C. Thomasma는 의료의 본질은 '치유'를 목적으로 하는 환자와 의사의 임상적 만남에 있다고 주장했다.[64] 그런데 영어 'heal'은 어원적으로는 '온전한 전체를 만든다'라는 뜻으로 딱히 의학적인 의미를 담고 있지 않았다. 그런데도 의학과 관련이 깊은 '치료'가 아니라 '치유'라는 용어를 사용한 것은 질병의 제거가 반드시 건강의 회복으로 귀결되지는 않음을 인식하기 때문일 것이다. 치료가 충분치 않거나 심지어 치료가 되지 않아도 치유는 가능하다. 반대로 치료가 잘되어도 치유는 불충분할 수 있다. 치료와 치유는 서로에게 필요충분조건이 될 수 없다. 더구나 치료가 없이도 치유에 이르기 위해서는 상당한 노력이 필요하다. 질병으로 훼손된 몸과 자아를 있는 그대로 받아들여야 하기 때문이다.

하지만 치료가 되었든 치유가 되었든 질병을 다스리거나 극복하는 것은 의료의 중요한 목표이고 환자-의사 관계는 그것을 가능케 하는 현실태이자 의료의 본질적 요소 중 하나이다. 도움이 필요한 환자와 도울 의무가 있는 의사의 만남은 불가피하게 환자-의사 관계의 윤리적 성격을 드러낸다. 환자-의사 관계는 치료의 윤리를 살펴볼 수 있는 가장 훌륭한 창窓인 셈이다.

환자-의사 관계를 어떻게 볼 것인가?

환자와 의사의 관계 맺음은 특정한 시대와 사회 속에서 의학과 의료가 형성되는 양상에 따라 매우 다양한 모습을 보여왔다. 따라서 환자-의사 관계를 통해 치료의 윤리를 살펴보기 위해서 우선 환자-의사 관계를 몇 가지 유형으로 나누고 그 특성을 살펴보는 게 도움이 될 것이다.

환자-의사 관계에서 가장 고전적이면서도 유명한 것은 자즈와 홀렌더의 모델인데, 이 모델은 능동-수동형activity-passivity, 지도-협력형 guidance-cooperation, 상호 참여형mutual participation으로 나뉜다.[65] 특히 이 모델은 의학적 의사 결정을 누가 하느냐에 따라 결정되는 특징이 있다. 능동-수동형이나 지도-협력형이 의사의 권위를 강조한다면, 상호 참여형은 수평적인 의사 결정을 중요시한다.

의료윤리학자인 로버트 비치Robert Veatch는 기술자engineering, 성직자priestly, 협조자collegial, 계약자contract 모델을 제시한 바 있다.[66] 이는 자즈와 홀렌더의 모델과 비교하면 의사의 역할을 좀 더 강조한 것이다. 기술자 모델은 의사를 전문 지식을 활용하는 기능공에 비유하고 있으며, 의사의 업무를 가치판단과는 거리가 먼 것으로 상정한다. 성직자 모델은 온정주의의 예로서 선의에 바탕을 둔 의사의 권위를 우선으로 여기며 환자는 수동적인 위치에 머물게 된다. 반면에 협조자, 계약자 모델은 모두 의사와 환자의 상호 신뢰를 바탕으로 하고 있다. 다만 협조자 모델은 환자의 자율성을 강조하면서 의사를 조력자로 보지만, 계약자 모델은 계약에 의해 의료 서비스가 제공되며 환자와 의사 모두 일정한 권리와 의무를 진다고 본다.

이와는 달리 의료윤리학자인 에제키엘 이매뉴얼Ezekiel Emanuel과 린다 이매뉴얼Linda Emanuel이 제시한 모델은 환자의 자율성을 좀 더 강조하고 있는데 온정주의적paternalistic 모델, 정보제안적informative 모델, 해석적interpretive 모델, 숙의적deliberative 모델로 나뉜다.[67] 온 정주의적 모델은 비치의 성직자 모델과, 정보제안적 모델은 기술자 모델과 유사하다. 반면에 숙의적 모델과 해석적 모델은 환자가 질병 이나 삶에 부여하는 도덕적 가치를 중요시한다는 점에서 기존 모델에 비해 진일보한 측면이 있다. 해석적 모델에서 의사는 상담가나 카운 슬러처럼 환자가 삶에서 가장 원하고 가장 중요하게 생각하는 가치를 분명히 하고 해석하는 것을 도우며, 어떤 의료적 개입이 환자가 중요 하게 여기는 가치에 부합하는지 제안하는 역할을 한다. 이매뉴얼이 가장 옹호하는 모델인 숙의적 모델에서는 의사가 친구나 선생님과 비 슷한 역할을 하는데, 환자가 치료와 관련하여 숙고하고 도덕적인 결 정을 내릴 수 있도록 유도함으로써 환자 스스로 도덕적인 성장을 이 루도록 돕는다.

이처럼 환자-의사 관계의 주요 모델들을 살펴보면 의학적 의사 결 정을 누가, 어떻게 하느냐의 관점에서 크게 두 축을 중심으로 논의가 이루어졌다는 것을 알 수 있다. 그것은 '온정주의paternalism'와 '자율 성autonomy'이다.

옥스퍼드 영어사전에 의하면 온정주의는 대략 1880년대에 등장했 으며, 그 어원적 의미는 "아버지와 같은 행정의 원리와 실행, 아버지 에 의한 것과 같은 정부, 아버지가 자신의 자식들에게 하는 방식과 똑 같이 한 국가나 공동체의 필요를 공급하거나 그 삶을 규제해야 한다 는 주장이나 시도"라고 한다. 이는 아버지가 자식에게 무엇이 최선인지를 누구보다 잘 알고 있기 때문에 자식을 대신하여 의사 결정을 할 수 있다는 가부장적인 원리를 담고 있다. 비첨과 칠드러스는 같은 맥락에서 생명의료윤리 영역에서의 온정주의를 다음과 같이 정의한다. "온정주의는 한 사람의 선호나 행위를 다른 사람이 의도적으로 무시하는override 것이며, 여기서 타인의 선호나 행위를 무시하는 사람은 자신의 선호나 행위가 무시되는 사람에게 이익을 준다는 목적이나 그 사람에게 발생할 해를 막거나 완화한다는 목적에 호소함으로써 이 행위를 정당화한다."[68] 이렇게 해서 전통적인 의사의 윤리인 온정주의는 선행과 악행 금지라는 현대 의료윤리의 4원칙에 포함되었다.

반면에 자율성은 온정주의의 대척점에 있다. 자율성은 '자기'를 뜻하는 그리스어인 'autos'와 '통제, 통치, 법'을 뜻하는 'nomos'에서 기원했는데, 본래는 도시국가의 자기 규제, 자기 통치를 가리키는 말이었다. 토머스 홉스Thomas Hobbes나 존 로크John Locke의 근대 계약론 이후 개인의 자유와 권리가 부각되고 자기 결정권과 소유권이 확립되면서 자율성은 개인에게로 그 의미가 확대되었다. 그리고 의학과 의료윤리 영역에 도입된 자율성 개념은 '충분한 설명에 의한 동의'를 통해 구체화되었다.

의학과 의료윤리 영역에서 자율성이 충분히 발휘되기 위해서는 다음과 같은 조건을 만족해야 한다. 첫째, 전적으로 자신의 의지에 따라 결정을 내려야 한다. 둘째, 결정을 위한 충분한 정보를 제공받고 그 의미를 이해해야 한다. 셋째, 결정에 관해 외부의 압력이 없어야 한다. 이 세 가지 조건을 만족해야 충분한 자율성이 발휘된 상태에서 동의했다고 볼 수 있다. 결국 '자유'와 '행위 능력agency'이 자율성의 필수 조건이다.[69]

많은 학자는 20세기 이전의 환자-의사 관계를 온정주의의 틀에서 해석한다. 히포크라테스 의학에 나타나는 '해를 끼치지 마라'라는 원칙은 환자를 위해로부터 보호해야 한다는 가부장적 의사의 원형을 탄생시켰고, 계몽주의시기에 스코틀랜드의 그레고리나 영국의 퍼시벌에 의해 천명된 '신사로서의 의사'는 동정심을 바탕으로 환자에게 이익이 되는 결정을 대신 내릴 수 있는 권위적인 의사의 윤리를 확립했다. 이를테면 불치병을 앓는 환자에게 병명을 솔직히 알려주게 된 것도 최근의 일이다. 온정주의의 입장에서는 나쁜 소식을 환자에게 알려주는 것이 환자에게 해를 끼치는 행위로 받아들여졌기 때문이다.

하지만 제2차 세계대전 기간에 나치 의사들이나 일제 731부대가 저지른 비인도적인 만행은 온정주의에 근거한 전통적인 의사 윤리와 환자-의사 관계에 근본적인 변화를 가져왔다. 히포크라테스 선서는 철저히 배신당했고 인체 실험에 동원된 피험자들의 인권은 심각하게 유린당했기 때문이다. 나치 전범 재판의 결과로 1947년에 제정된 뉘른베르크 강령에서 '자율성 존중'이 천명됨에 따라 자율성은 온정주의를 대신하여 서구 의료에서 환자-의사 관계를 결정짓는 원칙으로 부상했다.

이처럼 온정주의를 배척하고 자율성을 중심으로 현대의 환자-의사 관계가 성립되었다는 것이 생명의료윤리의 지배적인 관점이다. 하지만 이에 반론을 펼치는 학자들도 있다. 이를테면 의료윤리학자인 로런스 매컬로Laurence B. McCullough는 20세기 이전 의료윤리의 역사에서 온정주의가 널리 퍼져 있었다는 통념은 잘못된 것이라고 비판한다.[70] 히포크라테스 총서나 그레고리와 퍼시벌의 저서를 면밀히 독해하면 온정주의적 태도 못지않게 환자의 자율성을 존중해야 한다는 내용이 종종 등장하며, 온정주의와 자율성은 대립하는 것이 아니라 의료 현실에서 매우 복잡한 형태로 내재되어 있다는 점을 강조하고 있다는 것이다. 매컬로는 현대 생명윤리가 온정주의를 배척함으로써 환자를 보호할 의무를 위임받은 수탁자라는 의사의 윤리를 배제하고 자율성이 바탕이 된 계약 관계로 환자-의사 관계를 오도했다고 주장한다.

이처럼 현실의 환자-의사 관계는 자율성 존중만으로는 해결하기 어려운 문제를 담고 있다. 임상 현장에서는 환자가 자율성을 발휘하기 어려운 경우가 너무나 많기 때문이다. 이를테면 치매나 심한 정신질환, 뇌 병변 등으로 인해 판단 능력을 상실한 환자들은 자율성을 발휘하기 어렵다. 설사 판단 능력이 온전하더라도 병원이라는 낯선 환경에서 겪게 되는 심리적 위축이나 두려움 때문에 자율성이 제한받는 경우도 흔하다. 이럴 때 많은 환자는 자신을 돌봐주는 가족에게 기대게 되고, 지식과 경험이 많고 자신을 위해 최선을 다해줄 의료인에게 의지할 수밖에 없다. 더구나 자율성은 곤경에 처한 환자를 도와야 한다는 의료인의 도덕적 책무를 온전히 설명해 주지 못하는 단점이 있다. 환자가 자율성을 충분히 발휘하도록 도와주는 차원을 넘어서, 의사는 환자의 최선의 이익을 위해 헌신해야 하는 책무를 지니고 있기 때문이다. 의사이자 철학자인 토버는 이런 상황을 '병든 자율성sick autonomy'이라고 부르기도 한다.[71] '병든 자율성'이라는 표현은 자율성을 충분히 발휘하기 어려운 아픈 환자를 일컫는 동시에, 자율성 존중에만 집착한 나머지 환자-의사 관계의 도덕적 본질을 소홀히 여기는 현대의학과 의료윤리를 비판하는 이중적인 의미가 있다. 자율성만이 강조되는 현대의학에서 의사는 환자의 자율성을 존중한다는 명

목 아래 중요한 임상적 의사 결정을 환자의 몫으로 떠넘기고 있고, 환자는 홀로 미래를 결정해야 하는 불확실함과 외로움 속에 남겨진다.

그 때문에 자율성은 끊임없이 비판의 대상이 되고 있는데, 주된 이유 중 하나는 자율성 존중이 기대고 있는 근본 이념인 '자유주의적 개인주의'에 문제가 있다고 보기 때문이다.[72] 외부의 영향에 독립적이고 합리적으로 자신이 추구하는 가치를 숙고하여 행위를 선택하고 실행할 수 있는 원자적 개인이야말로 자율성 존중의 원리가 상정하는 행위자의 모습이다. 자율성 존중의 원칙을 비판하는 사람들은 자율성 자체를 부정하는 것은 아니지만, 자율성 논의가 의료윤리의 문제를 합리적 개인의 선택 문제로 환원하는 것에는 심한 거부감을 보인다. 자율성 논의가 개인의 선택에 영향을 줄 수 있는 다양한 심리적·사회 문화적 맥락을 소홀히 여기기 때문이다.

그렇다면 환자의 자율성을 충분히 존중하면서도 환자-의사 관계의 도덕적 본질이나 자율성의 사회문화적 맥락을 되살릴 수 있는 대안이 있는가? 생명의료윤리 영역에서는 여러 가지 대안적 입장이 제시되었다.

우선 펠레그리노와 토마스마가 주장한 '선행 모델beneficent model'을 들 수 있다. 그들이 주장하는 것은 한마디로 '신뢰 속의 선행beneficence-in-trust'인데,[73] 이를 통해 자율성과 온정주의의 단점을 모두 극복할 수 있다는 것이다. 선행 모델에서는 질병 경험이 환자의 자율성을 충분히 발휘하기 어렵게 만들 수 있다는 점을 인정한다. 그리고 환자-의사 관계를 건강이라는 인간의 선善을 달성하기 위해 환자와 의사가 상호 신뢰하에 협력하는 관계로 규정한다. 의사는 환자를 위하여 옳고 선한 행위를 한다. 여기서 행위가 옳다는 것은 과학적으로 정확하고 의학적으로 타당하다는 의미이다. 선하다는 것은 특정한 상황에서 환자의 가치관에 따라 환자의 요구에 맞는 행위를 하는 것을 말한다. 따라서 의사의 선한 행위란 환자의 건강을 회복시키기 위한 도덕적 행위가 되는 것이다. 선행 모델에서는 환자가 완전한 자율성을 가진 것으로는 보지 않는다는 점에서 온정주의와 비슷한 측면이 있지만, 환자와 의사 결정을 함께 한다는 점은 온정주의와 구별된다. 상호 신뢰와 협력을 통한 의사의 선행을 강조함으로써 환자의 자율성을 어느 정도 보장하면서 온정주의도 비껴갈 수 있는 방안을 제시하고 있는 것이다.[74]

환자-의사 관계에 관한 또 다른 대안적 관점은 페미니즘 윤리에서 나왔다. 페미니즘 윤리에서는 근대 이성 중심의 철학에서 유래한 자율성이 환자-의사 관계를 법적·계약적 관계로 만들었다고 비판한다. 이런 계약 관계에서는 치료가 일종의 의무 사항이 되어버린다. 따라서 의사나 환자가 실제 의료 현장에서 느끼는 두려움, 고통 등의 경험이 쉽게 무시된다. 하지만 페미니즘 윤리에서는 이런 두려움과 고통을 돌보는 것이야말로 환자-의사 관계의 본질이라고 여긴다. 더구나 페미니즘 윤리에서는 원칙과 규칙 중심으로 갈등 상황을 풀어가는 방식보다는 돌봄과 책임감을 바탕으로 한 관계 중심, 갈등 상황이 놓여 있는 맥락 중심의 도덕적 사고를 선호한다. 따라서 페미니즘 윤리에서는 타인의 관점에서 도덕적 문제를 파악하고 타인을 배려하는 정서적 능력을 중요시할 수밖에 없다.

관계적 자율성relational autonomy은 이런 페미니즘 윤리의 관점이 잘 반영된 개념이다. 관계적 자율성은 개인을 주변 환경이나 사회와 독립적이고 자족적인 존재로 보지 않는다. 대신 한 공동체 내에서의 개인은 주위의 다양한 개인과의 사회적 관계와 인종, 계급, 젠더, 민족과 같은 다양한 사회문화적 배경 속에서 정체성이 형성되고, 이런 맥락 속에서만 자율성이 발휘된다고 본다.[75] 환자나 의사들은 의료 현장에서 자율성을 발휘하는 것이 이론처럼 쉽지 않은 일임을 잘 알고 있다. 특히 우리나라처럼 의사 결정에 가족의 영향력이 큰 사회에서는 서구적인 의미의 자율성을 발휘하기가 더욱 어려운 실정이다. 관계적 자율성은 개인의 선택과 관련된 다양한 사회적 연결망과 개인들 사이의 유대를 중시한다는 점에서 기존의 자율성 논의를 보완하고 있다.

마지막으로는 공동체주의communitarianism에서 주장하는 공동선 common good에 입각한 환자-의사 관계가 있다. 공동체주의에서는 개인의 삶의 가치와 의미가 공동체로부터 기인한다고 믿는다. 개인은 공동체를 통해서 자신의 정체성을 확립하며 자신의 자유를 실현하기 위해서는 공동체의 목적과 공동선에 부합하도록 행동해야 한다. 따라서 공동체주의의 측면에서 볼 때 자유주의적 개인주의에 입각한 자율성은 특정한 개인의 선택과 행위가 한 사회의 중요한 가치를 훼손할 가능성이 있다는 단점이 있다. 의사 관계는 개인과 개인의 만남의 형태를 취하지만 이 관계는 사적 영역에 머무르는 것이 아니라 각종 사회적·정치적·경제적 가치가 투영되는 공적 영역으로 이어진다. 특정한 선택을 할 때는 한 사회에서 그런 선택이 지니게 되는 도덕적인 의미, 즉 사회적 가치를 숙고하는 과정이 포함되어야 하고, 그런 숙고는 개인이 단독으로 하는 것이 아니라 관계된 사람들과의 대화와 상호작용을 통해 이루어지는 것이 더 바람직하다.[76] 공동체주의는 자율성 존중을 부정하지 않으면서도 환자와 의사의 적극적인 소통과 상호작용을 통해 사회적·공적 가치를 실현할 수 있는 환자-의사 관계를 추구하고자 한다.

환자와 의사는 친구가 될 수 있을까?

앞에서 살펴본 환자-의사 관계는 의학적 의사 결정의 주도권을 누가 지니고 있느냐의 측면에서 주로 논의한 것이다. 그런데 이런 논의는 환자와 의사의 존재론적 차이와 지식/권력의 비대칭성을 자명한 것으로 전제하고 출발한다. 질병의 현상학과 서사의학에서 이미 살펴보았듯이 환자의 1인칭 시점과 의사의 3인칭 시점은 질병을 바라보는 방식이 근본적으로 다르다. 환자에게는 질병이 체험되는 것이지만, 의사에게 질병은 객관적 지식과 일반적 사실로서 존재한다. 더구나 과거와 달리 의학에 관한 환자들의 지식수준이 상당히 높아졌다고 해도 의료 행위의 주체는 여전히 의사들이다. 환자와 의사의 역할이 구분되는 한 비대칭성은 사라지지 않는다. 결국 환자와 의사 사이에는 공약 불가능성이 존재한다. 이런 존재론적 입장의 차이와 비대칭성을 가치론의 영역으로 옮겨보면, 철학자 트리스트럼 엥겔하르트 H. Tristram Engelhardt, Jr.가 이야기한 '도덕적 이방인moral strangers'과 연결된다.

엥겔하르트에 의하면 예전에는 좋은 삶에 대한 공통적인 이상을 공유하던 공동체의 전통이 있었는데, 현대사회는 그것을 잃어버린 도덕적 다원주의 사회이다. 현대를 살아가는 개인들은 공통의 도덕을 공유하고 그것에 근거하여 도덕적인 논쟁과 갈등을 해결하는 '도덕적 친구moral friends'가 될 수 없다. 오히려 공통의 도덕이 부재하기 때문에 오로지 절차적인 수준에서 일반적인 합의에 따라 도덕적 갈등을 해결할 수밖에 없는 도덕적 이방인인 것이다.[77] 환자와 의사 또한 이런 도덕적 이방인의 관계를 벗어나지 못한다. 그런데 합의는 무엇보다도 상대방을 인정하고 상대방과의 합의에 의해 도출된 결론을 따르겠다고 사전에 동의해야만 실현될 수 있다. 특히 자율성을 근거로 한 환자-의사 관계는 서로에게 도덕적 이방인이라는 사실을 인정해야만 성립할 수 있다.

하지만 환자와 의사가 공통적인 도덕적 토대나 이상을 공유하던 고대의 전통을 그리워하는 이들도 여전히 존재한다. 이를테면 의사이자 역사가인 페드로 라인 엔트랄고Pedro Laín Entralgo는 『의사와 환자doctor and patient』라는 저서를 통해 환자-의사 관계를 우애를 나누는 친구 사이로 보던 고대 그리스의 전통을 되살려야 한다고 주장하기도 했다.

> 명백하게 의사와 환자의 동기에 차이가 있음에도 그리스인들은 통찰력 있게 같은 이름을 부여했다. 그것은 보통 '필리아(philia)' 또는 '친애'로 불리는 것이다. 플라톤은 『뤼시스』에서 '아픈 자는 그가 아프기 때문에 의사를 사랑한다'라고 말했고, 히포크라테스 총서 중 『교훈』에는 "인간에 대한 사랑(philanthropia)이 있는 곳에 의술에 대한 사랑(philotechnia)이 있다"라는 유명한 경구가 있다.[78]

엔트랄고는 환자-의사 관계를 '의학적 친애medical philia'의 관계라고 불렀다. 아리스토텔레스에 의하면 친애philia는 크게 세 가지 종류로 나눌 수 있는데, 첫째는 유익함을 위한 친애, 둘째는 즐거움을 위한 친애, 셋째는 좋음·탁월함을 위한 친애이다. 유익함이나 즐거움을 위한 친애는 도구적이어서 오래 지속될 수 없는 반면, 좋음이나 탁월함을 위한 친애는 그 자체로 최고이자 최선이므로 오래 지속된다. 서로가 좋은 사람이라면 서로가 잘되기를 바랄 것이고 그것이 최고의 친구이다.[79] 친구 관계는 서로에게 도움이 되는 상호적 관계이자 선을 공유하는 관계인 것이다. 엔트랄고는 비인간화되는 현대 의료의 폐해를 극복하기 위해서는 진실한 친구 관계에 입각한 환자-의사 관계의 원형을 되살려야 한다고 믿었다.

하지만 환자-의사 관계를 친구(이하 친구 모델)로 보는 것은 여러 가지 약점이 있다. 가장 현실적인 문제는 이런 것이다. 3분 진료로 대표되는 한국의 진료 환경에서 환자와 의사가 우애는커녕 서로에게 기본적인 예의를 지키는 것조차 버거운데, 과연 환자와 의사가 진정한 우애를 나누는 관계가 될 수 있을까? 의료는 상품, 의사는 서비스 제공자, 환자는 소비자로 여겨지는 현실에서 친구 모델은 실현 불가능한 이상일 뿐이다. 게다가 환자-의사 관계를 친구로 보는 것은 환자와 의사 사이의 실존적 틈새나 힘의 차이를 무시하고 환자와 의사가 동등한 위치에서 상호적인 관계를 유지할 수 있다는 그릇된 믿음을 줄 수도 있다. 아무리 친구라 해도 환자와 의사 사이의 비대칭성은 사라지지 않는다. 그리고 직업인이자 생활인인 의사가 환자와 친구처럼 친밀한 관계를 유지한다는 것은 너무나도 큰 정신적 부담을 짊어지는 것이다. 의사가 모든 환자를 친구처럼 대했다가는 얼마 못 가서 소진되고 말 것이다.

이처럼 친구 모델은 오늘날의 의료 현실에 적용하기에는 여러 가지 문제점이 있다. 게다가 간과하지 말아야 할 문제가 하나 더 있다. 그것은 친구 모델이 지극히 의사 중심적인 관점에서 태어났다는 점이다. 거기에는 환자가 정말 의사와 친구가 되고 싶을까라는 물음이 빠져 있다. 물론 환자가 때론 친구 같은 의사를 원할 수도 있다. 하지만 환자는 자신의 상황에 일희일비하는 친구 같은 의사보다는 객관적인 시각을 견지하면서도 자신을 위해 최선을 다해줄 의사, 즉 친구보다는 진실한 치유자healer로서의 의사를 더 필요로 할 것이다.[80] 의료인 문학자인 몽고메리는 이런 환자-의사 관계를 '이웃 관계medicine of neighbors'로 개념화한다. 이웃은 친구처럼 오래 지속하는 경우가 드물고 누가 이웃이 되는지 전적으로 우연에 달려 있다는 점에서 친구 모델보다 환자-의사 관계에 더 적합하다. 그리고 일단 진정한 이웃이 되면 서로에게 일정 정도의 의무를 지니면서도 친구처럼 친밀한 관계는 아니므로 자기 것을 굳이 포기할 필요가 없다는 점에서도 그렇다. 이웃은 친구처럼 사랑할 필요는 없지만 서로 존중해야만 좋은 관계를 유지할 수 있다. 몽고메리는 좋은 이웃의 관계야말로 과학과 생명의료윤리가 폭넓게 받아들여지는 21세기 의학에 걸맞은 환자-의사 관계라고 말한다.[81]

그런데 몽고메리가 주장하는 '좋은 이웃', '믿을 수 있는 이웃'으로서의 의사라는 개념은 그렇게 낯설지가 않다. 그 이유는 엥겔하르트가 주장한 도덕적 이방인과 같은 맥락에 있기 때문이다. 관계를 유지하기 위해서는 상호 인정과 존중이 전제되어야 한다는 점에서 그렇다. 결국 환자-의사 관계에 대한 논의는 제자리로 돌아오고 말았다. 서로의 입장을 승인하고 존중하겠다는 암묵적인 약속이야말로 환자-의사 관계의 토대인 것이다.

하지만 여전히 만족스럽지 않다. 합의와 약속만으로 진정한 환자-의사 관계가 성립될 수 있을까? 현실에서 합의가 제대로 지켜지지 않는 순간을 환자와 의사 모두 매일 경험하고 있지 않은가? 상호 인정과 존중이 환자-의사 관계의 토대라는 것은 자명하지만 그것이 지금처럼 환자-의사 관계의 외부로부터 규범으로 부과되는 방식으로는 일정한 한계를 지닐 수밖에 없다. 상호 인정과 존중은 외부의 규범이 아니라 환자-의사 관계의 내적 본질로 이해되었을 때 더욱 제 기능을 할 수 있지 않을까?

그런 점에서 지금까지의 환자-의사 관계 논의에서 빠진 것이 있다. 그것은 질병을 앓는 몸의 취약성에 관한 것이다. 임상적 의사 결정을 누가 어떻게 내려야 하는지, 환자와 의사는 어떤 형태의 관계를 맺어야 하는지에 대해 많은 논의가 있음에도 병을 앓는 몸의 취약성은 언제나 소외되어 왔다. 하지만 인간은 몸이라는 물질적 실체에 구속되어 있고, 병을 앓을 수밖에 없으며, 노쇠해진다는 자명한 사실로부터 출발하여 환자-의사 관계의 토대를 구축해야 하는 건 아닐까?

환자가 된 의사들의 이야기를 살펴보면 흥미로운 점이 있다. 그것은 질병을 앓은 경험이 의사로서의 정체성과 전문 직업성에 상당히 큰 영향을 끼친다는 점이다. 처음에 병에 걸린 의사들은 환자 역할을 의사라는 정체성과 통합하는 일에 큰 어려움을 겪는다. 의사가 환자가 되었다는 사실은 부끄러운 일이어서 부정하거나 축소되어야만 하는 사실로 여겨진다. 하지만 병세가 심해질수록 의사의 정체성은 희미해지고 보통 환자와 크게 다를 바 없이 병에 대한 공포와 고통으로 힘겨워한다. 그리고 병에서 회복되었을 때 환자이자 의사인 이들은 진정한 의미의 '상처 입은 치유자'로 재탄생한다. 이것은 환자와 의사의 시선 모두를 체화했다는 의미이고, 양쪽의 언어로 모두 말할 수 있다는 의미이며, 양쪽의 경계를 자유롭게 넘나들 수 있게 된다는 의미이다.[82] 또한 의사를 포함한 모든 인간은 결국 환자가 될 수밖에 없는 취약성을 공유하고 있다는 평범하지만 중요한 깨달음을 얻었다는 의미이기도 하다.

> 병원을 떠나기 전에는, 의사라는 직업을 가졌다는 게 진심으로 행복했던 적이 없었어요. … 내가 직접 겪어보지 못한 일들을 환자들에게 설명하는 것이 너무 어렵게만 느껴졌었거든요. 요즘은 아침에 회진을 기다리고 있을 환자들을 생각하면 설레고 행복하기까지 해요. … 환자와 보호자에게 병의 진단과 경과와 치료에 대한 설명을 하면서도 그 이야기를 듣고 있을 환자와 보호자의 마음이 되어 한 번 더 생각하게 되는 걸 보면, 1년이라는 투병 생활이 헛되지 않았다는 생각이 들어요.[83]

환자인 의사의 고백은 몸을 통해, 몸과 함께 겪은 질병 경험으로 인해 얻게 된 깨달음의 결과이다. 그것은 우리 모두가 언젠가는 환자가 된다는 깨달음이다. 또한 우리 모두가 병에 걸릴 수밖에 없는 취약한 몸을 지니고 있으며 상처 입을 가능성에 노출되어 있다는 깨달음이다. 이것이야말로 환자와 의사가 공동으로 발 딛고 서 있는 존재의 조건이다. 언젠가 질병으로 인한 고통에 노출될 수밖에 없는 취약한 존재로 서로를 인정하는 것이야말로 환자-의사 관계의 시작점이 될 수 있다. 환자와 의사는 취약한 몸의 공동체를 이룬다. 몸의 취약성을 인정하는 것은 공감의 전제 조건이다. 의사에게 환자의 취약한 몸은 그 의존성으로 인해 돌봐야 한다는 윤리적 책임을 불러일으킨다. 환자에게 의사의 취약한 몸은 환자-의사 관계의 비대칭성을 극복하고 의사의 진정성을 담보할 수 있는 징표로 작용한다. 상처 입을 가능성이 있는 취약한 몸은 환자와 의사의 만남이 근본적으로 도덕적인 특성을 지닐 수밖에 없음을 보여주는 증거이다.

더구나 몸의 공통적인 취약성은 진료실에서 구현되는 환자-의사의 미시적 관계를 넘어서 환자와 의사 그리고 사회의 새로운 연대 가능성을 담지하고 있다. 인간은 생물학적 실재이자 담론적 구성물인 몸을 매개로 하여 생물학적 법칙과 지배적인 사회문화적 규범의 영역에 모두에 걸쳐 있으며, 그로 인해 발생하는 취약성에 노출되어 있는 생물-문화적 존재이기 때문이다. 따라서 몸의 취약성을 통해 발현되는 윤리적 책임성이 환자-의사 관계에 국한된 관념적인 수준의 이상론에 그치는 것은 아니다. 타자의 취약성에 응답한다는 것은 신체적·정신적 아픔을 이해하고 공감하는 것을 넘어서, 타자를 취약하게 만드는 다양한 형태의 사회문화적 불평등과 불의에도 관심을 기울임으로써 취약성을 통한 상호 연대와 저항의 가능성을 포괄하기 때문이다. 그런 점에서 취약성을 통한 환자와 의사의 상호 신체성을 이해하는 것은 인간과 질병에 대한 기계론적 설명과 인간적 이해 그리고 비판적 성찰의 요구가 격렬하게 부딪히고 있는 지금, 이곳의 의료에서 환자-의사 관계를 새롭게 탐구할 수 있는 중요한 시작점이 될 수 있을 것이다.[84]

드라마 『하얀거탑』에는 장준혁과 최도영이라는 두 의사가 주인공으로 등장한다. 장준혁은 뛰어난 의술을 지녔으나 출세 지향적이고 환자와 교감을 나누지 않는 의사인 반면, 최도영은 우유부단하고 큰 욕심은 없지만 환자에게는 최선을 다하고 환자를 위해서라면 자신의

사생활도 포기하는 따뜻한 의사이다. 상반되는 두 의사가 일으키는 갈등과 그 해결 과정이 이 드라마를 무척 재미있게 만들기는 하지만, 그 구도를 그냥 재미로만 넘길 수는 없다. 왜냐하면 의료계는 물론이고 우리 사회에도 의사에 대한 이분법적인 이미지가 이미 상당히 굳어져 있기 때문이다. 『하얀거탑』의 서사는 그런 이미지를 재생산하거나 고착화하는 데 일정 부분 기여하고 있다. 실력은 모자라지만 따뜻하고 인간적인 의사와 인간미는 없지만 실력은 뛰어난 의사라는 상반된 이미지의 대립 구도는 자칫 실력 있는 의사와 인간적인 의사라는 두 가치가 양립할 수 없다는 오해를 불러일으킨다. 더구나 실력만 있으면 인간미는 없어도 된다는 더 심각한 오해를 부른다는 점에서 해롭기도 하다. 역량 있는 의사가 되기 위해서는 두 가치를 모두 갖추도록 노력해야 하는 것이 마땅함에도 말이다.

의학 교육에서는 전문가인 의사는 적절한 역할 범위 내에서 환자와 적당한 거리를 두어야 한다고 강조한다. 만약 의사가 환자에게 심리적으로 끌려다니면서 질병을 앓고 있는 환자를 치료해야 하는 의무를 소홀히 한다면 책임 있는 전문가라고 말할 수 없을 것이다. 이는 당연하다. 하지만 문제는 이 적당한 거리라는 것이 환자마다 다르고 같은 환자라도 상황마다 다른데, 많은 의사가 모든 환자와 모든 상황에서 똑같이 고정된 거리를 유지하려고 한다는 점이다. 전문가로서의 거리 조정은 매우 유연해야 하는데 현대의학은 이를 제대로 가르치지 않고 그럴 필요도 없다고 말한다. 의료인문학은 현대의학의 그런 태도를 거부한다. 의료인문학은 의사와 환자 사이의 거리가 고정되어서는 안 된다고 주장한다. 사람에 따라 상황에 따라 거리를 매우 좁혀 깊이 공감해야 할 때도 있고, 멀찍이 떨어져서 객관적으로 살펴야 할 때도 있다. 의사로서 넘지 말아야 할 경계 내에서는 자유롭고 유연하게 거리 조정을 할 수 있어야 비로소 역량 있는 의사라고 할 수 있다. 장준혁은 말기 담관암으로 세상을 떠나는 순간까지도 의술에 대한 열망을 추구하면서 자신의 시신을 연구를 위해 기증한다. 진짜 프로였다고 할 수 있겠다. 하지만 아쉽게도 그는 자신의 취약한 몸을 인정하고 성찰하면서 그것을 통해 의미 있는 환자-의사 관계를 만들 기회를 영영 갖지 못했다. 자신이 정한 의사의 역할 범위와 환자와의 거리를 죽는 순간까지 벗어나지 못한 것이다. 장준혁이냐 최도영이 냐의 이분법은 무의미하다. 때에 따라서는 장준혁이 되었다가 때에 따라서는 최도영이 될 수 있는 의사의 역량이야말로 진정한 환자-의사 관계를 이루는 밑바탕이기 때문이다.

5장 치료 너머

1950년대 초반에 등장한 사회학자 탤컷 파슨스Talcott Parsons의 구조기능주의적 사회이론은 대량생산과 대량소비를 기반으로 하는 포드주의 시대와 맞물려 있다. 찰리 채플린Charlie Chaplin의 〈모던 타임즈Modern Times〉를 떠올려 보면 이해하기 쉬울 것이다. 공장에서 컨베이어 벨트를 따라 상품이 계속 생산되듯이, 병원이라는 공장은 밀려드는 환자를 뚝딱 치료해서 사회로 내보내는 역할을 한다. 병원에 들어온 환자는 일터에서 잠시 벗어날 자유를 얻지만, 그 대신 빨리 치료받고 다시 일터로 복귀해야 할 의무를 진다. 의사는 고장 난 부품을 수리하듯 환자를 치료해서 사회로 내보내야 하는 일종의 기능공이다. 그런데 의사는 특권을 가진 기능공이다. 환자가 질병에 걸렸는지, 환자가 비정상 상태에 있는지를 판정할 수 있는 강력한 권한을 가지고 있기 때문이다. 의사가 판정을 내려야만 환자는 사회가 부과하는 업무로부터 잠시나마 해방될 수 있다. 파슨스 이론에서는 환자와 의사가 인격적으로 만날 수 있는 가능성은 처음부터 배제되어 있으며, 의사의 특권은 사회의 원활한 운용을 위해 사회로부터 부여된다.

하지만 저명한 비평가이자 작가인 존 버거John Berger가 사진작가인 장 모르Jean Mohr와 함께 펴낸 『행운아A Fortunate Man』라는 작품을 보면 비슷한 시기임에도 파슨스의 이론과는 결이 다른 환자와 의사를 만날 수 있다. 『행운아』는 영국 시골 마을에서 일하는 존 사샬John Sassal이라는 개업의의 삶을 관찰하고 그의 삶을 기록한 에세이이다. 사샬은 해군을 제대한 후부터 줄곧 한 마을에서 의사 생활을 한 덕분에 마을 사람들과 지속해서 친밀한 관계를 맺는다. 그래서인지 버거나 마을 사람들 모두 그가 특권을 가진 의사라고 말한다. 그런데 사샬의 특권은 파슨스 이론에서 말하는 특권과 다르다. 사샬의 특권은 마을 사람들의 삶을 가까이서 보고 겪고 기록하면서 얻게 된 '서기'이자 '증인'으로서의 특권이다. "3년 전에 홍역을 치료해 줬던 여자 아기가 결혼을 해서는 첫 번째 출산을 위해 찾아오는 것을" 보고, "한 번도 앓은 적이 없었던 남자가 총으로 자기 머리를 쏴버리는 일"을 겪으면서 그는 점차 마을의 일부가 되어간다.[1]

『행운아』에서 의사의 특권은 사회로부터 권위적으로 부여된 것이 아니라 마을 사람들의 인정을 통해 자연스럽게 획득된 것이다. 그래서 사샬은 '행운아'이다. 파슨스 이론에서처럼 톱니바퀴같이 모든 것이 조직되어 있는 현대사회에서 살아가는 의사로서는 결코 경험할 수 없는 것을 맛보았으니 말이다. 물론 바로 그 특권 때문에 자신은 진짜 마을 사람이 될 수 없다는 사실을 사샬은 잘 알고 있다. 마을 사람들의 삶을 이해할수록 의사 개인의 힘으로는 어쩔 수 없는 사회의 모순을 더 절실하게 느꼈기 때문이다. 하지만 사샬은 서기이자 증인인 고단한 의사로서의 삶을 절대 포기하지 않는다. 그리고 버거는 사샬에게서 이제는 찾기 힘든 의사의 원형을 본 것이다.

오늘날 의사 대부분은 사샬 같은 삶을 살지 못할 것이고 또 그렇게 살려고 하지도 않을 것이다. 하지만 서기나 증인으로서의 의사의 역할은 여전히 남아 있다. 근대의학이 치료와 함께 종결되었다면, 만성질환과 고령화 시대의 현대의학은 치료 이후의, 치료 너머의 삶을 계속해서 마주해야 하기 때문이다. 환자들의 삶을 지켜보고, 함께 겪고,

기록할 수 있었던 사샬의 행운을 오늘날의 의사들도 맛볼 수 있을까? 의료인문학은 그것을 가능하게 할까?

27. 예후가 중요한 이유

예후에 해당하는 영어 단어인 'prognosis'의 어원은 그리스어 'pro-gignoskein'으로 'pro'는 '미리' 또는 '전에', 'gignoskein'은 '알다'라는 의미이다. 따라서 예후는 "병의 경과나 결과를 미리 예상하는 것"을 말한다. 이 정의를 보면 예후는 세 가지 요소로 이루어져 있음을 알 수 있다. 그것은 경과, 결과 그리고 예측이다. 암의 경우에 많이 쓰는 5년 생존율은 예후의 가장 대표적인 용례인데, 그것은 질병의 '결과'인 생존을 나타내는 지표이다. 또한 예후가 좋다는 말은 "치료가 쉽고 생존율이 높다는 것"을 의미하는데, 이것은 '결과'의 측면을 강조한 것이지만 '예측'의 의미도 담겨 있다. 반면에 크론병Crohn's disease처럼 호전과 악화를 반복하는 만성 질병의 예후에 관해 의사가 설명할 때는 질병의 '경과'와 그것을 판정하는 의사의 '예측' 행위라는 의미가 담겨 있다. 따라서 예후는 기간(시간), 생존, 회복의 측면에서 주로 평가된다.[2]

어원을 살펴보면 진단diagnosis과 예후prognosis는 밀접한 관계가 있다. 하지만 시간의 차원에서 진단과 예후는 정반대를 향한다. 진단이 과거에 벌어진 사건을 추적한다면, 예후는 도래할 사건을 예측한다. 방법론에서도 진단과 예후는 차이를 보인다. 진단은 환자라는 개별자에게 발현된 특정한 증상과 징후로부터 일반적인 질병을 추론해

낸다. 즉, 개별화에서 일반화로 나아가는 것이다. 반면에 예후는 일반적 사실을 특정한 개별자에게 적용하는 일이다. 이미 알려진 질병의 경과와 결과를 바탕으로 특정한 환자의 미래를 예측해 내야 하는 것이다.

이처럼 예후는 의업을 구성하는 중요한 부분 중 하나이지만, 현대 의학에서 예후는 진단과 치료, 예방보다 상대적으로 덜 주목받는 것도 사실이다. 진단과 치료, 예방에는 의학의 승리나 실패와 관련된 무언가 극적인 요소가 내포되어 있지만, 예후에는 그 끝을 알 수 없는 불확실성과 가장 나쁜 결과, 즉 죽음의 그림자가 배어 있다. '예후가 좋다', '예후가 나쁘다'라는 말에서도 알 수 있듯이 예후는 진단이나 치료에 비해 가치가 강하게 개입된 개념이다. 순수한 의미에서의 좋은 진단이나 치료, 나쁜 진단이나 치료는 존재하지 않는다. 진단이나 치료에 예후의 관점이 개입될 때야 비로소 가치 평가가 내려지기 때문이다.

히포크라테스 의학에서의 예후

현대의학과는 달리 고대 그리스 의학에서는 예후야말로 의사의 능력을 평가하는 가장 좋은 지표이자 의업의 가장 중요한 역할이었다. 히포크라테스 총서 가운데『예후』는 정확한 예후를 내리기 위해 다양한 증상과 징후를 관찰하는 방법을 기술하고 있다. 특히 서문을 보면 히포크라테스 의학에서 예후가 어떤 위치에 있었는지 짐작할 수 있다.

나는 의사가 병의 진행 상황을 예측하는 것은 아주 좋은 일이라고 생각한다. 그 이유는 이러하다. 의사가 만약 다른 사람의 도움 없이 환자에게서 현재, 과거, 미래의 사실을 찾아내고 말해주며 환자의 설명에서 빠진 부분을 채워준다면, 사람들은 그가 환자의 상태를 잘 이해하고 있다고 생각해서 의사의 치료에 믿음을 가지게 될 것이다. 더욱이 의사가 만약 현재의 증상으로 미루어 앞으로 일어날 일을 알게 된다면, 치료를 가장 잘할 수 있을 것이다. … 아울러 그대는 환자 가운데 누가 나을 수 있으며, 누가 죽게 될 것인지를 미리 알아내서 말해준다 하더라도 비난을 받지 않게 될 것이다.[3]

『일리아스』 제1권에는 그리스인들이 심한 역병에 시달리게 되었을 때 역병의 발생과 그 대처 방법에 관해 이야기하는 뛰어난 예언자인 칼카스가 등장한다. 그는 그리스 왕인 아가멤논이 아폴론의 사제인 크뤼세스의 딸을 사로잡고 몸값을 요구하는 죄를 지었기 때문에 역병이 발생했다고 말했다. 그리고 역병을 물리치기 위해서는 크뤼세스의 딸을 풀어주고 아폴론 신을 달래는 성대한 제물을 바쳐야 한다고 조언했다. 호메로스는 훌륭한 예언자라면 현재의 일과 닥쳐올 일 그리고 지나간 일을 모두 알고 있는 자여야 한다고 말하는데,[4] 역병의 원인과 대처 방법에 대해 의사가 아니라 예언자가 설명하는 모습은 시사하는 바가 크다. 의사의 일 역시 크게 다르지 않았기 때문이다. 히포크라테스 의학에서도 예후는 일종의 예언이었다. 의사는 질병의 원인과 현재의 증상, 미래의 경과를 모두 잘 알고 있어야 했다.

그런데 여기서 현대의학과는 다른 고전적인 예후의 의미가 드러난다. 현대의학에서 예후는 질병의 경과나 결과 같은 미래의 일에만 관련되어 있다. 반면에 히포크라테스 의학에서 예후는 미래뿐 아니라 과거, 현재와 모두 관련이 있다. 현대의학에서 진단과 예후가 분리되어 있다면 히포크라테스 의학에서는 진단이 예후의 일부분인 것이다.

그렇다면 왜 그렇게 예후를 중요하게 여겼던 것일까? 그 이유는 고대 그리스 의사들의 진료 환경과 밀접한 관련이 있다. 당시 의사들의 대부분은 이 지역 저 지역을 떠돌아다니는 편력의사였다. 새로운 마을에 도착했을 때 의사는 무엇으로 자신의 실력을 증명했을까? 질병을 잘 치료하는 것이 가장 중요했을 것이다. 하지만 오늘날의 관점에서 봤을 때 당시의 치료법은 상당히 제한적이었다. 그렇다면 환자가 말하지 않은 것까지 알아낼 수 있는 의사야말로 가장 능력 있는 의사로 여겨지지 않았을까? 환자의 모습만 관찰해도, 심지어는 아직 환자를 만나지 않았는데도 전해 들은 이야기만으로 질병의 원인과 증상, 경과를 맞출 수 있다면 얼마나 훌륭한 의사일까? 결국 고대 그리스 의사는 정확한 예후를 판정하기 위해서 환자보다 먼저 증상을 설명하고 질병의 경과를 예측할 수 있는 능력, 그리고 그런 능력을 가능케 하는 사전 지식과 경험을 충분히 갖추어야 했다.[5] 그것이 고대 그리스 의학에서 예후가 진단과 치료를 포함하는 포괄적인 의미를 지닐 수밖에 없었던 이유이다.

같은 맥락에서 히포크라테스 학파 의사가 치료가 불가능해 보이는 환자에 대해 적극적인 치료를 하지 않은 이유도 짐작할 수 있다. 감당할 수 없는 질병을 무모하게 떠맡아서 실패할 경우 명성에 흠이 가는 것은 물론이고, 의사로서 생존하는 것 자체가 어려울 수도 있기 때문이다. 회복할 수 있는 환자와 회복할 수 없는 환자를 판별하는 정확한 예후야말로 의사의 필수 역량이었다. 그런데 오늘날의 관점에서 보면 히포크라테스 학파 의사의 진료는 상당히 방어적으로 보인다. 가망이 없는 환자라고 쉽게 포기하는 것을 오늘날의 많은 의사는 이해하기 어려울 것이다. 심지어는 환자가 사망하는 나쁜 결과가 일어나더라도, 상황을 잘 예측하기만 하면 예후는 훌륭했다고 언급한 문헌도 있다.[6] 이는 의사의 윤리적 태도를 강조한 히포크라테스 선서와도 모순되는 것처럼 보인다.

하지만 이것을 부정적으로만 볼 수는 없다. 오늘날의 입장에서는 방어 진료로 보이지만 실제로는 자연 치유력을 신봉했던 당시의 의학관과 환자에게 해를 끼쳐서는 안 된다는 윤리관이 큰 영향을 끼쳤기 때문이다. 의술의 한계를 명확히 인식하고 있었던 것이다.

> 만약 인간이 의술에 속하지 않은 힘을 의술에서, 혹은 자연에 속하지 않은
> 힘을 자연에서 요구한다면, 그의 무지는 지식의 결여에서 비롯된 것이 아
> 니라 광기에서 비롯된 것이다.[7]

의사는 자연 치유력을 보조하거나 증진시키는 일을 할 뿐 그것을 넘어서는 일을 해서는 안 된다. 왜냐하면 가망이 없는 환자를 대책 없이 치료하다가 오히려 환자에게 해를 끼칠 수도 있기 때문이다. 훌륭한 예후는 히포크라테스 선서 이래로 모든 의사에게 요구되는 "해를 끼치지 마라"라는 윤리 원칙을 충실히 따른 결과였던 것이다.

예후의 의미론

의사는 환자에게 종종 예후와 관련된 질문을 받는다. "이 치료를

받으면 언제쯤 좋아질까요?" "이 통증은 얼마나 오래갈까요?" "저는 몇 개월 살 수 있나요?" 이런 질문은 대개 질병의 경과, 생존율, 치료의 결과, 부작용 등을 묻는 것으로 병을 앓는 환자나 치료하는 의사 모두의 가장 큰 관심사이다. 그런데 같은 예후라도 의사와 환자의 관점은 다를 수밖에 없다. 어떤 차이가 있는지 구체적으로 살펴보자.

의사가 관심을 두는 것은 무엇보다도 생의학적 예후-biomedical prognosis이다. 생의학적 예후는 특정 질병의 경과나 결과를 뜻한다. 이것은 다량으로 축적된 임상 자료를 분석한 결과이기도 하다. 그런데 생물학적 과정에는 다양한 변수가 존재하기 때문에 생의학적 예후는 오로지 확률과 통계의 관점에서 특정한 경향으로만 파악할 수 있다. 예를 들어 만성 간염이 간경변으로 발전하는 것을 예측하는 방법은 "만성 간염 환자의 몇 퍼센트가 간경변으로 진행한다"라고 진술하는 것 이외에 다른 방법이 없다. 생의학적 예후는 '확률적 예후-pro-babilistic prognosis'인 것이다.[8]

의사가 생의학적 예후를 판단할 수 있는 근거는 두 가지이다. 첫째는 의사 자신의 주관적 임상 경험, 둘째는 외부의 임상 연구 자료이다.[9] 의사는 다양한 환자를 만났던 임상 경험을 토대로 특정한 질병의 경과나 결과에 대한 나름의 자료를 지니고 있다. 그 자료는 대개 머릿속에 저장되어 있기 마련인데, 의사 개인의 특성이나 편견, 수집 당시의 정황이 강하게 개입되어 있으므로 엄밀한 의미에서는 신뢰성이 떨어진다. 일종의 '감'이라고도 할 수 있다. 하지만 그만큼 의사 개인의 카리스마가 발휘될 여지는 커지며 이런 주관적인 예후 판정이 환자에게 큰 영향을 끼칠 수도 있다.

그러나 의사는 주관적 임상 경험에만 근거해서 예후를 평가하지 않는다. 그보다는 특정 질병을 앓는 사람들을 모아 놓은 기준 집단을 통해 파악된 질병의 통계 자료와 객관화된 임상 자료를 신뢰한다. 이런 자료는 대개 나이, 빈도, 비율, 분포 등을 가리키는 숫자로 표현된다. 예를 들어 암의 경우에는 예후 인자prognostic factor라는 것이 있다. 예후 인자는 환자의 예후를 반영하는 지표를 말하는데 대개 암의 생물학적 특성에 따라 결정된다. 유방암의 경우에는 나이, 림프절 전이 여부, 종양의 조직학적 분화도, 호르몬 수용체, 종양의 크기 등이 대표적인 예후 인자이다. 또한 유전자 돌연변이, 유전자 다형성poly-morphism과 같은 유전자 관련 요인도 포함된다.[10] 이런 예후 인자들은 유방암 환자를 대상으로 한 대규모의 임상 연구를 통해 통계적인 유의성을 인정받은 것들이며, 새로운 환자들의 미래를 예측하는 데 활용된다. 이처럼 의사가 판정하는 예후의 대부분은 통계적으로 검증된 임상 자료를 바탕으로 하는 확률적 예후이다.

그런데 특정 질병에 대한 확률적 예후는 그 질병에 보편적으로 적용되는 일반화한 예후이다. 특정 유전자 변이를 갖는 특정 암에 대한 예후는 그것을 앓는 환자와 관계없이 통계적으로 확립될 수 있다. 따라서 이런 확률적 예후를 환자에게 적용할 때는 문턱이 존재한다. 환자 개인의 생물학적 특성이 반영되어 있지 않기 때문이다. 실제 임상에서 예후를 판정할 때는 일반화한 확률적 예후가 환자의 맞춤형 예후로 변형되어야만 한다. 즉, 개별적 예후individual prognosis가 필요한 것이다.[11]

개별적 예후를 결정하기 위해서는 환자의 성별, 나이, 질병의 각종 생물학적 특성, 치료 반응 등과 관련된 각종 의학 정보를 수집한 후, 이것을 확률적 예후와 비교·검토해야 한다. 특정 질병 A를 가진 환자에게 B라는 약물을 투여했을 때 완전히 회복될 확률이 나이나 성별, 증상의 개수에 따라 각각 다르다면 실제 환자에게서 이런 정보를 수집해야 할 것이다. 얼핏 보면 개별적 예후는 생의학적 예후를 개별 환자에게 적용하기만 하면 되는 것처럼 보인다. 최근에는 환자의 임상 정보와 예후 인자를 바탕으로 생존율이나 암 발생 확률을 계산해 주는 앱도 여럿 개발되어 있다. 하지만 개별적 예후를 결정하기 위해서 생의학적인 정보만 필요한 것은 아니다. A라는 약물을 투여하면 재발률이 20퍼센트이고, B라는 약물을 투여하면 재발률이 40퍼센트라면 당연히 A를 선택해야 한다. 그런데 A는 보험 적용을 받지 않는 약이고 B는 보험 적용을 받을 수 있다면 선택은 달라질 수도 있다. 더구나 현재 국내에는 B만 시판되는 상황이라면? 생의학적 정보만으로는 개별 환자의 예후를 온전히 판정할 수 없다. 바로 이 지점에 예후 판단의 두 번째 문턱이 존재한다. 개별 환자의 예후는 환자의 삶과 환경이라는 맥락 속에서 판단해야 한다. 환자의 가치관, 가족의 기대와 요구, 의료 접근성, 경제적 상황, 의료 정책과 제도, 죽음에 대한 태도 등 고려해야 할 변수는 차고 넘친다. 그런 점에서 개별적 예후는 생의학적 정보와 환자의 심리사회적인 배경이 결합되어야 결정될 수 있으며, 생의학적 예후와는 달리 의사는 물론 환자의 의견이 강하게 반영될 수밖에 없다. 하지만 예후를 판단하는 주체는 여전히 의사이다.

이제 의사는 개별적 예후를 환자에게 제시한다. "앞으로 치료는 이런 방식으로 진행될 겁니다. 완치될 확률은 몇 퍼센트이고 완치 후에 재발할 확률은 몇 퍼센트입니다." "치료 중에 이런저런 부작용이 있을 수 있으므로 직장은 잠시 휴직하는 것이 좋겠습니다." "앞으로 2주가량은 가족에게 옮길 가능성도 있으니 가족과 떨어져 지내세요."

그와 함께 세 번째 문턱이 나타난다. 그것은 예후 판단의 주체가 의사에서 환자로 전환될 때 등장한다. 왜냐하면 환자의 관점에서 예후는 단지 숫자로 표현되는 확률에 그치지 않기 때문이다. 환자에게 예후는 질병 체험의 고통, 삶의 계획과 떼려야 뗄 수 없는 실존적 의미를 지닌다prognosis-as lived.[12] 무엇보다 환자에게 예후는 공포, 절망, 두려움, 희망, 환희 등의 다양한 감정을 불러일으킨다. 전통적으로 의사들이 환자에게 나쁜 예후에 관하여 이야기하길 꺼리는 것도 예후가 불러일으키는 감정이 치료에 부정적인 영향을 미칠까 두려워하기 때문이다. 그런 점에서 예후의 감정적 요소는 환자뿐 아니라 의사에게도 영향을 미친다. 더구나 예후는 감정뿐 아니라 환자의 삶의 계획 자체를 바꾸기도 한다. 미혼의 환자가 재발이나 악화를 반복하는 질병을 앓고 있다면 결혼에 관한 계획을 짤 때 질병은 가장 중요한 고려 사항이 될 것이다. 예후는 도래할 사건을 통해 환자의 현재를 지배하고 다시 미래의 방향을 결정한다.

이처럼 의사로부터 환자에게 전달되는 예후는 세 번의 도약을 거치게 된다. 먼저 대규모 환자군을 통해 얻은 임상 정보를 바탕으로 결정된 생의학적 예후로부터 개별 환자의 임상 정보에 의해 조정된 개별적 예후로의 도약이 일어난다. 그다음은 개별적 예후 내부에서 임상 정보뿐 아니라 다양한 심리사회적 요소를 고려한 진정한 의미의 개별적 예후로의 도약이 일어난다. 마지막으로 개별적 예후가 의사로부터 환자에게 전해지는 과정에서 환자가 예후를 자신의 삶 속으로 편입시켜 삶의 맥락에서 다시 판단하는 세 번째 도약이 이루어진다. 이 세 번의 도약을 거치면서 예후에는 더욱더 환자의 개별 상황과 부합하는 구체적인 정보가 담기게 된다. 하지만 안타깝게도 예후의 불확실성은 여전히 남는다. 예후에 구체적인 진술이 많이 담기면 담길수록, 예후가 확신에 차면 찰수록, 예후는 예언으로 변질되고 만다. 만약 어떤 의사가 폐암으로 수술 받은 환자에게, "당신은 수술 후 5년째 되는 날, 객혈을 하면서 응급실에 실려 갈 것입니다"라고 확신에 차서 예후를 판정했다면 그는 미치광이 소리를 들을 것이다. 예후의 본질에는 극복할 수 없는 불확실성이 있으며, 따라서 예후 판정은 환자와 의사의 상호주관적이고 윤리적인 작업일 수밖에 없다.

예후와 의사의 역할

예후가 세 번의 도약을 거쳐서 환자의 삶으로 전해진다고 했을 때 대개 의사의 역할은 두 번째 도약까지, 즉 환자의 상황을 고려하여 개별적 예후를 제시하는 데까지라고 말한다. 충실한 정보 제공자의 역할이야말로 의사 본연의 임무라고 여겨져 왔다. 하지만 예후가 환자의 삶에서 어떤 의미를 지니는지 이해하지 못하거나 이해하려는 노력조차 하지 않는다면 정보 제공자로서의 의사의 역할은 점차 축소될 것이다. 의사를 대체할 정보 제공자들은 점점 더 많아지기 때문이다.

그렇다면 의사는 실존적 의미의 예후에 어떻게 다가갈 수 있을까? 프랭크는 『몸의 증언The Wounded Storyteller』이라는 저서를 통해 질병 서사를 크게 세 가지 유형으로 분류한 바 있다.[13] 복원restitution, 혼돈chaos, 탐구quest 서사가 그것인데, 각 유형을 나누는 가장 중요한 기준은 바로 예후에 관한 환자의 관점이다.

첫째, 복원 서사는 대개 다음과 같은 줄거리를 갖는다. "어제까지

나는 건강했다. 오늘 나는 아프다. 그러나 내일 나는 (의학의 도움을 받아) 다시 건강해질 것이다." 이것은 많은 환자에게서 발견되는 서사이다. 회복에 대한 희망은 질병의 고통을 이겨내는 힘이자 불확실한 예후를 견뎌낼 수 있는 원동력이다. 그런데 복원 서사에서 환자는 대개 수동적인 역할을 떠맡게 된다. 아니면 반대로 질병과의 전쟁에서 승리한 영웅으로 표상되기도 한다. 파슨스의 '환자 역할' 개념은 복원 서사에서 수동적인 환자의 모습을 잘 설명해 준다. 환자는 현대의학의 권위를 받아들이고 순응하여 질병으로부터 가능한 한 빨리 회복되어야 할 의무를 부여받는다. 환자를 영웅으로 치켜세우는 이야기도 잘 들여다보면 환자의 주체성이 발휘되었다기보다는 영웅적인 현대의학의 치료를 견뎌내는 수동적인 영웅으로 환자를 그려내고 있다. 따라서 복원 서사에서 환자의 예후는 의사가 제시하는 생의학적 예후와 개별적 예후를 환자가 충실히 받아들인 결과에 가까우며 환자 자신의 목소리보다는 현대의학의 권위에 더 큰 영향을 받는다.

둘째, 혼돈 서사는 뚜렷한 줄거리도 없고 인과관계도 보이지 않는다는 점에서 복원 서사와 정반대의 위치에 있다. 질병을 앓는 몸과 정신을 스스로 통제할 수 없는 상황이기 때문에 일정한 줄거리가 있는 이야기를 할 능력도 상실한 상태이다. 이야기는 허공을 맴돌고 몸짓이나 소리가 이야기를 대신하기도 한다. 질병은 자아를 위협하고 손상을 가하고 파편화한다. 따라서 환자는 물론이고 의사에게도 혼돈 서사는 커다란 도전이다. 자신의 세계가 파괴되어 관계를 맺을 수 없는 서사이기 때문이다. 혼돈 서사에서는 질병으로 인한 고통과 혼란이 극심하기 때문에 예후가 설 자리가 없다. 예후를 평가하거나 좋은 예후를 기대할 여지조차 없는 것이다.

셋째, 탐구 서사이다. 탐구 서사는 환자의 능동적인 목소리가 담겨 있다는 점에서 복원, 혼돈 서사와 성격을 달리한다. 복원 서사에서는 대개 현대의학이 능동적인 행위자이고 환자는 수동적인 행위자였다. 혼돈 서사에서 환자의 이야기는 의미 있는 줄거리를 잃어버렸다. 반면에 탐구 서사에서는 환자가 투병 과정을 일종의 깨달음을 얻는 여행으로 받아들인다. 마치 부름에 의한 출발, 문턱으로의 입문 및 통과의례, 귀환으로 이루어지는 고대의 영웅 서사처럼 질병 체험도 여행의 성찰적 특성을 반영하는 것이다. 그런데 탐구 서사가 복원 서사와 다른 점은 도착한 곳이 출발했던 곳과 다르다는 점이다. 질병 체험으로 인해 몸의 변화뿐 아니라 자아의 변화도 일어나고, 삶을 대하는 방식 또한 변하는 것이다. 질병으로 인해 삶을 관조적으로 바라볼 수 있는 여유를 획득하게 된다. 그리고 그런 성숙한 경험을 타인들과 나누고 싶어 한다. 질병을 통해 삶의 진실을 깨닫게 된 것이다. 따라서 탐구 서사에서 예후는 미래를 향한 환자의 성찰적 기획과 연결된다. 환자는 예후를 수동적으로 받아들이기보다 예후를 주체화하여 열린 미래를 만들어 나가는 중요한 에너지원으로 활용하기 때문이다.

이런 환자의 이야기들은 모두 임상에서 쉽게 만날 수 있다. 물론 현실에서는 세 가지 유형의 서사를 한 환자에게서 모두 살펴볼 수 있기도 하다. 환자의 예후가 변하면 이야기도 달라지게 마련이다. 그리고 이런 서사는 모두 예후의 불확실성을 극복하려는 환자 자신의 노력을 나타내기도 한다. 그렇다면 의사는 무엇을 해야 할까?

환자의 이야기는 질병과 예후에 대한 일종의 증언이다. 증언은 단순한 넋두리와는 달리 목격을 요구하는 사회적 행위이다. 예후에 관한 환자의 이야기는 의사라는 목격자를 요구한다. 의사는 단순한 정보 제공자가 아니라 고통의 목격자인 것이다. 목격자가 되는 것은 위험한 일이다. 목격자는 단순히 이야기를 듣는 것에 그치지 않고 그 이야기를 위해 무언가 반응을 보여야 하고, 이야기를 널리 퍼뜨리기도 해야 하며, 이야기의 신뢰성에 대해 증언해야 하기 때문이다. 따라서 헌신을 필요로 하고 상처와 아픔을 겪을 가능성에도 노출된다. 많은 의사가 정보 제공자의 위치에 만족하는 것도 그 때문일 것이다. 하지만 예후에 참여하는 한, 의사는 환자의 미래에 연루되지 않을 수 없다. 예후와 관련된 환자 이야기의 상당 부분은 의사에 의해 쓰이기 때문이다.

예후의 본질은 불확실성에 있다고 했다. 불확실성은 동전의 양면과 같다. 한편으로는 불안과 두려움의 원인이지만, 한편으로는 희망과 믿음의 원동력이기도 하다. 예후 판단에는 경험과 확률이 동원되지만 결국에는 상호주관적인 믿음으로 마무리된다. 믿음과 신뢰가 없다면 의사나 환자 모두 좋은 예후 판단을 할 수 없을 것이다.

28. 아프면서 행복할 수 있을까?

2019년 10월 28일, 전국장애인차별철폐연대는 강남고속버스터미
널 광장에서 "13년 만의 시작, 고속버스 휠체어 탑승 눈물 난다"라는
제목의 기자회견을 개최했다.[14] 국토교통부에서 서울~부산, 서울~강
릉, 서울~전주, 서울~당진 등 네 개 노선에 휠체어 탑승이 가능한 고
속버스를 시범운영 한다고 밝혔기 때문이다. 전국장애인차별철폐연
대는 2014년부터 매년 설과 추석 연휴 기간 즈음에 고향에 가기 위한
버스 타기 캠페인을 벌였다고 한다. 교통약자법이 존재하지만 저상
버스는 일부 시내버스 노선에만 투입되고 리프트 장치를 단 고속버스
는 찾아볼 수 없었기 때문이다. 휠체어를 타는 장애인이 명절에 고향
에 가기 위해서는 자가용을 이용하거나 KTX로 멀리 떨어진 주변 역
까지 간 다음 콜택시를 부르는 방법밖에 없다. 한국의 장애인에게는
선언적인 의미 이외에 실질적인 의미에서 자유로운 '시외이동권'은
존재하지 않았던 것이다.

장애disability는 사회에 의해 생산되므로 의학의 대상이라기보다는
제도와 사회적 시스템의 관점에서 접근해야 한다고 주장하는 사람들
이 수십 년간 투쟁을 벌여왔지만, 이런 외침은 의학에 큰 관심을 불러
일으키지 못했다. 장애는 의학적으로 정의가 가능한 손상이며 따라
서 의학적 치료나 교정의 대상이라는 입장이 너무나 당연한 것으로

받아들여졌기 때문이다. 그런 입장에서는 장애인의 이동권 문제는 의학과는 전혀 무관한 사안일 것이다. 의학은 장애와 장애인의 삶을 분리해서 바라보는 경향이 있다. 하지만 장애인에게는 장애가 있는 몸과 그 몸을 통해 영위해야 할 삶, 그리고 그런 삶의 사회문화적·정치적 조건이 분리되지 않는다. 장애에 관한 의학의 통념을 비판적으로 바라보는 일, 그것이 장애를 이해하기 위해 의료인문학이 제일 먼저 시작해야 하는 일이다.

장애를 어떻게 이해할 것인가?

장애라는 단어를 생각하면 떠오르는 사물이나 이미지들이 있다. 휠체어, 지팡이, 목발, 까만 안경, 뒤틀리는 몸짓, 다운증후군의 특징적인 얼굴 등이 그것이다. 여기에는 각종 미디어도 한몫을 하는데, 장애인은 패럴림픽에 등장해 휠체어를 미는 근육맨 같은 영웅으로 표상되거나, 사회에서 소외되고 ARS 모금처럼 따스한 도움을 받아야 하는 가련한 존재나 희생자로 종종 표상된다. 어쩌면 의학이 장애를 보는 시각도 이와 크게 다르지 않은 것 같다. 사회가 장애를 바라보는 시선에 큰 영향을 준 것이 의학이기 때문이다.

실제로 1980년대 이전까지는 장애를 대개 의학적 틀 내에서 규정하거나, 적어도 의학적인 개념에서 출발하여 장애를 정의했다. 이를 보통 '장애의 의학적 모델' 혹은 '개별적 모델'이라고 일컫는다. 거칠게 말하면 장애의 의학적 모델은 개인이 지닌 특정한 생물학적 결손이나 결함 때문에 장애와 관련된 위해가 발생한다고 보는 견해를 말한다. 장애를 병리적 관점에서 바라보는 것이다. 따라서 장애는 의학적 처치의 대상으로 규정된다. 또한 환경을 바꿀 수는 없으므로 환경에 적응하는 것이 중요한 목표가 된다.[15]

이런 의학적 모델을 기반으로 하는 장애 이론을 대표하는 것이 파슨스의 일탈 모형deviancy model이다. 파슨스에 의하면 사회가 제대로 작동하려면 사회 구성원들이 부여받은 사회적 역할을 적절히 수행해야 한다. 질병과 손상은 특정한 사회 구성원이 정상적인 역할을 수행할 수 없게 만드는 일종의 일탈 상태를 유발하고 '환자 역할'을 부여한다. 환자가 된 개인은 자신의 병적 상태에 대해서 비난받지 않고 잠시 사회적 의무에서 벗어날 수 있는 자유가 주어지지만, 전문가의 지시를 충실히 따르면서 빨리 회복해서 사회로 되돌아가야 할 의무를 지게 된다. 그런데 질병과 손상이 장애를 유발한다고 보기 때문에 일탈로서의 장애라는 개념은 의학적 조건에 전적으로 의존한다.[16]

이와 같은 배경 아래 1980년 세계보건기구에서는 국제장애분류기준이라고 불리는 ICIDHInternational Classification of Impairments, Disabilities and Handicaps를 발표했는데, ICIDH에 따르면 장애는 다음과 같이 세분하여 정의할 수 있다.

손상(impairment): 심리적, 생리적, 해부학적 구조나 기능의 손실 또는 비정상.

장애(disability): 인간에게 정상적이라고 여겨지는 범위 내에서 또는 정상적으로 여겨지는 방법으로 어떤 활동을 수행하는 능력의 제약이나 결손.

핸디캡(handicap): 손상이나 장애로 인해 개인에게 주어진 불이익으로서 나이, 성별, 사회문화적 요인에 맞는 정상적인 역할을 수행하지 못하거나

방해받는 것.[17]

세계보건기구의 정의는 생물학적 차원의 손상이 특정한 활동을 수행할 수 있는 능력에 장애를 초래하고, 이 때문에 역할 수행 능력, 사회적인 참여의 제한이 초래된다는 인과적 구성을 하고 있다. 무엇보다 세계보건기구의 정의가 가진 장점은 생물학적 구조뿐 아니라 기능의 손상까지 포함함으로써 만성질환을 포함한 장애의 범위를 넓혔다는 것이다. 또한 장애가 사회 활동의 제약을 가져온다는 점을 분명히 했다는 점에도 의의가 있다. 하지만 여전히 의학적 모델에 기반을 두고 있다는 점에서 장애인 당사자들로부터 많은 비판을 받았다. 특히 의학적 모델은 신체 구조나 기능, 능력의 기준, 즉 정상성의 기준이 사회나 문화에 따라 얼마든지 달라질 수 있다는 사실을 간과하고 있다는 한계가 있다. 예를 들어 계단이 존재하지 않고 높은 곳으로 올라갈 때 버튼 하나면 누르면 순간 이동이 되는 사회가 있다고 상상해 보자. 그 사회에서는 다리를 못 쓴다고 해서 높은 곳으로 올라가는 데 아무런 문제가 없기 때문에 적어도 그런 상황에서는 다리의 손상이 장애로 인식되지 않을 것이다. 정상이라는 기준은 환경적 조건에 따라 얼마든지 달라질 수 있다.

따라서 의학적 모델과는 달리 장애는 사회적 환경에 의해 구성된다는 관점이 등장했는데, 이를 '장애의 사회적 모델'이라고 일컫는다. 장애의 사회적 모델에서는 억압적이고 차별적인 사회 구조가 장애를 생산한다고 본다. 장애는 의학적 문제가 아니라 정치적 문제인 것이다. 1970년대 영국의 장애인 운동 단체인 '분리에 저항하는 신체장애인 연합Union of the Physically Impaired Against Segregation, UPIAS'은 손상과 장애를 다음과 같이 정의했다[18].

손상(impairment): 사지의 일부나 전부가 부재한 것, 또는 사지, 기관, 몸
의 작동에 불완전함을 지닌 것.
장애(disability): 손상을 지닌 사람들에 대해 거의 또는 아무런 고려도 하
지 않음으로써 그들을 사회 활동의 주류적 참여로부터 배제시키는 당대의
사회조직에 의한 불이익이나 활동의 제한.

특히 손상과 장애는 별 관련이 없으며 손상이 특정한 억압적 사회
관계에 놓였을 때만 장애로 발현된다는 UPIAS의 기본 입장은 기존의
의학적 모델에서는 찾아볼 수 없는 시각이었다. 다시 말하면 '장애인
은 장애가 있어서 차별받는 것이 아니라, 차별받기 때문에 장애인이
된다'라는 것이 사회적 모델의 기본 입장이다.
이런 장애의 사회적 모델을 바탕으로 발전한 것이 바로 '장애학'이
다. 장애학은 장애를 개인의 생물학적 문제로 보는 것이 아니라 사회
문화 현상으로 파악하고 분석하는 학제적 분야이다. 장애학은 장애
의 의학적 모델을 극복하고 장애가 사회문화적으로 구성된다는 점을
밝힘으로써 장애인에게 사회 구조나 문화를 바꾸면 장애에 관한 인식
도 달라진다는 메시지를 전달했는데, 이것은 장애인 운동의 강력한
이론적 근거가 되었다. 장애학은 무엇보다도 정치적이고 실천적인
학문인 것이다.
장애의 사회문화적 구성과 관련하여 널리 알려진 민속지 연구
ethnography가 있다. 의료인류학자인 노라 앨런 그로스Nora Ellen
Groce는 미국 뉴잉글랜드 지방 해안가에 있는 외딴섬 마서즈 비니어

드Martha's Vineyard에 사는 청각장애인들의 생활을 연구했다. 그 섬은 다른 지역에 비해 청각장애인의 수가 두드러지게 많았는데, 고립된 환경으로 인해 청각장애 유전자 풀이 커졌기 때문이다. 그런데 청각장애인의 수가 많았기 때문에 마서즈 비니어드 사람들은 음성언어와 수어手語를 공통으로 사용할 줄 알았다. 따라서 청각장애인은 특별하게 취급될 이유가 없는 '정상인'이었다. 마서즈 비니어드 사람들은 듣지 못하는 사람이 있다는 건 알고 있었지만 그들이 '청각장애인'이라고 생각하진 않았던 것이다.[19]

이처럼 장애의 사회문화적 구성이 알려주는 것은 모든 사회에서 손상이 꼭 의료적 관점에서만 다뤄지지는 않는다는 점이다. 이는 가치중립적이라고 생각했던 장애의 의학적 모델이 실제로는 특정한 이데올로기에 의해 영향을 받은 것이며 장애의 의료화에 기여하고 있다는 사실을 밝혀주는 것이기도 하다. 또한 특정 사회의 생산 양식이나 핵심 가치들이 장애의 사회문화적 구성에 주도적인 역할을 한다는 것도 장애의 사회적 모델을 통해 분명해졌다.

하지만 장애학 내에서 장애의 사회적 모델에 대한 비판이 점차 제기되었다. 특히 장애의 사회적 모델이 손상과 장애를 구분하고 장애의 사회적 조건에만 의미를 두면서 오히려 장애인들이 손상을 경험하는 방식을 간과했다는 비판이 페미니즘을 중심으로 제기되었다.[20] 장애는 사회 구조적 문제이지만 동시에 몸을 통해 손상이 경험되는 일이고 따라서 신체성이 중심적인 문제일 수밖에 없는데, 장애의 사회적 모델은 장애가 몸에 남겨놓은 신체 경험에 큰 관심을 보이지 않는다는 것이다. 더구나 장애의 사회적 모델은 손상과 장애의 이분법을 고수함으로써 역설적으로 의학적 모델의 영향을 완전히 탈피하지 못했다. '몸의 사회학'에 따르면 순수하게 생물학적 몸의 특징이라고 생각되는 손상 역시 사회적 구성물에 지나지 않는다. 무엇을 손상으로 볼 것인가의 문제도 사회적으로 결정된다는 것이다. 손상은 생물학적인 것, 장애는 사회적인 것으로 파악하는 장애의 사회적 모델은 의학적 모델과 마찬가지로 환원적인 방식을 취하고 있다. 사회적 모델의 비판자들은 오히려 손상은 사회적인 것이고, 장애는 신체화 embodied된 것으로 봐야 한다고 주장한다.[21]

이처럼 장애의 의학적 모델과 사회적 모델에 대한 비판이 일어나면서 장애의 정의에 관한 주류 입장에도 변화가 나타났다. 그 결과 세계보건기구는 개정 작업에 들어가 2002년에 국제기능장애건강분류 International Classification of Functioning, disability and health, ICF를 발표했다. 이 분류는 장애의 의학적 모델과 사회적 모델 모두 한계가 있다고 보고 그에 대한 대안으로 생물심리사회적 모델을 채택하고 있다. ICF에서는 장애가 개인의 몸을 기반으로 하는 사회적 현상이고, 몸과 사회적 조건 사이에 매우 복잡한 상호작용을 통해 발생한다고 본다. 한마디로 ICF는 장애의 의학적 모델과 사회적 모델을 통합하는 시도를 하는 것이다. 이에 따라 ICF에서는 손상, 장애, 핸디캡으로 나뉘어 있던 기존의 정의를 대신하여 신체 기능과 구조, 활동, 참여, 환경적 요인이라는 영역이 제시되었다. 각 영역은 일정하게 상호 영향을 주고받으면서 건강 상태를 결정하게 된다. 그리고 장애는 손상, 활동 제한, 참여 제약을 포괄하는 개념으로 개인의 건강 상태와 환경적·개인적 요인 사이의 부정적인 상호작용의 결과로 발생한다.[22]

하지만 사회적 모델의 옹호자들은 ICF의 장애 정의가 여전히 만족스럽지 못하다고 말한다. 특히 장애를 건강과 대립되는 부정적인 쌍 개념으로 제시함으로써 여전히 의학적 모델에 바탕을 둔 환원적 시각에 머물러 있다고 비판한다. 또한 사회적 모델이 제시한 사회 구조의 억압적 측면이 배제되고 단지 환경적 요인이라는 중립적인 용어가 제시되었다는 점도 비판의 대상이다. 결국 ICF의 장애 정의는 세련된 의학적 모델에 불과하다는 것이다.

그런데 지금까지 논의된 장애 모델에는 질병에 관한 논의와 마찬가지로 장애를 겪는 당사자라는 관점이 상당 부분 빠져 있다는 점이 눈에 띈다. 이것은 장애에 관한 인식이 여전히 관찰자의 시점에 머무르면서 장애를 타자화하고 있다는 것을 방증한다. 장애를 1인칭 체험의 관점으로 본다는 것은 의학적 모델과 사회적 모델의 이분법을 넘어서 장애 내부로 들어가 장애의 입장에서 장애를 인식한다는 의미이다. 철학자인 수전 웬델Susan Wendell은 이것을 장애인의 '입장론적 인식론'이라고 말한다.[23] 장애 내부로 들어가야만 각종 모델에서 장애라는 단일 범주로 묶여 있는 개별 장애인들의 경험이 실제로는 각각이 처한 의학적·사회문화적·정치적 조건에 따라 어떻게 다른지를 파악할 수 있다는 것이다. 장애의 생물심리사회적 모델이 의학적 모델과 사회적 모델을 통합하려고 노력했지만, 차이로서의 장애, 타자화된 장애라는 관점은 크게 달라지지 않았다. 장애는 여전히 치료와 교정의 대상으로 존재한다. 하지만 장애에 관한 이해는 장애가 다양한 인간 존재 방식의 하나로 받아들여지고, 장애인이 장애에 대해 가지고 있는 지식과 관점이 존중받을 수 있는 방향으로 이루어져야 한다. 그리고 그것은 장애의 목소리, 장애의 이야기를 귀 기울여 들을 때만 가능하다.

아프면서 행복할 수 있을까?: 아픔 속의 건강

사회학자 어빙 고프먼Erving Goffman은『스티그마 ─ 훼손된 자아의 관리에 관한 연구』[24]라는 저서를 통해 현대사회에서 장애가 심리사회적 현상으로 인식되는 과정을 날카롭게 분석했다. 특히 그는 '낙인찍기'라는 사회적 과정을 통해 장애가 어떻게 사회적 정체성으로 탈바꿈하는지를 밝힘으로써 장애에 대한 오늘날의 인식에 큰 영향을 끼쳤다. 나와는 다른 특성을 가진 개인이나 집단을 낙인찍고 사회적으로 평가절하 하는 과정은 내가 포함된 집단은 정상, 타자인 그들은 비정상이라고 규정함으로써 정상과 비정상의 경계를 가르고 타자를 열등한 존재로 재구성하게 된다. 낙인을 통해 '차이'와 '다름'은 '우월함'과 '열등함'으로 탈바꿈하고, 그 틀에서 장애는 부정적인 가치를 부여받게 된다. 따라서 장애라는 부정적인 낙인이 찍힌 사람들은 그것을 감추거나 태연한 척하는 등의 방식으로 사회적 상호작용을 하게 된다. 사회 속의 장애인들은 사회적 낙인을 피하거나 감소시킬 수 있는 스스로의 전략을 개발할 수밖에 없는 것이다.

고프먼의 연구는 차별이라는 관념을 장애와 분리할 수 없는 것으로 보았다. 그리고 장애가 타자화되고 사회의 주변부로 지속적으로 밀려나고 있는 한국 사회에서 고프먼의 이론은 여전히 적실성을 지닌다. 그런데 많은 페미니즘 이론가가 지적했듯이 장애인을 차별받는 존재라는 일반적 범주로 규정하는 것은 자칫 장애라는 정체성을 정형화하여 장애 내부에 존재하는 다양한 차이를 무화하고 장애 경험의 개별성을 무시할 위험을 내포하고 있다. 알게 모르게 '장애인은 차별받기 때문에 가엾고 도와야 할 존재다'라는 지배적인 사회문화적 규범에 종속되는 것이다. 가끔 TV에서 꼼짝도 못 하고 침대에 누워만 있는 장애인이 환하게 웃는 모습을 볼 때 뭔지 모를 안쓰러움과 어색함을 느끼는 것은 그 웃음이 장애에 관한 우리 사회의 규범적 틀을 흔들기 때문일지도 모른다. 그렇다면 장애와 행복은 어울릴 수 없는 걸까?

웬델은 그렇지 않다고 말한다.

> "내 두뇌가 바로 지금 안 좋은 영향을 받아 기분이 우울하지만, 나는 괜찮고 내 인생은 잘 풀리고 있다"라고 말할 수 있는 것은 내 삶의 질이 전적으로 몸 상태에 달려 있는 것은 아니며, 여전히 할 일을 생각해 내고 일을 마칠 수도 있으며, 현재가 전부가 아님을 확신시켜 주는 하나의 방법이다. 즉 나는 나의 몸과 동일시하지 않는 것을 배우는 중이며, 이렇게 함으로써 내 몸을 쇠약하게 하는 만성 질병을 갖고도 좋은 삶을 살아갈 수 있다.[25]

만성피로증후군을 앓고 있는 웬델은 장애가 있는 몸을 초월하는 방법에 관해 말하고 있다. 그녀가 제안하는 방법은 이성의 힘으로 몸의 경험을 극복하고자 하는 데카르트식의 심신 이원론이나 영적인 힘을 통한 자아의 초월을 추구하는 신비주의적인 영성 운동이 아니다. 오히려 그녀는 몸으로 체험되는 장애를 그대로 받아들여야 한다고 말한다. 장애인들은 몸이 쾌락과 즐거움, 만족감, 친밀함의 근원이지만 동시에 괴로움, 불편함, 통증, 고통의 근원이기도 하다는 사실을 잘 알고 있다. 그리고 그런 몸을 받아들이기 위해 다양한 전략을 구사한다. 만성적인 통증이나 활동의 제약 속에서도 몸에 압도당하지 않고 굳이 애써 저항하지도 않으면서 가능한 범위 내에서 삶을 영위해 나가고 그 안에서 의미를 찾을 수 있는 전략 말이다. 장애가 있는 몸에 압도당하지 않는다는 것은 손상된 몸과 자아를 동일시하지 않는 것을 말한다.[26] 비록 장애가 있는 몸이지만 그것을 통해 계획을 실행하고 삶을 예측할 수 있는 자아의식을 갖추게 된다면, 즉 자신의 몸을 일정한 거리를 두고 바라볼 수 있는 능력이 생긴다면 장애는 장애물이 아니라 성장의 계기가 될 수도 있다. 따라서 장애와 행복을 양립시키기 위해서는 1인칭 시점에서 체화된 경험으로 장애를 바라보면서도 3인칭 시점에서 장애가 있는 몸을 어느 정도 객관화시킬 수 있는 균형 잡인 시각이 요구된다. 웬델은 그것이야말로 진정한 몸의 '초월'이라고 말한다.

웬델이 주장하는 초월과 일맥상통하는 것으로 '아픔 속의 건강 health within illness'이라는 개념이 있다. 아픔 속의 건강은 간호학자인 수전 모크Susan Diemert Moch가 처음 제안한 개념인데, 질병이나 장애가 인간의 성장을 도와주는 촉매제로 작용할 수 있다는 깨달음에서 시작되었다. 특히 만성질환이나 장애가 있는 사람들이 객관적인 몸의 상태는 비장애인들과 다르지만 개인별로 다양하게 행복을 경험한다는 사실을 알게 되면서 몸의 한계에 적응하고 창조적으로 반응하는 질병 체험의 새로운 양상을 '아픔 속의 건강'으로 개념화한 것이다. 모크는 아픔 속의 건강을 '웰빙이 손상된 상태에서도 주위 환경과의 연결성이나 관련성, 자신에 관한 인식을 통해 삶의 의미 있음을 증대시켜 주는 기회'라고 정의했다.[27] 이 정의에 따르면 만성 질병과 장애 경험은 주체에게 이전에는 잘 인식하지 못했던 주변 사람이나 환경과의 연결성을 깨닫게 해주고, 건강한 상태에서는 알 수 없던 몸과 자아를 재발견하게 해줌으로써, 자신의 삶에서 의미 있는 것들을 새롭게 찾거나 재조정하고, 미래에 대한 계획을 세울 수 있게 해주는 긍정적인 경험으로 재정립된다.

카렐 역시 '아픔 속의 건강'에 주목하면서 건강과 질병, 정상과 비정상의 이분법을 극복하고 양쪽의 균형을 유지한다면 질병과 장애를 앓는 삶 속에서도 행복을 찾을 수 있다고 주장한다. 카렐은 '아픔 속의 건강'은 구체적으로 '적응력'과 '창조적 반응력'에 의해 구현된다고 말한다.[28] 적응은 장애의 의학적 모델에서처럼 환경에 대한 적응을 뜻하는 것이 아니라 변화하는 몸에 대한 적응을 말한다. 따라서 적응은 단지 수동적인 과정이 아니라 몸과 환경, 필요와 도전, 실패가 경합을 벌이고 타협하는 변증법적 과정이다. 그리고 그 과정에서 건강하던 상태에서는 예상치 못했던 다양한 창조적인 대응 전략이 몸에서 나오게 된다.

> 심한 부상에서 기적처럼 회복하였으니, 내 의지만 있다면 모든 일을 할 수 있다. 환자를 진료할 수 있고 연구를 진행할 수도 있으며 학생과 전공의를 가르치는 데 장애는 없다. … 오히려 환자의 눈으로 세상을 볼 수 있게 되었으니 진료하는 데나 제자를 교육하는 데 도움이 되었다. 덕분에 환자와 가족을 위한 파킨슨 안내서도 개정하였고, 10년 이상 미루어 두었던 소뇌 실조증 환자 가족 수기도 지도학생과 함께 번역하여 환자와 가족 그리고 의사, 학생들에게 권하고 있다.[29]

이 글은 경추 손상에서 회복 후 후유장애를 안고 살아가는 의사가 쓴 글이다. 장애와 함께하는 삶을 의사는 '무간지옥'이라고 말한다. 그만큼 고통으로 점철된 삶이다. 하지만 그 속에서도 현재의 행복과 미래에 대한 희망은 존재한다. '아픔 속의 건강'은 건강과 장애가 상호배타적이라는 생각을 버릴 것을 요구한다.

그런데 카렐이 말한 질병과 장애 체험의 창조적 반응성은 사실 새로운 것은 아니다. 이를테면 1940년대에 이미 캉길렘은 『정상적인 것과 병리적인 것』을 통해 병리적인 것이 생리적인 것의 연장선이 아니라 새로운 규범이 창조된 것이라고 주장한 바 있다.[30] 그는 건강과 질병의 이분법을 거부하면서 건강한 상태나 병리적인 상태 모두 고유한 규범이 존재하며, 병리적인 것은 생존 조건이나 환경의 변화에 따라 새로운 규범을 만들어 가는 능력이 저하된 상태일 뿐이라고 말한다. 병리적인 것은 생리적인 것의 양적인 차이에 불과한 것이 아니라 병을 앓는 개체의 주관적 느낌에서 파악되어야 할 또 다른 차원의 상태이다. 따라서 캉길렘의 견해를 따르면 장애 역시 표준적인 건강한 몸의 구조와 기능에서 일탈한 상태로 파악되는 것이 아니라, 장애가 있는 개체의 주관성에서 출발하여 장애가 부과하는 규범이 장애를 앓는 삶에 어떻게 반영되어 있고 개체는 어떤 반응을 보이는지가 장애의 본질을 구성하게 된다.

만성 질병과 장애는 신체화된 자아의 한 요소이지 자아의 전부가 아니며, 삶의 한 부분이지 삶 전체를 규정할 수 없다. 만성 질병이나 장애 이후에도 삶은 계속된다. 만성 질병이나 장애는 '됨'이 아니라 '되어감'이다. 몸을 앓는 주체와 그를 둘러싼 자연적·사회문화적 환경에 따라 그 삶의 이야기는 달라진다. 그런 점에서 "아프면서도 행복할 수 있을까?"라는 질문은 이렇게 바뀌어야 한다. "아프면서도 얼마든지 행복할 수 있다!"

장애학으로부터 의료인문학이 배울 수 있는 것들

의료인문학이 장애학으로 무엇을 배울 수 있을지 살펴보려면 먼저 장애학의 성격을 파악해야 한다. 장애 활동가인 김도현은 장애학의 특성을 크게 네 가지로 나누었다.[31] 첫째, 장애학은 장애를 개인의 문제가 아니라 사회적 차원의 문제로 파악하고 접근한다. 둘째, 장애학은 학제적 연구 방식을 취한다. 셋째, 장애학은 장애인의 차별 철폐와 장애 해방을 위한 저항이라는 실천지향적 성격을 띤다. 넷째, 장애학은 기계적인 중립성이나 객관성을 추구하는 것이 아니라 장애인의 편에 선 당파성을 주장한다는 점에서 해방적이고, 장애인 당사자와 장애 연구자는 수평적인 관계 속에서 공동의 목표를 지향한다.

의료인문학은 현대의학의 부족한 점을 비판하거나 보완하려는 의도로 시작되었지만, 그 대상을 시스템보다는 개인에 국한하여 접근했기 때문에 좋은 의사의 양성이라는 의학 교육의 틀을 크게 벗어나지 못했다. 따라서 의료인문학은 장애의 사회문화적 조건과 구성을 탐구하는 장애학의 사회 지향적인 특성을 받아들일 필요가 있다. 현대의학은 환자-의사 관계의 좁은 틀로는 포괄할 수 없는 다양한 사회문화적 맥락 안에 놓여 있기 때문이다. 이는 최근에 관심을 받는 비판적 의료인문학의 문제의식과도 부합한다.

또한 장애의 역사 속에서 의학이 어떤 역할을 했는지 살펴보는 것은 의학이 특정 시대나 사회와 어떻게 상호 관련을 맺으면서 변화했는지, 의학이 특정 이데올로기를 어떤 방식으로 구체화했는지를 파악하는 데 큰 도움이 된다. 고대와 중세까지도 신의 형벌이나 도덕적 결함으로 여겨지던 장애가 근대에 들어서면서 의학적 시선에 포섭되어 자연적인 결핍으로 탈바꿈하게 되는데, 이 과정은 의학이 지식을 통해 개인에게 권력으로 행사되는 근대의학의 정치학을 그대로 예증한다고 해도 과언이 아니다. 더구나 우생학 운동으로 말미암아 장애가 사회로부터 격리되고 배제되었던 아픈 역사에 의학과 공중보건이 동원되었다는 사실은 의학이 가치중립적이라는 믿음이 거짓임을 고발한다. 그리고 장애를 질병으로 간주하는 장애의 의학적 모델이 실은 지식과 권력을 통해 작동하는 근대의학의 정치학을 그대로 따르고 있다는 통찰도 얻을 수 있다. 그에 더해 산전 진단과 유전학의 발달로 장애의 발생 가능성을 예측할 수 있게 된 오늘날에는 장애가 생명의료윤리의 중요한 쟁점이 되기도 한다. 이처럼 장애학은 의학에 의해 장애가 규정되고 구성되는 양상을 드러냄으로써 의학의 권력과 정치성, 윤리적 쟁점을 가늠해 볼 수 있는 중요한 잣대를 제공한다.

장애학은 이론에 머물지 않고 현실의 차별을 철폐하고 권리를 확보하려는 목적을 지닌 매우 실천적인 학문이기도 하다. 의료인문학 역시 현대의학의 폐해를 극복하려는 실천적 목적을 지니고 있다. 하지만 의료인문학에 대한 관심이 의학 교육에 집중되면서 의료의 또 다른 주체인 환자들은 소외되고 있다. 장애학은 장애인을 연구 대상으로 보는 것이 아니라 학문의 주체로 파악하고 궁극적으로는 장애학을 통해 장애인이 해방되기를 바란다. 의료인문학은 장애학이 지닌 장애인 당사자 중심의 실천적 성격을 받아들일 필요가 있다. 환자가 질병을 어떻게 체험하고 이해하는지, 현실에서 환자 중심 의료를 어떻게 실현할 것인지 파악하려면 의료인에만 초점을 두는 것이 아닌, 환자 중심의 의료인문학이 필요하다. 장애학이 지닌 장애인 중심의 실천적인 방법론은 환자 중심의 의료인문학을 구현하는 데 도움이 될 수 있으며, 최근에 관심을 받는 건강인문학에도 중요한 역할을 할 수 있다.

　마지막으로 장애학을 통해 파악되는 장애 체험의 의미는 의료인이나 대중이 장애에 대한 편견에서 벗어나게 하는 데도 도움이 될 수 있다. 또한 장애 체험은 의료인문학이 중요하게 여기는 질병 체험의 의미와 연결될 수 있으며, 더 나아가서는 질병의 본질을 탐구하는 데도 도움이 된다. 장애학은 외부에서 3인칭 시점으로 장애를 보는 것과 1인칭 시점에서 장애를 체험하는 것은 근본적으로 다르다는 것을 보여준다. 장애학 연구자인 토머스 카우저G. Thomas Couser는 『나 자신의 언어로In My Own Language』라는 8분짜리 유튜브 영상을 소개하면서 장애 체험의 의미를 설명한다.[32] 이 동영상은 자폐증을 앓고 있는 어맨다 배그스Amanda Baggs가 제작하고 직접 출연한 것이다. 영상에서 그녀는 계속 콧노래를 부르면서 손을 흔들거나 반복적으로 집 안의 물건을 두드리고 긁으며, 책에 얼굴을 문지르는 등의 행동을 한다. 일반적으로 자폐인들은 자신만의 세계에 갇혀 있다고 알려져 있는데 그녀의 행동은 자폐에 관한 통념에 부합하는 것처럼 보인다. 하지만 동영상의 후반부에 주인공의 합성된 목소리로 그녀의 행동은 우리의 통념과는 달리 자기 나름대로 주변 환경과 소통하는 방식이라는 설명이 등장한다. 우리는 언어를 통한 의사소통에 익숙하고 그것이 소통의 전부라고 생각하는 경향이 있지만 그녀는 소리, 색깔, 질감, 맛 등을 통해 주변 환경과 소통했던 것이다. 카우저는 의료인들이 '장애에 관한 문해력Disability Literacy'을 키워야 한다고 말하는데, 그것은 장애 내부의 관점에서 장애를 볼 수 있는 능력에 다름이 아니다. 장애를 올바르게 보고 읽어내는 능력은 건강과 만성 질병 그리고 장애의 경계

가 불분명해지는 현대의학에서 결국 건강과 질병 그리고 인간을 바라
보는 방식 자체를 바꿀 수 있는 중요한 자원이 될 것이다.

29. 노화라는 질병

2015년 1월, 한국의 수영 영웅 박태환 선수가 도핑 양성 반응을 보였다는 결과가 보도되었을 때 많은 이들은 엘리트 운동선수의 금지약물 복용 여부에만 관심을 기울였다. 그런데 잘 알려지지 않은 사실이 하나 있다. 그가 진료를 받았던 병원이 노화 방지를 전문으로 하는 유명한 클리닉으로서, 담당 의사는 박태환의 남성호르몬 수치가 낮았기 때문에 약물을 처방했다고 밝힌 것이다.[33]

2016년 말에는 대통령이 백옥 주사, 마늘 주사, 신데렐라 주사 같은 이름도 생소한 각종 주사 치료와 필러나 보톡스 같은 항노화 및 미용 성형시술을 업무 시간에도 수시로 받았다는 의혹이 불거졌다.

두 사건에는 '항노화anti-aging' 처방이 이루어졌다는 공통점이 있다. 그렇다면 박태환 같은 젊고 건장한 스포츠 선수가 노화 방지 클리닉에서 진료를 받았다는 사실이 별로 이상하게 느껴지지 않고, 심지어는 대통령까지도 업무를 미루고 몰두할 정도로 항노화 의학에 대한 한국 사회의 관심이 높은 것으로 봐도 되는 걸까? 항노화 의학이란 과연 무엇일까?

항노화 의학의 탄생과 전개

안티 에이징 의학이라고도 불리는 항노화 의학은 주로 미국을 중심으로 발전했는데 그 과정에 대해서는 문화인류학자인 코트니 마이키틴Courtney E. Mykytyn이 정리한 바 있다.[34] 마이키틴은 1990년대 이후 미국 항노화 의학협회Americal Academy of Anti-aging Medicine, A4M의 설립, 인터넷 붐, 그리고 인간 게놈 프로젝트를 거치면서 미국 항노화 의학이 전개되는 과정을 기술하고, 항노화 의학과 생명과학기술의 발전이 동시대의 노화 개념과 얼마나 밀접하게 맞물려 있는지 보여주고 있다.

1993년 12명의 의사와 관련 전문가들이 모여 미국 항노화 의학 협회를 창설하면서 항노화 의학은 본격적으로 시작되었다. 출범 당시에 미국 항노화 의학 협회는 항노화 의학을 '노화 관련 기능장애나 이상, 질병 등을 조기에 진단하고, 예방·치료 및 역전시키기 위해 첨단 과학과 의학 기술을 적용하는 임상의학의 한 분야'이면서, '인간의 건강 수명을 연장하기 위한 혁신적인 과학 연구를 촉진하는 보건의료 서비스의 한 모델'이라고 정의했다.[35] 그런데 '역전'이라는 단어가 눈에 띈다. 이들이 제시한 항노화 의학에는 노화 관련 질병의 진단, 치료, 예방뿐 아니라 노화를 되돌리겠다는 야심 찬 계획이 포함되어 있음을 알 수 있다. 그리고 노화에 의한 여러 가지 신체적·정신적 문제가 발생하기 전에 노화를 미리 방지하겠다는 목표를 분명히 하고 있다.

이들의 야심 찬 목표는 1990년에 최고의 권위를 자랑하는 《뉴잉글랜드저널오브메디슨NEJM》에 발표된 대니얼 루드먼Daniel Rudman의

인간성장호르몬human growth hormone, hGH 관련 연구에 힘입은 바크다. 합성 인간성장호르몬을 개발한 다국적 제약회사인 일라이 릴리Eli Lilly의 후원을 받은 루드먼은 60~80세 남성 21명에게 일주일에 3회씩 6개월 동안 인간성장호르몬을 투여한 결과, 지방과 근육의 양, 피부 두께 등에서 유의미한 개선이 있었으며, 이것은 약 10~20년간 진행된 노화를 되돌린 것에 해당한다는 연구 결과를 발표했다.[36] 사실 이전에도 항노화의 가능성을 보여주는 여러 동물실험이나 관찰 연구가 존재했다. 하지만 루드먼의 연구는 많은 항노화 의학 연구자가 찾던 과학적 증거를 결정적으로 보여줌으로써 항노화 의학의 과학적 정당성을 담보하는 성배聖杯와 같은 역할을 했다. 언론 역시 이를 놓치지 않고 인간성장호르몬 요법을 과대 포장했는데, 일부 언론은 인간성장호르몬을 '젊음의 샘'에 비유하기도 했다.[37]

1980년대 후반부터 1990년대 초반은 미국에서 노화에 대한 관심이 급격하게 증가하던 시대였다. 현대의학의 혜택을 받은 베이비부머 세대들이 중년 이후에 접어들면서 노년의 건강과 질병은 주요한 보건 의료 쟁점일 뿐만 아니라 의료정책과 제도에도 큰 영향을 미치는 변수가 되었다. 더구나 이 세대들은 1960년대 민권운동의 세례를 받고 자라면서 의료전문가의 권위를 전적으로 신뢰하지 않는, 소비자 중심의 의료 행위에 익숙한 세대였다. 개인의 건강을 스스로 책임지고 지키려는 이런 '자유주의적' 경향은 사회 전체의 의료화와 맞물리면서 각종 약물치료나 성형수술, 생활습관 개선 등 다양한 방식으로 표출되었으며, 노화 또한 이런 영향에서 자유로울 수 없었다.

이런 배경 아래에서 설립된 미국 항노화 의학 협회는 항노화 의학을 과학적 방법론을 보유한 현대의학의 전문 분과로 규정하면서 그 정당성을 확보하기 위해 각종 교육 및 홍보 활동을 펼치고 인증 제도를 만드는 등의 노력을 하게 된다.

1990년대 중후반에 인터넷 붐이 일면서 항노화 의학은 새로운 전기를 맞게 된다. 온라인상에서 항노화 의학 연구자나 의사는 노화를 정복하려는 최첨단 과학의 선두 주자로 표상되었고, 이런 이미지는 대중적으로 막강한 영향력을 행사하게 되었다. 여기에 많은 연구비가 몰리고 여러 벤처 회사가 설립되면서 항노화 의학 연구와 실천은 양적으로나 질적으로 급속한 성장을 이루게 된다. 특히 인간 게놈 프로젝트의 완성은 항노화 의학 연구가 가속화되는 계기가 되었으며, 질주하는 항노화 의학에 대한 우려도 차츰 모습을 드러내게 된다.

이렇게 미국에서 저변을 넓혀가던 항노화 의학은 2000년대 초반 무렵 한국에도 소개되었다. 물론 멀리는 1960년대 후반부터 노인 인구의 증가에 따른 노인성 질병에 대한 관심이 있었고 노인의학 또한 소개된 바 있다. 그러나 1990년대 후반까지도 한국에서는 항노화 의학보다는 '장수의학' 또는 '장수과학'이란 용어가 좀 더 많이 등장했다. 그 내용 또한 임상적인 것이 아니라 세포 수준에서 이루어지는 기초과학의 연구 결과에 관한 것이 대부분이었다. 하지만 2000년대 들어서 항노화 의학은 양적·질적으로 크게 도약하게 된다.

그 배경에는 급속하게 고령화되는 한국 사회에서 늙어간다는 것에 대한 대중의 두려움과 위기의식이 깔려 있다. 노화는 삶의 활력을 떨어뜨리고 각종 질병에 이환될 가능성을 높이므로 젊음과 대비되어 병리적인 것, 비정상적인 것으로 개념화되었다. 활동적이고 생산적이며 아름다운 몸에 사회적 가치가 부여될수록, 늙어가는 몸은 달갑지 않고 참을 수 없는 것으로 여겨진다. 그리고 항노화는 이를 미연에 방지하여 젊음을 유지할 수 있는 최적의 수단으로 부상한다.

현 노화방지의학의 가장 큰 수혜자는 중년층이다. 대부분의 중년들이 갖고 있는 만성질환의 예방과 조절에 초점을 맞추고 있고, 실제 효과도 이 부분에서 가장 크기 때문이다. … 현재의 노화방지의학은 청소년층을 파고들고 있다. 청소년 때부터 이미 노화가 진행된다는 것은 연구결과로 입증됐다. … 80세 이상의 노인들은 이미 노화가 진행이 되었기 때문에 아이러니컬하게도 현 노화방지의학의 혜택을 가장 못 받는 층이다. 불행히도 아직 노화를 거꾸로 가게 하는 효율적인 방법이 발견되지 못했기 때문이다.[38]

항노화 의학의 대상은 사실 노인이 아니라는 것과, 노화를 되돌릴 방법이 없으므로 노화를 예방하는 데 집중해야 한다는 이 기사의 내용은 일견 모순처럼 보인다. 노화는 막을 수 없으니 노인은 제외해야 한다? 하지만 "이미 노화가 진행되고 있으니 당장 항노화를 시작하라!"라는 주장이야말로 다가올 미래를 담보로 현재를 재구성하는 항노화 의학의 정체성을 가장 명확히 드러낸다.

실제로 2000년대 초반 개원가를 중심으로 많이 설립된 항노화 클리닉들은 서구 항노화 클리닉과의 제휴를 통해 습득한 각종 생명공학 기술을 상업적으로 재구성하여 노화 예방이라는 새로운 목표 설정에 매진했다.

이와 비슷한 시기에 항노화 산업 또한 부상하기 시작한다. 항노화 산업은 보통 '노화 및 노인성 질환의 예방, 치료 및 개선을 통해 건강한 삶을 살아가기 위한 것으로서의 의약품, 식품, 화장품, 의료기기,

건강 프로그램, 첨단 바이오기술이 접목된 고부가가치 첨단 산업'으로 정의된다.[39] 기존의 실버산업 또는 고령친화사업이 이미 노년이 된 인구 집단을 대상으로 의료나 복지 서비스를 제공하는 것에 국한되었던 반면, 항노화 산업으로의 개념 전환이 이루어짐에 따라 이제 청년층과 장년층까지 그 대상에 포함된 것이다. 이른바 새로운 먹거리를 창출하기 위해 바이오산업에 눈독을 들이던 기업, 지방자치 단체, 중앙 정부도 항노화 산업의 잠재적 성장 가능성에 주목하게 된다. 특히 안티에이징 화장품이 선두 주자였다. 과거의 미용 산업이 여성을 더 아름답고 화려하게 보이는 데 주력했다면, 이제는 젊게 보이도록 유지하는 것이 주요 목표가 되었다. 또한 화장품에 준 치료적 성격이 부여되고, 개원 피부과를 중심으로 항노화 화장품 개발이 붐을 이루게 되었다. 그 외에도 스파, 관광, 골프 등이 결합된 각종 웰니스 사업을 통해 항노화는 토털 힐링 산업으로 진화하고 있다. 처음에 항노화 산업은 기존의 실버산업 또는 고령친화사업의 하위 개념으로 인식되었으나, 이제는 그것을 확장·대체하는 양상을 띠게 된 것이다.

이와 호응하여 항노화 의학 또한 새롭게 재구성되고 있다. 광범위하고 다양한 영역으로 이루어지던 항노화 의학 분야를 '외적 항노화'와 '내적 항노화'로 정리·분류하는 것이다. 외적 항노화는 기존의 미용 성형을 흡수하면서 약물, 식품, 운동 등을 통해 피부 노화 방지까지 포괄하는 영역으로 자리매김한다. 내적 항노화는 생명공학기술을 이용한 호르몬 치료, 유전자 치료, 세포치료뿐만 아니라 식품, 운동 등을 포함한 예방의학적 원리를 전유한 생애 건강관리 쪽에 집중하고 있다. 한의학계는 여기에 동양 전통의학의 개념인 섭생, 보양, 양생 등을 통한 노화 예방이라는 새로운 접근을 시도하고 있다. 바야흐로 항노화 의학은 노화에 관한 토탈 솔루션을 제공하는 방향으로 진화하고 있는 것이다.

하지만 항노화 의학은 여전히 제도권 의학으로 자리 잡지 못한 채 주로는 개원가를 중심으로 생의학의 언저리와 보완대체의학 사이에서 정체성 확립을 위한 경계 확정 작업을 활발히 하고 있는 것으로 보인다. 아니 굳이 제도권 의학으로 진입하려는 노력을 하지 않는다고 보는 편이 더 맞을 것 같다. 건강보험의 규제를 받는 제도권 의학으로 진입하려면 까다로운 임상 시험과 규제를 통과해야 하는데 항노화 의학 진영에서 그런 위험 부담을 감수할 이유는 없기 때문이다.

생의료화와 자기 계발 담론으로 보는 항노화 의학

항노화 의학이 저변을 넓히고 있지만 구체적인 항노화 효과에 대한 연구 결과는 그것을 충분히 뒷받침하지 못했다. 그럼에도 항노화 의학은 각종 식이요법, 정맥주사요법, 뉴로피드백요법, 장기능재생요법, 줄기세포치료 등 다양한 임상적 접근을 했고 이와 관련된 시장 규모 또한 매우 커진 상태였다. 이에 2000년대 초반 미국에서는 항노화 의학이 과학적 증거에 기반을 두지 않은 사이비 과학일 뿐이라는 우려가 강하게 제기되었다. 특히 2002년에 제이 올샨스키S. Jay Olshansky, 레너드 헤이플릭Leonard Hayflick, 브루스 카네스Bruce A. Carnes등 세 명의 과학자는 미국의 과학 잡지인 《사이언티픽 아메리칸Scientific American》에 "젊음의 샘이라는 거짓No Truth to the Fountain of Youth"이라는 제목의 글을 통해 항노화 의학이 주장하는 어떤 치료도 항노화 효과가 증명되지 않았으며, 심지어 일부 치료는 위험하다고 선언했다. 또한 이들은 전 세계 51명의 노화 관련 과학자들의 위원회를 조직하여 노화 연구의 진실에 대한 선언문을 발표했다.[40] 과학자들은 항노화 의학에서 효과 있다고 주장하는 특정 약물이나 비타민 칵테일, 호르몬 혼합물 같은 비법들은 과학적 근거가 없으며, 항노화 의학 지지자들은 상업적인 이유 때문에 대중을 호도하고 있다고 강하게 비난했다. 젊어지기 위한 각종 미용 성형수술이나 화장품 역시 노화에 따른 변화를 일시적으로 감출 수 있을 뿐 노화 과정 자체를 바꿀수 없다고 주장했다. 결국 항노화 의학은 실체가 없는 사이비라는 것이다.

이처럼 항노화 의학은 항노화 효과 자체가 매우 불분명함에도 의료 상업화의 흐름에 힘입어 다양한 상품과 기술을 시장에서 선보이고 있고, 의료소비자들은 이를 무분별하게 구매하고 있다.

하지만 이윤에 영합하는 부도덕한 의료와 그것에 현혹되어 피해를 입는 수동적인 환자라는 도식적인 틀로 항노화 의학을 비판하는 것은 항노화 의학을 추동하는 기술·지식·권력의 장과 그 안에서 노화를 거부하는 새로운 주체로 탄생하는 대중의 모습을 충분히 파악할 수 없다는 한계를 노출한다.

사실 줄기세포치료나 유전자요법과 같은 첨단 생명공학기술이나 더욱더 정교해진 미용성형수술 기법 등이 발명되지 않았다면 노화가 시작되기 전에 젊음과 건강을 유지하려는 시도 자체가 생겨나기 어려웠을 것이다. 항노화 의학에서 권유하는 각종 약품이나 시술, 화장품 등이 미디어를 통해 확대·재생산되면서 그것이 생산해 내는 생명경제의 규모는 가히 폭발적으로 성장하고 있다. 또한 항노화 의학을 통해 몸을 관리받는 '젊은 노인'이라는 표상은 생명과학기술에 의해 탄생하는 새로운 노년의 정체성을 형성하고 있다. 이제 항노화는 각종 증강기술을 통해 인간이 이전에는 갖지 못했던 새로운 건강의 한 양상으로 탈바꿈하고 있다. 노화라는 생물학적 과정이 생명과학기술에 의해 항노화라는 새로운 담론적 구성으로 전환되고 있는 것이다.

사회학자 서동진은 푸코의 통치성 논의에 기대어서 민주화 이후 신자유주의에 물들어 가는 한국 사회의 전반을 '자기 계발'이라는 새로운 담론이 지배하고 있다고 분석한 바 있다.[41] 구체적으로 그는 한국의 경제, 정치, 교육, 문화 영역에서 자기 계발의 담론적 실천을 통해 이전에는 볼 수 없었던 새로운 시민 주체가 탄생하고 있음을 밝히고, 이를 '자기 계발하는 주체'로 명명했다. 자기 계발하는 주체란 삶의 위기에 대비하여 상시적으로 자신을 경영하는 기업가적인 주체이다. 자율, 참여, 혁신이라는 이름 아래 유연하고 역량 있으며, 자율적이면서 능동적이고, 평생 학습을 통해 스스로를 브랜드화하는 주체인 것이다. 민주화 투쟁의 결과로 얻어낸 자유의 확대를 통해 탄생한 새로운 주체들이 실은 신자유주의 체제하에서 끝 모를 자기 계발 담론의 늪에서 허우적거리고 있다는 분석은 자유의 획득과 확대라는 측면으로 민주화 이후 한국 사회를 바라보는 통념에 반대하고 있다. 민주화가 추구한 자유화가 실은 신자유주의의 자기 지배를 가능케 한 새로운 예속화를 추동했다는 것이다.

그런데 서동진의 분석에서 빠진 주요한 영역이 있다. 그것은 생명과학기술과 의학이다. 생의료화 이론을 통해 현대사회에서 생명과학기술과 의학이 개인과 집단의 정체성을 구성하는 데 중요한 역할을 한다는 사실은 이미 설명한 바 있다. 예컨대 오늘날 미용 성형은 단순히 아름다워지고 싶다는 욕망을 실현하는 것을 넘어서 새로운 나를 창조해 가는 과정으로 이해된다. 따라서 여성에게만 국한되었던 미용성형 시장은 이제 남성에게도 일종의 기회의 장으로 열리게 되었다. 항노화 의학도 마찬가지이다. 노인에게 발생하는 질병을 치료하고 관리하는 소박한 수준의 노인 의학에서 벗어나 이제는 노화 자체를 질병으로 재구성하는 방향으로 나아가는 것이다. 노화를 거부하고 젊음을 무한정 유지하고 싶어 하는 욕망에 기대어 항노화 의학의 대상은 중년을 넘어 20대, 30대까지 확대되고 있다. 미래가치를 담보로 현재에 투자하는 항노화 의학의 정체성은 신자유주의 체제에서 크게 발전한 '사회의 금융화'와 비슷한 맥락을 지닌다.[42] 즉, 각자가 향후 얻을 것으로 예상되는 미래 가치를 앞당겨 소비하도록 만듦으로써 불확실한 가능성에 기댄 투자를 장려하는 금융자본주의의 내적 문법이 그대로 작동하고 있는 것이다. 신자유주의 사회에서 항노화는 젊음이라는 가치를 획득하기 위한 자기 경영의 일종으로서 공부하고 소비되는 문화적 구성물이 되었다. 미래의 불확실성과 삶의 위험도가 증가할수록 미래의 죽음과 질병에 대한 공포가 현재를 잠식하고, 이것을 극복하려는 개인의 욕망 또한 커진다. 이 과정에서 항노화의학은 불로장생不老長生이라는 개인의 욕망을 실현 가능한 목표로 제시하고, 항노화라는 가치를 새롭게 창출하여 개인과 의료 전문가들을 학습시키기도 했다. 여기에 호응하여 자본과 권력은 항노화를 담론적·물질적 차원에서 실현하기 위한 각종 장치를 선보인다. 국가 및 민간 싱크탱크들은 사회와 국가가 항노화의 산업적 가능성을 빨리 인지하고 구체적인 행동으로 나서야 한다고 촉구하고, 중앙 정부나 지방자치단체들은 각종 사업을 통해 이를 실현하기 위해 애쓰고 있다.

정리해 보면 지금까지 살펴본 항노화 의학의 특징을 몇 가지로 나누어 볼 수 있다.

첫째, 항노화 의학은 단일한 정체성과 효과가 있는 분과 의학으로서의 위치를 점유하지 못하고 있다. 현재 항노화 의학은 호르몬 치료, 영양 요법, 뉴로피드백 요법, 식이 요법, 미용성형, 운동, 생활습관 교정과 같은 매우 다양한 스펙트럼의 의학적 실천을 포괄하고 있지만, 그 의학적 효과에 대해서는 논란이 분분하다. 따라서 항노화 의학은 대학병원보다는 개원가를 중심으로 주류 제도권 의학과 각종 보완대체의학의 변경 지대에 위치하면서 자신의 모호한 정체성을 유지하려는 전략을 취하고 있으며, 특히 각종 미디어를 적극적으로 활용한다는 점이 특징이다. 이것은 의료상업화의 맥락에서 항노화 의학에 이윤 동기가 강력하게 작용하고 있음을 시사한다.

둘째, 항노화 의학은 후기 자본주의 사회에서 현대의학의 특징적인 양상을 보여주고 있다. 즉, 생의학의 권위에 힘입어 삶과 죽음의 문제를 의학 영역에 포섭하는 의료화를 넘어서 각종 기술과학적 발전과 개입에 따라 건강과 질병 개념을 새롭게 정의하고 있는 생의료화로 변모하고 있는 현대 의료의 특성이 노화를 예방 가능한 질병으로 간주하고 통제 관리하려는 항노화 의학에 그대로 드러나고 있다. 이런 생의료화 과정에서 대중은 의학의 권위를 조건 없이 받아들이기보다는 협상과 타협을 통해 생의학 연구와 치료의 방향에 영향을 미치기도 하는데, 항노화 의학 또한 젊어지고 싶다는 대중의 욕망과 기대를 반영하고 있다.

셋째, 항노화 의학은 무엇보다도 생명의 자본화와 상업화의 맥락에서 진행되는 생명정치의 한 예라고 볼 수 있는데, 이는 의료를 부가 가치가 높은 산업으로 보는 정부의 보건의료정책 방향과 부합하는 것은 물론이고, 자신의 몸과 생명을 보다 생산적으로 변형시키려는 자기 계발 담론과도 상호 구성적인 영향을 주고받으며 발전하고 있다. 이것은 노화를 거부하려는 개인의 욕망이 끊임없이 생산적이고 경쟁력 있는 주체를 양성하려는 신자유주의 담론에 의해 주조될 수 있고, 항노화 의학은 그것을 실현하기 위한 수단으로 기능할 수 있다는 의미이다. 이런 점에서 국가나 지방자치단체, 민간 기업 모두 항노화 산업 육성이라는 목표를 설정하고 제도적인 뒷받침과 자원 투입을 통해 항노화라는 새로운 가치의 확산에 적극적으로 나서고 있는 것이다.

결국 항노화 의학에서 노화는 건강과 젊음을 통해서만 상대적으로 파악될 수 있는 비가시성의 영역에 머무르면서도, 각종 항노화 제품과 시술을 적용하려는 의학의 영역에서나 새로운 부를 창출하려는 산업의 영역에서는 필요에 따라 항상 호출될 수 있는 매우 유동적인 개념으로 재구성되고 있다. 이처럼 생의 자연적인 과정으로 여겨졌던 노화가 생명과학기술과 의학에 의해 질병으로 재규정되고 있다는 사실은 자연 대 문화의 이분법을 벗어나 생물-문화적 존재로서 인간을 파악해야 한다는 점을 시사함은 물론이고, 그 배후에 있는 지식과 권력 및 자본의 관계를 비판적으로 성찰할 것을 요구하고 있다.

30. 투병기를 통해 본 죽음

의학에서 죽음은 이중적인 의미를 지닌다. 현대의학이 의존하고 있는 몸과 질병의 기계론적 모델은 생명과학기술과 의학이 자연을 통제할 수 있다는 믿음을 기반으로 하고 있다. 따라서 죽음은 곧 의학의 실패를 의미하는 것이기에 죽음을 저지하기 위해 막대한 의료자원이 투입된다. 일례로 건강보험정책연구원이 2008년부터 4년간 장기요양 등급을 받고 숨진 노인 27만 명을 분석한 결과를 보면, 사망 12개월 전 1인당 평균 65만 원이었던 총 급여비는 사망 6개월 전 시점에 118만 7000원으로 두 배가량 늘었고, 사망이 임박한 1개월 동안 208만 9000원으로 증가하여, 사망 직전 한 달간의 진료비 지출이 급증했다는 사실을 알 수 있다.[43] 생명을 살리기 위해 가능한 모든 것을 한다는 암묵적 동의는 여전히 현대의학을 지탱하고 있다.

하지만 삶의 질이라는 측면에서 보면 의학에서의 죽음은 전혀 다른 의미를 지닌다. 현대의학의 한편에서는 죽음의 유예가 불필요한 고통을 유발할 수 있다는 견해가 점점 큰 힘을 얻고 있다. 완화 의료는 생명 연장과 질병의 치료라는 의학의 전통적 목표와는 배치되는 것처럼 보이는 '편안하고 존엄한 죽음'을 목표로 하고 있다. 2018년부터는 연명의료결정법도 시행되고 있다. 완화 의료에서 죽음은 더는 의학의 실패로 여겨지는 것이 아니라 의학이 새롭게 돌봐야 할 대상으로 바뀌고 있다.

이처럼 오늘날의 죽음은 통제의 대상 혹은 돌봄의 대상으로서 철저히 의료화되어 있다. 그것은 생의 마지막 순간마저 관료화된 의료의 틀을 벗어날 수 없다는 점에서 부정적인 함의를 지니지만, 환자와 가족의 선택을 존중하고 불필요한 고통에서 벗어나려는 절박한 요구를 담고 있기도 하다.

의료 현장의 한편에서는 죽음을 회피하거나 극복하려고 애쓰고, 다른 편에서는 죽음을 긍정하고 돌보려는 모순을 어떻게 이해해야 할까? 물론 의료기술의 발전에 따라 죽음에 이르는 과정에 점점 더 개입하게 되고 그로 인해 죽음 개념 자체가 변하는 것이 큰 이유일 것이다. 하지만 더 근본적인 이유는 죽음 자체가 지닌 모순이 의학에도 투영되기 때문이 아닐까? 우리가 죽음에 관해 이야기할 때 사실은 삶에 관해 이야기하고 있다는 모순 말이다. 죽음은 어떤 특정한 시점이 아니라 과정이기 때문에, 삶에서 죽음으로 이행하는 순간을 분명하게 특정할 수는 없다. 더구나 죽음 이후의 무無는 인간의 경험 영역을 벗어나 있기에 우리는 그에 대해 아무것도 말할 수 없다. 결국 인간의 영역인 의학도 죽음에 관해서는 아무것도 알 수가 없는 것이다. 다만 죽음에 도달할 때까지의 과정, 즉 삶의 마지막에 관해서만 이야기할 따름이다.

따라서 죽음의 문제는 삶의 문제이기도 하다. "어떻게 죽을 것인가"는 "어떻게 삶을 마무리할 것인가"라는 문제이다. 그런데 죽어가는 자와 그것을 지켜보는 자는 당연히 죽음에 대하여 서로 다른 의미를 부여할 것이다. 더구나 익명화된 죽음 일반에 대해서는 두말할 것도 없다. 나의 죽음, 너의 죽음, 우리 모두의 죽음은 모두 다른 의미를 지닌다. 죽어가는 자와 나와의 관계에 따라 죽음의 위상이 결정되는 것이다. 이처럼 죽음을 인칭태의 개념을 활용하여 사유한 대표적인 이는 철학자 블라디미르 장켈레비치Vladimir Jankélévitch이다.

장켈레비치에 의하면 1인칭 죽음은 나의 죽음이다. 따라서 나는 나의 죽음에 관해 아무런 말도 할 수 없다. 반면에 3인칭 죽음은 누군가의 죽음이다. 아무런 신비로움도 없는 죽음이자 다른 사람에 의해 쉽게 그 자리가 대체되는 죽음이다. 2인칭 죽음은 가까운 사람의 죽음이다. 1인칭 죽음처럼 나의 죽음은 아니지만 나의 죽음과 유사한 죽음이고, 3인칭 죽음처럼 비개인적이거나 익명화된 죽음도 아니다.[44] 특히 장켈레비치는 2인칭 죽음에 철학적으로 주목한다. 나 아닌 다른 사람의 죽음이지만 2인칭의 죽음이야말로 나 자신의 죽음을 비로소 느끼게 함으로써 죽음에 관한 철학적 사유를 촉발하기 때문이다.

반면에 평론가인 세리자와 슌스케芹澤俊介는 3인칭 죽음과 1인칭 죽음, 특히 3인칭 죽음이 1인칭 죽음으로 이행하는 과정에 주목한다. 나와 관계없는 일이었던 3인칭 차원의 죽음이 1인칭 차원인 내 삶 속으로 장소를 옮기는 과정에서 죽음에 대한 두려움이 발생하기 때문이다. 그리고 이런 시점의 변화는 '나의 몸'이라는 물질적 매개를 기반으로 이루어진다. 그렇다면 당연히 질병은 몸을 통해 죽음에 실체성과 현실성을 부여하는 가장 큰 요인일 것이다.[45]

그런데 장켈레비치나 슌스케가 설명한 죽음의 인칭 개념은 죽음을 결과로만 상정하고 있다는 점에서 의문의 여지가 있다. 죽음을 삶의 종료 시점으로만 보기 때문에 특정한 시점의 죽음이 더 의미 있는 것으로 여겨지는 것이다. 하지만 죽음을 과정으로 이해한다면 특정한 시점의 인식론적·의미론적 우위를 주장하기 어려워진다. 특히 일상에서 질병과 죽음을 늘 맞닥뜨리는 환자나 보호자, 의료인에게는 1인칭, 2인칭, 3인칭의 죽음 모두가 특별한 의미를 지닌다. 환자나 보호자, 의료인이 남겨놓은 투병기를 살펴보면 그것을 확인할 수 있다. 죽음을 인식한다는 것은 자기 자신 혹은 타자와의 관계 맺음을 통해서 획득된다는 사실 말이다.

1인칭 죽음

1인칭 죽음은 '나의 죽음'이다. 나의 죽음에 대한 인식은 대개 위중한 질병에 걸렸다는 사실을 알게 되었을 때 동시에 떠오른다. 하지만 직접 경험할 수 없는 죽음이기에 불안과 공포를 불러일으키고 회피의 대상이 된다.

> 임종을 앞둔 말기 암 환자들의 손을 잡고 그들에게 위로와 소망을 전하기 위해 호스피스 자원봉사를 했다. 죽음 앞에 서 있는 환자들의 심정을 다 알기라도 한 것처럼 스스로 보람을 느끼며 봉사를 하게 하신 나의 하느님께 감사했다. 하지만 그들의 외로움과 고통과 두려움은 내가 나눠 가질 수 없는 그들만의 짐이었음을, 내가 암 선고를 받은 후에야 비로소 알았다. 암 선고는 사형 선고였고 충격이었고 두려움의 시작이었다.[46]

호스피스 자원봉사를 하면서 맞닥뜨렸던 죽음은 나와 큰 관련이 없는 3인칭의 익명화된 죽음이었기 때문에 죽어가는 이를 위해 뭔가 도움을 주고 있다는 보람의 대상이 될 수 있었다. 하지만 암 선고를 받았을 때의 죽음은 더는 3인칭 죽음이기를 멈추고 1인칭인 나의 죽음으로 인식되었고, 보람이 아닌 충격과 두려움의 대상으로 전환되었다. 이것은 질병과 죽음에 익숙한 의사도 예외가 아니다.

의과대학을 다니며 퀴블러 로스의 '죽음의 5단계'에 대해 배웠다. … 그렇지만 막상 내가 암 환자가 되고 죽음이라는 상황에 직면해보니, 시험공부를 하면서 순서를 틀리지 않게 외워야 했던 그 죽음의 5단계는 거짓이었다. 죽음의 위협은 그렇게 5가지 순서를 맞춰 일어나지 않았다. 각각의 단계를 특징짓는 모든 생각들이 한꺼번에 머릿속을 휘저어 놓았다.[47]

퀴블러 로스가 주장한 '죽음 수용의 5단계'는 부정-분노-타협-우울-수용의 순서로 죽음을 맞이한다는 내용으로 정신의학이나 행동과학 과목에서 꼭 배우는 교과서적 지식이다. 3인칭 죽음을 연구하면 죽음에 관한 객관적 지식을 얻을 수 있다. 하지만 죽음과 가까운 질병을 앓게 된 의사는 하루에도 수십, 수백 번씩 부정, 분노, 타협, 우울, 수용의 감정이 자신을 휘몰아쳤다고 고백한다. 교과서적 지식과 체험적 앎이 항상 일치하는 것은 아니며, 오히려 일치하지 않는 경우가 많다는 사실을 알게 된 것이다. 아무리 의사라 하더라도 교과서적 지식을 뒤흔들 만큼 죽음은 충격과 공포를 불러일으킨다.

1인칭 죽음이 그처럼 두려운 이유는 무엇일까? 누구와도 절대로 나눌 수 없는 나의 죽음이 내포하는 근원적인 고독과 고립 때문이 아닐까? 자신을 타자와는 완전히 분리된 하나의 우주이자 독립된 실체로 여기는 상호 독립적 자기관의 입장에서 자아는 일종의 '원자적 자기 the atomistic self'로 여겨진다. 원자적 자기는 자기충족적이며 타자와 유대 관계를 맺지 않는다. 따라서 원자적 자기에게 죽음은 한 우주로서의 자기가 사라져 버리는 부정적인 사건으로 여겨진다. 퀴블러 로스의 죽음관도 이런 원자적 자기의 입장에서 파악한 것이다.[48]

'내가 루게릭병에 걸렸다니! 그래서 이제 기껏해야 삼사 년밖에 살 수 없다니!'

나는 머리를 좌우로 거세게 흔들었다. 이제 졸업 논문도 거의 끝내가고 있는 중에 루게릭병이란 불청객이 예고도 없이 불쑥 나를 찾아온 것이다. 앞으로 내게 주어진 시간이 그렇게 짧다는 데, 그리고 그 짧은 시간조차 온몸이 마비되는 끔찍한 시간들로 채워진다는 데 그 와중에 공부를 계속한다는 것이 내게 무슨 의미가 있을까. … 나는 심한 혼란에 빠져들지 않을수 없었다.[49]

이처럼 원자적 자기의 입장에서 질병과 죽음은 나와는 관계없는 외부로부터의 충격이기 때문에 그만큼 더 혼란과 두려움을 안겨주고 삶의 계획을 송두리째 흔드는 사건으로 경험되는 것이다. 그러나 나는 원자적 자기이기도 하지만 한편으로는 '관계 속의 자기'이기도 하다. 자신이 죽는다는 것은 관계가 끊어짐을 의미한다. 특히 가족과의 유대 관계는 나의 죽음과 관련하여 최우선적인 고려 대상이자 나의 죽음이 의미가 있는 가장 큰 이유이기도 하다.

남편과 고3이었던 큰딸, 중3인 둘째딸은 내가 없어도 그들의 삶의 세계가 있을 것 같았다. 그러나 열 살인 막내아들은 아직도 꼭 엄마가 필요할 것 같았다. 지금 그 아이들에게 엄마가 사라진다면 어른이 되었을 때 엄마의 추억이 하나도 남아 있지 않을 것이다. "아직은 죽으면 안 되는데…" 처음으로 나에게 닥친 죽음을 심각하게 생각해보았다.[50]

원자적 자기와 달리 관계 속의 자기는 온몸에 암세포가 퍼진 상황에서도 가족의 의무와 도리를 이야기하고 있다. 나는 엄마라는 가족 구성원인 나와 분리되지 않는다. 따라서 나의 죽음은 곧 엄마의 죽음이다. 나의 죽음은 관계 속의 죽음이므로 관계의 단절 역시 두려움과 고통의 원인이 되는 것이다.

그러나 나의 죽음이 혼란과 두려움, 후회의 대상에만 머문다면 삶은 죽음에 압도되어 그 어떤 희망도 가질 수 없을 것이다. 죽음을 극복하기 위해서는 1인칭 죽음에 긍정적 의미가 부여되어 자기의 삶에 어떤 방식으로든 통합되어야 한다. 죽음이 삶과의 관계에서 의미를 갖지 못하는 한 그것은 나의 죽음이면서도 결코 내 것이 될 수 없는 죽음에 머무른다. 하지만 나의 죽음을 통해 삶의 긍정적 의미를 깨달은 사람은 죽음의 두려움과 공포에만 머물지 않는다.

> 얼마나 감사한가. 다시는 보지 못할 줄 알았던 푸른 저 하늘이며, 나뭇가지에 앉아 세상을 노래하는 저 새들은 또 얼마나 아름다운가. 하루하루의 삶은 내게 또 얼마나 소중한 것인가? 나는 수술 후에야 진정한 인격을 가진 한 인간으로 태어났으니, 병을 앓은 나의 가슴에게 진정 감사할 뿐이다. 아니 모든 것에 감사할 뿐이다.[51]

절망하던 환자는 하늘과 나무와 새에서 강한 생명력을 느낀다. 질병과 죽음은 자연과 삶을 다르게 바라볼 수 있는 시선을 제공한다. 자신의 죽음을 죽는다는 것은 오늘 자신의 삶을 살아내는 것이라는 깨달음을 안겨주었기 때문이다. 그리고 환자는 죽음을 통해 알게 된 삶의 소중함을 이야기한다. 질병을 통해 3인칭 죽음을 처음으로 1인칭 죽음으로 인식하게 된 환자는 남겨진 삶의 의미를 새롭게 성찰할 기회를 갖게 되고, 과거와는 달라진 또 다른 나를 주조하는 노정에 들어서게 된다.

2인칭 죽음

2인칭 죽음은 '너의 죽음'으로 가족이나 친구 같은 친밀한 사람의 죽음이다. 따라서 나의 죽음은 아니지만, 그에 못지않게 충격과 혼란, 고통을 안겨주기도 한다. 더구나 3인칭 죽음처럼 타인의 죽음으로 대상화하기도 어렵다.

> 작년 3월, 남편은 간암선고를 받았습니다. 이미 척추로 전이까지 일어난
> 간암말기였지요. 처음엔 믿을 수가 없었지요. 그 사람 너무나 착하고 맑은
> 사람인데… 그날부터 나는 눈물여왕이 되었습니다. 채워도 채워도 채워
> 지지 않는 밑 빠진 독에 물을 붓듯이 뻥 뚫린 가슴을 하루하루 눈물로 채
> 우며 그렇게 살았습니다.[52]

2인칭 죽음은 1인칭 죽음과는 달리 처음부터 관계 속에서 일어나는 죽음이다. 관계의 질은 죽음의 의미를 결정한다. 관계가 좋을수록 죽음으로 인한 충격과 두려움은 더욱 커진다. 하지만 절망에 빠져 있

을 수만은 없다. 사랑하는 이의 죽음을 막기 위해서는 무엇이든 해야 하기 때문이다. 병원 선택, 음식, 운동, 민간요법에 이르기까지 병에 대한 책을 읽고 인터넷 자료 조사에 나서고 강연에도 참석하고… 보호자의 노력은 환자의 죽음을 막거나 지연시키려는 강렬한 의지의 발현이다.

또한 2인칭 죽음에서는 죽음에 이르는 과정을 곁에서 목격하기 때문에 그 기억이 생생할 수밖에 없는데, 이는 1인칭 죽음에서는 불가능하다. 목격과 기억은 2인칭 죽음의 성격을 결정짓는 중요한 요소이다. 분명 1인칭 죽음이 아니기 때문에 대상화할 수 있어야 하지만 그 목격과 기억 때문에 결코 익명화된 대상으로 남을 수 없는 죽음이 2인칭 죽음이다. 되풀이되는 기억과 그로 인한 슬픔, 괴로움 같은 감정적 동요는 2인칭 죽음을 1인칭 죽음, 3인칭 죽음과 구분해 준다.

> 거실로 옮겨다 놓은 침대에 엎드린 채 아들은 최후를 맞고 있었다. 돌려 눕혔다. 있는 힘을 다해 호흡하고 있었으나 기도는 이미 닫힌 상태였다. 아들은 아비를 쳐다보고 있었다. 눈동자엔 초점이 남아 있었다. 가슴을 눌러 호흡을 시키려다 말고 북받치는 목소리로, "웅아, 그냥 가거라" 하며 볼을 맞대고 포근히 안아주었다. 순간 아들의 몸에서 스르르 힘이 풀렸다.[53]

아들의 마지막 순간을 목격하고 기억하는 아버지의 이야기에는 끝을 알 수 없는 고통과 탄식이 배어 있다. 그런데도 아버지는 그 기억을 다시 끄집어낸다. 시간의 경과에 따라 풍화 작용을 겪게 될 너의 죽음에 관한 기억을 보존하고 애도하기 위해서일 것이다.

한편 2인칭 죽음은 함께하는 죽음이기도 하다. 너의 죽음이 나의 죽음이 될 수는 없지만, 투병과 죽음에 이르는 과정을 같이 겪어나가기 때문에 함께하는 죽음이다. 함께하는 죽음은 육체적·정신적 고통을 안겨주지만, 그에 못지않게 감사함과 사랑을 남겨주기도 한다.

> 왜 잃고 나면 그 소중함을 알게 되는 걸까? … 8개월이지만 우리 곁에 머물러주어서 아버지를 마음껏 사랑할 수 있는 소중한 시간을 가질 수 있었다. 갑자기 쓰러지신 날 우리 곁을 떠나셨다면 더 가슴이 아팠을 것 같다. … 손도 만져보고 다리도 주물러 드리고 면도도 해드리던 그 시간들이 너무 소중하고 감사했다. … 벌써 1년이 지났다. 여전히 아버지가 그립다.[54]

이처럼 함께했던 기억을 통해 남겨진 이의 애도는 계속된다. 애도는 떠나간 이와 남겨진 이가 감정적으로 분리되기 위해 꼭 거쳐야만 하는 일종의 의례이다. 억울함이나 슬픔에 압도되어 제대로 된 애도를 하지 못하는 경우 2인칭 죽음은 남겨진 이에게 부정적으로 굳어지고 삶은 헝클어지게 된다. 제대로 된 애도는 떠나간 이의 부재를 인정하고 또 다른 타자 혹은 미래를 향해 나아갈 때 비로소 완성된다. 여러 투병기에는 성숙한 애도의 모습이 드러나 있다.

> "Hodie mihi, cras tibi(오늘은 내 차례, 내일은 네 차례)."
> 산 자에게 던지는, 이처럼 강력한 경고가 있을까. 단지 죽음에 대한 경고가 아니라 '선한 자여, 다음번에 당신이 그분 곁에서 평안을 누릴 차례'라는 겸손의 의미가 들어 있다 해도 말이다. 젊디젊은 서연의 육체가 스러져가면서 몸소 웅변했던 것 또한 이와 다름 아닐 것이라고 나는 감히 믿는다. … 메멘토 모리, 죽음을 기억해야 하는 이유일 것이다.[55]

너의 죽음은, 나의 죽음은 물론 죽음 일반에 관한 성찰의 기회와 어떤 깨달음을 안겨주는 의미 있는 기억으로 남게 된다. 그리고 이것은 남겨진 사람과 삶에 대한 사랑으로 이어지기도 한다. 장켈레비치가 2인칭의 죽음이 죽음에 관한 사유를 촉발한다고 했던 것은 정확히 이런 의미에서일 것이다.

3인칭 죽음

3인칭 죽음은 나와 큰 관계가 없는 이의 죽음이자 익명화된 죽음, 더 나아가서는 죽음 일반을 의미한다. 3인칭 죽음은 철저하게 대상화된 죽음이므로 탐구의 대상이 될 수 있고 그로부터 지식과 정보를 얻어낼 수 있다. 특히 푸코가 지적한 대로, 파리임상학파에서 시작된 임상의학적 시선은 근대의학에서 죽음의 위상을 극적으로 변화시켰다. 해부병리학과 신체 검사법이 결합함으로써 죽음은 질병의 자리를 드러내는 극적인 장치로 탈바꿈했고 질병과 죽음의 위계는 뒤바뀌게 되었다. 시간상으로는 질병이 선행하고 죽음이 뒤따라오지만, 임상의학에서는 죽음에 의해서야 비로소 질병의 존재가 드러나게 된 것이다. 따라서 사물화된 죽음인 사체와 그에 대한 해부는 질병과 죽음 일반에 관한 진리를 생산해 내는 가장 중요한 매개체이자 방법론으로 자리매김하게 된다.

의학 교육에서는 보통 해부 실습을 통해 사체를 접하고, 병원 임상 실습을 통해 살아 있는 환자를 처음 만나면서 임상의학적 시선을 경험하게 된다고 한다. 특히 예과 2학년이나 본과 1학년에 시작하는 해부 실습의 첫날은 그 첫 번째 관문이다. 마치 최루탄 가스처럼 포르말린 냄새가 가득 차 있는 해부 실습실에서 벌거벗은 카데바cadaver(사체)를 처음 마주한 순간, 의과대학생들은 앞으로의 오랜 의사 생활을 지탱해 줄 가장 큰 힘인 '초연한 관심'을 무의식적으로나마 처음 경험한다. 카데바는 인격적 만남이 가능한 타자가 아니라 나와 같은 공간에 있지만 의미가 지배하지 않는 전혀 다른 차원의 세계에 존재하는 사물 그 자체이다. 카데바의 피부를 절개하고 그 안으로 들어가기 위해서 카데바는 철저하게 사물화되어야 한다. 카데바의 얼굴을 가리면 절개하는 데 조금 더 용기가 생기는 것도 같은 이유이다.

이렇게 습득된 초연한 관심과 사물화된 죽음 개념은 의사 생활을 하는 동안 지속된다. 일상의 의료 공간에서 죽음을 자주 목격하는 의사일수록 더욱더 마음의 울타리를 튼튼히 쳐놓고 있을 것이다. 하지만 간혹 그 울타리가 허물어지는 경우가 있다. 사물화된 3인칭 죽음이 환자와의 인격적 만남으로 인해 2인칭 죽음으로 바뀌는 경우가 그렇다.

> 이때 나는 그의 주치의가 아니었다. 그저 절친한 친구였다. 그가 머리가 아프면 나도 머리가 아팠고, 그가 발작을 하면 내 몸도 뒤틀렸다. 6개월 동안 우리는 같이 허물어졌다. 마지막에는 떨어졌지만. …그 후 나는 환자와 우정의 관계를 맺지 않기로 결심했다. … 심장에 철판을 깔아라. 환자와 감정의 끈을 만들지 마라. 그렇게 20여 년 가까이 흘렀다.[56]

환자와의 인격적 만남은 초연한 관심을 허물어뜨리고 환자와의 우정을 가능케 했지만, 안타까운 그의 죽음은 의사에게도 크나큰 상처를 남겼다. 상처를 겪은 후 초연한 관심마저도 사라졌다. 3인칭 환자의 죽음이 2인칭 너의 죽음으로 변모하는 순간에 의사가 받은 상처는 의사의 직업 정체성에도 큰 타격을 입힌 것이다.

더구나 손써볼 여지도 없는 죽음을 처음 마주했을 때 의사, 특히 초보 의사의 충격은 가늠하기 어려울 것이다.

> "어? 이 환자 익스파이어(expire)했네?"
> 병동에 나타난 동료가 말했다. 그녀의 말투는 오늘 날씨 참 구질구질하네,
> 하는 정도로 들린다. 그게 별로 이상한 일은 아니었다. 왜냐하면 삶과 죽
> 음은 드라마가 아니라 평범한 일상이기 때문이다.[57]

병원에서 누군가의 죽음을 지칭할 때 많이 쓰이는 '익스파이어 expire'라는 용어는 익명화된 3인칭 죽음을 효과적으로 재현한다. 특히 우리말이 아닌 영어를 씀으로써 죽음은 특별한 감정을 개입할 필요가 없는 무미건조한 일회적인 사건으로 전락하고 만다. 하지만 환자의 죽음을 목격하고 당직실에서 홀로 눈물을 흘렸던 초보 의사는 '익스파이어'가 은폐하고 있는 죽음의 인격적 의미를 간파했고, 그 때문에 의사로서의 직업 정체성은 마구 흔들리게 된다. 의사는 내상을 입고 위기를 맞게 된다.

상처 입은 의사는 어떻게 될까? 어떤 이는 마음의 문을 더 닫고 서비스 제공자의 역할에 만족할지도 모른다. 하지만 어떤 이는 깨달음을 얻고 직업 정체성의 변화를 겪으면서 진정한 의미의 '상처 입은 치유자'가 되기도 한다.

해마다 겨울은 다시 찾아온다. … 그러면 그녀가 생각난다. 처음 내 손을 잡은 날, 날 바라보던 그녀의 눈을 기억한다. 보잘것없는 나를 믿고 자신을 맡겼음을 기억한다. 비록 말도 하지 못했고 내 능력 밖의 일이기도 했지만, 내가 했던 약속을 기억한다. 어떻게든 살리고 싶었던 것을 기억한다. 그리고 그녀에게 했던 약속을 평생 동안 마음에 두고 지켜갈 것이다. 그녀를 만날 수 있게 해준 신에게 진심으로 감사한다.[58]

그저 죽음을 목격하고 동반자가 되었을 뿐인 의사가 진정한 의미의 상처 입은 치유자가 될 수 있을지 의문이 들 수도 있다. 하지만 상처 입은 치유자의 본질은 '공감 능력'과 '책임감'이다. 상처는 그것을 가능케 한 조건이었다. 환자의 죽음이 의사에게 깊은 내상을 일으키고 의사가 그것을 극복하면서 무언가를 배웠다면 그 역시 상처 입은 치유자의 조건을 갖추게 된다. 자신에게 모든 것을 맡겼던 외국인 노동자가 생의 마지막에 다다르자 기도밖에 할 수 없었던 무력한 의사였지만, 그 죽음이 의사에게 헛된 것만은 아니었다. 함께하는 죽음의 과정에서 지니게 된 공감의 기억과 환자와의 약속은 의사의 미래를 바꿔놓았기 때문이다.

그리고 이런 직업 정체성의 변화는 의사로서 바라보는 삶/죽음과 가운을 벗은 한 인간으로서 바라보는 삶/죽음을 통합적으로 성찰할 수 있는 계기를 마련해 주기도 한다. 의사도 결국 취약한 인간일 뿐이라는 깨달음과 곁에 있는 또 다른 취약한 인간을 위해 눈물을 흘릴 줄 아는 겸손함을 배우게 된다.

염쟁이 유 씨는 또 말한다. 죽은 이를 위해 흘리는 눈물보다 산 사람을 위해 흘리는 눈물이 더 소중한 법이라고. 나는 다른 사람을 위해, 아파서 찾아온 환자들을 위해 과연 얼마만큼 눈물을 흘렸던가?

연극이 끝나 밖으로 나오니 우산을 쓰기도 그렇고 안 쓰기도 그런 비가 내리고 있었다. 그냥 걷기로 했다. 철학자가 되고 싶은 밤이었다.

"죽어서 땅에만 묻히고 사람의 마음속에 묻히지 못하면 헛산 거여!"[59]

연극에서 염쟁이 유 씨가 사람 됨됨이는 남겨진 뒷모습을 보면 알수 있으니 죽은 이보다는 산 사람을 소중히 여기며 살리고 일갈하자 의사는 의업과 자신의 죽음을 성찰했다. 죽음 앞에서 평등한 의사와 환자가 함께하는 의료란 결국 사람을 사람답게 귀하게 여기는 일과 다르지 않으며 환자의 마음에 닿지 못하는 의사는 결코 좋은 의사일 수 없다는 깨달음을 얻었기 때문이다.

투병기에는 죽음의 의미가 담겨 있다. 환자와 보호자에게 죽음은 고통과 두려움을 안겨주고 생존을 위한 싸움의 대상이기도 하지만, 반대로 삶에 대한 감사와 성찰의 대상이기도 하다. 의사에게 죽음은 상처와 좌절을 안기지만, 의업의 본질과 더 나아가 삶에 대한 성찰의 기회를 제공한다. 그 과정에서 질병은 3인칭의 죽음을 1인칭이나 2인칭의 죽음으로 인식하게 하거나, 1인칭이나 2인칭의 죽음을 3인칭의 죽음으로 승화시키는 매개체로 기능하게 된다.

특히 의사들이 남겨놓은 투병기에서 1·2·3인칭 죽음에 관한 통합적인 사유를 종종 찾을 수 있다. 의사는 3인칭 죽음에 익숙하다. 그래서인지 보통 사람들의 이야기보다는 의사의 이야기가 1·2인칭 죽음과 3인칭 죽음 사이의 긴장과 화해를 조금 더 극적으로 드러낸다. 예를 들어 가완디가 아버지의 죽음을 함께한 경험을 바탕으로 쓴 『어떻게 죽을 것인가』, 암 투병 중에 사망한 신경외과 의사 폴 칼라니티 Paul Sudhir Arul Kalanithi가 남겨놓은 『숨결이 바람 될 때』를 통해 1·2·3인칭 죽음에 관한 깊은 고민과 사유를 엿볼 수 있다. 우리나라의 경우 신경외과 의사인 임만빈이 치매에 걸린 아버지의 죽음을 함께하면서 기록한 『자운영, 초록의 빛깔과 향기만 남아』를 들 수 있다. 저자는 의사의 역할과 환자 보호자의 역할 사이에서 혼란스러워하기도 하고, 현대의학의 침습적 치료에 괴로워하는 아버지와 의사이자 자식으로서 생명을 살려야 하는 자신의 처지 사이에서 갈등하기도 한다. 2인칭 죽음과 3인칭 죽음 사이에서 끊임없이 갈등하는 것이다. 하지만 아버지의 죽음은 결국 저자에게 삶과 죽음의 의미를 깨닫게 해준 밑거름이 된다. 나의 죽음도 아버지의 죽음과 크게 다르지 않을 것이며, 마치 둥근 원처럼 출발한 곳으로 되돌아가는 순환 과정이자 삶과 죽음이 하나의 거울상처럼 마주하고 있음을 깨닫게 된 것이다.[60] 아버지의 죽음이라는 2인칭 죽음과 의사로서 익숙한 3인칭 죽음 사이의 긴장과 갈등은 결국 1인칭 죽음에 대한 성찰과 깨달음으로 이어지게 되었다. 그것이야말로 의학이 죽음을 배제할 것이 아니라 적극적으로 사유해야 하는 이유이다.

의학 드라마에서 불치병을 앓고 있는 환자 앞에서 의사가 이런 말을 건네는 장면을 종종 볼 수 있다. "의학적으로 더 이상 해 드릴게 없습니다. 죄송합니다."

이탈리아의 완화의료 전문가인 지안 도메니코 보라시오Gian Domenico Borasio는 이런 말 걸기의 장면이야말로 현대의학의 목표 설정이 틀렸음을 보여준다고 말한다. 질병을 제거하고 죽음을 막기 위한 최대 치료가 통증을 관리하고 죽음을 준비하는 최소 치료로 전환되는

것일 뿐, 의학적으로 할 수 없는 일이 없는 게 아니기 때문이다.[61]

우연히 어떤 암 환자의 의료차트에서 종양내과 의사가 다음과 같은 말을 적어놓은 것을 보았다. "항암치료와 완화의료, 어느 쪽을 선택하시더라도 의료진이 최선을 다해서 환자분의 고통이 없으시게 보살펴 드릴 것이라고 말씀드림."

죽음의 과정에서 결코 환자를 외롭게 내버려 두지 않겠다는 의사의 다짐, 그것이 죽음을 앞둔 환자를 대하는 모든 의료인의 태도이길 바라본다.

나오며
_다시, 의료인문학이란 무엇인가?

의학의 휴머니즘

　의료인문학은 히포크라테스 의학에까지 거슬러 올라가는 의학의 휴머니즘 전통을 이어받았다. 히포크라테스 의학은 자연주의적이고 합리적인 의학을 추구했다. 질병의 원인을 신이나 악마에서 찾는 것이 아니라 체액이라는 인간 내부의 자연적 요소와 주변 환경과의 상호작용에서 찾으려 했다는 점에서 신에서 벗어난 의학의 휴머니즘이 모습을 드러냈다 할 수 있다. 따라서 합리성을 추구하는 히포크라테스 의학에서는 인간 자신이 탐구의 대상이 되었다. 인간의 신체적·정신적·도덕적 특성에 관한 다양한 관찰은 물론 인간이 몸담은 지역, 기후, 날씨, 섭생 그리고 관습과 법, 역사까지 인간과 관련된 모든 것이 의학의 대상이 되었다는 점에서도 의학의 휴머니즘의 시작이라 할 수 있다.

　히포크라테스 의학의 휴머니즘은 의사에게 특정한 인본적 태도를 요구했다. 그것은 『유행병 I』에 등장하는 "(의사는) 질병을 다루는 두 가지 습관을 지녀야 하는데, 도움을 주고 해를 끼치지 않아야 한다"라는 구절에서 잘 드러나듯, 의학적 역량을 갖춘 상태에서 환자를 위해 의술을 행하라는 것이다. 또한 그들은 노예와 자유인을 차별하지 않고 동등한 환자로 대했다.[1] 후대에는 선한 사마리아인으로 대표되는 중세 기독교 윤리가 덧붙여진다. 상처 입은 이를 그냥 지나치지 않은 사마리아인의 자비와 동정심 역시 의사에게 필요한 덕목으로 요구되었다. 이것이 고대부터 지금까지 전해 내려오는 서양의학의 에토스를 구성하는 핵심 요소이다.[2]

하지만 19세기 이후 과학의 진보와 더불어 의학의 휴머니즘은 변화하기 시작한다. 의사의 과학적 임상 능력이 강조된 것이다. 나날이 새로워지는 진단법과 치료술에 능숙하지 못한 의사라면 환자에게 해를 끼칠 것이 분명하므로 무엇보다도 의사의 과학적 임상 역량이 휴머니즘의 중심부를 차지하기 시작한다. '실력 있는 의사인가, 인간미 있는 의사인가'의 이분법도 이런 변화의 산물이다.

의료인문학에 대한 요청은 이미 이때부터 시작되었다. 그런 흐름을 대표하는 오슬러는, 점점 상업화되고 전문화되는 의학에서 의사는 과학에 기반한 임상적 능력과 더불어 교양, 좋은 인품, 인간미를 갖추어야 한다고 주장했다. 이는 의사를 교양 있고 동정심 많은 신사로 바라본 근대 의료윤리의 귀족적인 의사상을 따른 것이다. 게다가 오슬러에게 인문학은 무엇보다도 고대 그리스·로마에서 기원한 자유교육liberal education을 의미했다. 과학 중심 의학 교육에 고전을 중심으로 교양 교육을 추가함으로써 의학의 휴머니즘을 되살릴 수 있다고 본 것이다.

하지만 교양 교육으로서의 인문학이 현대의학에 큰 영향을 끼치지는 못했다. 현대의학이 기술과학화되고 상업화·전문화·관료화의 길을 걸으면서 아픈 이는 질병의 자리인 몸으로 축소되어 소외되었고, 취약함에 응답하고 고통을 돌봐야 할 환자와 의료인의 인간적 만남은 실현되기 몹시 어려워졌다. 의학의 휴머니즘은 왜곡되었고, 사라져 가고 있었다.

교양 교육으로서의 인문학을 뛰어넘는 의료인문학의 방향 전환이 점차 요구된 것도 이즈음이다. 특히 펠레그리노는 의학의 인문성과 도덕성 자체에 주목했다. 과학과 인문학은 앎의 방식 자체가 다르므로 공약 불가능하다. 오로지 의학만이 이것을 극복할 수 있다. 실존적 개인으로서의 인간과 대상화된 객체로서의 인간을 통합적으로 다루는 것은 의학뿐이다. "의학은 가장 인간적인 과학이고, 가장 경험적인 예술이며, 가장 과학적인 인문학이다"라는 유명한 말은 이렇게 탄생했다. 게다가 의학은 본질적으로 도덕성을 띤다. 질병에 취약한 몸을 지닌 인간이 아픔을 겪고 도움을 청할 때 이에 응답하고 치유에 나서야 할 책임이 의학에 본질적으로 내재하기 때문이다. 펠레그리노는 아픈 이를 치유하는 의학의 도덕적 본질에서 의료인문학의 당위성을 찾았고 고대 그리스에서 시작된 의학의 휴머니즘 전통을 부활시킨 것이다.

펠레그리노 이후 다양하게 주창된 휴머니즘 의학 모델은 환자의 고통과 생애 경험을 이해하고, 단지 질병만이 아니라 전인적으로 환자를 치유하고자 하며, 환자의 희망과 가치를 존중하고자 하는 태도와 행동 양식을 공유한다. 의학에는 과학적 사실뿐 아니라 도덕적·미적 가치의 영역이 있다는 것을 강조하는 것이다.[3]

결국 의사의 역량 속에 과학에 기반한 임상 능력과 한 인간으로서 아픈 이를 돌보려는 인본적 태도가 균형 잡힌 채 녹아 있는 것이 의학의 휴머니즘 전통이다. 그 전통에서 인문학은 언제나 의학 안에 포함되어 있었다. 의료윤리학자인 앨버트 존슨Albert Jonsen은 이것을 호르몬에 비유한다.[4] 매우 탁월한 비유이다. 호르몬은 미량으로 존재하지만, 그것이 없다면 신체 기능은 마비되고 말 것이다. 의료인문학은 의학의 호르몬이다. 복잡하고 급변화하는 의료 환경에서 의학의 항상성을 유지하는 것이야말로 호르몬으로서 의료인문학이 담당해야 할 역할이며, 그 항상성이란 바로 의학의 휴머니즘 전통이다.

과학기술 시대의 의료인문학

저명한 심장 내과 의사이자 디지털 의료기술 전문가인 에릭 토폴 Eric Topol은 2011년에 한 공개 강연에서 자신은 더는 청진기를 사용하지 않고, 휴대용 초음파기기와 스마트폰으로 감지한 심전도를 활용하여 진료한다고 말했다. 그는 사물 인터넷Internet of Things, IoT과 빅데이터, 인공지능 등이 활용되는 의료의 디지털화를 미래 의학의 가장 큰 특징으로 꼽으며, 그것은 전통적인 의사의 권위와 온정주의를 무너뜨리고 진정한 의료 민주화를 이끌게 될 것이라고 예견한다.[5] 디지털 시대의 새로운 환자-의사 관계에서는 정보가 의사로부터 환자에게로 일방적으로 전달되는 것이 아니라 쌍방향으로 흐르게 된다. 환자는 디지털 기술을 활용하여 자신의 몸과 질병에 관한 정보를 직접 수집하고 처리하는 일종의 최고운영책임자chief operating officer, COO가 되고 의사는 최고경영자chief executive officer, CEO가 되어 환자들이 해결하지 못하는 일이 발생했을 때만 문제 해결을 위한 지침이나 지식, 지혜 등을 제공하는 역할을 하게 된다는 것이다.

2019년에 발표한 저서 『딥 메디슨』에서는 디지털화와 민주화 그다음 단계를 다루고 있다. 그것은 딥러닝에 기반한 의료 분야에서의 인공지능이 가져올 혁신이 결국은 환자와 의사 간의 유대관계와 신뢰를 회복시켜 의학의 휴머니즘을 완성하는 단계를 말한다. 그는 현재의 의학은 데이터 부족, 시간 부족, 대면 접촉과 소통의 부족으로 인해 오진과 과잉 진단이라는 구조적 문제에 놓여 있다고 주장하면서 이를 얕은 의학shallow medicine이라고 부른다.[6] 인공지능은 얕은 의학으로 인해 벌어지는 환자와 의사의 단절을 해결할 수 있는 기술적 해법이 될 수 있다는 것이다.

그렇다면 토폴이 낙관적으로 예견한 대로 인공지능으로 대변되는 과학기술의 발전과 함께 새로운 의학이 도래하고 있는 지금, 의학의 휴머니즘 전통은 정말 회복될 수 있을까? 의료인문학은 과학기술 시대에도 계속 필요한 걸까?

지금으로부터 약 70여 년 전 야스퍼스도 비슷한 고민을 하고 있었다. 그는 자연과학과 기술이 발전하면서 의학이 점점 전문화되고 비대해지며, 의사와 환자 모두 자율성을 상실한 채 거대한 시스템의 일부로만 기능하게 되었다고 탄식한다. 특히 그가 우려하는 것은 자연과학을 바탕으로 한 학문으로서의 의학 발전과 개별 환자를 돌보는 의사들의 치유 능력을 동일하게 여기는 세태이다. 임상이라는 것은 의사라는 한 인격체가 환자라는 또 다른 인격체의 고통을 덜어주고 성장을 도와주는 실존적 만남이므로 자연과학의 지식을 무작정 적용하는 데 한계가 있음에도 불구하고 오늘날의 의학은 자연과학적 지식을 만능으로 생각한다는 것이다.[7] 그렇지만 자연과학에 기반을 둔 의학이 20세기 초중반을 거치면서 놀라운 성과를 거두었다는 것은 분명한 사실이다. 평균 수명이나 영아 사망률과 같은 지표들은 비교할 수 없을 정도로 좋아졌다. 인류 역사상 지금이 인간들이 가장 건강한 시대이다. 그러나 우리는 건강에 가장 자신이 없고 질병을 무엇보다 두려워하는 시대에 살고 있기도 하다. 이런 아이러니가 왜 생겨났을 까? 야스퍼스에 의하면 이런 문제는 과학기술에 대한 맹신 때문에 의학의 본질과 의사의 이념이 왜곡되면서 발생했다. 현대의학에서 인간과 인간 사이의 돌봄과 인격적 만남은 사라진 지 오래고 환자와 의사 모두 실존적 위기를 겪고 있으며, 사회적으로는 이윤 추구라는 새로운 목표가 의료 행위의 가장 중요한 동기가 되었다. 의료는 산업으로 인식되고 있고 더욱더 관료화·거대화되고 있으며 그 속에서 환자는 물론 의료인도 소외되는 현상이 발생하는 것이다.

물론 야스퍼스가 자연과학적 지식을 바탕으로 하는 현대의학의 가능성을 무조건 부인하는 것은 아니다. 오히려 그가 강조하는 것은 현대의학의 힘을 지혜롭게 사용할 수 있는 철학적 성찰 능력을 키우는 것이다.

> 자연과학적 기술의 진보를 토대로 엄청난 일을 할 수 있는 의사는 이러한 실천을 자신의 철학으로 받아들일 때 비로소 온전한 의사가 된다. 그때 그는 이러한 현실에서 속임을 당하지 않고, 현실의 영역에 서게 되며, 풍부한 경험으로 이 현실을 만들게 된다. 그는 가장 강한 현실주의자로서 무지 속에서 알고 있다.[8]

특히 야스퍼스는 "철학자가 되는 의사는 신에 가깝다"라는 히포크라테스의 말을 인용하며, 의사로서의 삶이 철학자의 길에 도달할 수 있음을 감동적으로 웅변한다. 의사로서의 삶은 자연과학을 바탕으로 하는 이론을 개별 환자에게 적용하는 실천적 지혜를 필요로 하고, 질병과 죽음에 대한 고통을 일상적으로 경험함으로써 깊은 인간적 성찰과 성장을 이룰 가능성을 내포하고 있다는 것이다. 의사로서 매일매일 행하는 의료 행위의 본질과 목적을 숙고하는 것. 그것이 바로 철학이자 인문학 아닌가?

그렇다면 토플이 예견한 것과는 달리 디지털 의료와 인공지능이 도입되면 보다 인간적인 의료가 저절로 가능하지는 않을 것이라는 점이 분명해진다. 과학기술에 과도하게 기댄 채 비판적 성찰을 하지 않은 현대의학이 결국 질적 위기를 맞았기 때문이다. 야스퍼스가 주장했듯이 의학과 의료의 본질과 목적을 계속 숙고하지 않는다면 디지털 의료와 인공지능은 의학의 약이 아니라 독이 될 수도 있다. 과학기술 시대의 의료인문학은 여전히 적실성을 지닌다.

몸, 질병 그리고 의학에 대한 '앎'과 '삶'과 '함'

현대 생의학은 몸과 질병 그리고 의학을 어떻게 이해하는가? 몸은 물리화학적인 법칙에 따라 움직이는 일종의 기계이다. 질병은 측정 가능한 표준에서 벗어난 생물학적 일탈이고, 보편적인 실재이며, 가치중립적이고, 특정한 원인에 의해 발생한다. 의학은 과학적 중립성을 바탕으로 질병을 제거하는 데 목표를 두고 있다.

반면 의료인문학은 몸이 생물학적 바탕을 지니고 있으면서도 사회문화적으로 구성된다고 이해한다. 질병은 보편적인 동시에 개체의 차원에서는 개별성, 주관성 및 우연성의 영역에, 사회적인 차원에서는 상호주관성의 영역에 위치하며, 특정한 가치를 지니고 있다. 의학은 질병의 제거보다는 인간의 고통에 대한 돌봄을 우선해야 하며 따라서 윤리적인 작업이다.

이렇게 정리해 보면 현대의학과 의료인문학의 앎과 삶과 함의 방식은 상호 배타적인 것처럼 보인다. 그리고 이런 대립 구도에서는 현대의학이 결여하고 있는 것을 보충하는 원천으로서 의료인문학의 역할이 규정된다.

하지만 이 책에서는 현대의학과 의료인문학의 앎과 삶과 함의 방식이 서로 다르면서도 상호 보완적이고, 더 나아가서는 상호 구성적이라고 주장했다. 현대의학에 모자란 것을 의료인문학이 제공하는 것이 아니다. 현대의학의 다양한 영역은 이미 의료인문학을 포괄한다. 의학은 과학을 넘어선 인간학이기 때문이다. 의료인문학은 현대의학이 잊고 있는 자신의 모습을 깨우치는 역할을 한다.

철학자 마사 누스바움Martha Nussbaum은 인간성을 계발하기 위해 인문학을 통해 갖춰야 할 능력을 다음과 같은 세 가지 측면에서 찾고 있다. 첫째, 자기 자신과 자신이 몸담은 전통을 비판적으로 성찰하는 능력. 둘째, 인정과 관심을 통해 다른 모든 인간과 묶여 있는 인간으로서 자신을 바라보는 능력. 셋째, 다른 인간의 입장과 생각, 감정, 이야기를 읽어내고 이해할 수 있는 서사적 상상력.[9]

그렇다면 의료인문학의 궁극적인 목표는 의료인과 환자들로 하여금 인문학의 시선을 통해 의학을 포함하여 인간과 사회를 비판적으로 이해하고 서사적 상상력의 폭을 넓히며, 그것을 바탕으로 인간과 사회에 대한 태도를 변화시키고, 인간과 사회를 위해 옳은 일을 행하게 하는 데 있을 것이다. 앎의 방식을 확장해 삶의 태도를 변화시키고 행하는 방식을 익히는 것이다. 그 과정에서 현대의학은 생물-문화적 존재로서의 인간과 생물 현상으로서의 질병을 이해하는 기본 틀을 제공함으로써 인간과 질병에 대한 의료인문학의 이해를 돕는다. 더 나아가서는 끊임없이 발전하는 각종 과학기술을 활용하여 인간과 질병에 대한 새로운 개념 틀을 제시함으로써 의료인문학을 이끌기도 한다. 의료인문학은 현대의학이 내포하고 있는 의학의 인문성과 질병의 체험적 측면을 환기시켜 의학의 새로운 실천 양식을 만들어 내기도 하고, 현대사회에서 의학이 차지하고 있는 권위와 힘, 직면하고 있는 어려움을 성찰할 수 있게 한다.

현대의학은 특정한 관점과 방식으로 몸과 질병을 바라보고 있다. 의료인문학 역시 특정한 관점과 방식으로 몸과 질병을 바라본다. 두 시선이 조우하고 교차하며 또 갈라지는 지점에서 새로운 의학의 가능성이 태동한다. 의료인문학이 학문이기 이전에 '태도'이자 '방법론'이고 또 '운동'인 이유이다.

주

1부 의료인문학이란 무엇인가?

1장 의학+인문학=의료인문학?

1 남궁인, 『만약은 없다』, 문학동네, 2016, 23쪽.

2 가라타니 고진, 『트랜스크리틱 - 칸트와 맑스』, 이신철 옮김, 도서출판 b, 2013, 21~24 쪽.

3 휴머니즘은 다양한 견해의 집합체이기 때문에 정의하기가 쉽지 않다. 이 책에서 말하는 휴머니즘은 단순한 무신론이나 계몽주의가 아니라, 영국의 철학자 리처드 노먼 (Richard Norman)이 주장하는 근대 세속적 휴머니즘의 한 형태에 가깝다. 즉, 합리적 인간성을 옹호하되 그것을 절대화하지 않으며 인간이 함께 살기 위한 공유된 도덕적 가치와 의미 있고 만족스러운 삶을 추구할 수 있는 능력에 대한 믿음을 기반으로 하는 휴머니즘을 말한다. 리처드 노먼, 『삶의 품격에 대하여』, 석기용 옮김, 돌베개, 2016, 41~52쪽.

4 R. Porter. The Greatest Benefit to Mankind. New York: W.W. Norton, 1997, pp. 113-114.

5 T. R. Cole, N. S. Carlin, R. A. Carson. Medical Humanities - An Introduction. New York: Cambridge University Press, 2014, pp.4-5.

6 에이브러햄 플렉스너, 『플렉스너 보고서 — 미국과 캐나다의 의학 교육』, 김선 옮김, 한길사, 2005, 78쪽.

7 B. Dolan. One Hundred Years of Medical Humanities: A Thematic Overview. In B. Dolan(ed). Humanitas: Readings in the Development of the Medical Humanities. San Fransico: UCMedicalHumanities Press, 2015, pp.1-2.
   1948년에 뉴욕 의과대학에서 교육과정 개편의 하나로 의료인문학 교실(Department of the medical humanities)을 창설하기 위한 계획을 짜면서 의료인문학이란 용어가 사용되었다(안타깝게도 이 계획은 실행되지 않았다). 또한 같은 해에 과학사학자인 조지 사튼(George Sarton)이 과학사 분야의 저명한 잡지인 《ISIS》에 과학 및 의학과 인문학의 결합을 강조하면서 의료인문학이란 용어를 처음으로 사용했다.

8 E. D. Pellegrino. Humanism and the Physician. Knoxville: University of Tennessee Press, 1979, p.17.

9 앨런 블리클리, 『의료인문학과 의학 교육』, 김준혁 옮김, 학이시습, 2018, 101~127쪽.

10 Paul Crawford, Brian Brown, Charley Baker, Victoria Tischler, Brian Abrams. Health Humanities. Basingstoke: Palgrave Macmillan, 2015, pp.1-19.

11 Therese Jones, Delese Wear, Lester D. Friedman. Health Humanities Reader. New Brunswick, NJ: Rutgers University Press, 2014, pp.6-7.

12 전우택·양은배, 『인문사회의학과 의학 교육의 미래』, 연세대학교 출판부, 2003, 118~122쪽.

13 최은경, 「의사의 지위는 당연한 것이 아니다」, 《한겨레21》, 2020.09.18.

14 「의대생들 투쟁방식 두고 의견 분분…'샤이' 의대생 "이건 좀…"」, 《연합뉴스》, 2020. 08.19.
이 기사는 대한전공의협의회가 집단휴진 후 공식 홈페이지에 '환자 생명은 어떤 상황에서도 지킵니다'라는 제목으로 게시물을 올리자 "그놈의 'do no harm'(환자에게 해를 끼치지 않는다) 좀 버려", "예비인력 남기는 허접한 파업 안 해요" 등 현행 파업 방식을 비판하는 댓글이 달렸다고 전하고 있다. 이것이 사실이라면 고대부터 내려오는 의학의 에토스, 즉 휴머니즘 전통과 윤리성을 부정하는 것이나 다름없다. 의료인문학과 의료윤리 교육을 담당하고 있는 사람으로서 이런 현실에 깊은 자괴감이 드는 것이 사실이다. 또한 이들이 의사로 활동할 미래의 한국에서는 적어도 의학의 전통적인 에토스가 의사의 이익과 권리를 더욱 강조하는 방향으로 변화하고 정부나 시민 사회와의 갈등이 심화할 것이라고 예상할 수 있다.

15 M. Evans, D. Greaves. Exploring the medical humanities. British Medical Journal, 1999;319:1216.

16 M. Evans. Affirming the Existential within Medicine: Medical Humanities, Governance, and Imaginative Understanding. Journal of Medical Humanities, 2008:29(1);55.

17 H. Brody. Defining the Medical Humanities: Three Conceptions and Three Narratives. Journal of Medical Humanities, 2011:32;1-7.

18 강신익, 『불량유전자는 왜 살아남았을까?』, 페이퍼로드, 2013, 10~11쪽.

19 T. R. Cole, N. S. Carlin, R. A. Carson. Medical Humanities - An Introduction. New York: Cambridge University Press, 2014, p.9.

20 J. P. Bishop. Rejecting Medical Humanism: Medical Humanities and the Metaphysics of Medicine. Journal of Medical Humanities, 2008:29;21.

21 '경계 사유'는 아르헨티나 출신 탈식민주의 이론가인 월터 미뇰로(Walter D. Mignolo)의 개념에서 따온 것이다. 미뇰로는 주체와 객체를 나누는 근대 인식론의 이분법적 사유에 내재한 식민지성을 비판하면서 탈식민의 경계 사유를 요청한다. 미뇰로에 의하면 근대 인식론은 서구의 관점으로 식민지의 지식, 경험을 해석함으로써 식민지적 차이를 은폐시키고 있다. 이에 반해 경계 사유는 서구와 식민지 사이에서 양쪽을 모

두 사유함으로써 근대/식민 세계체제가 항구화한 권력/지식의 틀을 벗어남과 동시에 어느 한쪽의 특권화 또한 인정하지 않는 것을 의미한다. 월터 D. 미뇰로, 『로컬 히스토리/글로벌 디자인- 식민주의성, 서발턴 지식 그리고 경계 사유』, 이성훈 옮김, 에코리브로, 2013, 27~51쪽.

22 Lennard J. Davis, David B. Morris. "Biocultures manifesto." New Literary History 2007;38(3):411-418.

23 Catriona Mackenzie, Wendy Rogers, Susan Dods. Vulnerability: New Essays in Ehtics and Feminist Philosophy. New York: Oxford University Press, 2014, pp.7-9.

24 백영경, 『다른 의료는 가능하다-한국 의료의 커먼즈 찾기』, 창비, 2020, 9~10쪽.

25 김성보·나종석·박명림·박영도·백영서·소영현·이경란·최기숙, 『사회인문학이란 무엇인가?』, 한길사, 2011, 55쪽.

2장 인문학으로 본 의학

1 그런 점에서 의사학자인 박윤재는 의사학 대신 '의료사'라는 용어를 제안한다. 의사학은 주류 의학이나 의사에 치우치는 경향이 있어서 환자나 소비자를 포함하여 현실에서 구현되는 의료의 실체를 총체적으로 파악하기 어렵다는 이유이다. 뒤에 나오지만 이것은 사회사와 '아래로부터의 역사'의 관점이 투영된 것이다.

2 J. C. Burnham. What is Medical History? Cambridge: Polity Press, 2005, p.3.

3 최은경, 「역사가 말하는 의학」, 『황상익 교수 퇴임기념 심포지엄 및 강연 자료집』, 2017, 23~24쪽.

4 T. R. Cole, N. S. Carlin, R. A. Carson. Medical Humanities - An Introduction. New York: Cambridge University Press, 2014, p.22.

5 Kier Waddington. An Introduction to the Social History of Medicine. Basingstoke: Palgrave Macmillan, 2011, pp.8-10.

6 김기봉, 『'역사란 무엇인가'를 넘어서』, 푸른역사, 2007, 93~155쪽.

7 M. E. Fissell. Making Meaning from the Margins, In F. Hiusman, J. H. Warner(ed). Locating Medical History. Baltimore: Johns Hopkins University Press, 2004, p.365.

8 C. E. Rosenberg. Framing Disease: Illness, Society, and History, In C. E. Rosenberg, J. Golden(ed). Framing Disease- Studies in Cultural History. New Brunswick, NJ.: Rutgers University Press, 1992, p.16

9 L. Wilson. Medical History without Medicine. Journal of the History of Medicine and Allied Sciences 1990:35. 김옥주, 「한국의 서양의학사 연구 동향과 전망」, 《의사학》 19(1), 2010, 91쪽에서 재인용.

10 김옥주, 「한국의 서양의학사 연구 동향과 전망」, 《의사학》 19(1), 2010, 91~92쪽.

11 이종찬, 「金斗鐘의 醫學史에 대한 歷史地理學的 인식」, 《애산학보》 38집, 2012, 38쪽.

12 박윤재, 「한국 근대 의학사 연구의 성과와 전망」, 《의사학》 19(1), 2010, 46쪽.

13 신동원, 「한국 전근대 의학사 연구동향」, 《의사학》 19(1), 2010, 28쪽.

14 박윤재, 「한국 근대 의학사 연구의 성과와 전망」, 《의사학》 19(1), 2010, 60쪽.
    박윤재, 「한국 근현대의료사의 연구동향과 전망(2010-2019)」, 《의사학》 29(2), 2020,
    436~440쪽.
    한국 의사학의 최신 연구 동향을 확인하려면 다음의 책을 참조하시오. 김대기 외, 『의
    료사 연구의 현황과 과제』, 모시는 사람들, 2021.

15 E. F. Cordell. The Importance of the Study of the History of Medicine, In B. Dolan.
    Humanitas: Readings in the Development of the Medical Humanities. San Fransico:
    UCMedicalHumanities Press, 2015, p.46.

16 J. Duffin. A Hippocratic Triangle - History, Clinician-Historians, and Future Doctors, In
    F. Hiusman, J. H. Warner(ed). Locating Medical History. Baltimore: Johns Hopkins
    University Press, 2004, pp.432-449.

17 A. Labisch. Transcending the Two Cultures in Biomedicine - The History of Medicine
    and History in Medicine, In F. Hiusman, J. H. Warner(ed). Locating Medical History.
    Baltimore: Johns Hopkins University Press, 2004, pp.410-431.

18 한병철, 『피로사회』, 문학과 지성사, 김태환 옮김, 2012, 11~12쪽

19 김정현, 『니체, 생명과 치유의 철학』, 책세상, 2006, 293~396쪽.
    김성민·김성우, 「니체와 위대한 건강의 윤리학」, 《의철학연구》 제19집, 2015, 3~30쪽.

20 카를 야스퍼스, 『기술 시대의 의사』, 김정현 옮김, 책세상, 2010, 76~77쪽.

21 질 들뢰즈·펠릭스 가타리, 『철학이란 무엇인가』, 이정임·윤정임 옮김, 현대미학사,
    1999, 9~15쪽.

22 E. D. Pellegrino, D. C. Thomasma. A Philosophical Basis of Medical Practice: Toward
    a Philosophy and Ethics of the Healing Professions. New York: Oxford University
    Press, 1981, pp.10-11.

23 히포크라테스, 「전통 의학에 관하여」, 『히포크라테스 선집』, 여인석·이기백 옮김, 나
    남, 2011, 164~165쪽.

24 E. D. Pellegrino, D. C. Thomasma. A Philosophical Basis of Medical Practice: Toward
    a Philosophy and Ethics of the Healing Professions. New York: Oxford University
    Press, 1981, pp.12.

25 Henk Ten Have. Philosophy of medicine and health care - European perspective.
    Medicine, Health care and Philosophy 1998;1:1-3.

26 조르주 캉길렘, 『정상적인 것과 병리적인 것』, 여인석 옮김, 그린비, 2018, 45쪽.

27　C. Boorse. Concepts of Health and Disease, In F. Gifford(ed). Philosophy of Medicine. Amsterdam: Elsevier, 2011, pp.26-29.

28　E. D. Pellegrino, D. C. Thomasma. A Philosophical Basis of Medical Practice. New York: Oxford University Press, 1981, pp.63-66.

29　F. Svenaeus. The Hermeneutics of Medicine and the Phenomenology of Health: Steps Towards a Philosophy of Medical Practice. Dordrecht: Springer, 2001, pp.92-93.

30　해비 카렐, 『아픔이란 무엇인가』, 박유진 옮김, 파이카, 2013, 28~29쪽.

31　권상옥, 「근거중심 의학의 사상」, 《의사학》 13(2), 2004, 335~346쪽.

32　한국철학사상연구회, 『처음 읽는 한국 현대철학』, 동녘, 2015, 359쪽.

33　권복규, 『의료윤리교육방법론』, 로도스, 2015, 27~29쪽.

34　권복규, 「우리나라 의료윤리교육에 대한 비판적 고찰」, 《한국의료윤리교육학회지》 9(1), 2006, 60~72쪽.

35　마이클 던·토니 호프, 『의료윤리』, 김준혁 옮김, 교유서가, 2020, 37쪽.

36　John Arras, "Theory and Bioethics", The Stanford Encyclopedia of Philosophy (Summer 2016 Edition), Edward N. Zalta (ed.), forthcoming URL= 〈http://plato.stanford.edu/archives/sum2016/entries/theory-bioethics/〉

37　John Arras, "Theory and Bioethics", The Stanford Encyclopedia of Philosophy (Summer 2016 Edition), Edward N. Zalta (ed.), forthcoming URL= 〈http://plato.stanford.edu/archives/sum2016/entries/theory-bioethics/〉

38　탐 비첨·제임스 췰드리스, 『생명의료윤리의 원칙들』, 박찬구 외 옮김, 이화여자대학교 생명의료법연구소, 2014, 32~37쪽.

39　앞의 책, 675쪽.

40　Hans-Martin Sass. Fritz Jahr's 1927 concept of bioethics. Kennedy Inst Ethics J. 2007 Dec;17(4):279-95.

41　김상득, 「생명윤리학의 탄생: 의학과 생명과학, 철학에 말을 걸다」, 《大同哲學》 제67집, 2014, 229~248쪽.

42　H. Brody. Stories of Sickness. New York: Oxford University Press, 2003, pp.35-41.

43　A. Tauber. Ethics of Responsibility. Cambridge, MA and London: The MIT Press, 2005, p.14.

44　알프레드 토버, 『어느 의사의 고백』, 김숙진 옮김, 지호, 2003. 95~107쪽.

45　J. H. Evans. A Sociological Account of the Growth of Principlism. Hasting Center Report 2000: 30(5);31-38.

46　김은성, 「미국 생명윤리의 경계들과 그 너머」, 《한국의료윤리교육학회지》 11(1), 2008, 2~4쪽.

47　정준영, 「영미권의 생명의료윤리학, 어떻게 볼 것인가?- 응용윤리학적 접근법을 비판

하며」,《철학논총》 53, 2008, 304쪽.

48 J. F. Bishop, F. Jotterand. Bioethics as Biopolitics. Journal of Medicine and Philosophy 2006: 31;205-212.

49 Anne Hudson Jones. Narrative in Medical Ethics. In Trisha Greenhalgh, Brian Hurwitz(ed). Narrative Based Medicine: Dialogue and Discourse in Clinical Practice. London: BMJ Books, 1998, pp.220-221.

50 한국의료윤리학회,『전공의를 위한 의료윤리』, 군자출판사, 2011, 12쪽.

51 Todd Chambers. The Fiction of Bioethics. New York: Routledge, 1999, pp.6-13.

52 이재선,『현대소설의 서사 주제학』, 문학과 지성사, 2007, 13~17쪽.

53 이미순,「김수영 문학에 나타난 질병의 양상과 의미」,《한국현대문학연구》 41, 2013, 143쪽.

54 이재선,『현대소설의 서사 주제학』, 문학과 지성사, 2007, 17쪽.

55 조남현,「한국소설에 비친 의사의 모습」,《관악어문연구》 27, 2002, 115~147쪽.

56 이병훈,「의학과 문학의 접점들」, 마종기, 손명세, 정과리, 이병훈 외 지음,『의학과 문학』, 문학과 지성사, 2004, 16쪽.

57 http://medhum.med.nyu.edu/ 이 데이터베이스에는 2021년 12월 현재 약 2900여 편의 문학 작품과 1850여 명의 작가별 자료가 정리되어 있다. 그리고 170여 편의 시각예술자료 및 280여 편의 공연예술자료와 100여 명의 예술가들도 등재되어 있다.

58 R. Charon et al. Literature and Medicine: Contributions to Clinical Practice. Ann Intern Med, 1995:122(8);599.

59 김훈,「질병의 개별성과 의사-환자 관계의 직접성」, 마종기, 손명세, 정과리, 이병훈 외 지음,『의학과 문학』, 문학과 지성사, 2004, 148쪽.

60 질병의 체험적 측면을 강조하면서 질병 체험 서사, 질병 체험 이야기 등으로 번역되기도 한다.

61 투병기는 'pathography'를 번역한 말이다. 이 번역이 적절한지에 대해서는 논란의 여지가 있다. '투병(鬪病)'이라는 용어에는 병을 싸워 이겨내야 하는 대상으로 보는 특정한 질병관이 담겨 있는 반면에, 'pathography'는 질병 체험의 기록이라는 가치중립적인 의미가 있기 때문이다. 따라서 지금까지 'pathography'는 병적학(病跡學), 병지학(病誌學) 등으로 번역해 왔다. '질병 수기', '질병 체험 수기', '치병기'라는 번역도 가능하다. 하지만 이 책에서는 친숙한 용어인 투병기로 번역하고자 한다. 질병 서사 중에서도 투병기를 소개하는 이유는 환자의 이야기이면서 어느 정도의 문학적인 틀을 갖추고 있기 때문이다.

62 J. A. Schioldan. What is pathography? Med J Aust 2003:178(6);303.

63 A. H. Hawkins. Reconstructing Illness: Studies in Pathography, West Lafayette, IN.: Purdue University Press, 1999, pp.1~12.

64 A. H. Hawkins. Pathography: patient narratives of illness. West J Med 1999:171(2);127-129.

65 아서 프랭크,『몸의 증언』, 최은경 옮김, 갈무리, 2013, 45~46쪽.

66 R. Charon. Narrative Medicine: Honoring the Stories of Illness. New York: Oxford University Press, 2006, pp.3-4.

67 R. Charon. 「의학 분야 독자들을 위한 문학적 개념」, In A. H. Hawkins, M. C. McEntyre(ed).『문학과 의학 교육』, 신주철·이영미·이영희 옮김, 동인, 2005, 46쪽.

68 R. Charon. Narrative Medicine: Honoring the Stories of Illness, New York : Oxford University Press, 2006, p.151.

69 R. Schleifer, J. B. Vannatta. The Chief Concern of Medicine. Ann Arbor: The University of Michigan Press, 2013, pp.374-389.

70 노명완, 「이해, 학습, 기억: 독서과정에 관한 인지심리학적 연구분석」,《한국교육》 14(2), 1987, 33쪽.

71 https://archive.org/stream/hippocrates04hippuoftpage/98/mode/2up/search/aphoris mLoebed.

Ὁ βίος βραχύς,ἡ δὲ τέχνη μακρή,ὁ δὲ καιρὸς ὀξύς,ἡ δὲ πεῖρα σφαλερή,ἡ δὲ κρίσι ς χαλεπή.

Ho bios brakhys, hê de tekhnê makrê, ho de kairos oxys, hê de peira sphalerê, hê de krisis khalepê.

72 반덕진,『히포크라테스 선서』, 사이언스북스, 2006, 202쪽.

73 래리 쉬너,『예술의 탄생』, 김정란 옮김, 들녘, 2007, 13쪽.

74 안혜리, 「예술과 의학의 융합 가능성 — 시각예술 중심의 의료인문학 연구」,《한국초 등미술교육학회》33, 2012, 318쪽.

75 정은진, 「해부학이 미술을 만날 때 — 안드레아스 베살리우스의『인체의 구조에 대하 여』」,《미술사학보》38집, 2012, 192~193쪽.

76 앞의 논문, 194쪽.

77 허정아,『몸, 멈출 수 없는 상상의 유혹』, 21세기북스, 2011, 41쪽.

78 안혜리, 「예술과 의학의 융합 가능성 - 시각예술 중심의 의료인문학 연구」,《한국초등 미술교육학회》33, 2012, 332쪽.

79 허정아, 「의학과 예술의 융합적 상상력」,『InfoDesign』Issue 21 Vol 9(2), 2000, 12쪽.

80 MK Czerwiec et al. Graphic Medicine Manifesto. PA: The Pennsylvania University Press, 2015, p.1.

81 이경의, 「몰리에르 회극에 등장하는 의사들」,《불어불문학연구》제52집, 2002, 446쪽.

82 이부영, 「예술과 의술 - 치유의 기능을 중심으로」, 서울대학교병원 의학역사문화원.『예술 속의 의학』, 허원미디어, 2012, 21~28쪽.

83 곽현주, 김영희, 「예술치료 효과에 대한 메타분석」, 《예술심리치료연구》 9(3), 2013, 186쪽.

84 아툴 가완디, 『나는 고백한다, 현대의학을』, 김미화 옮김, 소소, 2003, 35쪽. 굵은 글씨는 필자가 강조한 부분이다. 원문에는 "it is beautiful"이라고 되어 있다.

85 리처드 세넷, 『장인 - 현대문명이 잃어버린 생각하는 손』, 김홍식 옮김, 21세기북스, 2010, 26~27쪽.

86 장원섭, 『장인의 탄생』, 학지사, 2015, 189~376쪽.

87 리처드 세넷, 『장인 ― 현대문명이 잃어버린 생각하는 손』, 김홍식 옮김, 21세기북스, 2010, 85~92쪽.

88 우리사상연구소 엮음, 『우리말 철학사전5』, 지식산업사, 2007, 196~198쪽.

89 레이먼드 윌리엄스, 『키워드』, 김성기·유리 옮김, 민음사, 2010, 41쪽.

90 에릭 J. 카셀, 『고통 받는 환자와 인간에게서 멀어진 의사를 위하여』, 강신익 옮김, 들녘, 2002, 428쪽.

91 P. Wainwright. The aesthetics of clinical practice. In M. Evans, P. Louhiala, R. Puustinen(ed). Philosophy for Medicine. Oxford: Radcliffe Medical Press, 2004, pp.86-88.

92 리처드 슈스터만, 『삶의 미학 ― 예술의 종언 이후 미학적 대안』, 허정선·김진엽 옮김, 이학사, 2012, 198쪽.

93 조유선, 「의학 교육과 예술의 창의적 만남 ― 국외 응용연극 사례를 중심으로」, 《의철학연구》 8, 2009, 37~41쪽.

94 이혜경, 「드라마, 의료인문학의 살아있는 텍스트 ― 희곡 〈위트〉에 담긴 질병의 체험과 죽음에 한 성찰」, 《드라마연구》 제 42호, 2014, 221~261쪽. '위트 교육 선도 프로그램'은 연극을 활용하는 것인데 의과대학과 병원의 요구에 맞춰서 공연할 지역 극단을 구하는 일이 쉽지 않자 연극을 영화로 대체한 '위트 영화 상영 프로젝트(The W;t Film Project)'로 발전했다.

95 이혜경, 「극장, 소통과 공감의 임상 학습 공간 ― 〈위트〉의 질병 체험 서사와 의료인 교육 사례들을 중심으로」, 《드라마연구》 제 58호, 2019, 161~186쪽.

96 https://performingmedicine.com/

97 Louise Younie. Arts-based inquiry and a clinical educator's journey of discovery, In Cheryl L. McLean(ed). Creative Arts in Humane Medicine. Edmonton: Brush Education Inc., 2014, pp.163-180,

98 https://www.graphicmedicine.org/

99 P.U. Macneill. The Arts and Medicine: A Challenging Relationship. In B. Dolan(ed). Humanitas- Readings in the Development of the Medical Humanities. San Francisco: University of California Medical Humanities Press, 2015, pp.315-316.

100 신동원,『호환 마마 천연두 — 병의 일상 개념사』, 돌베개, 2013, 44쪽.

101 John V. Pickstone. Ways of Knowing - A New History of Science, Technology and Medicine. Chicago: The University of Chicago Press, 2001. pp.1-32.

102 어빙 케네스 졸라, 「의료 만능 사회」, 이반 일리치 외,『전문가들의 사회』, 신수열 옮김, 사월의책, 2015, 58~70쪽.

103 앞의 책, 58쪽.

104 피터 콘래드,『어쩌다 — 우리는 환자가 되었나』, 정준호 옮김, 후마니타스, 2018, 26쪽.

105 Mary Ebeling. Get with the Program!: Pharmaceutical marketing, symptom checklists and self-diagnosis. Social Science & Medicine 2011:73;825-32.

106 피터 콘래드,『어쩌다 — 우리는 환자가 뇌었나』, 정준호 옮김, 후마니타스, 2018, 296-312쪽.

107 A. E. Clarke, L. Mamo, J. R. Fosket, J. R. Fishman, J. K. Shim. Biomedicalization - Technoscience, Health, and Illness in the US. Durham: Duke University Press, 2010, pp.4-10.

108 앞의 책, pp.47-87.

109 김환석, 「생명정치의 사회과학, 어떻게 할 것인가」, 김환석 편저,『생명정치의 사회과학』, 알렙, 2014, 77쪽.

110 미셸 푸코,『성의 역사 1 — 앎의 의지』, 이규현 옮김, 나남, 2010, 155~156쪽.

111 토마스 렘케,『생명정치란 무엇인가』, 심성보 옮김, 그린비, 2015, 178~186쪽.

112 이하 과학기술학의 역사에 관한 내용은 다음의 글을 참조하여 정리했다. 송성수, 「과학기술학이란 무엇인가」, 한국과학기술학회,『과학기술학의 세계』, 휴먼사이언스, 2014, 15~25쪽.

113 Julia Knopes. Science, Technology, and Human Health: The Value of STS in Medical and health Humanities Pedagogy. Journal of Medical Humanities 2019:40;461-471.

114 홍성욱,『홍성욱의 STS, 과학을 경청하다』, 동아시아, 2016, 406쪽.

115 Wiliam Viney, Felicity Callard, Angela Woods. Critical medical humanities: embracing entanglement, taking risks. Med Humanit 2015:41;2-7.

2부 의학 속의 인문학

1 질 들뢰즈,『비평과 진단 — 문학, 삶 그리고 철학』, 김현수 옮김, 인간사랑, 2006. 번역서에서는 'clinique'를 '진단'으로 옮겼으나 본서에서는 '임상'으로 옮긴다.

1장 증상과 징후

1 지제근, 『알기 쉬운 의학용어 풀이집』, 고려의학 http://www.kmle.co.kr/search.php

2 레스터 킹, 『의사들의 생각, 그 역사적 흐름』, 이홍규 옮김, 고려의학, 1994, 83쪽.

3 앞의 책, 85~87쪽.

4 조르주 캉길렘, 『의학의 인식론적 위상(Le status épistémologique de la médicine)』.
박찬웅, 「조르주 깡귀엠의 의철학과 끌로드 베르나르에 대한 비판 검토」, 연세대학교
대학원 석사학위논문, 2016, 10쪽에서 재인용.

5 한스 게오르크 가다머, 『철학자 가다머 현대의학을 말하다』, 이유선 옮김, 몸과 마음,
2002, 165~185쪽.

6 구리야마 시게히사, 『몸의 노래 ― 동양의 몸과 서양의 몸』, 정우진·권상옥 옮김, 이
음, 2013, 84쪽.
이 책의 원제목은 'The Expressiveness of the Body and the Divergence of Greek and
Chinese Medicine'이다. 옮긴이들은 이를 '몸의 노래'로 옮겼는데, 책에 그 이유를 밝
히지는 않았지만 몸과 음악을 유비적으로 보는 오랜 전통에 영향을 받았을 거라고 짐
작한다.

7 앙리 르페브르, 『리듬분석』, 정기헌 옮김, 갈무리, 2013, 193~196쪽.

8 Martyn Evans, Rolf Ahlzen, Iona Heath, Jane Macnaughton. Medical Humanites
Companion Vo.I Symptom. Oxford: Radcliffe Publishing, 2008. p.19-24.

9 S. K. Toombs. The Meaning of Illness: A Phenomenological Account of the Different
Perspectives of Physician and Patient, Dordrecht: Kluwer Academic Publishers, 1993,
pp.31-38.

10 「허리 아픈데 MRI는 정상…'보이지 않는 통증' 어쩌나」, 《중앙일보》 2016.3.10

11 John Nessa. About Signs and Symptoms: Can Semiotics Expand the View of Clinical
Medicine? Theoretical Medicine 1996:17;365-366.

12 앞의 논문, 367.

13 Raimo Puustinen. Bakhtin's philosophy and medical practice - Towards a semiotic
theory of doctor-patient interaction. Medicine, Health Care and Philosophy 1999:2;
276.

14 Raimo Puustinen. Another day with a headache: semiotics of everyday symptoms, In
Martyn Evans, Rolf Ahlzen, Iona Heath, Jane Macnaughton(ed). Medical Humanites
Companion Vo.I Symptom. Oxford: Radcliffe Publishing, 2008, pp.108-110.

15 Stan van Hooft. Pain and Communication. Medicine, Health Care and Philosophy
2003:6;255-256.

16 멜러니 선스트럼, 『통증연대기』, 노승영 옮김, 에이도스, 2011, 13~83쪽.

17 마르크 슈워브, 『통증』, 정승희 옮김, 영림카디널, 1997, 14쪽.

18 강명신, 「통증의 심신상관성, 그리고 임상적 통증개념 비판」, 《의철학연구》 10, 2010, 65~66쪽.

19 W. Dekkers. Pain as a Subjective and Objective Phenomenon, In T. Schramme, S. Edwards(ed), Handbook of the Philosophy of Medicine Vol I. Dordrecht: Springer, 2017, p.174

20 일레인 스캐리, 『고통받는 몸』, 메이 옮김, 오월의봄, 2018, 6~19쪽.

21 전호근, 「아름다운 고통, 고통의 문자학을 찾아서」, 인제대학교 인문의학연구소. 『인문의학 고통! 사람과 세상을 만나다』, 휴머니스트, 2008, 223~228쪽.

22 에릭 J. 카셀, 『고통 받는 환자와 인간에게서 멀어진 의사를 위하여』, 강신익 옮김, 들녘, 2002, 143쪽.

2장 질병

1 신동원, 『호환 마마 천연두 — 병의 일상 개념사』, 돌베개, 2013, 50, 133쪽.

2 호메로스, 『일리아스』, 천병희 옮김, 도서출판 숲, 2015, 26~28쪽.

3 여인석, 『의학사상사』, 살림, 2007, 38쪽.

4 앞의 책, 54쪽.

5 황상익, 『콜럼버스의 교환』, 을유문화사, 2014, 110쪽.

6 여인석, 『의학사상사』, 살림, 2007, 57~58쪽.

7 Esmond R. Long, 『병리학의 역사』, 유은실 옮김, 울산대학교 출판부, 1997, 195쪽.

8 코흐의 공리는 다음과 같다. 특정 세균이 질병의 원인임을 증명하기 위해서는 ① 질병의 모든 예에서 그 세균이 발견되어야 하고, ② 균을 분리하여 순수 배양할 수 있어야 하고, ③ 설사 여러 세대에 걸쳐 배양한 균이라 하더라도 실험동물에 주입했을 때 똑같은 병을 일으켜야 하며, ④ 병에 걸린 실험동물에서 다시 같은 균이 분리되고 배양돼야 한다.

9 E. G. Mishler, 「생의학적 모델에 대한 비판적 견해」, 이종찬 편저, 『서양의학의 두 얼굴』, 한울, 1992, 84~105쪽.

10 George L. Engel. The Need for a New Medical Model: A Challenge for Biomedicine. Science 1977;196:129-136.

11 피터 글럭맨·앨런 비들·마크 핸슨, 『진화의학의 이해』, 김인수 외 옮김, 허원북스, 2014, 7쪽.

12 케빈 랠런드·길리언 브라운, 『센스 앤 넌센스』, 양병찬 옮김, 동아시아, 2014, 337~340쪽.

13 J. R. Simon. Medical Ontology. In F. Gifford(ed). Philosophy of Medicine. Amsterdam: Elsevier, 2011, p.69.

Mary Ann G. Cutter. Reframing Disease Contextually. Dordrecht: Kluwer Academic Publishers, 2003, p.33-44.

14 「제1형당뇨병 관련 새 유전자 발견」, 《연합뉴스》, 2007.11.15

15 팀 르윈스, 『과학한다, 고로 철학한다』, 김경숙 옮김, MID, 2016, 107쪽.

16 Paul Thagard. How Scientist Explain Disease. Princeton, NJ: Princeton University Press, 1999, p.239.

17 이정우·심경호·이상욱, 「분류의 다양성과 원리: 지식의 탄생을 중심으로」, 《과학철학》 17(3), 2014, 75쪽.

18 Mary Ann G. Cutter. Reframing Disease Contextually. Dordrecht: Kluwer Academic Publishers, 2003, p.40.

19 S. A. Cartwright. Report on the Diseases and Physical Peculiarities of the Negro Race. In A. L Caplan, J. J McCartney, D. D Sisti(ed). Health, Disease and Illness — Concepts in Medicine. Washington: Georgetown University Press, 2004, pp.33-35.

K. White. An introduction to the sociology of health and illness. London: SAGE, 2002, pp.41-42.

20 사라 네틀턴, 『건강과 질병의 사회학』, 조효제 옮김, 한울, 1997, 48~60쪽.

21 최종덕, 『의학의 철학』, 씨아이알, 2020, 156~157쪽.

22 Mary Ann G. Cutter. Reframing Disease Contextually. Dordrecht: Kluwer Academic Publishers, 2003, pp.52-55.

23 헨릭 월프·스티그 페데르센·라벤 로젠베르, 『의철학의 개념과 이해』, 이종찬 옮김, 아르케, 2007, 115쪽.

24 W. F. Bynum. Science and the Practice of Medicine in the Nineteenth Century. Cambridge: Cambridge University Press, 1994, p.44.

25 Mary Ann G. Cutter. Reframing Disease Contextually. Dordrecht: Kluwer Academic Publishers, 2003, p.59.

26 우리사상연구소 엮음, 『우리말 철학사전 4』, 지식산업사, 2005, 20~21쪽.

27 C. Boorse. Health as a Theoretical Concept. Philosophy of Science, 1997:44;555.

28 C. Boorse. On the Distinction between Disease and Illness. Philosophy and Public Affairs 1975: 5; 49-68. reprinted with A. Caplan, J. J McCartney, D. D Sisti. Health, Disease and Illness - Concepts in Medicine. Washington: Georgetown University Press, 2004, p.81.

29 H. Carel, R. Cooper. Health, Illness and Disease; Philosophical Essays. Bristol: Acumen, 2013, pp.5-24.

30 해비 카렐, 『아픔이란 무엇인가』, 박유진 옮김, 파이카, 2013, 25쪽.

31 올리버 색스, 『나는 침대에서 내 다리를 주웠다』, 한창호 옮김, 소소, 2006, 73~74쪽.

32 이규연·박승일, 『눈으로 희망을 쓰다』, 웅진지식하우스, 2009, 144쪽.

33 S. K. Toombs. The Meaning of Illness: A Phenomenological Account of the Different Perspectives of Physician and Patient. Dordrecht: Kluwer Academic Publishers, 1993. p.4.

34 김충양, 「차라리 암과 친구가 돼라」, 대한암협회 엮음, 『암을 이겨낸 사람들』, 랜덤하우스코리아, 2010, 166-167쪽.

35 전범석, 『나는 서 있다』, 예담, 2009, 187쪽.

36 S. K. Toombs. The Meaning of Illness: A Phenomenological Account of the Different Perspectives of Physician and Patient. Dordrecht: Kluwer Academic Publishers, 1993. pp.15, 24.

37 앤서니 엘리엇, 『자아란 무엇인가』, 김정훈 옮김, 삼인, 2007, 14쪽.

38 허성진, 『내가 앓고 있는 파킨슨씨병』, 대일, 2000, 57~58쪽.

39 주디스 허먼, 『트라우마 - 가정폭력에서 정치적 테러까지』, 최현정 옮김, 플래닛, 2007, 99~106쪽.

40 올리버 색스, 『나는 침대에서 내 다리를 주웠다』, 한창호 옮김, 소소, 2006, 44쪽.

41 정경욱, 『행복한 배달부』, 상상나무, 2009, 2쪽.

42 홍순길, 『암에 걸린 어느 대학 교수의 행복 이야기』, 공감IN, 2010, 18쪽.

43 A. Broyard. Intoxicated by My Illness. New York: Ballantine Books, 1992, pp.19-20.

44 수잔 손택, 『은유로서의 질병』, 이재원 옮김, 이후, 2002, 15쪽.

45 가라타니 고진, 『일본 근대문학의 기원』, 박유하 옮김, 도서출판 b, 2010, 153쪽.

46 채운, 『재현이란 무엇인가』, 그린비, 2009, 29~35쪽.

47 Sander L. Gilman. Disease and Representation - Images of Illness from Madness to AIDs. Ithaca: Cornell University Press, 1988, pp.2-3.

48 김애령, 『은유의 도서관』, 그린비, 2013, 8쪽.

49 전혜영, 「은유 표현을 통해 본 한국인의 질병관」, 《한국문화연구》 30, 2016, 133~161쪽.

50 김숨, 『간과 쓸개』, 문학과 지성사, 2011, 13쪽.

51 https://m.blog.daum.net/kjga79/5920581?np_nil_b=-2에서 발췌

52 이미순, 「김수영 문학에 나타난 질병의 양상과 의미」, 《한국현대문학연구》 41, 2013, 160쪽.

53 크리스타 볼프, 『몸앓이』, 정미경 옮김, 창비, 2013, 167쪽.

54 알렉산드르 솔제니친, 『암 병동』, 이영의 옮김, 민음사, 2015, 247쪽.

55 오혜진, 「출구 없는 재난의 편재, 공포와 불안의 서사 ─ 정유정, 편혜영, 윤고은 소설

을 중심으로」,《우리문학연구》제 48집, 2015, 332쪽.

56   알베르 카뮈,『페스트』, 김화영 옮김, 책세상, 2008, 410쪽.

3장 진단

1   Malcom Nicolson. The Art of Diagnosis: Medicine and the Five Senses. In W. Bynum, R. Porter(ed). Compainion Encyclopedia of the History of Medicine. London: Routledge, 1993, p.803.

2   앞의 책, p.805.

3   앞의 책, p.806.

4   Stanley Joel Reiser. The Science of Diagnosis: Diagnostic Technology. In W. Bynum, R. Porter(ed). Compainion Encyclopedia of the History of Medicine. London: Routledge, 1993, p.834.

5   앞의 책, p.847.

6   움베르토 에코·토마스 A. 세벅,『셜록 홈스, 기호 학자를 만나다』, 김주환·한은경 옮김, 이마, 2016, 67~68쪽.
      조셉 벨의 이 일화는 상당히 널리 알려져 있으며 미국의 작가이자 의사인 에이브러햄 버기즈(Abraham Verghese)의 2011년 TED 강연 '의사의 손길(A doctor's touch)'에서도 확인할 수 있다.

7   앞의 책, 69쪽.

8   아서 코난 도일,『추리의 과학』, 백영미 옮김, 황금가지, 2002, 32쪽.

9   아서 코난 도일,『주홍색연구』, 백영미 옮김, 황금가지, 2002, 204~205쪽.

10   움베르토 에코·토마스 A. 세벅,『셜록 홈스, 기호 학자를 만나다』, 김주환·한은경 옮김, 이마, 2016, 358쪽.

11   물론 이런 단순한 귀납법에만 의존하다 보면 간혹 오진을 하기도 한다. 일종의 '가용성의 오류(availability error)'에 빠지는 것이다. 가용성의 오류란 어떤 일이 얼마나 쉽게 머릿속에 떠오르는가에 따라 그 일의 빈도나 확률을 판단하는 경향을 말한다. 비슷한 환자를 많이 만나다 보면 별 의심 없이 특정 증상을 특정 질병과 연결하게 되는데, 이런 익숙함이 간혹 실수를 부르기도 한다. 제롬 그루프먼,『닥터스 씽킹』, 이문희 옮김, 해냄, 2007, 98~99쪽.

12   박노섭,「범죄사실의 재구성과 가설적 추론(Abduction)의 역할에 대한 연구」,《경찰학 연구》, 12(4) 2012, 16쪽.

13   A. H. Hawkins, M. C. McEntyre,『문학과 의학 교육』, 신주철·이영미·이영희 옮김, 동인, 2005, 159~169쪽.

14   신승환, 『해석학』, 아카넷, 2016, 38~39쪽.

15   D. Leder. Clinical Interpretation: The Hermeneutics of Medicine. Theoretical Medicine 1990:11;9-24.

16   윌리엄 카를로스 윌리엄스, 「완력의 사용」, 변용란 옮김, 의학창립 100주년기념 제32차 종합학술대회 조직위원회 엮음, 『의학은 나의 아내, 문학은 나의 애인』, 알음. 2008, 74~79쪽.

17   Wendy Cadge, Clare Hammonds. Reconsidering Detached Concern - the case of intensive-care nurse. Perspectives in Biology and Medicine, 55(2);2012:266-82.

18   자크 주아나, 『히포크라테스』, 서홍관 옮김, 아침이슬, 2004, 215쪽에서 재인용.

19   앞의 책, 216쪽.

20   https://archive.org/details/aequanimitaswit04oslegoog/page/n18

21   Jean Decety 편저, 『공감 — 기초에서 임상까지』, 현지원·김양태 옮김, 학지사. 2018, 421쪽.

22   앞의 책, 363쪽.

23   다니엘 오프리, 『의사의 감정』, 강명신 옮김, 페가수스, 2018, 6~8쪽.

24   앨런 블리클리, 『의료인문학과 의학 교육』, 김준혁 옮김, 학이시습, 2018, 151~197쪽.

25   A. G. Jutel. Putting a Name to It - diagnosis in contemporary society. Baltimore: Johns Hopkins University Press, 2011, p.5.

26   J. Lexchin, L.A. Bero, B. Djulbegovic, O. Clark. Pharmaceutical industry sponsorship and research outcome and quality: systemic review. BMJ 2003:326;1167-70.

27   M. Ebeling. 'Get with the Program!': Pharmaceutical marketing, symptom checklists and self-diagnosis. Social Science & Medicine 2011:73;825-32.

28   앨런 프랜시스, 『정신병을 만드는 사람들』, 김명남 옮김, 사이언스북스, 2014, 16쪽.

29   William D. Travis et al. The 2015 World Health Organization Classification of Lung Tumors Impact of Genetic, Clinical and Radiologic Advances Since the 2004 Classification. J Thorac Oncol 2015;10:1243-1260.

30   앨런 프랜시스, 『정신병을 만드는 사람들』, 김명남 옮김, 사이언스북스, 2014, 293쪽.

31   이광우, 「대한갑상선학회의 역사와 갑상선암 진단과 치료에 대한 최근 논쟁에 관한 고찰」, Clin Exp Thyroidol 2015:8(1);36-49.

32   김희원, 「한국의 초음파 기반 의료 사회적 환경과 갑상선암 지식의 공동생산」, 서울대학교 석사학위 논문, 2016, 56~58쪽.

33   김환석 편저, 『생명정치의 사회과학』, 알렙, 2014, 66~71쪽.

34   P. Keating, A. Cambrosio, Biomedical Platforms. Cambridge, MA and London: MIT Press, 2003, pp.1-24.

35   G.A. Sulik. 'Our Diagnoses, Our Selves': The Rise of the Technoscientific Illness

Identity. Sociology Compass 2011:5/6;463-77.

P. Wehling. The "technoscientization" of medicine and its limits: technoscientific identities, biosocialities, and rare disease patient organizations. Poiesis Prax 2011:8;67-82.

4장 치료

1   E. C. Apesoa-Varano, J. C. Barker, L. Hinton. Curing and Caring: The Work of Primary Care Physicians with Dementia Patients. Qualitative Health Research 2011:21(11);1469-1483.

2   A. W. Keeling. Care Versus Cure ― Examining the Dichotomy through a Historical Lens. Journal of Professional Nursing 1996:12(3);131.

3   S. W. Jackson. The Wounded Healer. Bull. Hist. Med. 2001:75;1-36.

4   M. Jackson. The History of Medicine. London: Oneworld Publications, 2014, p.14.

5   로버트 헉슬리,『위대한 박물학자』, 곽명단 옮김, 21세기북스, 2009, 34쪽.

6   로이 포터,『의학콘서트』, 이충호 옮김, 예지, 2007, 209쪽.

7   기원전 1세기경 소아시아 지역 폰투스의 왕 미트리다테스 6세의 이름을 딴 해독제. 그는 로마인들이 자신을 독살할 것을 두려워한 나머지 독을 먹여 키운 오리의 피를 오래도록 복용하였다고 한다. 하지만 훗날 자살을 하기 위해 독약을 먹어도 죽지 않자 할 수 없이 하인을 시켜 자신의 목을 베게 했다고 전해진다. 재컬린 더핀,『의학의 역사』, 신좌섭 옮김, 사이언스북스, 2006, 145쪽.

8   로이 포터 외,『의학, 놀라운 치유의 역사』, 여인석 옮김, 네모북스, 2009, 154쪽.

9   로이 포터,『의학콘서트』, 이충호 옮김, 예지, 2007, 207쪽.

10   M. Jackson. The History of Medicine. London: Oneworld Publications, 2014, p.76.

11   로이 포터 외,『의학, 놀라운 치유의 역사』, 여인석 옮김, 네모북스, 2009, 146쪽

12   재컬린 더핀,『의학의 역사』, 신좌섭 옮김, 사이언스북스, 2006, 154쪽.

13   한희진,「오진」,《과학철학》, 13(2), 2010, 72~73쪽.

14   쿤트 헤거,『삽화로 보는 수술의 역사』, 김정미 옮김, 이룸, 2005, 42쪽.

15   앞의 책, 104쪽.

16   재컬린 더핀,『의학의 역사』, 신좌섭 옮김, 사이언스북스, 2006, 322쪽.

17   로이 포터,『의학콘서트』, 이충호 옮김, 예지, 2007, 237쪽.

18   앞의 책, 249~250쪽.

19   서원 B. 눌랜드,『닥터스 ― 의학의 일대기』, 안혜원 옮김, 살림, 2009, 391~444쪽.

20   앞의 책, 355~388쪽.

21 Peter Barritt. Humanity in Healthcare — The Heart and Soul of Medicine. Oxford: Radcliffe Publishing, 2005. p.189.에서 재인용.

22 셔윈 B. 눌랜드, 『의사, 인간을 어루만지다』, 조현욱 옮김, 세종서적, 2010, 16쪽.

23 J. Saunders. Do we really have to live with this? — Uncertainty in Medicine. In M. Evans, P. Louhiala, R. Puustinen(ed). Philosophy for Medicine. Oxford: Radcliffe Medical Press, 2004, pp.97-110.

24 한국의과대학·의학전문대학원장협의회, 대한의료커뮤니케이션학회 엮음, 『의료커뮤니케이션』, 학지사, 2012, 44~55쪽.

25 제롬 그루프먼, 『닥터스 씽킹』, 이문희 옮김, 해냄, 2007, 217쪽.

26 게르트 기거렌처, 『숫자에 속아 위험한 선택을 하는 사람들』, 전현우·황승식 옮김, 살림, 2013, 9~16쪽.

27 제롬 그루프먼, 『닥터스 씽킹』, 이문희 옮김, 해냄, 2007, 218~222쪽.

28 J. Saunders. Do we really have to live with this? - Uncertainty in Medicine In M. Evans, P. Louhiala, R. Puustinen. Philosophy for Medicine. Oxford: Radcliffe Medical Press, 2004, p.105.

29 Kathryn Montgomery. How Doctors Think - Clinical Judgment and the Practice of Medicine. New York: Oxford University Press, 2006, p.86.

30 아리스토텔레스, 『니코마코스 윤리학』, 강상진·김재홍·이창우 옮김, 도서출판 길, 2011, 210쪽.

31 E. D. Pellegrino, D. C. Tomasma. The Virtues in Medical Practice. New York: Oxford University Press, 1993, p.84.

32 아리스토텔레스, 『니코마코스 윤리학』, 강상진, 김재홍, 이창우 옮김, 도서출판 길, 2011, 216쪽.

33 김진경, 「의료에서 의사의 실천적 지혜(phronesis)」, 《한국의료윤리교육학회지》, 9(1), 2006, 8쪽.

34 베리 슈워츠·케니스 샤프, 『어떻게 일에서 만족을 얻는가』, 김선영 옮김, 웅진지식하우스, 2012, 15쪽.

35 Kathryn Montgomery. How Doctors Think - Clinical Judgment and the Practice of Medicine. New York: Oxford University Press, 2006, p.130.

36 이 이야기는 연세대학교 의과대학 안신기 교수님의 강연에 기초하여 책의 내용에 맞추어 각색한 것이다.

37 Kathryn Montgomery. How Doctors Think - Clinical Judgment and the Practice of Medicine. New York: Oxford University Press, 2006, p.41.

38 아리스토텔레스, 『니코마코스 윤리학』, 강상진·김재홍·이창우 옮김, 도서출판 길, 2011, 425~429쪽.

39 베리 슈워츠·케니스 샤프,『어떻게 일에서 만족을 얻는가』, 김선영 옮김, 웅진지식하
    우스, 2012, 352~354쪽.

40 임영채,「위약 반응으로 바라본 우리 삶의 의학」,《의철학연구》 16, 2013, 4쪽.

41 여인석,「약물학의 철학 ― 프랑수아 다고네의 생각」,《의철학연구》 16, 2013, 37~56
    쪽.

42 파브리치오 베네디티,『환자의 마음 ― 뇌과학으로 풀어본 의사-환자 관계의 신비』,
    이은 옮김,청년의사, 2013, 298~299쪽.

43 임영채,「위약반응으로 바라본 우리 삶의 의학」,《의철학연구》 16, 2013, 10쪽에서 재
    인용.

44 P. Louhiala, R. Puustinen. Rethinking the placebo effect. J Med Ethics; Medical
    Humanities 2008:34;107-109.

45 D. E. Moerman. Against the "placebo effect": A personal point of view.
    Complementary Therapies in Medicine 2013:21;125-130.

46 H. Brody. The Healer's Power. New Haven: Yale University Press, 1992, pp.16-17.

47 박정호,「플라시보 효과, 의사-환자 관계에서 증여 행위와 그 도덕적 가치」,《사회와
    이론》, 2017, 7~41쪽.

48 D. E. Moerman. Against the "placebo effect": A personal point of view. Complemen-
    tary Therapies in Medicine 2013:21;125-130.

49 미셸 푸코,『말과 사물』, 이규현 옮김, 민음사, 2012, 526쪽.

50 탐 비첨·제임스 췰드리스,『생명의료윤리의 원칙들』, 박찬구 외 옮김, 이화여자대학
    교 생명의료법연구소, 2014, 230~231쪽.

51 의학 연구의 사회사는 주로 Ilana Löwy. The Experimental Body. In Roger Cooter,
    John Pickstone(ed). Companion to Medicine in the Twentieth Century. London:
    Routledge, 2003, pp.435-449.를 참조했다.

52 한국과학기술학회,『과학기술학의 세계』, 휴먼사이언스, 2014, 119쪽.

53 Peter Keating, Alberto Cambrosio. Cancer on Trial - Oncology as a New Style of
    Practice. Chicago: The University of Chicago Press, 2012, pp.20-21.

54 현재환,『언던사이언스- 무엇이 왜 과학의 무대에서 배제되는가』, 뜨인돌, 2015,
    122~135쪽.

55 카우시크 순데르 라잔,『생명자본- 게놈 이후 생명의 구성』, 안수진 옮김, 그린비,
    2012, 17쪽.

56 강양구·채오병,「21세기 생명정치와 시민권의 변동 - 글리벡 정체성의 탄생」, 김환석
    편저,『생명정치의 사회과학』, 알렙, 2014, 261~289쪽 참조.

57 "아이가 아토피 있으면 긁어내라, 화상을 입으면 햇볕을 쬐어줘라… 안아키 카페, 사
    이비 종교 같았다",《조선일보》, 2017.5.24

58 "병원은 환자 공장, 그들은 왜 '안아키스트'가 됐나", 《경향신문》, 2017.06.09.

59 강양구·채오병, 「21세기 생명정치와 시민권의 변동 - 글리벡 정체성의 탄생」, 김환석 편저, 『생명정치의 사회과학』, 알렙, 2014, 261~289쪽.

60 해리 콜린스·트레버 핀치, 『닥터 골렘』, 이정호·김명진 옮김, 사이언스북스, 2009, 219~255쪽.

61 스티븐 엡스틴, 「민주주의, 전문성, 에이즈 치료 운동」, 다니엘 리 클라인맨 엮음, 김명진·김병윤·오은정 옮김, 『과학, 기술, 민주주의』, 갈무리, 2012, 36~61쪽.

62 김종영, 『지민의 탄생- 지식민주주의를 향한 시민지성의 도전』, 휴머니스트, 2017, 10쪽.

63 해리 콜린스·트레버 핀치, 『닥터 골렘』, 이정호·김명진 옮김, 사이언스북스, 2009, 253~255쪽.

64 E. Pellegrino, D. C. Thomasma. A Philosophical Basis of Medical Practice. New York: Oxford University Press, 1981, p.69.

65 T. S. Szasz, M. H. Hollender. The basic models of the doctor-patient relationship. In Gail E. Henderson, Nancy M. King, Ronald P. Strauss, Sue E. Estroff, and Larry R. Churchil. The social medicine reader. Durham: Duke University Press, 1997, pp.278-286.

66 김상득, 『생명의료윤리학』, 철학과 현실사, 2000, 260~286쪽.

67 E. J. Emanuel, L. L. Emanuel. Four models of the physician-patient relationship. JAMA 1992:267(16);2221-2226.

68 탐 비첨·제임스 칠드리스, 『생명의료윤리의 원칙들』, 박찬구 외 옮김, 이화여자대학교 생명의료법연구소, 2014, 369쪽.

69 앞의 책, 178쪽.

70 Larence B. McCullough. Was Bioethics Founded on Historical and Conceptual Mistakes about Medical Paternalism? Bioethics 2011;25(2):pp.66-74.

71 A. Tauber. Ethics of Responsibility. Cambridge, MA and London: The MIT Press, 2005, p.14.

72 유수정, 「비첨과 칠드리스의 네 원칙에 대한 비판과 공동체주의적 재해석」, 《생명윤리》 17(2), 2016, 18쪽.

73 E. D. Pellegrino, D. C. Tomasma. The Virtues in Medical Practice. New York: Oxford University Press, 1993, p.94.

74 G. K. Donovan. The physician-patient Relationship. In D. C. Thomasma and J. L. Kissell. The health care professional as friend and healer. Washington: Georgetown University Press, 2000, p.19.

75 이은영, 「생명의료윤리에서 자율성의 새로운 이해: 관계적 자율성을 중심으로」, 《한

국의료윤리학회지》 17(1), 2014, 5쪽.

76 유수정, 「비첨과 췰드리스의 네 원칙에 대한 비판과 공동체주의적 재해석」, 《생명윤리》 17(2), 2016, 29쪽.

77 H. T. Engelhardt Jr. The Foundations of Bioethics. New York: Oxford University Press, 1996, p.7.

78 Pedro Lain Entralgo. Doctor and Patient. In F. Svenaeus. The Hermeneutics of Medicine and the Phenomenology of Health: Steps Towards a Philosophy of Medical Practice, Dordrecht: Springer, 2001, p.14. 에서 재인용

79 아리스토텔레스, 『니코마코스 윤리학』, 강상진·김재홍·이창우 옮김, 도서출판 길, 2011, 283~284쪽.

80 F. D. Davis. Friendship as an ideal for the patient-physician relationship. In D. C. Thomasma, J. L. Kissell(ed). The Health Care Professional as Friend and Healer - Building on the work of Edmund D. Pellegrino. Washington: Georgetown University Press, 2000, p.31.

81 Kathryn Montgomery. How Doctors Think - Clinical Judgment and the Practice of Medicine. New York: Oxford University Press, 2006, pp.185-188.

82 로버트 클리츠먼, 『환자가 된 의사들』, 강명신 옮김, 동녘, 2016. 16~17쪽.

83 박경희·이수현, 『한쪽 가슴으로 사랑하기』, 청년의사, 2010, 319~320쪽.

84 황임경, 「상처 입을 가능성과 의학에서의 주체화」, 《의철학연구》 25, 2018, 79~81쪽.

5장 치료 너머

1 존 버거·장 모르, 『행운아』, 김현우 옮김, 눈빛, 2004, 109~118쪽.

2 D. A. Rizzi. Medical Prognosis - Some Fundamentals. Theoretical Medicine 1993:14; 365-375.

3 히포크라테스, 「예후 I권(룁 II권, 7-9쪽)」, 자크 주아나, 『히포크라테스』, 서홍관 옮김, 아침이슬, 2004, 175~176쪽에서 재인용.

4 호메로스, 『일리아스』, 천병희 옮김, 도서출판 숲, 2015, 28~29쪽.

5 D. A. Rizzi. Medical Prognosis - Some Fundamentals. Theoretical Medicine 1993:14; 365-375.

6 자크 주아나, 『히포크라테스』, 서홍관 옮김, 아침이슬, 2004, 182쪽.

7 히포크라테스, 「의술 8장 (룁 II권, 203쪽)」, 자크 주아나, 『히포크라테스』, 서홍관 옮김, 아침이슬, 2004, 186~187쪽에서 재인용.

8 C. Wiesemann. The Significance of Prognosis for a Theory of Medical Practice.

Theoretical Medicine and Bioethics 1998:19;253-261.

9 D. A. Rizzi. Medical Prognosis - Some Fundamentals. Theoretical Medicine 1993:14; 365-375.

10 서울대학교병원 혈액종양내과 김범석 교수 블로그. http://bhumsuk.tistory.com/232

11 C. Wiesemann. The Significance of Prognosis for a Theory of Medical Practice. Theoretical Medicine and Bioethics 1998:19;253-261.

12 R. Ahlzén. Prognosis as process. In J. Gordon, J. Macnaughton, C. E. Rudebeck(ed). Medical Humanites Companion Vo. IV Prognosis. Oxford: Radcliffe Publishing, 2014, p.18.

13 아서 프랭크, 『몸의 증언』, 최은경 옮김, 갈무리, 2013, 160~263쪽.

14 "휠체어 탑승 고속버스 시범운영 첫날 … 장애인단체 "눈물 난다"", 《연합뉴스》, 2019.10.28

15 Anita Silvers. An Essay on Modeling: The Social Model of Disability. In D. C. Ralston, J. Ho(ed). Philosophical Reflections on Disability. Dordrecht: Springer, 2010, pp.26-27.

16 김도현, 『장애학 함께 읽기』, 그린비, 2009, 45~46쪽.

17 수전 웬델, 『거부되는 몸』, 강진영·김은정·황지성 옮김, 그린비, 2013, 43쪽.

18 김도현, 『장애학 함께 읽기』, 그린비, 2009, 62쪽.

19 노라 엘렌 그로스, 『마서즈 비니어드 섬사람들은 수화로 말한다』, 박승희 옮김, 한길사, 2003 참조.

20 김원영·문영민, 「장애이론의 확장- 장애학의 다원주의적 적용은 가능한가」, 《장애의 재해석》, 2011, 75쪽.

21 김도현, 『장애학 함께 읽기』, 그린비, 2009, 62, 107쪽.

22 WHO. Towards a Common Language for Functioning, Disability and Health. 2002.

23 수전 웬델, 『거부되는 몸』, 강진영·김은정·황지성 옮김, 그린비, 2013, 139쪽.

24 어빙 고프만, 『스티그마- 장애의 세계와 사회적응』, 윤선길·정기현 옮김, 한신대학교 출판부, 2009 참조.

25 수전 웬델, 『거부되는 몸』, 강진영·김은정·황지성 옮김, 그린비, 2013, 322쪽.

26 앞의 책, 324쪽.

27 S. D. Moch. Health-within-illness: concept development through research and practice. Journal of Advanced Nursing 1998:28(2);305-310.

28 해비 카렐, 『아픔이란 무엇인가』, 박유진 옮김, 파이카, 2013, 161~173쪽.

29 전범석, 『나는 서있다』, 위즈덤하우스, 2009, 203~204쪽.

30 조르주 캉길렘, 『정상적인 것과 병리적인 것』, 여인석 옮김, 그린비, 2018. 259~262쪽.

31 김도현, 『장애학의 도전』, 오월의봄, 2019, 30~45쪽.

32 G. Thomas Couser. What Disability Studies Has to Offer Medical Education. In B.

Dolan(ed). Humanitas: Readings in the Development of the Medical Humanities, San Fransico: UCMedicalHumanities Press, 2015, pp.300-301.

33 "검찰 '박태환·병원 둘 다 고의성 없었다' 잠정 결론",《한겨레》, 2015.02.03.

34 C. E. Mykytyn. A history of the future: the emergence of contemporary antaigng medicine. In K. Joyce, M. Loe(ed). Technogenarians - studying health and illness through an ageing, science and technologic lens. West Sussex: Wiley-Blackwell, 2010, p.10-24.

35 http://www.worldhealth.net/about-anti-aging-medicine/
현재는 "미국 항노화 의학 협회는 노화와 관련된 질병을 발견, 치료, 그리고 예방할 수 있는 보건의료의 수단과 기술 및 전환을 발전시키는 데 이바지하고, 인간의 노화 과정을 최적화할 수 있는 실천이나 프로토콜에 관한 연구를 증진시킨다"라고 목표가 수정된 상태이다.

36 D. Rudman, A. G. Feller, H. S. Nagraj et al. Effects of human growth hormone in men over 60 years old. N Engl J Med. 1990:323(1);1-6.

37 피터 콘래드,『어쩌다 ─ 우리는 환자가 되었나』, 정준호 옮김, 후마니타스, 2018, 177쪽.

38 "노화방지 의학 현주소-이론적으로 1,000살도 가능",《이코노믹리뷰》 2004.12.17.

39 권용덕,「항노화 산업 클러스터 구축을 통한 서부경남의 발전전략」,《경남정책 Brief》 2012:3.

40 J. Olshansky, L. Hayflick, B. A. Carnes. Position Statement on Human Aging. J Gerontol A Biol Sci Med Sci 2002:57(8);B292-B297.

41 서동진,『자유의 의지 자기계발의 의지- 신자유주의 한국사회에서 자기 계발하는 주체의 탄생』, 돌베개, 2009, 347~369쪽.

42 김현미, 강미연, 권수현, 김고연주, 박성일, 정승화,『친밀한 적- 신자유주의는 어떻게 일상이 되었나』, 이후, 2010, 63쪽.

43 "장기요양 노인 30%, 임종 前 한 달 동안 집중 연명 치료 받아",《한국일보》, 2015.03.15.

44 블라디미르 장켈레비치,『죽음에 대하여』, 변진경 옮김, 돌베개, 2016, 16~17쪽.

45 시마노조 스스무, 다케우치 세이치 엮음,『사생학이란 무엇인가』, 정효운 옮김, 한울, 2010, 195~198쪽.

46 최은희.「반갑지 않은 불청객」, 대한암협회 엮음,『암을 이겨낸 사람들』, 랜덤하우스, 2005, 68쪽.

47 박경희·이수현,『한쪽 가슴으로 사랑하기』, 청년의사, 2010, 38쪽.

48 시마노조 스스무·다케우치 세이치 엮음,『사생학이란 무엇인가』, 정효운 옮김, 한울, 2010, 258~262쪽.

49 이원규, 『굳은 손가락으로 쓰다』, 동아일보사, 2005, 35쪽.

50 장동숙, 「유방암 투병기」, 강춘남 외, 『햇빛 냄새』, 아침이슬, 2002, 105쪽.

51 채현기, 「제2의 새로운 인생을 시작하며」, 강춘남 외, 『햇빛 냄새』, 아침이슬, 2002, 65쪽.

52 백여우, 「사랑을 위하여」, 강춘남 외, 『햇빛 냄새』, 아침이슬, 2002, 161쪽.

53 방시주, 『아들과 백혈병 365일』, 삶과 꿈, 1997, 177쪽.

54 최미하, 「아버지에게 바친 마지막 사랑」, 강춘남 외, 『햇빛 냄새』, 아침이슬, 2002, 158쪽.

55 김효선, 『울지 마, 죽지 마, 사랑할 거야』, 21세기북스, 2010, 300~301쪽.

56 임만빈, 「명의(名醫)」, 신문 청년의사 편집국 엮음, 『유진아 네가 태어나던 해에 아빠는 이런 젊은이를 보았단다』, 청년의사, 2003, 24~26쪽.

57 성지동, 「114병동에서」, 신문 청년의사 편집국 엮음, 『유진아 네가 태어나던 해에 아빠는 이런 젊은이를 보았단다』, 청년의사, 2003, 110~111쪽.

58 서승오, 「약속」, 신문 청년의사 편집국 엮음, 『유진아 네가 태어나던 해에 아빠는 이런 젊은이를 보았단다』, 청년의사, 2003, 86~87쪽.

59 유인철, 「연극 '염쟁이 유씨'를 보던 날」, 《의협신문》, 2010.12.17.

60 임만빈, 『자운영, 초록의 빛깔과 향기만 남아』, 푸른향기, 2009, 48~49쪽.

61 지안 도메니코 보라시오, 『스스로 선택하는 죽음』, 김영하 옮김, 동녘사이언스, 2015, 86쪽.

나오며

1 자크 주아나, 서홍관 옮김, 『히포크라테스』, 아침이슬, 2004, 199쪽.

2 앨버트 존슨, 『히포크라테스 첨단의학시대에 살아남을까』, 이일학·김영진 옮김, 문화디자인, 2007, 60쪽.

3 최종덕, 『의학의 철학』, 씨아이알, 2020, 26~30쪽.

4 앨버트 존슨, 『히포크라테스 첨단의학시대에 살아남을까』, 이일학·김영진 옮김, 문화디자인, 2007, 183쪽.

5 에릭 토폴, 『청진기가 사라진 이후- 환자 중심의 미래 의료 보고서』, 김성훈 옮김, 청년의사, 2015, 17~35쪽.

6 에릭 토폴, 『딥 메디슨』, 이상열 옮김, 소우주, 2019, 41~42쪽.

7 카를 야스퍼스, 『기술 시대의 의사』, 김정현 옮김, 책세상, 2010, 16쪽.

8 앞의 책, 78쪽.

9 마사 C. 누스바움, 『인간성 수업』, 정영목 옮김, 문학동네, 2018, 29~31쪽.

찾아보기

인명 찾아보기

프라카스토로, 지롤라모(Girolamo
Fracastoro) 230, 234, 339
프랭크, 아서(Arthur W. Frank) 128, 429
피르호, 루돌프(Rudolf Ludwig Carl
Virchow) 51, 233

용어 찾아보기

숫자

ㄱ

ㅁ

ㅂ

ㅅ

※ 이 책의 일부 내용은 저자의 선행 연구를 수정·보완한 것으로 출처는 다음과 같다.

1. 의료인문학은 언제, 왜, 어떻게 탄생했는가?
「코로나19와 의료인문학」, 《인천작가편집회의 작가들》 74, 다인아트, 2020.

8. 질병은 이야기를 낳는다
「질병과 이야기 -문학과 의학이 만나는 지점들」, 《서강인문논총》 40, 2014.

12. 몸과 기호를 통해 본 증상과 징후: 증상과 징후 그리고 몸
「환자, 의사 그리고 텍스트- 해석학의 관점에서 본 의료」, 《의철학연구》 3, 2007,

16. 질병의 의미론과 이야기
「질병 체험과 서사」, 《의철학연구》 10, 2010.

19. 의사는 어떻게 생각하는가?: 의사와 헤르메스 - 해석자로서의 의사
「환자, 의사 그리고 텍스트- 해석학의 관점에서 본 의료」, 《의철학연구》 3, 2007.
「서사 의학의 철학적 기초로서의 의학적 해석학」, 《의철학연구》 26, 2018.

26. 환자-의사 관계의 수수께끼: 환자와 의사는 친구가 될 수 있을까?
「상처 입을 가능성과 의학에서의 주체화」, 《의철학연구》 25, 2018.

29. 노화라는 질병
「90년대 이후 한국의 항노화 의학 담론에 대한 비판적 분석」, 《제12회 KOREA학 국제학술토론회》, 2015.

30. 투병기를 통해 본 죽음
「의학과 서사」, 《서울대학교 박사학위 논문》, 2011.